怀孕、育儿畅销经典全新完美再现

孕产妇婴幼儿饮食营养百科大全

ibaby母婴项目组 编著

中国妇女出版社

图书在版编目（CIP）数据

孕产妇婴幼儿饮食营养百科大全 / ibaby 母婴项目组编著 . —北京：中国妇女出版社，2015. 11

ISBN 978 - 7- 5127- 1158- 7

Ⅰ. ①孕…　Ⅱ. ①i…　Ⅲ. ①孕妇—营养卫生 ②产妇—营养卫生 ③婴幼儿—营养卫生　Ⅳ. ①R153

中国版本图书馆 CIP 数据核字（2015）第 208509 号

孕产妇婴幼儿饮食营养百科大全

作　　者：ibaby 母婴项目组　编著
责任编辑：陈经慧
封面设计：尚世视觉
责任印制：王卫东
出版发行：中国妇女出版社
地　　址：北京东城区史家胡同甲 24 号　　邮政编码：100010
电　　话：（010）65133160（发行部）　　65133161（邮购）
网　　址：www. womenbooks. com. cn
经　　销：各地新华书店
印　　刷：北京欣睿虹彩印刷有限公司
开　　本：170×240　1/16
印　　张：28
字　　数：350 千字
版　　次：2015 年 11 月第 1 版
印　　次：2015 年 11 月第 1 次
书　　号：ISBN 978 - 7- 5127- 1158- 7
定　　价：39. 80 元

三章

孕早期营养饮食全攻略

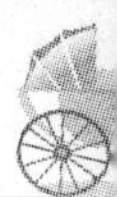

目录

上篇 吃出快乐孕产妈咪

第一章 孕前饮食调养

第二章 准妈妈不可缺少

第

孕

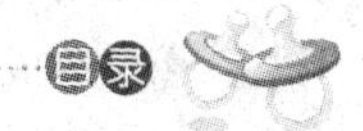

第四章 孕中期营养饮食全攻略

第五章 孕晚期营养饮食全攻略

第六章 准妈妈饮食宜与忌

第七章 产后营养饮食调理全方案

下篇　喂出全能金装宝宝

第二章
1～2岁，良好饮食习惯的培养期

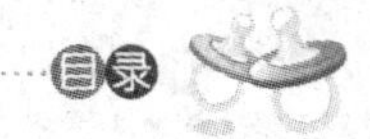

第三章 2~3 岁，像大人一样吃饭

第四章 让宝宝更健康的营养元素

第五章 健康宝宝营养饮食规划

第六章 轻松提高宝宝日常饮食品质

上篇

吃出快乐孕产妈咪

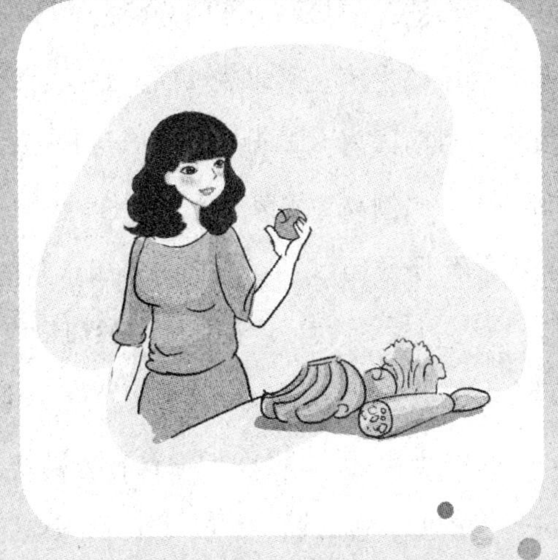

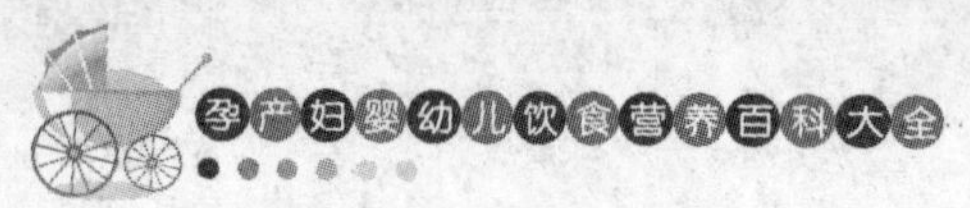

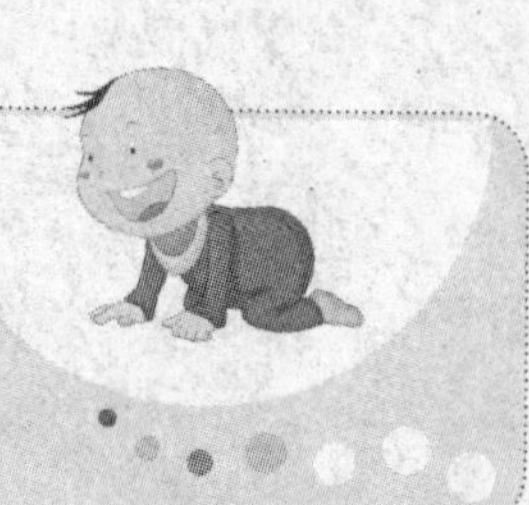

第一章 孕前饮食调养

怀孕需要哪些基本条件

生殖活动能够保证人类的繁衍，在人类出现的几百万年的历史中，生殖是我们和那久远的历史发生联系的唯一纽带。生殖能力是人类的一大本能，但是，并不是所有的人都具有健康的生殖能力。根据最新的医学统计，目前国内每十对夫妇就有一对“不孕”，比例高达10%。下面我们一起来看看怀孕需要哪些基本条件。

女性进入性成熟期后，每个月经周期一般只有一个卵泡发育成熟排出卵子，排卵通常发生在两次月经中间，确切地说是在下次月经来潮前的14天左右。精子进入卵子，两性原核融合形成一个新细胞的过程称为受精，新的细胞称为受精卵，又称孕卵，是一个新生命的开始。男性一次射精有数亿精子，但能到达输卵管壶腹部的一般不超过200个。在众多精子中，只有一个精子最幸运，能和等待在输卵管内的卵子结合完成受精过程，形成受精卵，将来成长为胎儿。受孕是一个复杂的生理过程，必须具备下列条件。

1. 卵巢排出正常的卵子

正常女性的卵巢内含有数十万个原始卵泡，在女性的一生中，仅有400～500个卵泡发育成熟。当卵巢发育成熟以后，每月排卵一次，而这种排卵的过程是受下丘脑、脑垂体、卵巢之间的内

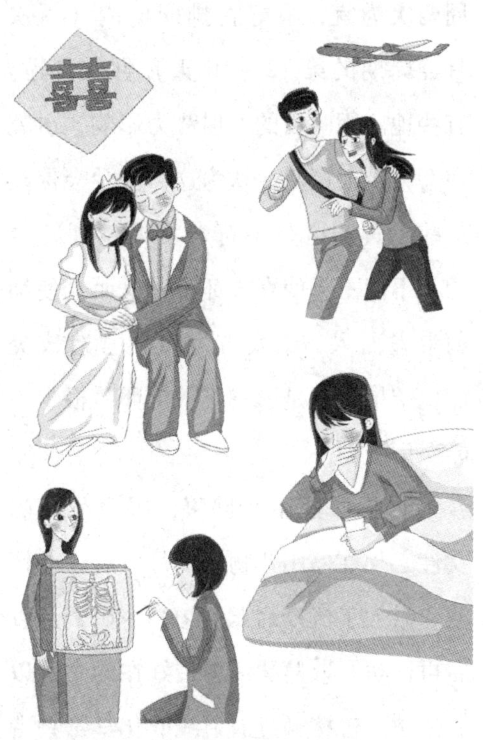

分泌相互作用而发生的。女性一般每月只排出一个卵子，可以从两个卵巢中任何一个排出，两个卵巢有时交替排卵，偶尔也有从一个卵巢中同时排出两个卵子的时候。女性只有排出健康成熟的卵子，才有受孕的条件，否则是难以受孕的。

2. 精液中含有正常活动的精子

当男子的生殖器官发育成熟以后，睾丸除了产生雄性激素以外，还能产生精子。一个成熟的精子，其外形似蝌蚪，分头、颈、体、尾四部分。婚后的男子同房时，每次射出的精液量含有数千万至上亿个精子，但真正健康的精子数量并不多，只有这部分精子具有受精能力。如果男子的精液中含有的具有正常活动能力的精子太少，也不太可能使女方怀孕。

3. 卵子和精子能够在输卵管内相遇并结合成为受精卵，受精卵并能被输送到子宫腔中。

4. 子宫内膜发育必须适合孕卵着床。

以上四个条件只要有一个不正常，便会阻碍怀孕。几乎所有的不孕不育患者，都是因为上述条件之一或多项不正常而引起的。

怎样选择受孕时机

俗话说：“优良的种子只有撒在肥沃的土地上才能长出茁壮的秧苗。”只有当精子和卵子质量最好时结合，并在最好的环境中生长发育，才能孕育出一个最健康的胎儿。怎样选择受孕的时机呢？选择受孕时机应注意以下几个问题：

1. 应在男女双方身体健康的情况

下受孕。任何一点疾病、疲劳或情绪不佳均可对胎儿产生不利影响。

2. 不要在寒冷的冬天或炎热的夏天受孕。因为冬季天气寒冷，室内外空气污染严重，孕妇易患病毒感染性疾病，胎儿畸形发病率高。夏季天气闷热，孕妇易情绪烦躁，休息不好，食欲较差，影响胎儿正常生长发育。

3. 准备怀孕的前一个月要营养均衡合理，最好多食用一些高蛋白、高维生素的食物。严禁吸烟喝酒和饲养小动物。

4. 性生活不能太频繁，一般以每周两次为宜，最好在排卵期内（每次月经周期的第12～16天）性交怀孕。有些地区因落后的习惯势力影响，讲究在女方经期同房，认为这样受孕会保险一些。其实这是不符合女方生理特点的，不但不会使女方怀孕，反而会使细菌乘虚而入，给女方生殖器官造成炎症，结果只能是影响正常排卵，根本不能保证受孕。

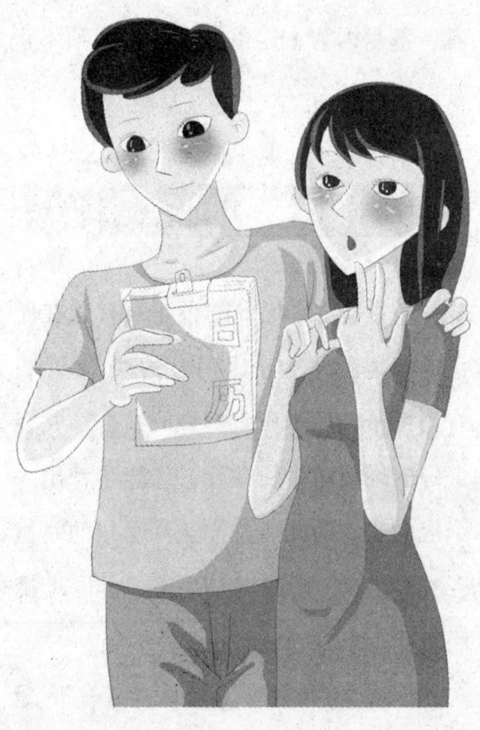

5. 为保证胎儿健康，服避孕药的女性必须在停用药物6个月以后才能怀孕。做人工流产者最好在3～6个月以后再怀孕。取避孕环者最好在两个月以后怀孕。曾接触过放射线或化学毒物者必须在停止接触两三个月以后再怀孕。

6. 如果能在男女双方生物钟曲线高峰期受孕，这也是最佳受孕时机。

7. 选择受孕时机也要注意环境、心理因素。我国古代对受孕时双方的情绪和环境都很重视，指出在天气阴冷、风雨交加、电闪雷鸣、龌龊湿地、荒凉野地，或者是男女心情不佳、悲伤凄惨、惊恐痛苦之时，均不利于受孕。而夜深人静、居室清洁、心境恬和、恩爱缠绵之时，则被认为是最好的受孕时机。这可能是因为良好的心境和外界条件能对夫妇产生较好的心理暗示作用，也可能是人的心理活动对外界的各种刺激和反应有时是很微妙的缘故。总之，只要夫妻是在思维、语言、行为、情感诸方面都达到高度协调一致的时候同房受孕，出生的孩子就会集中双亲在身体、容貌、智慧等方面的优点。事实证明，智力活跃、身心健康的婴儿，一般不会脱胎于酗酒、嗜烟、爱吵架、没修养的家庭。同时，智商较高儿童的父母常常是文明的、彼此情投意合、体贴关心的。在这种情况下受孕的胎儿，各方面自然就会很好。

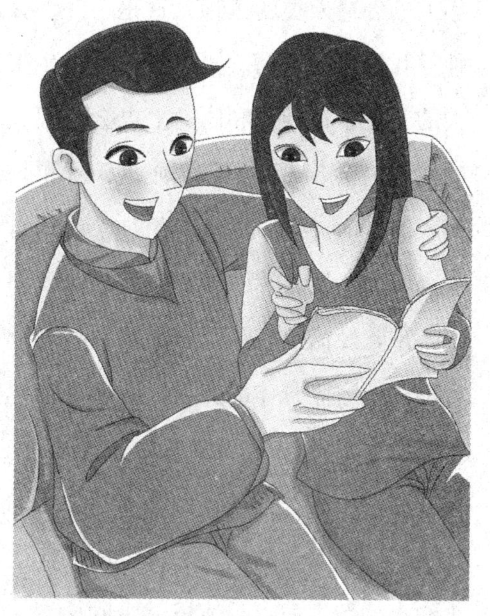

怎样做好怀孕前的心理准备

决定生孩子是人生中的一件大事，这会给身体和日常生活带来很大影响，有时甚至难以承受。因此，怀孕前先有一个周全的考虑会给妊娠带来最好的开始。除了做好各种物质、生活准备外，在心理上也应做好相应的准备，这种准备有时比其他准备更重要。

心理准备即精神准备，是容易被忽视的一项重要的孕前准备。所谓心理准备是要求夫妇双方在心理状态良好的情况下受孕。凡是双方或一方受到较强的劣性精神刺激，都会影响精子或卵子的质量，即使受孕后也会因情绪的刺激而影响母体的激素分泌，使胎儿不安、躁动，影响其生长发育，甚至流产。因此当心绪不佳、忧郁、苦闷时，或夫妻之间关系紧张、闹矛盾时，都不宜受孕，应该等到双方心情愉快时再受孕。

女性必须懂得，从怀孕那天起就意味着责任随之而来，这是作为一名女性最重要的时刻。它是一个分水岭，过去为人妻，现在还要加上为人母的角色，未来孩子的养育和成长从现在开始就由自己承担了。准妈妈所要从事的是一项伟大的创造人类的工程，这是一件多么神圣和愉悦的事情。虽然身体将发生很大的变化，精神上和体力上也会有很大的消耗，会出现许多麻烦、不适和烦恼，但是心中会充满幸福、信心和自豪，所以，要用积极的态度去克服困难，排除烦恼。有了这样的精神状态就会很快地适应身体的变化，不遗余力地奉献出自己的精力、创造力和责任感，做好胎教工作，为孕育胎儿准备优裕的物质基础和完美的生理心理环境，让这个幼小的新生命在身体里健康成长。

1. 掌握一些相关知识

要学习和掌握一些关于妊娠、分娩和胎儿在宫内生长发育的知识，了解如何才能怀孕及妊娠过程出现的一些生理现象，如早期的怀孕反应等。接受怀孕期特殊的变化：体形变化、饮食变化、情绪变化、生活习惯变化以及对丈夫的依赖性的增加等。

2. 树立新观念

树立“生男生女都一样，宝宝健康才重要”的新观念。对于这一点，不仅准妈妈本人要有正确的认识，而且家庭所有成员都应达成共识。

3. 保持乐观稳定的情绪状态

怀孕是大多数女性要经历的人生过程，是件喜事。作为女性能体会到十月怀胎的艰辛滋味也不枉母亲这一光荣称号。从女性到妻子，从结婚到怀孕，从分娩到做母亲，所有的变化都是人生经历的自然过程与阶段。因此，无论是新婚的年轻夫妻，还是结婚数载的老夫妻，无论是妻子还是丈夫，只要以自然与平和的心态，接受这些自然的事实与过程，用聪明的大脑思考，用可以沟通的方式与生活的伴侣及时沟通，共同解决在每个过程或每个阶段可能发生的问题或矛盾，并及时地加以处理和解决，就能孕育一个健康的宝宝。

事实证明，有心理准备的孕妇与没有心理准备的孕妇相比，前者的孕期生活要顺利从容得多，妊娠反应也轻得多。有了这样的心理准备，孕前孕后生活一定是轻松愉快的，家庭也充满幸福、安宁和温馨，胎儿一定会在优良的环境中健康成长。所以要做好怀孕前的心理准备。

怎样安排孕前生活

孕前生活节律的调适，其主要指标

是要有利于夫妇双方精神饱满、畅快，身体机能活跃、旺盛，即所谓“养精蓄锐”。由于每对夫妇的精神素质及机体素质千差万别，因而只要有助于达到上述指标就好，不必拘泥于某种模式。但是，对生活节律的调适不论采取什么样的独特方式，都最好是以激活生活的潜力，丰富生活的色彩，诱发生活的情趣为首选。形成这样的生活节律，足以为后代提供最好而又充满活力的“基因”，是对生育最好的“投资”。

良好的生活节律的形成和维持，有赖于良好的生理机能和心理状态，譬如，孕前要建立一系列的生理机能保健措施，针对婚前检查所发现的有关疾患和不够理想的生理机能问题，进行治疗、调养和功能性锻炼，特别是要保持精液的正常成分和卵子成熟的质量以及生殖器官的健康状态。如有可能，同时又有必要，还可以在孕前主动接受生育门诊的指导。有时为了补救身体素质的某种欠佳的状况，夫妇也可以分别坚持进行体育活动。在心理方面，主要是要注重孕前心理的调适，以形成良好的情绪状态和积极的心境。这将有助于夫妇双方克服孕前的种种不适应状态，形成愉快的心境和特定的孕前生活节律。

哪些情况不宜怀孕

为了保证母亲和胎儿健康，下列情况不宜怀孕：

1. 新婚之夜应避免怀孕。新婚的操劳、疲惫、饮酒均可影响男女精子和卵子质量，极易造成胎儿发育不良或畸形。

2. 蜜月旅行期间暂缓怀孕。蜜月旅行期间生活欠规律，各地生活习惯和气候差异较大，夫妇身心健康易受

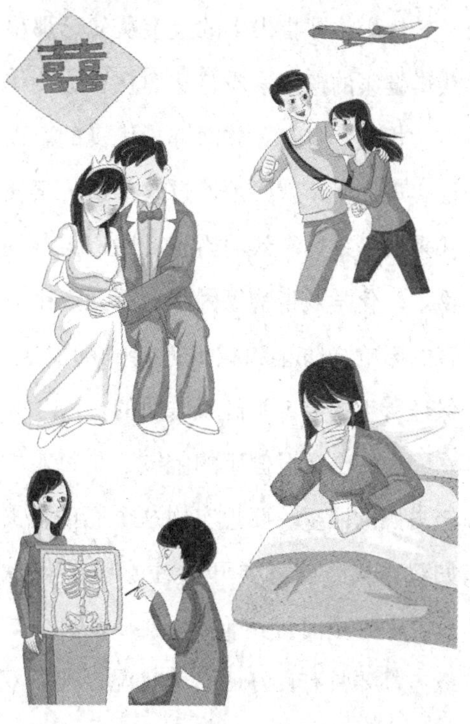

影响。

3. 患有某些疾病时，应等痊愈或稳定后再怀孕。比如患有感冒发烧、传染病（肝炎、结核等）或过敏性疾病（支气管哮喘），女方患有子宫肌瘤、心脏病、高血压、肾炎、甲亢、血液病等，均应认真听取医生意见后再做决定。

4. 有放射线透视或拍片者，应在2～3月后再怀孕。

孕前营养与优生

优生，即指出生的宝宝从父母那里获得健康的遗传素质，从而在智力、体力、相貌、身材等方面都是优良的。而要实现优生，就必须通过改善遗传素质并采取一系列有效的措施，即避免各种物理、化学及生物等因素对胎儿产生有害的影响，防止和减少遗传病的发生，保证所生的宝宝是健康聪明的。

生一个活泼健康的宝宝，是每对年轻夫妇的愿望。要想实现这个愿望，夫妇双方从孕前就要开始注意调节好饮食，做好孕前营养准备。在孕前，夫妇双方都要具有良好的营养状况，夫妇双方具有健康的体魄，才能产生高质量的精子和卵子，为受精卵良好的发育打下基础。同时，在人生的各个时期中，没有哪个阶段像胎儿这样依赖于母体，母体的营养与宝宝的发育密切相关。在妊娠期，母亲与胎儿具有密不可分的关系。胎儿的营养完全依赖于母体的供给，母体的不良健康状况将对胎儿的健康造成影响。

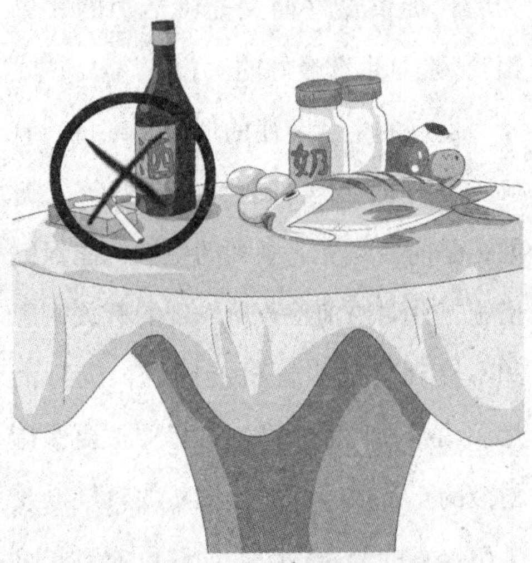

有人说，成功的人生＝高智商＋高情商。宝宝要获得较高的智商，首先得益于母亲给予的一个健全的大脑和神经系统。健全的大脑和神经系统是智能的物质基础。大脑和神经系统的发育和完善，自母亲怀孕3个月即开始，一直延续到宝宝的青春期为止。其中最关键的时期，是自母亲怀孕3～6个月这一阶段。此时，母体的任何不良因素都将影响胎儿的脑部发育。研究表明，此时母体营养不良将会导致胎儿脑细胞数量的减少或细胞体积的缩小，从而影响胎儿脑的发育和出生后的智力，这是后天无法弥补的损失。

现有研究已充分证明了许多营养素的水平与胎儿脑发育的关系。如孕期母亲患缺铁性贫血可影响宝宝出生后的智力；孕期叶酸的缺乏可致胎儿出生缺陷，造成脑及神经管畸形，从而影响生存质量等。此外，不少孕妇在怀孕早期妊娠反应剧烈，不能正常进食，而怀孕早期是胚胎组织分化和主要器官、系统的萌芽阶段，任何营养素的缺乏都容易造成胎儿发育先天缺陷或畸形。因此，让孕妇在孕前体内就积蓄足够的营养，就能避免上述危害。认真关注孕前和孕期营养，给宝宝一个健康的身体与健全的大脑，是每个母亲的职责，也是关爱宝宝未来迈出的第一步。

孕前健康状况与胎儿有关吗

孕妇健康，才能孕育健康宝宝。每一位未来的妈妈，在准备怀孕前，特别要调理好自己的身体，丈夫也要改掉不良习惯，把身体调整到最佳状态。怀孕如同孕妇用自己的身体为夫妇双方的胎儿提供一片成长的沃土，依靠这片沃土，胎儿幼小的嫩芽才能健康发育。

我们所说的嫩芽即胎芽，它的健康与否不仅依靠孕妇，而且与爸爸的身体状况直接相关。男性的身体状况、嗜好与生活习惯直接影响着精子的质量，例如：男性的年龄大、体弱多病，精子的质量就差；丈夫在妻子怀孕前抽烟或酗酒，不仅影响受孕精子的质量，更重要的是影响胎儿生长发育的生态环境、宝宝未来心理与情感发展。同样，孕妇的身体状况对受精卵的着床与胎芽健康成长产生直接影响，例如：在怀孕前患有贫血或营养不良，怀孕后会直接阻碍胎儿在孕妇体内健康生长与发育。生活中我们常常见到宝宝出生时体重过低、贫血与营养不良、脑发育不全等，大多是上述原因造成的。

贫血、结核病、心脏病、肾脏病、高血压病、肝脏疾病、糖尿病、膀胱炎、肾盂肾炎、性病等疾病不仅直接影响孕妇的健康，而且影响怀孕后胎儿的

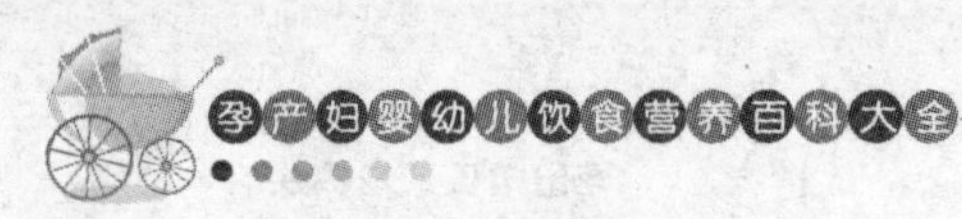

成长与发育，希望准备怀孕的夫妇一定加以重视，在疾病治愈后再开始您的怀孕计划。

一般来说，凡是给孕妇或胎儿带来不良影响的疾病在未治愈前都不能怀孕。否则，在患病期间怀孕，会使病情加重，并影响胎儿的生长发育，严重的会因怀孕、分娩造成生命危险。对于患有严重的心脏病、高血压病、肝脏病、肾脏病、糖尿病、结核病、骨质软化症、恶性肿瘤、严重贫血、精神病以及身体比较虚弱的女性，均必须坚持避孕，等到疾病治愈后，身体恢复了健康，再考虑怀孕。

另外，第一胎怀了葡萄胎，经刮宫治愈后，也要坚持避孕2年；患有某些遗传性疾病的人也不宜生育，以免影响下一代健康。

饮食习惯不良会影响生育吗

生育与饮食习惯有着密切的关系，例如营养不良会影响女性的排卵规律，也会影响男子的精子质量，长期不均衡的饮食会使夫妻生育能力降低。

研究发现，脂肪太少会干扰女性月经规律。因此，女性如果为了爱美而过度减体重，可能影响受孕能力。另一方面，高脂肪食物使体重上升，也会造成女性经期紊乱，排卵不良。此外，摄取咖啡因也会降低受孕概率。男性缺乏维生素C，会使精子活力变差，精子及卵子的结合不良，导致流产。如果经常吃快餐、抽烟、酗酒，也会降低精子活动力。

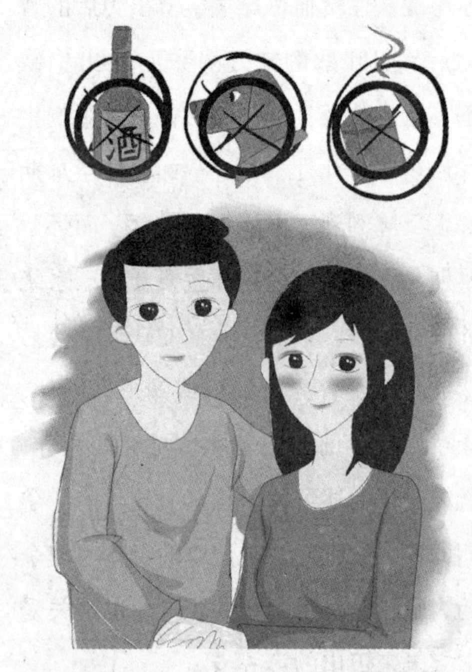

因此，为了维护自己的生育能力，就要改变不良的饮食习惯。良好的饮食习惯能够提高自己的生育能力，比如通过饮食，改变人体内的酸碱度，创造一

个适宜于精子的环境，就能达到提高自己生育能力的目的。可吃一些酸性食物或富含钙、镁的食物，如不含盐的奶制品、牛肉、鸡蛋、牛奶以及花生、核桃、杏仁、五谷杂粮、水产品等。含钾、钠多的偏碱性食物包括：苏打饼干、不含奶油的点心、各种果汁、粮食中根茎类，如白薯、土豆、水果、栗子等。

专家建议，女性最好将体重控制在标准体重正负10%的范围之内。男性平时应多摄取绿色蔬菜及新鲜水果，每天服用20～30毫克的锌也有助于生殖系统正常运作。

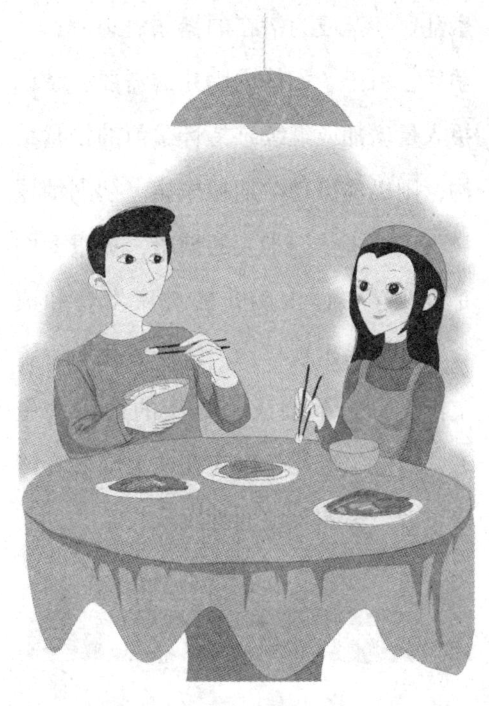

不利优生的不良饮食习惯

平时我们可能有很多嗜好，比如有的人喜欢吸烟、饮酒、食用辛辣或高糖食物等。这些嗜好在平时似乎不是什么问题，而对于计划怀孕的夫妻，尤其对已经怀孕的孕妇而言，这些嗜好就会成为健康怀孕的严重障碍。怀孕前应终止这些不良嗜好。

1. 过量食用辛辣食物

我们都知道，辛辣食物常常可以引起正常人的消化功能紊乱，如：胃部不适、消化不良、便秘，甚至发生痔疮。由于怀孕后胎儿的长大，本身就可以影响孕妇的消化功能和排便，如果孕妇始终保持着进食辛辣食物的习惯，结果一方面会加重孕妇的消化不良和便秘或痔疮的症状，另一方面也会影响孕妇对胎儿营养的供给，甚至增加分娩的困难。因此在计划怀孕前3～6个月应停止吃辛辣食物的习惯。

2. 过量食用高糖食物

怀孕前，夫妻双方尤其女方，若经常食用高糖食物，常常可能引起糖代谢紊乱，甚至成为潜在的糖尿病患者；怀孕后，由于孕妇体内胎儿的需要，孕妇摄入量增加或继续维持怀孕前的饮食结构，则极易出现孕期糖尿病。孕期糖尿病不仅危害孕妇本人的健康，更重要的是危及孕妇体内胎儿的健康发育和成长，并极易出现早产、流产或死胎。宝宝出生后，孕妇成为典型的糖尿病患者，而宝宝可能是巨大儿或大脑发育障碍患者，影响宝宝的健康成长。

怀孕前应做哪些营养准备

预备生育宝宝的夫妇，就应该在怀孕之前做好充分的准备，营养准备就是其中的一个方面。胎儿的孕育需要各种营养，特别是母亲的营养状况与胎儿的健康发育密切相关。因此，不同身体状况与素质的夫妇必须根据自己的实际情况，有的放矢地准备与补充所需要的蛋白质、脂肪、碳水化合物、维生素与矿物质。计划怀孕的夫妇所需要的蛋白质、脂肪、碳水化合物、维生素与矿物质，要比非怀孕的夫妇多，但并不是没有限量。因此，我们希望所有计划怀孕的夫妇，要在专业人员指导下掌握好自己所需营养的量。

1. 养成良好的饮食习惯

不同食物中所含的营养成分不同，含量也不等。有的含这几种，有的含那几种，有的含量多，有的含量少。所以，应当吃得杂一些，不偏食，不忌嘴，什么都吃，养成好的膳食习惯。

2. 在饮食中注意加强营养

特别是蛋白质、矿物质和维生素的摄入。各种豆类、蛋、瘦肉、鱼等都含有丰富的蛋白质；海带、紫菜、海蜇等食品含碘较多；动物性食物含锌、铜较多；芝麻酱、猪肝、黄豆、红腐乳中含有较多的铁；瓜果、蔬菜中含有丰富的维生素。孕前夫妇可以根据各自家庭、地区、季节等情况，科学地安排好一日三餐，保证营养的同时，也注意不要营养过剩，并注意多吃水果。这样，经过一段时间健体养神的缓冲期，双方体内存储了充分的营养，身体健康，精力充沛，为优生打下坚实的基础。

3. 应避免各种食物污染

食物从其原料生产、加工、包装、运输、储存、销售直至食用前的整个过程中，都有可能不同程度地受到农药、金属、霉菌毒素以及放射性核素等有害物质的污染，对人类及其后代的健康产生严重危害。因此，孕前夫妇在日常生活中尤其应当重视饮食卫生，防止食物污染。应尽量选用新鲜天然食品，避免服用含食品添加剂、色素、防腐剂物质的食品；蔬菜应充分清洗干净，必要时可以浸泡一下，水果应去皮后再食用，以避免农药污染；尽量饮用白开水，避免饮用各种咖啡、饮料、果汁等饮品。在家庭炊具中应尽量使用铁锅或不锈钢炊具，避免使用铝制品及彩色搪瓷制品，以防止铝元素、铅元素对人体细胞的伤害。

但强调营养并不意味着吃得越多越好，一味多食会造成孕妇体重过重，增加行动负担；胎儿生长过度会给分娩带来困难。有些孕产妇因饮食失调造成肥胖，产后数年仍不能恢复，从而影响体型。据研究，营养过剩与糖尿病、慢性高血压、血栓性疾病等发病都密切相关。因此，必须科学、合理地安排孕产妇的饮食，使之既能满足孕产妇的需要，又不过量，以保证母婴健康。若有困难或不能确切掌握自己所需要的营养物质的准确摄入与补充量，请找专业医生帮助。

孕前需要哪些营养储备

应给未来的胎儿准备好“全面营养基”，若待到妊娠后再加强营养，虽有“亡羊补牢”之效，但终显太迟了。这是因为新的生命在形成的最初一刹那，就需要诞生在“全面营养基”之上。所谓“母壮儿肥”（也应该包括父亲），正是从这个“基石”的意义上来说的，是有科学道理的。

从孕前至少半年就开始加强“全

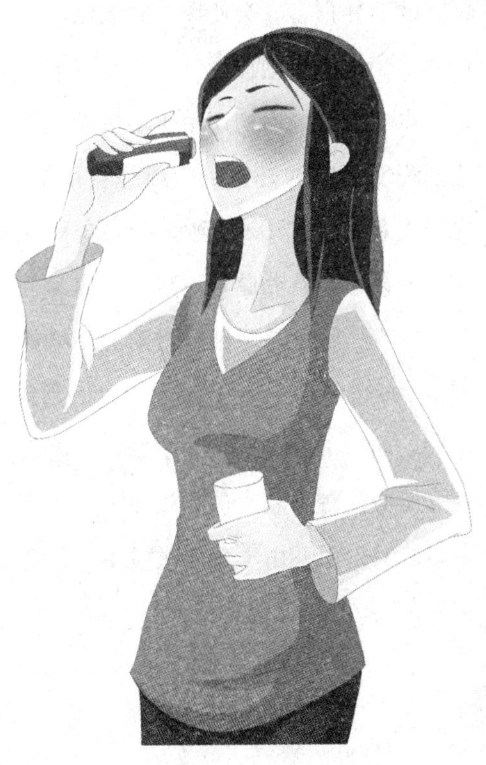

面营养食谱”的调配，这是优生意识的表现。从这时起，就要特别注意青菜、水果、各种肉类和豆制品类的杂而广的食物的摄取，以通过蛋白质及多种维生素的吸收、转化，充分地为子宫内膜输送未来的胚胎发育所必需的各类氨基酸及其他营养物质做好准备。此外，不应忽略丈夫的饮食。由于精子产生的周期需要 10 周，所以丈夫应当在妻子怀孕前 3 个月开始采用饮食计划。研究表明，丈夫的饮食可以影响精子，最终将影响胎儿。摄取维生素 C 过少会增加精子的遗传损害，会使婴儿先天缺陷和患遗传病的概率增加。

事实上，妊娠初期由于不少孕妇会出现程度不同的妊娠反应或忌食反应，在很大程度上要影响到营养的全面摄入。如果孕前营养储备不足，很容易使胎儿发育，特别是脑细胞增殖的高峰期（第一高峰期为 10 ~ 18 周）发育受到影响。而孕前储备充足的孕妇即使妊娠忌食反应比较强烈，也有望在很大程度上减轻其对胎儿由于营养供应不足而造成的危害。

微量元素缺乏危及优生

缺碘

碘是合成甲状腺素的重要原料，碘缺乏必然导致甲状腺激素减少，造成胎儿发育期大脑皮质中主管语言、听觉和智力的部分不能得到完全分化和发育。婴儿出生后生长缓慢、反应迟钝、面容愚笨、头大、鼻梁下陷、舌外伸流涎，有的甚至聋哑或精神失常，成年后身高不足一米三。此病名为“呆小病”。患呆小病后，一般尚无特效的治疗方法，因此必须重视预防。缺碘地区的女性在怀孕以后，应多吃一些含碘较多的食物，并坚持食用加碘食盐。

缺锌

研究证明，锌能参与人体核酸和蛋白质的代谢过程。缺锌将导致 DNA（脱氧核糖核酸）和含有金属的酶合成发生障碍。如果女性在孕期缺锌，胚胎发育必然受到影响，形成先天畸形。畸形呈各式各样。资料表明，新生儿异常的产妇血锌含量都低于正常产妇。为防止缺锌，女性在怀孕期间不应偏食。大多数食品中都含有一定量的锌，但以动物食品更为丰富。孕期还须戒酒，因为酒精会增加体内锌的消耗。

缺铜

20世纪70年代初期，人们发现一种能致婴幼儿死亡的疾病，病儿以贫血为主症，常因精神异常、运动障碍和全身动脉血管迂曲而夭折。医学家研究发现，这是因为母亲在妊娠期间血中铜含量过低，引起胎儿缺铜，造成机体新陈代谢提供能量来源的三磷酸腺苷缺乏，以致不能满足生命的最低能量。同时可影响胎儿某些酶的活性以及铁的吸收和运转，从而造成贫血。

缺锰

研究表明，缺锰可以造成显著的智力低下，特别是女性在妊娠期缺锰对胎儿的健康发育影响更大。实验表明，母体缺锰能使后代产生多种畸变，尤其是对骨骼的影响最大，常出现关节严重变形，而且死亡率较高。一般说来，以谷类和蔬菜为主食的人不会发生锰缺乏，但由于食品加工得过于精细，或以乳品、肉类为主食时，则往往会造成锰摄入不足。因此，孕妇要适当多吃些水果、蔬菜和粗粮。

缺铁

人体如果缺铁就会出现低血色素性贫血。女性在妊娠30~32周时，血色素可降至最低，造成“妊娠生理性贫血”，在此基础上如果再缺铁，则可危及胎儿。调查表明，患严重贫血的孕妇所生婴儿的红细胞体积比正常婴儿小19%，血色素低20%。因此，建议女性在孕期应多食一些含铁丰富的食物，如蔬菜中的黑木耳、海带、芹菜、韭菜；谷类食物有芝麻、大麦米、糯米、小米；豆类食物有黄豆、赤小豆、蚕豆、绿豆；特别是动物肝脏、蛋黄中含量更为丰富。

孕前膳食营养的要求

1. 注重合理营养，平衡膳食。自然界中有多种多样的食物，各种食物所含的营养成分不完全相同，因此食物要尽可能多样化，各类食物搭配要合理，既不能不足，也不可过剩，进食量一定

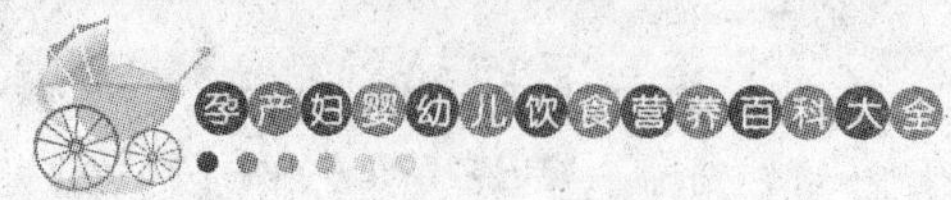

要符合自己的营养需要。

2. 保证充足的热能。在每天正常成人需要的9200千焦基础上，再加1700千焦，以供给性生活的消耗，同时为受孕积蓄一部分能量。

3. 适当补充叶酸。孕期叶酸缺乏可以引起胎儿畸形，孕前和孕早期补充叶酸可有效预防胎儿畸形的发生。

4. 保证充足的蛋白质和脂肪。男女双方每天摄取的优质蛋白质应为80～100克，才能保证受精卵的正常发育。增加优质脂肪酸的摄入对怀孕有益。

5. 多吃点儿含维生素E丰富的食物，如玉米、黄米、豆腐干、腐竹、毛豆、红皮红薯、黄花菜、桑葚、核桃、葵花子等。维生素E能增加动物的生殖能力，促进其他营养素的合成及利用，具有保护人体健康的功能。

6. 充足的无机盐、微量元素和钙、锌、铜等在构成骨骼、制造血液、提高智力、维持体内代谢平衡等方面起着重要作用，并有利于精子与卵子的发育。

7. 多吃一些含锌丰富的食物。锌对于精子和卵子的形成非常重要，锌缺乏会降低精子的质量。准备怀孕的夫妇，应注意进食一些含锌高的食物。生育过畸形儿的女性可在医生的指导下适量服用硫酸锌、醋酸锌。

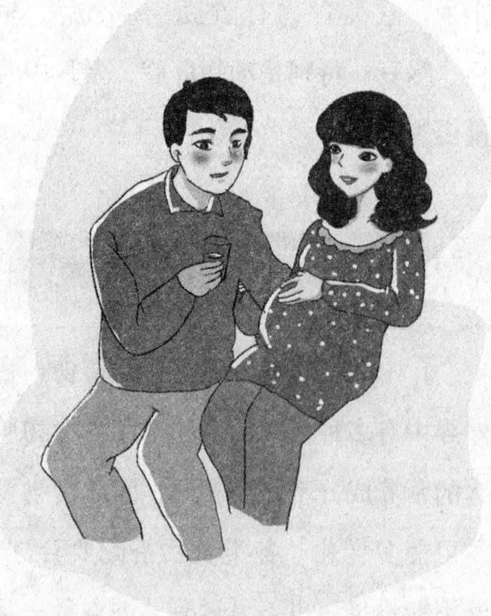

合理安排膳食

我们知道没有一种天然食物，能提供我们人体所需的全部营养素。如谷类食物的营养成分不全面，食入过多容易造成营养缺乏；而谷类食物食入过少，动物食物食入过多，又易造成肥胖、高血压、糖尿病等。要想保持健康，就必须要注意合理营养、平衡膳食。我国的营养科学工作者为居民提出以下膳食指南：

1. 食物多样，谷类为主。

2. 多吃蔬菜水果和薯类食物。

3. 常吃奶类、豆类食物或其制品。

4. 经常吃适量鱼、禽、蛋、瘦肉，少吃肥肉和荤油。

5. 食量与体力活动要平衡，保持适宜体重。

6. 吃清淡少盐的膳食。

7. 饮酒应限量。

8. 吃清洁卫生、不变质的食物。

如果您日常大体按上述要求进食，膳食就较平衡，营养较合理。需注意的是每类食物中有许多品种，每种食物营养素的种类及含量都不尽相同，各种食物品种要经常交换着吃，让膳食多样化。只要养成良好的膳食习惯，就能预防疾病，保持健康。

了解自己的营养状况

评价营养状况，最简单的办法是称体重。营养状况与体重有关，营养状况差，表现为体重低于理想值；营养过剩，表现为体重高于理想值。

通常成年女性可按下列公式估计理想体重：理想体重（千克）＝身高（厘米）－105。如果你的体重在理想体重范围，说明你的营养状况适宜；如果你的体重低于此值的15%以下，说明你的营养状况差，最好孕前先改善营养状况后再考虑怀孕；如果你的体重高于此体重的20%或以上，说明你有些肥胖，也最好在孕前通过调节膳食和改善营养状况，恢复到适宜体重时再考虑怀孕。

具体计算举例说明：如一位女性的身高为160厘米，体重为45千克，请问她的营养状况如何？此女性的理想体重应为：160－105＝55（千克），她的实际体重为45千克，比理想体重低10千克，约低于理想体重的18%，说明此女性营养状况较差。

维生素E是生殖必需的营养素

维生素E为动物正常生殖所必需。缺乏时，雌性动物受孕率下降，流产增多。维生素E还参与精子的生成，缺乏时，雄性动物可发生永久性不育，所以维生素E也叫“生育酚”。维生素E对人体健康有重要的保护作用。这是一种很强的抗氧化剂，在体内保护细胞免受自由基的损害，使细胞维持其完整性。另外它还参与其他营养素的合成及利用，如参与维生素 C 的合成及维生素 A 的吸收利用。它还能够促进碳水化合物、脂肪及蛋白质释放热能。

维生素 E 广泛存在于食物中，在体内各器官都有储存，在体内贮留时间长，不易排出。但由于胎盘转运维生素 E 效率低，因此，新生儿特别是早产儿血浆维生素 E 的水平较低，因此红细胞膜易破坏，导致新生儿发生溶血性贫血。妊娠母亲应注意多摄取些富含维生素 E 的食物，以保证新生儿体内维生素 E 的营养水平正常。

补充叶酸可防胎儿畸形

叶酸是一种维生素，是细胞分裂和组织形成的必需营养素，它参与遗传物质的合成，对胎儿的生长发育有非常重要的作用。孕期叶酸缺乏，容易造成小儿出生缺陷，如无脑儿和脊柱裂等神经管畸形。无脑儿和脊柱裂是我国较常见的一种小儿出生缺陷。

神经管畸形常发生于受孕后的第 3 周和第 4 周，如果胎儿无头盖骨，大脑组织一部分或全部缺少，即为无脑畸形；如脊椎骨出现裂口，里面的骨髓组织凸出来，即为脊柱裂。无脑儿常常出生前死于子宫内或于出生后数日死亡，脊柱裂婴儿常下肢瘫痪或大脑有问题。

近几年来，世界各国对神经管畸形的病因和预防措施进行了大量研究。研究结果表明，孕前及孕期补充叶酸可使神经管畸形的发生率降低至少一半。大量研究表明，我国约 30% 的育龄女性叶酸缺乏。因此，专家认为，育龄女性每天都要服用叶酸 0.4 毫克，尤其是怀孕前的 3 个月到怀孕的头 3 个月服用，能有效地预防小儿神经管畸形的发生。

服用叶酸时要注意的是量不可过多。过多服用叶酸可掩盖维生素 B_{12} 缺乏，维生素 B_{12} 的缺乏可导致不可逆转的神经损害。同时过多的叶酸摄入可干扰锌的吸收和利用，同样导致胎儿发育障碍。所以，每天服用叶酸不应超过 1 毫克。

对孕妇来讲，适当补充叶酸的同时，还要注意每天多吃些富含叶酸的食物，如肝、肾等动物内脏，蛋类及绿叶菜、牛肉、菜花等。

母亲的饮食习惯会遗传给宝宝吗

科学家说：有关母亲在怀孕期间喜欢吃什么食物，生下的宝宝也喜爱同样食物的说法是正确的。

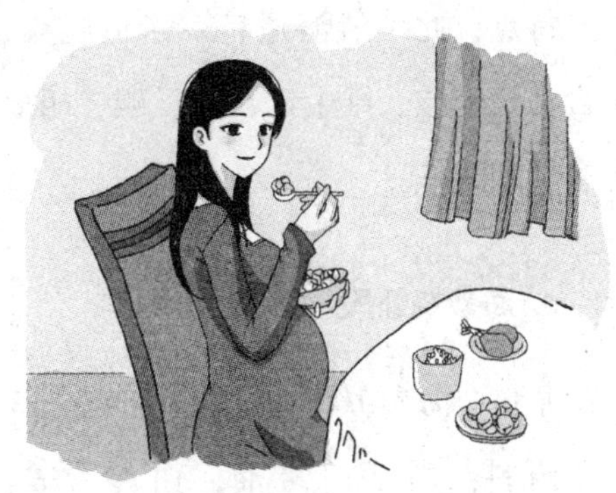

来自法国国家科学研究中心的一个小组，测试了24个新生婴儿的反应，其中有一半婴儿的母亲在怀孕期间曾经吃有茴香子气味的食物。在这些婴儿刚出生时，就让他们接触茴香的气味，四天以后再重复一次，以观察他们喜爱还是讨厌这种味道。研究人员在两次试验中都发现，那些在怀孕时吃茴香的孕妇生下的宝宝，表现出喜爱这种味道，而那些不吃茴香的孕妇所生的宝宝，有的不理会这种味道，有的讨厌地转过头去。

这次调查是“第一次得到了母亲饮食会影响宝宝的明确证据”。科学家相信，新发现将有助于了解对某些物质上瘾是怎样通过子宫传给下一代的。

孕前营养美食大搜罗

♨ 笋丝炒牛肉丝

原料：牛肉200克，笋丝100克，鸡蛋1个。

调料：湿淀粉20克，白糖、酱油、葱花、料酒、姜末、香醋、食用油、精盐、味精适量。

做法：

（1）将牛肉切成丝，加入鸡蛋白、湿淀粉、精盐拌均匀，下锅炒一下取出。

（2）食用油下锅烧热，将笋丝略炒，再将牛肉丝加入，用旺火炒十多秒钟（必须将牛肉丝搅散，不被粘住）。

（3）将姜末、糖、料酒、醋、淀粉、葱花、酱油、味精调匀加入，旺火略炒即成。

特点：此菜鲜嫩爽口，含丰富蛋白质、铁、叶酸及纤维素等。

♨ 杜仲炖子鸭

原料：杜仲15克，子鸭1只。

调料：料酒，姜，葱，胡椒粉，盐，味精。

做法：

（1）杜仲润透，切丝，用盐水炒焦，研粉；子鸭去内脏及爪；姜拍松，葱切段。

（2）将杜仲粉、子鸭同放炖锅内，加入料酒、姜、葱，水2800克，置武火上烧沸，再用文火炖45分钟，加入盐、味精即成。

特点：此菜味道鲜美，含树脂、有机酸、蛋白质、脂肪、钙、磷、铁、维生素 B_1、维生素 B_2 等。

♨ 海带炒豆芽

原料：海带100克，豆芽300克，红柿椒30克。

调料：姜、葱、盐、味精、醋、植物油。

做法：

（1）将水发海带丝洗净，切成段。

（2）豆芽去根。

（3）姜切片，葱切段，红柿椒切丝。

（4）将炒锅置武火上烧热，加入植物油至六成热时，下入姜葱炒香，随即下入豆芽、海带、红柿椒丝、醋，炒熟加盐、味精即可。

特点：此菜清淡适口，味道脆爽，富含褐藻胶酸、维生素、钾、碘、胡萝卜素、烟酸等。

♨ 海参烧虾段

原料：海参100克，虾300克。

调料：料酒，酱油，白糖，姜，葱，盐，味精，植物油。

做法：

（1）将海参洗净，剖开，去肠杂，切成3厘米长的段。

（2）虾去头、皮，切成段。

（3）姜切片，葱切花。

（4）将炒锅置武火上烧热，加入植物油，烧至六成热时，下入姜、葱，爆香，下入虾段、料酒、酱油、白糖、海参、水（适量），烧热，加入番茄酱，盐，味精，起锅即可。

特点：此菜色泽黑红，味道鲜美。

富含优质蛋白质，脂肪、钙、磷、铁、维生素 A、维生素 B_1、维生素 B_2 等。

♨ 炒猴头蘑

原料：水发猴头蘑 300 克，火腿、菜花、水发口蘑、油菜各 25 克。

调料：湿淀粉、花生油、精盐、酱油、绍酒、味精、葱丝、姜丝、清汤各适量。

做法：

（1）将猴头蘑顺毛从中间剖开，然后片成 4 厘米长，2 厘米宽，0.3 厘米厚的片（每片均带毛），放入沸水内烫一下捞出，控净水。

（2）将口蘑每个片成两片，菜花去梗，掰成小块；油菜心切成 3 厘米长的段，均用沸水烫一下；火腿切成 3.3 厘米长，宽 2 厘米，厚 0.2 厘米的片。

（3）锅置火上，加入花生油，烧热，放入葱姜丝炸出香味，随即放入清汤，捞出葱姜不用。

（4）开锅后加入猴头蘑、口蘑、菜花、油菜心、精盐、绍酒搅拌均匀，待汤汁不多时，用湿淀粉勾芡，撒上火腿片，加入味精，颠翻均匀，盛入盘中即可。

特点：此菜色彩鲜艳，清香爽口。钙、磷、铁、维生素 B_2 及尼克酸含量极为丰富。此外，还含有蛋白质、脂肪、粗纤维及糖质。

♨ 什锦沙锅

原料：猪排骨 250 克，鸡块 100 克，鱼片、虾仁各 50 克，笋片、香菇各 25 克，白菜 200 克，豆腐 50 克。

调料：葱，姜，盐。

做法：

（1）将排骨洗净，沙锅内放水，把排骨放进去煮开，去血沫，放葱、姜片，小火焖煮，待排骨煮烂。

（2）鸡块、鱼片、笋片、虾仁均在开水中焯一下捞出，放在排骨汤中；豆腐切小块，也放在排骨汤中；香菇用温水泡开放在中间。加少量水没过食物，煮开后再煮焖约 10 分钟，加盐少许，加洗好的白菜，拌匀再煮开即可。

特点：此沙锅味淡鲜美，品种多样，营养丰富。

♨ 豌豆冻

原料：豌豆 300 克，白糖少量，芝麻仁 50 克。

调料：菱粉，植物油。

做法：

（1）把豌豆去壳煮熟，用匙压成泥。

（2）锅内放适量水，放少量白糖，煮开，倒入豌豆泥拌匀。用菱粉勾芡，凉凉后冷冻。

（3）锅内放少量油，将芝麻仁洗净放入炒熟，研碎成末。

（4）在冷冻的豌豆冻上撒上芝麻仁末，即可食用。

特点：此豌豆冻可作点心食用，凉爽可口。豌豆含有蛋白质、脂肪、碳水化合物、无机盐、维生素等，营养比较丰富。此道菜肴也适合早孕反应较重的孕妇食用。

♨ 八宝豆腐

原料：豆腐1块，鸡蛋1个，熟莲子、百合、海参、鸡肉、火腿、冬笋、香菇、油菜叶各20克。

调料：熟油，葱末，姜末，盐，鸡汤，淀粉。

做法：

（1）把豆腐搅碎，加上蛋清、淀粉少许拌匀。

（2）在盘内抹少许熟油，把豆腐摊在盘上，再加上莲子、百合和洗好切成丁的海参、鸡肉、火腿、冬笋、冬菇、油菜叶丝、葱姜末、盐，上盖蒸10分钟取出。

（3）锅内放入鸡汤，调好味，汤开后用水淀粉勾芡，浇在蒸熟的豆腐上即成。

特点：此菜荤素搭配，口味清淡，鲜美可口，营养素俱全，适合孕期食用。

♨ 土豆牛肉饼

原料：土豆500克，牛肉末100克，牛奶100克。

调料：植物油，盐，酱油，葱花，姜末，淀粉。

做法：

（1）将土豆洗净煮烂，剥去皮，用匙压成泥。

（2）炒锅上火，加油烧至六成热，把葱花、姜末放入煸锅，再把牛肉末放入，加入酱油炒后盛出凉凉，放入土豆泥、淀粉、牛奶一起拌匀，做成土豆牛肉饼。

（3）油锅上火烧至八成热，放入

土豆饼，两面翻煎，待熟成金黄色即盛出。

（4）锅底油烧热，放入葱花、姜末煸炒，出香味后，加入少量水，再放酱油和煎好的土豆牛肉饼，烧开即成。

特点：此菜咸鲜味美，香而不腻。土豆是薯类食物，和牛肉末煎成土豆饼，营养素更全面。

♨ 核桃炒三丁

原料：核桃仁 20 克，鸡脯肉 300 克，胡萝卜 50 克，白萝卜 50 克。

调料：料酒，姜，葱，盐，味精，植物油。

做法：

（1）将核桃仁用植物油炸香，备用。

（2）鸡脯肉切丁。

（3）胡萝卜、白萝卜去皮切丁。

（4）姜切片，葱切段。

（5）将炒锅置武火烧热加油，下入姜葱爆香，随即加入鸡丁、料酒，炒变色，再加入胡萝卜、白萝卜、少许水，炒熟加入盐、味精即可。

特点：此菜爽口，含不饱和脂肪酸、蛋白质、钙、磷、铁、胡萝卜素、核黄素等。

♨ 鱼香茄子

原料：茄子 500 克，瘦猪肉 100 克。

调料：豆瓣酱，白糖，植物油，葱，姜，盐，淀粉，醋。

做法：

（1）将茄子洗净去皮，切成二寸长的条。

（2）猪肉洗净切成丝，待用。

（3）炒锅上火，放油烧至六成热时，将茄子入锅炸成金黄色，捞出沥油。

（4）锅内留少量油，放入葱花、姜末，将肉丝下锅煸炒，放入豆瓣酱炒熟，再把茄子放入，放少量盐、白糖、醋炒匀，用水淀粉勾芡即成。

特点：此菜味香、色浓、可口，是家常菜的做法。茄子的营养丰富，含有多种营养素。

♨ 豆腐鲫鱼汤

原料：鲫鱼 1 条 400 克，豆腐 200 克。

调料：葱，姜，盐，植物油。

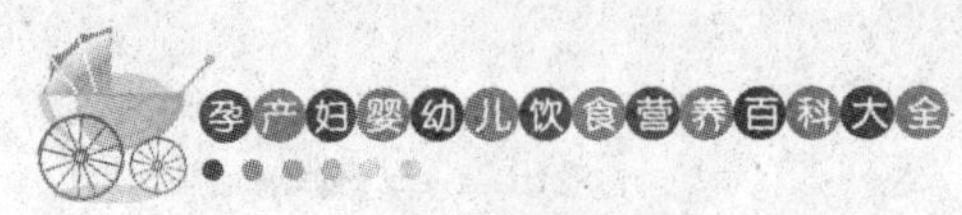

做法：

（1）豆腐切成约1寸厚的薄片，用开水煮烫，捞出沥水待用。

（2）鲫鱼去鳞去内脏洗净，抹上油、盐腌渍10分钟。

（3）将炒锅上火，烧至五成热，放姜片爆出香味，将鱼下锅两面煎黄，加适量水，用小火煮20分钟，再加入豆腐片，加少量盐煮开，撒上葱花即成。

特点：此菜汤汁浓厚，清香可口，味鲜不腻，是高蛋白膳食，营养丰富。

♨ 鸡脯扒小白菜

原料：小白菜500克，熟鸡脯肉300克，牛奶50克。

调料：花生油，盐，水淀粉，葱花，鸡汤。

做法：

（1）将小白菜择洗干净，每棵小白菜切成4瓣（从小白菜头上切十字，菜心连着），在开水中焯烫熟，捞出用凉开水过凉，沥去水分，在盘中码放整齐。

（2）炒锅上火放油烧热，下葱花煸锅，放鸡汤和盐，再放入熟鸡脯肉，用旺火烧开，加入牛奶，用水淀粉勾芡，顺滑入盘内即成。

特点：此菜芡汁乳白，味鲜不腻，能增加食欲。小白菜含维生素C较高，营养丰富。

♨ 鸳鸯鹌鹑蛋

原料：鹌鹑蛋7个，水发黄花菜15克，木耳15克，豆腐20克，火腿末10克，油菜末10克，豌豆（小一点的）10克。

调料：香油，盐，水淀粉，鸡汤。

做法：

（1）将一个鹌鹑蛋打开，蛋黄、蛋清分开放碗内；其余6个煮熟，去壳。

（2）黄花菜、木耳洗净，和豆腐一起剁碎，放少量盐、香油和蛋清拌匀，调和成馅。

（3）将煮熟的鹌鹑蛋竖着切开，挖去蛋黄，把豆腐和的馅填入空处，刮平，再用生蛋黄在填的馅上抹一下，用2粒豌豆点成眼睛。用此法把每个鹌鹑蛋都做成鸳鸯蛋胚，放在盘内，把火腿末、油菜末撒在两边，上笼蒸10分钟，取出。

（4）炒锅上火，放入鸡汤，加盐煮开，用水淀粉勾芡，浇在蒸好的蛋上即成。

特点：此菜形如鸳鸯，鲜嫩味美，清淡不腻。鹌鹑蛋富含多种营养素，尤其富含卵磷脂，是高级神经活动不可缺少的营养物质。

♨ 百合枸杞炖乌鸡

原料：干百合 15 克，枸杞 15 克，乌鸡 1 只。

调料：料酒，姜，葱，盐，味精，胡椒粉。

做法：

（1）将百合、枸杞洗净，去杂质。

（2）乌鸡去内脏及爪。

（3）姜切片，葱切段。

（4）将百合、枸杞、乌鸡、料酒、姜、葱同放炖锅内，加水 2800 克，置武火上烧沸，再用文火炖煮 35 分钟，加入盐、味精、胡椒粉即可。

特点：味道鲜美，含多种生物碱、胡萝卜素。

♨ 蛟龙戏水

原料：鸡蛋 3 个，肉末 150 克，海参 150 克，油菜心 200 克。

调料：植物油，盐，酱油，葱末，姜末。

做法：

（1）肉末用葱末、姜末、盐、酱油拌成肉馅。

（2）将鸡蛋磕在碗里用筷子打成泡沫，放少量盐。

（3）海参洗净，切成 3 寸长条段，在开水中焯一下，捞出沥水。

（4）取一大汤勺，放在小火上烧热，勺中放少许油。在勺中放一小勺蛋液，在火中转动汤勺，把蛋液摊成圆形蛋皮，把小丸子大小的肉馅放上，然后用手将圆蛋皮对折一下，便成饺子形，再用小勺在蛋饺边轻轻压一下，不使蛋饺裂开，做成的蛋饺即可盛出放盘中。再放少量油，做下一个，依此类推，将蛋液做完为止。

（5）将锅底油放葱、姜末煸锅，放汤加酱油煮开，放入做好的蛋饺、海参、油菜心，煮熟后放盐少量即成。

特点：此菜色泽鲜艳，形态美观，有荤有素，营养丰富，含有蛋白质、脂肪、碳水化合物、维生素、无机盐等营养素。

♨ 白菜豆腐卷

原料：白菜叶几片，豆腐200克，鸡脯肉100克，鸡蛋1个，冬笋20克，香菇20克。

调料：盐，胡椒粉，香油，淀粉。

做法：

（1）把豆腐拌碎。鸡脯肉洗净，冬笋择洗净，香菇用温水泡开洗净，均切成小粒，与豆腐一起拌成馅，放入盐少量、鸡蛋、胡椒粉、香油，再搅拌均匀。

（2）将白菜叶洗净，用开水烫一下，捞出沥水。把白菜叶放在案板上抹平，撒上少许干淀粉，把拌好的馅放上卷成卷，放入盘中，上锅蒸10分钟即可。

特点：此菜清淡不腻，并有豆腐、蔬菜、禽肉、蛋类食品，营养素齐全。

♨ 核桃酪

原料：核桃仁200克，糯米100克。

调料：植物油，白糖少许，水淀粉。

做法：

（1）将核桃仁用水泡软，剥去外膜洗净。

（2）糯米淘洗净，用清水泡两小时。

（3）炒锅上火，放油烧至六成热，放核桃仁炒酥，盛出凉凉，和泡好的糯米加水200毫升一起用搅拌机磨成核桃浆。

（4）炒锅上火，加清水和少量白糖烧开，倒入核桃浆拌匀，烧开后用水淀粉勾芡即成核桃酪。

特点：此菜味美香甜，含有蛋白质、脂肪、碳水化合物和多种维生素及矿物质。孕妇常吃核桃对胎儿的大脑生长发育有好处。

♨ 炒素什锦

原料：香菇20克，黑木耳10克，黄花菜10克，胡萝卜50克，黄豆芽100克，腐竹50克，西芹100克，红柿椒50克。

调料：糖，葱，姜，香油，盐，味精各适量。

做法：

（1）将香菇、黑木耳、黄花菜、黄豆芽、腐竹洗净或切块，或切段。

（2）胡萝卜、西芹、红柿椒洗净或切块，或切段。

（3）姜切片，葱切段，下油锅爆香。

（4）按一般的炒菜程序将上述原料分别加工熟，注意不要炒过了。全部盛在一容器里加入香油、糖、味精、盐拌匀即可。

特点：此菜色泽鲜丽，香甜爽口，营养丰富，富含植物纤维，多种维生素，多种植物蛋白。

♨ 杏仁豆腐

原料：杏仁150克，琼脂粉10克，牛奶200克，鸡蛋1个。

调料：白糖。

做法：

（1）将杏仁浸泡剥去外皮，加水在搅拌机里磨成稀糊。鸡蛋加水少许打散。

（2）炒锅上火，倒入800克左右水，放白糖少量，把鸡蛋倒入锅内，待煮开撇去浮沫，倒出一半凉凉另用。

（3）琼脂粉放碗内加水蒸化。把磨好的杏仁糊和琼脂粉、牛奶放入锅内搅动，再用细纱布滤去杏仁糊中的渣，倒入盘内凉凉后即凝结成细嫩豆腐状。

（4）把凝结的杏仁豆腐用刀在盘内划成菱形块，把凉凉的另一半糖水慢慢地从盘边倒入，使杏仁豆腐漂起来，即可食用。

特点：杏仁豆腐色泽洁白，清凉滑嫩，是夏令佳品，可作甜点、冷饮。杏仁含维生素E较丰富，可经常调剂食用。

♨ 蒜蓉木耳菜

原料：鲜嫩木耳菜500克，大蒜30克。

调料：植物油，盐。

做法：

（1）将木耳菜择洗干净切成寸段，放在开水锅中焯烫，捞出沥水；大蒜洗净剥外皮，剁成蒜蓉。

（2）炒锅上火，放油烧热，放入蒜蓉稍炒，待出香味，倒入木耳菜煸炒，再加盐少量下锅炒匀，盛入盘中即成。

特点：此菜色泽清新，口感细嫩，蒜香味浓，咸鲜口味。绿色蔬菜含维生素E较丰富，可经常食用。

♨ 宫保鸡丁

原料：鸡脯肉250克，花生仁100克，鸡蛋清。

调料：干辣椒，白糖，甜面酱，熟油，酱油，精盐，姜片，蒜片，醋，淀粉。

做法：

（1）将鸡脯洗净，用刀背拍软，切成1.5厘米见方的丁，放入碗内，加蛋清、盐和淀粉上浆。干辣椒少许切成丝，花生仁用温油炒熟。

（2）用酱油、醋、白糖少量、鸡汤、水淀粉调成碗汁。

（3）炒锅上火，放油烧至五成热，把上浆的鸡丁滑炒至断生，捞出沥油，锅内留油下干辣椒少量炒出香味，放入姜片、蒜片、甜面酱略炒，再放入鸡丁、花生仁炒几下，待熟将调好的芡汁倒入，翻颠均匀，淋熟油少许即可。

特点：此菜花生酥香，油而不腻。花生仁含维生素E较丰富。

♨ 豆豉烧鲮鱼

原料：鲮鱼300克，豆豉20克。

调料：姜，葱，香菜，料酒，盐，味精，植物油。

做法：

（1）将鲮鱼去脏洗净，控水。

（2）姜、葱切碎末，香菜洗净切段备用。

（3）将鲮鱼放入热油中煎至两面金黄色，取出。

（4）将豆豉放入热油中煸炒出香味后将鲮鱼倒入锅中，加水（适量）、料酒、烧熟，起锅后加入香菜即可。

特点：此菜酱香味浓，咸鲜辣口味。鲮鱼、豆豉均含维生素E较丰富。

♨ 三花汤

原料：猪腰100克，净鱼片100克，菜花200克，鸡蛋1个。

调料：盐，姜，葱，鸡汤，菱粉。

做法：

（1）将猪腰剔去腰腹，横切数刀，竖切数刀成花状，再切成1寸长、0.5寸宽，洗净；鱼肉洗净，如前切成花状，分别放在碗内，加入蛋清、盐、菱粉，拌和上浆待用。

（2）锅中放油少许，烧至八成热，放姜、葱炒出香味，再放菜花快炒，放盐少许，待菜花八成熟时放入鸡汤烧开，再放入鱼花、腰花，用勺划开，烧开后撇去浮沫，倒入汤碗中即成。

特点：此菜清淡可口，营养丰富。特别是腰子中含叶酸、锌均较丰富，孕前和孕早期可经常食用。

♨ 软炸鸭肝

原料：鸭肝250克，鸡蛋清2个，面包渣100克。

调料：植物油，盐，水淀粉。

做法：

（1）将鸭肝洗净，切成薄片，放在碗里，加盐腌渍15分钟。蛋清打碎成蛋糊，将鸭肝一片片地挂匀蛋糊，底部沾上一层面包渣。

（2）炒锅上火，放油烧至六七成热，将挂糊沾面包渣的鸭肝下入油锅（面包渣一面朝下），用小火炸3分钟，炸至底部发黄变脆，上部嫩熟乳白时，捞出沥油，放在盘内即可。

特点：此菜香脆软嫩，清鲜不腻，也可将鸭肝换成其他动物肝脏调剂食用。

♨ 什锦蛋羹

原料：鸡蛋2个，莴笋叶50克，海米5克。

调料：盐，番茄酱（或鲜番茄丁），淀粉，香油少许。

做法：

（1）鸡蛋打碎加盐，和多半杯凉开水搅匀，蒸8分钟左右。

（2）炒锅上火，加油少许烧热，锅内放一杯清水，水开后放海米末、莴笋叶末、盐、番茄酱或番茄丁，再勾芡成什锦汁。

（3）将什锦汁倒在蛋羹上即可。

特点：此菜做法简单，色彩鲜艳，味道鲜美，营养丰富。鸡蛋和绿色蔬菜的叶酸含量均较丰富。

♨ 虾皮炒韭菜

原料：韭菜300克，虾皮25克。

调料：花生油，盐、味精各适量。

做法：

（1）将韭菜择洗干净，沥去水，切成3厘米长的段，把韭菜根部和梢部分放在两个盘中。

（2）将虾皮用清水洗净，挤去水分。

（3）炒锅置火上，加花生油烧热，把虾皮先炸一下，随后放进韭菜根部及精盐，翻炒几下，再放韭菜叶部，倒入少许开水，炒匀，放味精调好味，出锅即成。

特点：此菜清脆鲜嫩，味道鲜美。含有丰富的钙、磷、铁等矿物质、叶酸维生素C、胡萝卜素和纤维素。韭菜还含有挥发油、韭香素等，具有杀菌、抑菌的作用。

♨ 炒木须肉

原料：猪肉250克，鸡蛋2个，木耳25克，黄花菜25克，油菜150克。

调料：酱油、糖、葱、盐各适量，淀粉10克。

做法：

（1）将猪肉切成细丝，用淀粉、酱油拌匀，锅上火，放油少许烧热，放入肉丝炒熟，出锅备用。

（2）热油锅内鸡蛋加盐炒熟，出锅备用。

（3）将发好的木耳和黄花切小，用热油锅炒片刻后，加酱油、糖、油菜和炒好的肉、蛋共同煸炒，最后加葱花，勾薄芡，搅匀即可出锅。

特点：这是道家常菜，做法简单，但有肉、有蔬菜，特别是木耳含铁丰富，鸡蛋和绿叶蔬菜含叶酸丰富。

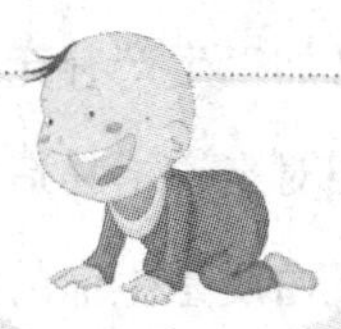

第二章 准妈妈不可缺少的营养元素

蛋白质——生命的物质基础

我们通常都说肉、鱼、蛋、牛奶等动物食物有营养，为什么呢？因为动物性食物中含有丰富的人体所需要的蛋白质。蛋白质通常有动物性蛋白质和植物性蛋白质之分。来源于肉类、鱼类等动物性食物的蛋白质称动物性蛋白质，来源于大豆、粮食等植物性食物的蛋白质称植物性蛋白质。我们还称来源于动物性食物和豆类食物的蛋白质为优质蛋白质。优质蛋白质的营养价值比较高。食物营养价值的高低，主要取决于它所含的必需氨基酸的质量，动物性食物和豆类食物的蛋白质所含的必需氨基酸比较齐全，因此营养价值较高，所以被称为优质蛋白质。

蛋白质是由氨基酸组合成的。人体中有 20 种氨基酸，可分为两部分。一部分是必需氨基酸，这种氨基酸有 9 种，这 9 种氨基酸人体自己不能生产，完全需要通过从食物供给的蛋白质中获得，如果食物中这类氨基酸缺乏，就容易造成各种疾病。另一部分是非必需氨基酸，这部分氨基酸不仅可从食物中获

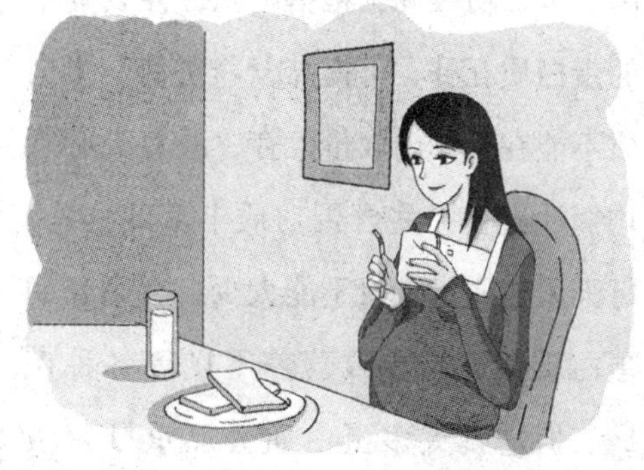

得，而且当从食物中摄入不够，人体可以自己加工生产补充，所以这类氨基酸缺乏相对来说不易造成疾病。

蛋白质是生命的物质基础，人体全身的脏器、各种组织如脑组织、肌肉、血液、骨骼、头发等，主要由蛋白质组成。细胞内的固体成分 80% 以上是蛋白质，细胞不断地新陈代谢，组织不断地修复、更新都依靠蛋白质。人的各种生理功能的调节及各种生理活动的维持，也需要蛋白质。因此，蛋白质被称为生命的物质基础一点也不过分。

蛋白质对孕妇、儿童是不可缺少的。孕期蛋白质缺乏，可以引起母亲妊娠并发症增多，导致宝宝体重低、智力低下。所以孕妇、儿童要每天进食适量的肉、鱼、豆等含优质蛋白质的食物。同时，由于不同种类的食物中所含氨基酸的种类不同、数量不等，还要注意将肉、豆、粗粮和细粮搭配吃，使食物中的蛋白质互补，可提高营养价值。蛋白质不能在人体内大量贮存，故每天必须均衡地进食一些含蛋白质丰富的食物。每天蛋白质进食量不能太少，否则长期蛋白质缺乏易导致营养不良等各种疾病。但进食太多蛋白质会加重肝肾负担，对身体也有害。

脂肪——人体重要的热源

如果我们没有油吃，我们就会容易感到饥饿；如果我们在菜中多加些油，菜就更有味。也就是说油中的脂肪能增加食物的美味，并给人以饱感。脂肪更重要的作用还在于它是产生热量最高的营养素，比碳水化合物和蛋白质两种热源营养素产热量高出两倍多，是人体重要的能源；脂类还是构成脑神经组织的重要成分之一；它还有利于维生素 A、维生素 D、维生素 E、维生素 K 的吸收，保护内脏器官及神经免受损伤。

日常我们吃的脂肪，按它的来源分为动物性脂肪和植物性脂肪两类。按它的化学结构分为饱和脂肪酸和不饱和脂肪酸。有些不饱和脂肪酸如亚油酸和花生四烯酸，在人体中不能合成，必须从每天的食物中摄入，这类不饱和脂肪酸叫必需脂肪酸。如果食物中缺乏这类不饱和脂肪酸，就会引起生理功能障碍。除椰子油含饱和脂肪酸高外，植物脂肪中不饱和脂肪酸含量普遍高。除鱼肝油以不饱和脂肪酸为主外，动物性脂肪中不饱和性脂肪含量低，因此，吃植物油比吃动物油好，鱼肝油的营养价值高。

孕期脂肪摄入过多，可引起妊娠肥胖症、妊娠糖尿病，还可引起胎儿巨大，导致难产。脂肪摄入不足，容易引起脂溶性维生素缺乏，引起胎儿脑和神经组成发育不良。

维生素——不可缺少的营养素

营养专家总是强调人们要多吃蔬菜、水果，为什么呢？因为蔬菜、水果中存在大量的维生素，维生素是维持机体生命与代谢的不可缺少的营养素。维生素有十几种，除个别外，大多数不能在人体被合成，需要通过食物获得。维生素虽然不是构成人体的物质，又不能提供热能，人体对它的需要量也很微少，但它们在人的生长发育和调节生理功能中有重要作用，是维持人体正常生长发育和健康所必需的。

一些维生素不溶于水，只溶于脂肪，叫脂溶性维生素，主要有维生素A、维生素D、维生素E、维生素K四种。脂溶性维生素溶于油中才能被人体很好吸收，肉炒胡萝卜能帮助胡萝卜素的吸收，故是一道营养丰富的菜。B族维生素、维生素C、叶酸、烟酸、泛酸等都溶于水，叫水溶性维生素。如果脂溶性维生素进食较多，可以存留在体内，不被排泄到体外，因此不必每天由食物提供。如果缺乏，症状出现也比较缓慢。水溶性维生素则不同，如果进食过多，就会通过尿排出，在体内存留极少，因此，必须每天从食物中供给，如果出现缺乏，症状出现及发展较快。

人们特别是孕妇要适当摄取维生素，既不能过多，也不能不足。维生素缺乏可出现各种疾病或不良症状，如维生素A缺乏可导致夜盲症、胎儿骨骼发育不良、流产等；维生素D缺乏可导致钙吸收不良，引起孕妇手脚抽筋、胎儿佝偻病等；维生素C缺乏可引起坏血病等；维生素E缺乏可引起流产等；维生素B_1缺乏可引起浮肿、心脏肥大等；维生素B_2缺乏可引起口角炎等；维生素B_6缺乏可引起呕吐等；维生素K缺乏可引起大出血等。

蔬菜、水果中含有丰富的维生素，故每天都要进食一定量，才能满足人体健康的需要。

碳水化合物——人类最大的营养源

我们每顿饭都要吃大米或面，这些谷类食物中主要含有碳水化合物。碳水化合物在生物化学中被称为糖类，是人类最大的营养源，是产热最快的营养素。碳水化合物主要来源于植物性食物如粮食的淀粉中，是价格最低廉的食物，是最经济的能源。我国人民每天摄取的热能约 60% ~70% 来自碳水化合物。

食物中的淀粉经过唾液、小肠中酶的作用，转化成葡萄糖。葡萄糖进入血液中，被送到人体所有器官的细胞中，在细胞里被氧化为二氧化碳并放出热能，供生命活动需要。血液中葡萄糖决定了血糖的高低。葡萄糖是维持大脑功能所必需的能源。如果进食的食物不够，能量不足，血糖就低，脑组织就会因缺少热能发生功能障碍，出现头晕、心悸、出冷汗、四肢无力及饥饿感，这时只要喝上一杯糖水，就能恢复过来。血糖进入肝脏或其他组织后，即转化为糖原。肝糖原能增强肝细胞的再生，促进肝脏的代谢和解毒作用，有利于保护肝脏。缺乏糖原会使胎儿和宝宝生长发育迟缓，成人体重减轻，容易疲劳、头晕等。

如果进食过多，没有消耗的葡萄糖无法排出体外，就会转化成脂肪贮存起来。脂肪贮存过多，就会导致肥胖，肥胖还会导致各种疾病，如高血压、冠心病、脂肪肝、糖尿病等，严重地影响身体健康。

矿物质——必不可少的重要物质

钙、磷、铁、锌、碘等是人体内的重要物质，它们都叫矿物质。矿物质是人体必不可少的营养素。人体中所必需的矿物质有 21 种，其中在人体内含量较高的叫常量元素，如钙、磷、铁；在人体内含量较低，低于百万分之五十以下的叫微量元素，如锌、碘等。矿物质在体内虽含量少，又不能供热，却是构成肌肉、骨骼、血液等组织不可缺乏的原料，是维持正常生理活动的重要物质。

钙、磷是骨骼、牙齿的重要组成成分，钙还能维护神经、心脏、血管等器官的功能，缺乏时可造成成人骨质疏松、软化，胎儿骨骼、牙齿发育不良、佝偻病等。铁是血液的重要成分，缺乏时会引起贫血。锌是促进生长发育的重要元素，缺乏时会造成生长发育迟缓，性腺发育不良，甚至影响大脑发育，还可导致食欲不振等症状。碘是构成甲状腺素的重要成分，甲状腺素能促进人体生长和调节新陈代谢，长期缺碘可得大脖子病；孕妇缺碘可使胎儿生长迟缓，出生后智力低下或痴呆。

不同的食物所含的矿物质的种类及量不同。为了防止矿物质缺乏，膳食应该多样化。同时为了满足人生不同阶段对各种矿物质的需要，针对不同时期，应及时补充一些特需的、容易缺乏的矿物质，如钙、铁、锌、碘等，真正做到合理营养、平衡膳食。

孕妇补充维生素有哪些好处

维生素广泛存在于动植物的食品中，如动物的肝、肾和蛋黄，植物的谷类、豆类和新鲜的蔬菜及水果中，它是人体代谢中不可缺少的有机化合物。我们的生存和一切正常的生理活动都离不开它，怀孕后对维生素的需要会变得更加迫切。缺乏必要的维生素，会影响胎儿的生长发育和孕妇自身的健康。

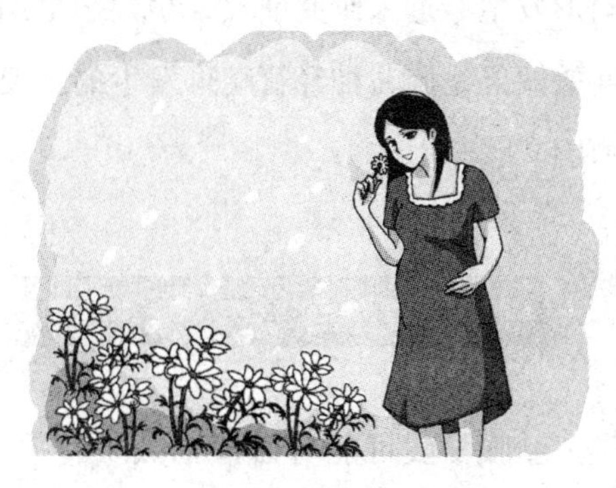

孕妇应食用富含叶酸的食物和叶酸增加剂

叶酸在体内参加许多重要物质，如蛋白质、核酸、血红蛋白的合成，因而对细胞分裂和生长有着重要作用。如果叶酸缺乏会发生巨细胞贫血，在早孕期会影响胎儿大脑和神经系统的发育，可造成无脑儿、脑积水和脊柱裂，还可致流产及早产等。我国卫生部 1994 年建议：所有育龄女性从怀孕前三个月到怀孕后三个月末，应每天口服 0.4 毫克的叶酸增加剂，如斯利安片等，以防胎儿神经管畸形的发生。但应注意，大剂量的叶酸同样会带来危害，孕妇每日服用的叶酸不能超过 1 毫克。含有叶酸的食物有绿叶蔬菜、核桃和羊肝等。目前我国胎儿神经管畸形发生率为 3.8% 左右，每年有8万~10万例胎儿神经管畸形发生。近来研究证实，孕妇孕早期叶酸缺乏是胎儿神经管畸形发生的主要原因。

铜的重要作用

胎膜早破可能与血清铜减少有关。如果铜元素低，就极易导致胎膜变薄，脆性增加，弹性和韧性降低，从而发生胎膜早破。胎膜早破可引起早产，直接导致胎儿子宫内缺氧，对胎儿的影响很大。如果胎膜破裂时间较长，胎膜绒毛发生炎症，极易导致胎儿窘迫。胎膜早破还会增加新生儿感染的机会，破膜时间越长，胎儿感染的机会越大，出生后最常见的感染为肺炎。人体内的铜通常以摄入为主，含铜量高的食物有肝、豆类、海产类、贝壳类水产品、蔬菜、水果等。若孕妇不偏食，多吃上述食物是不会发生缺铜症的，也就可以减少胎膜早破的概率。

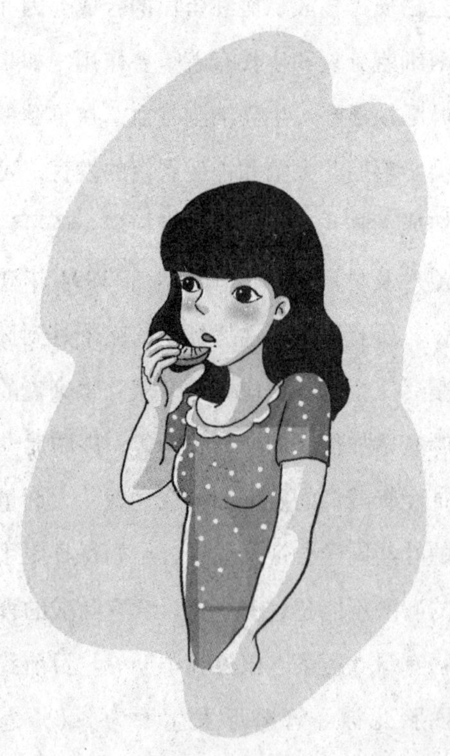

适量补充维生素A

日常饮食基本可以保证维生素A的所需量，通常不需要额外补充。缺乏维生素A可能导致胎儿畸形，但维生素A过多也不利于胎儿健康。有研究发现，孕妇服用大量维生素A后，新生儿会有肾和中枢神经系统畸形的可能，最常见的畸形有唇裂、腭裂、脑积水、颅骨缝早闭及心脏缺陷。

维生素A可以长期储存在人体里，不是现吃现用的。有人认为，怀孕前6个月就要避免过多摄入维生素A。除动物肝脏含有大量维生素A外，其他含维生素A的食品还有牛奶及乳制品、蛋类、猪肉、鸡肉和鱼肉等。多进食含胡萝卜素丰富的食品不失为一种安全补充维生素A的好办法。β-胡萝卜素在人体内吸收率平均为摄入量的1/3，吸收后的胡萝卜素在体内转变为维生素A，转换率为吸收量的1/2，其转换率随膳食中β-胡萝卜素水平的升高而降低。因此，即使大量摄入β-胡萝卜素也不会导致维生素A过多而危及胎儿，是相对安全的。可选用含β-胡萝卜素丰富的瓜果蔬菜，尤其是有色叶菜、南瓜、红心甜薯、胡萝卜、柑橘、杏、柿子等。

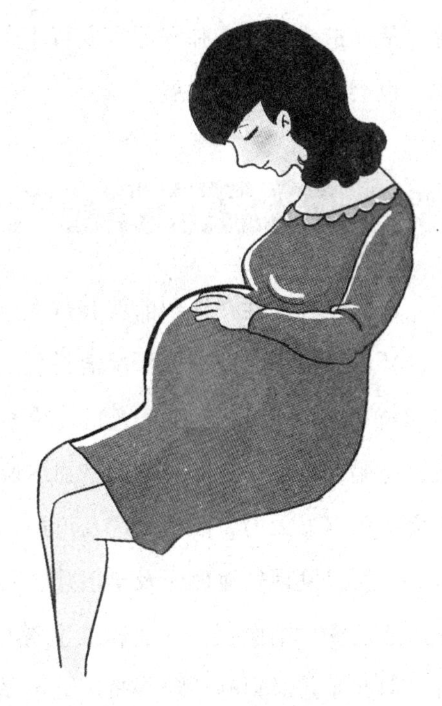

适量补充钙、磷和维生素D

人体之所以能坐起、直立、支撑成形，全靠骨骼，而构成骨质的主要原料是磷和钙，如果这些无机盐的比例合适，骨质就坚硬、适度和有力。但充分的磷和钙的吸收、使用，要依靠维生素D。孕妇摄入维生素D，是经过胎盘输送给胎儿的。晒太阳是无偿获得维生素D的好方法，服用富含脂肪的乳、蛋类和鱼肝油是在阳光条件不足时的摄取途径。孕妇和哺乳女性并非必须增加摄入维生素D，除非工作是在缺少日照的场所，或者孕妇有遗传性的维生素D缺乏症。妊娠时，胃肠对钙的吸收增多，而且在膳食中增加了牛奶，其含量已足够补充所需。多余的维生素D可暂时存于母体的脂肪内，婴儿出生后，尚可以动用，对出生后钙的继续沉着还有一定作用。当维生素D、磷、钙的代谢不能正常进行时，胎儿、婴儿的骨质结构、生长速度将受影响，骨骼大而脆、牙质不良，出生后不易补救。但和维生素A一样，如果过多的维生素D存于体内，将不断刺激组织钙化，如肺、肾

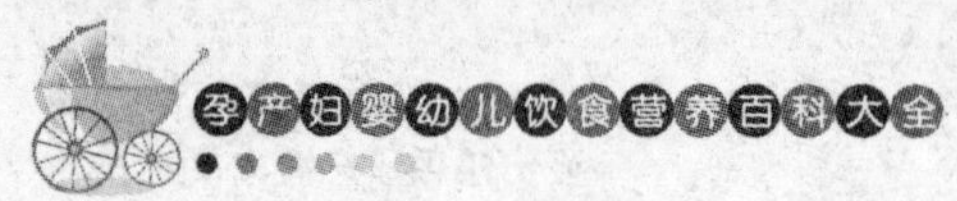

等，从而造成胎儿心肺等器官发育不正常，也会影响智力的发展。

孕妇应多补充铁剂

许多年轻女性在怀孕前就有贫血倾向，怀孕后由于血液被稀释及消耗量的增加就更容易出现贫血。孕妇严重贫血，其胎儿也容易贫血。孕妇贫血时临产会出现宫缩无力，以致难产及产后出血等，所以发现贫血后应及早治疗，补充硫酸亚铁、维血康、叶酸、维生素C等。但此类药对胃有一定刺激，且不易吸收。所以，孕妇最好在饮食上多摄取富含铁质的食物。

富含铁质的食物有猪肝、鸡肝等动物肝脏，以及贝类、海藻类、大豆及深色蔬菜等。当然，鱼、肉、蛋、乳制品中也富含铁质。另外，富含维生素C的蔬菜和水果有促进食品中铁质吸收的作用，有间接预防贫血的功能。所以，同时服用适量维生素C或多吃水果，可促进铁质吸收，并在预防和治疗贫血方面起到辅助治疗作用。

孕妇补充纤维素有哪些好处

在日常的饮食中，纤维素应该占较大的比例。纤维素有助于防止便秘的发生，便秘会妨碍吸收其他营养物，因此可以多吃富含纤维素的水果和蔬菜。

孕妇补钙有哪些好处

钙质在保证胎儿骨骼及牙齿的健康发育上是很重要的。怀孕以后，孕妇身体对钙的需要量比以前增加一倍以上。如果缺钙，孕妇的血钙浓度会降低，就会出现小腿肌肉痉挛、抽搐等症状，严重缺乏时，还会引起骨质疏松症和骨质软化症。特别到了怀孕后期，会导致新生儿先天性佝偻病和缺钙性抽搐。

孕期补钙除了钙制剂外，主要依靠食补。可以每天加饮牛奶或奶制品，还可以多吃豆类和豆制品，绿色蔬菜以及虾皮、紫菜、海带等。同时要增加户外活动如散步，多晒太阳，以增加体内维生素D，帮助钙的吸收。

服用鱼肝油的利与弊

鱼肝油不是高级滋补品，而是一种维生素缺乏症的治疗药物，主要成分是维生素 A 和维生素 D。适量服鱼肝油有利于胎儿的发育，可促进孕妇血钙增多，防止发生因缺钙导致的抽筋；鱼肝油用量太大或长期服用，则有害于孕妇和胎儿的健康。孕妇过多地服用鱼肝油，会导致胎儿畸形，胎龄越小，与维生素 A、维生素 D 的亲和力越强，造成胎儿畸形的可能性就越大。维生素 D 摄入过多，可导致特发性婴儿高钙血症，表现为囟门过早关闭、腭骨变宽而突出、鼻梁前倾、主动脉窄缩等畸形，严重的还伴有智商减退。平时常晒太阳的孕妇可不必补充维生素 D 和鱼肝油。孕妇过量服用维生素 A，会影响胎儿大脑和心脏的发育，诱发先天性心脏病和脑积水，脑积水过多又易导致精神反应迟钝。

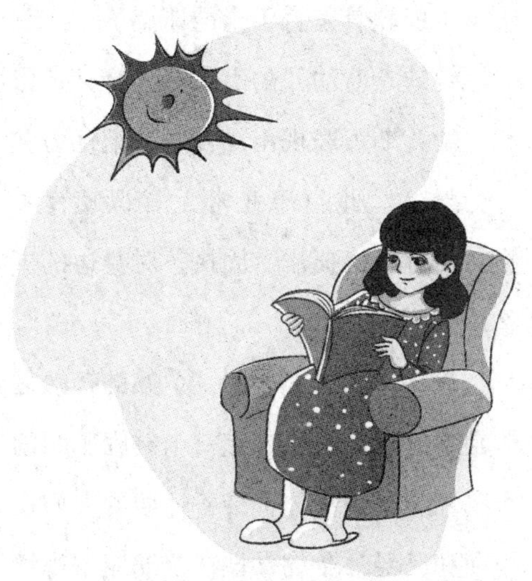

大量服用鱼肝油和补钙有利吗

有些孕妇为了能使胎儿优生，便盲目地大量服用浓鱼肝油和各种钙质食品，实际上，这种做法的结果却适得其反。这是因为：长期服用大剂量的鱼肝油和钙质食品，会引起毛发脱落、皮肤发痒、食欲减退、感觉过敏、眼球突出、血中凝血酶原不足和维生素 C 代谢障碍等。此外，血中钙浓度过高，还会出现肌肉软弱无力、呕吐和心律失常，使胎儿在发育期间出现牙滤泡移位，甚至使分娩不久的新生儿萌出牙齿。所以，怀孕期间不宜服过多的鱼肝油和钙片。

食碘有利于胎儿发育

碘是人体必需的微量元素，它还是

合成甲状腺素的重要物质。缺碘可以引起先天性甲状腺肿大（俗称“大脖子病”）及地方性克汀病，即呆小症。孕妇缺碘不仅会引起早产、流产、死胎、胎儿畸形，还可使婴儿智力和身体发育不良，表现为不同程度的呆、小、聋、哑及瘫等。这些情况在缺碘地区尤为突出。

由于孕妇对碘的需求量增大，所以孕期应注意碘的摄取，应主要通过饮食补充。含碘丰富的食物有：海带、海蜇、鱼类、海藻、海参、牡蛎、紫菜及发菜等。我国为预防碘的缺乏，于1996年1月1日起，实行全民食用加碘盐，每人每日可摄入200～300微克的碘，正常人生理需要量为每日100～200微克，所以足以满足需要了。碘是人体不可缺少的微量元素，也是胎儿生长发育必不可少的，但不是补充越多越好，而是适度即可，过多也会中毒。

含锌丰富的食物对胎儿和母体的益处

锌是人体必需的微量元素，它参与200余种酶或激素的合成，是人类正常生殖所必需的。锌缺乏可导致女性不来月经，男性无精子与少精子。锌对胎儿的生长发育也有着重要的作用。锌缺乏可以导致胎儿畸形，出生体重下降，脑及神经系统发育不良，出生后神经和精神方面发生异常，还可增加孕期并发症和难产的发生。

胎儿的大脑是所有器官中生长发育最快的一个器官。母亲怀孕18天，在胚胎里就可以辨认出神经细胞。在怀孕后期，胎儿脑神经平均每分钟分化增殖28个神经细胞，婴儿出生后，神经细胞就不再分化增殖。孕妇缺锌，会造成胎儿神经细胞数量的减少，这种影响是无法挽回的。锌缺乏的胎儿有30%为智力低下儿。锌缺乏还易患缺锌性常染色体隐性遗传病。严重缺锌时，婴儿出生后可成软骨发育不全的侏儒。

锌缺乏对幼儿的潜在行为有一定影响，幼儿期可表现出异食癖，记忆力和行为异常。此类患儿常无意识咬食手指，而且性格孤僻、固执，对身边的事物感到厌倦。

近几年的研究表明，孕妇的锌缺乏非常普遍。为了给宝宝一个健康聪明的大脑和健全的身体，准备怀孕的夫妇在孕前和已经怀孕的女性在孕期应重视锌的营养状况，多吃含锌食品，以满足对锌的需要。我国推荐孕妇每天应摄入锌20毫克，并且最好从食物中摄取。经常有意识地选择一些含锌丰富的食物，保证供给肌体足够的锌。食物中，牡蛎含锌量最高，畜禽肉以及肝脏、蛋类、鱼及其他海产品含量极为丰富，牛乳及谷、豆类含锌较少。

为孕妇补充点儿核黄素

核黄素就是维生素B_2。怀孕晚期，有些孕妇因缺乏核黄素，常会出现嘴唇黏膜水肿、皲裂、舌炎等不适，还可导致早产儿发生率增高。如果在饮食上注意补充富含核黄素的食物，便可有效地防治上述疾病。通常，核黄素在奶类、蛋类、动物内脏及绿叶蔬菜里含量较高，豆类食物中含量也很丰富。

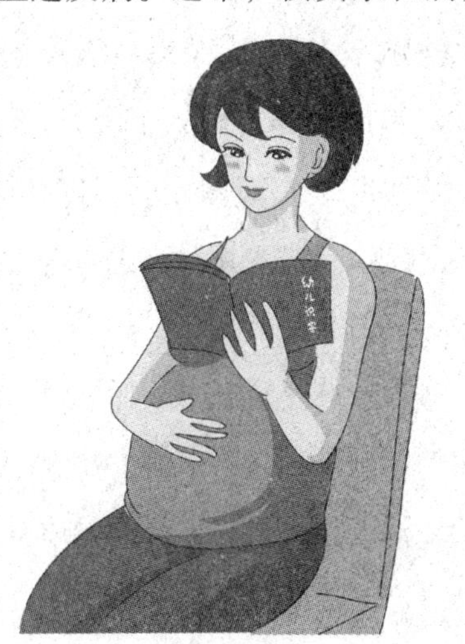

维生素丰富的营养美食

♨ 五谷丰登

原料：芝麻仁30克，花生仁30克，榛子仁30克，杏仁30克，核桃仁30克，通脊肉250克，蛋清1个。

调料：花生油、白糖、醋、葱花、姜末、蒜泥、红干椒、胡椒粉、香油、水淀粉各适量。

做法：

（1）把五种仁洗净，切成米仁丝放入油锅稍炸一下，即盛出放在盘上，最好每种仁放开，共放五堆在盘底放好。

（2）将通脊肉洗净切成片，用蛋清、淀粉挂浆，在油锅内滑炒，捞出沥油。

（3）锅底油上火烧热，放入红干椒丝、葱花、姜末、蒜泥煸出香味，把滑炒好的通脊肉片放入，再加入白糖、醋、盐、胡椒粉、水淀粉调成的汁，烧开淋上香油，翻颠均匀即可盛出，放在盘上的五种仁上即可。

特点：此菜甜、酸、咸、辣，口味香醇，能增加食欲。五种仁营养丰富，含维生素 E 较高。花生油含维生素 E 较高，所以炒菜时可用花生油，也是孕妇补充维生素 E 的来源。

♨ 麻酱拌茄子

原料：鲜茄子 400 克，大蒜 20 克。

调料：芝麻酱、香油、酱油、生姜、醋、白糖、味精各适量。

做法：

（1）将茄子洗净，择去蒂，掰成 3 厘米左右的角块。蒜剥皮，拍松切碎；生姜洗净切末。

（2）炒锅放置火上，倒入香油烧热，下姜末炒香，倒入茄子块干煸，放入酱油、白糖、醋、蒜末烧熟，加芝麻酱拌匀装盘即成。

特点：此菜茄子鲜嫩，芝麻酱香浓。茄子中除了含有其他蔬菜所共有的营养成分外，还含有丰富的维生素 P，是其他一般蔬菜所不及的。维生素 P 能增强人体细胞的黏着力，芝麻酱富含锌。常吃此菜除能获得全面营养外，还可防治孕期贫血。

♨ 油爆鸡肫

原料：鸡肫 250 克，水发玉兰片 25 片，水发木耳 10 克，油菜 50 克。

调料：花生油、酱油、盐、葱花、姜末、蒜末、水淀粉各适量。

做法：

（1）将鸡肫从中间切开，剥去内膜，用水洗净，在开水中焯烫后沥干水；在鸡肫的表面，横竖每隔米粒大小划一刀，不要切断，使之呈花状，再切成半寸左右方块；玉兰片洗净，切成小片；油菜洗净，切断；木耳洗净，大朵撕碎；取碗一个，放入酱油、盐少量、淀粉和水，调成味汁。

（2）炒锅上火，放油烧至八成热，把鸡肫下油锅快爆，速捞出沥油；锅底油加热烧至七成热，放入葱花、姜末、蒜末煸锅出香味，加入玉兰片、木耳、油菜煸炒几下，即倒入已调好的味汁，见汁一转浓，放入爆炒好的鸡肫块，翻颠均匀，淋入熟油即可。

特点：此菜脆嫩爽口，咸鲜味美。动物的内脏含锌比较丰富，所以孕妇应经常调剂食用，以补充锌的需要量。

♨ 鱼香虾球

原料：虾仁200克，猪肉100克，蛋清2个。

调料：盐、酱油、葱花、姜末、白糖、辣椒、醋、蒜末、熟油、水淀粉、植物油各适量。

做法：

（1）将虾仁拣择干净，洗净沥干水分，和洗净的猪肉一起剁成细泥；葱姜拍碎，放少量水，用纱布挤拧出汁；辣椒泡软切成末，加酱油、水淀粉、盐、水调成汤汁。

（2）将虾仁和猪肉泥放入盘内，加盐、姜汁拌匀，再加入蛋清（分两次掺入），加水淀粉拌成馅。

（3）将炒锅上火，放油烧至六成热，将馅挤成小丸子放入油锅，炸透呈金黄色时，倒出油。

（4）锅底留油，把辣椒末、蒜末放入微炸，然后加入白糖、醋微炒，再将调好的汤汁倒入烧开，将烧好的虾球放入，再淋少量熟油即可。

特点：此菜色泽美观，咸辣酸甜，美味嫩香。辣椒可少放。虾仁含锌量较高，也可经常调剂食用其他海产品。

♨ 料里脊

原料：猪里脊肉300克，蛋清3个，鲜核桃10个。

调料：水淀粉、盐、酱油、葱白、姜、胡椒粉、植物油各适量。

做法：

（1）将里脊肉洗净，切成半寸宽的四方块，加盐、酱油、胡椒粉少许，拌浸入味。碗内打入3个蛋清，加水淀粉调成稠糊，放入拌浸的里脊块拌匀。核桃破壳，取仁待用。

（2）炒锅上火，将油烧至八成热，将里脊块分散下入，炸至外皮金黄，八成熟时捞出沥油。将炸好的里脊肉放在盘上，葱白切段，生姜切片放在上面，上笼蒸40分钟后取出。

（3）将蒸好的里脊拣去葱段、姜片后倒入盘内，倒出汤汁于上火的炒锅内，放进核桃仁，用水淀粉勾芡，倒进蒸好的里脊，搅翻均匀盛盘即可。

特点：此菜色泽黄亮，鲜香适口。核桃仁、瘦猪肉含锌量较丰富，是补充锌的较好来源。

♨ 怪味豆腐

原料：豆腐400克，黄瓜200克。

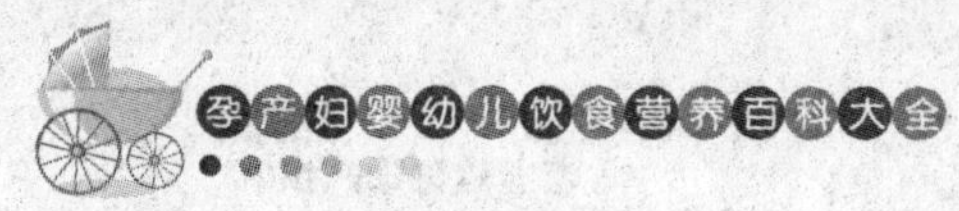

调料：麻酱、酱油、芝麻、辣椒油、花椒油、盐、芡粉、醋、香油各适量。

做法：

(1) 将豆腐放入开水中煮3~5分钟，捞出凉凉；黄瓜洗净切成丝；芝麻洗净，炒熟压碎。

(2) 将辣椒油、花椒油、盐、芡粉、醋、香油等调料一起调成怪味汁，放在锅内烧开，凉凉备用。

(3) 黄瓜丝放在盘中，豆腐放在上面，将调好的怪味汁浇在豆腐上，拌匀即可。

特点：此豆腐是凉拌菜，麻、辣、香、鲜，爽口味美。孕妇应每日吃豆制品。黄豆含锌丰富，是补充锌的较好来源。

♨ 黄花鱼蓉粥

原料：黄花鱼1条400克，大米150克。

调料：葱、姜丝、熟油、酱油、盐各适量。

做法：

(1) 将大米淘净，用盐腌拌一下，放在锅内加水煮成粥。

(2) 黄花鱼去鳞，开膛洗净，用盐腌一下，再放入开水中煮熟后取出，拆肉，将鱼骨放回鱼汤内再焖煮，捞出鱼骨，把鱼汤倒入粥内同煮。

(3) 鱼肉用熟油、酱油拌匀成蓉。

(4) 粥煮好后，放入鱼蓉，待粥再煮开，放入葱、姜丝即成。

特点：此粥口味鲜美不腻，易消化。黄花鱼含有丰富的蛋白质、钙、磷等营养素，可多选择食用。

♨ 青椒镶饭

原料：番茄1个，香菇20克，洋葱、红甜椒、青椒各1个，火腿肉10克，米饭1碗。

调料：植物油、咖喱粉各适量。

做法：

(1) 香菇泡软切细丁；番茄、洋葱、火腿切小细丁。

(2) 青椒、红甜椒对半切开去子，一半切细丁，另一半内部刮净备用。

(3) 植物油入锅，将全部丁状原料入锅爆香，放入米饭及咖喱粉翻炒片刻。

(4) 炒好的饭置于另一半青椒、红甜椒内，入烤箱用1700瓦烤8分钟左右即可。

特点：配料丰富的一餐，可以充分满足孕妈咪的营养需求。而且这道菜含有大量的维生素C，更有缓解孕期牙龈出血的功效。

♨ 红枣山药牛骨汤

原料：牛骨、红枣、山药、枸杞各适量。

调料：葱、姜、盐、白醋各适量。

做法：

（1）将牛骨洗净，敲开裂缝，锅中加凉水大火煮开，撇去浮沫，将牛骨捞出。

（2）另起一锅，锅内加适量水，放入牛骨，加入红枣、葱、姜和几滴白醋。

（3）大火煮沸半小时后，山药洗净去皮、切块，放入锅中，改小火慢炖。

（4）起锅前加入枸杞，煮沸后加盐即可。

特点：牛骨汤里含有丰富的钙，煮汤时放些醋能使钙质更好地溶解到汤中。山药能健脾胃、助消食，并能润肺燥。

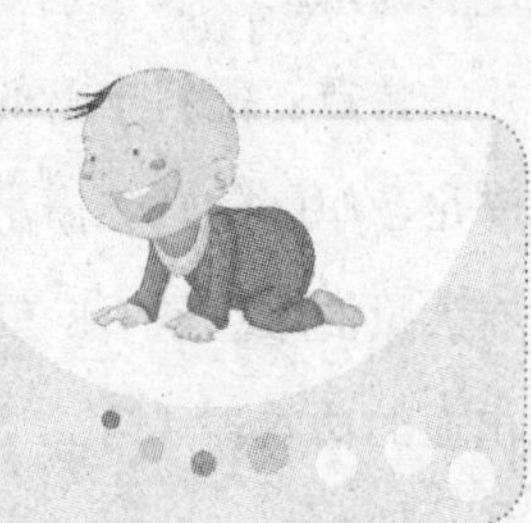

第三章 孕早期营养饮食全攻略

孕早期母体有哪些变化

妊娠早期是指从受孕开始到妊娠满12周这段时间。但是一般说受孕准确日期是弄不清的，只能从末次月经算起，即从末次月经的第一天行经日始计算，而不是月经干净的日期。众所周知月经第一天阴道开始出血是不可能受孕的，真正受孕日期一般在两次月经中间的排卵期。所以，虽然计算怀孕日期是从末次月经第一天算起，但是实际受孕日期大概在末次月经后两周开始。计算预产期是按末次月经后40周计，也就是末次月经后9个月加一周；例如1月1日的末次月经，预产期应为10月8日。如果超过12月就进一年，即如5月1日为末次月经，预产期应为次年2月8日，其中足月妊娠实际是38周而

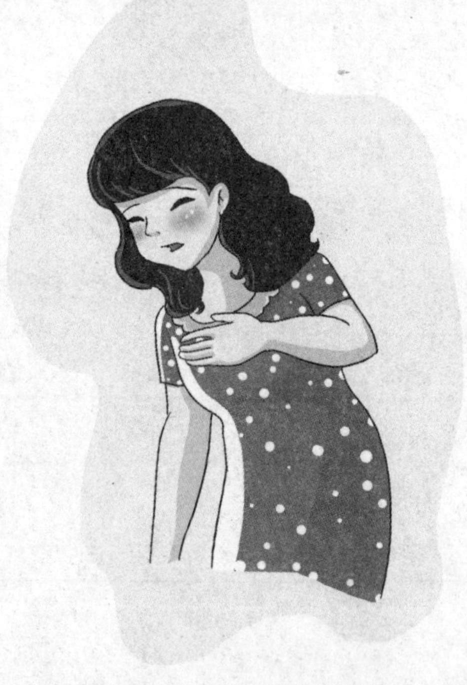

不是40周。一般书中所讲的“孕周”多指闭经算起的周数而言。再说排卵期并不一定能确准是哪一天，预产日期也与计算日期有些不同，所以预产期后两周内分娩是属于正常分娩，不算过期，预产期前两周内分娩也并不是早产。有时排卵实际上并没有错后，但如孕妇在预产期后两周内没有分娩，这种妊娠有可能是真过期，这样的情况下胎盘会老化，对胎儿不利。所以应由医生视情况决定如何处理，一般医生会建议引产。孕妇不要自己认为无事而对医生的建议不予理睬。

此外，有些人月经始终不很规律，因而很难记住究竟自己是何时来的月经；有的人正在停经中比如哺乳期怀了孕，就很难计算孕周了。这样的情况对检查处理孕期各种变化、观察胎儿发育是否正常、判断预产期、做好分娩前准备都增加了困难。因此要找其他方法了解妊娠大小，例如，一般孕妇在妊娠早期的闭经后5~6周时会开始出现早孕反应：恶心、晨吐，困倦，食欲改变等，可以凭此情况来推算。如果孕周已较大，可以由自己觉出胎动的日期估计，一般经产妇可在妊娠3个多月时觉到胎动；初产妇因经验不足，常将胎动误认为是肠蠕动，故初产妇常会在妊娠4个多月时才能觉出胎动。再结合其他方面的征象可以大致判定预产期。有人根据子宫底高度估计，但因人的体型胖瘦对宫底高度有一定影响，如腹壁很厚的胖人宫高会偏大，故最科学可靠的方法还是采用超声波检查。在超声波下测量胎儿头部直径以及肢体骨骼长度等，可以较准确地知晓胎儿孕周数，以此为依据进行各项医疗保健。月经一向规律，又没有采取有效避孕措施的已婚育龄女性，一旦停经，应首先考虑是否妊娠。

多数女性在妊娠早期如停经5~6周时，会出现早孕反应，表现除了头晕、乏力、嗜睡、食欲减退、恶心、呕吐外，还会有偏食挑食如爱吃酸辣、厌恶油腻等症状，有的人只能吃些咸菜稀粥之类的食物，这一般就应考虑是妊娠现象了。虽然凭生活经验有些人可以自己确诊是否妊娠，但不应满足于此，应尽早去医院检查，这样一旦确诊就可开始接受早孕期保健指导，以免母子不知不觉间受到了伤害，或耽误了某些调理的关键期。

除以上临床症状外，有些女性还会有尿频表现，这主要是因为子宫增大压迫膀胱所致；有人感觉乳房发胀，乳头有轻度疼痛，乳晕色素加深，这都与妊娠后绒毛膜促性腺激素及雌孕激素分泌增多有关，属于正常现象。

孕早期胎儿的生长发育情况

从医生角度讲的妊娠都是关于子宫的，子宫有多大？有什么变化？但是妈妈和家人更关心的可能是子宫内的小宝宝。他各个时期都是什么样子的啊？每天都在干些什么？他吃什么？他是怎样一天天长大的？生长过程中有没有困难呀？遇到困难怎样和妈妈沟通协调啊？怎样解决这些困难啊？爸爸、妈妈、爷爷、奶奶、姥姥、姥爷能帮助宫内的宝宝吗？等等。不了解这一切，孕妇可能会心焦，现在就这方面向大家介绍一些基本常识，以助防病防患。

宝宝的生长发育从卵子受精后就开始，一刻不停。卵子在输卵管壶腹部受精后向子宫迁移，受精卵边迁移边分裂，从1到2，从2到4、到8，经过约3～4天细胞的反复分裂，在孕卵到达输卵管子宫端时已成为一个实心细胞团，形状如桑葚，称为桑葚胚。桑葚胚进入子宫后，在宫腔内经过3～4天的游离状态后会陷进子宫内膜，被子宫内膜包围即为“着床”。此时的胚胎囊（亦称囊胚）外层会生出绒毛长入母体子宫内膜（孕期子宫内膜称蜕膜），交接处即为未来胎盘脐带的发源处，也是提供胎儿营养、排出胎儿代谢废物的重要部位。

闭经4周实际只是受孕两周时，胚胎会分化成内、中、外三胚层，但尚未分化出躯体及内脏器官，因此，此二周内如受伤可以得到修复，一般不会致畸。但如果有严重伤害胚胎的因素，可使胚胎死亡而导致流产，而此时由于停经未超过一个月，多数流产都不易被本人察觉。8周末（孕6周）时，胚胎已初具人形，头部较大，眼、耳、口、鼻、四肢等均有了雏形，视网膜色素已发育，可以此判定孕周。此时胎儿心脏已形成并有心脏搏动，B型超声波下也可发现心脏；胚体长约4厘米，体重约10克。此时我们仍称胚胎期。

12周末（孕10周），因自闭经后10周胚胎已进入胎儿阶段，此时胎儿四肢已基本形成，手足及指趾已分化好，内脏90%已发育好，用胎心仪已可听到胎心音。12周内胎儿生殖器虽已发育，但均有较大外生殖嵴，男女性别从外观上尚难以辨认。至12周后，男性外生殖器向外发育，超声波下如将12周、13周、14周的胎儿作比较，可根据外生殖器逐渐增大趋势辨别出胎儿为男性。

女性正相反，将12周、13周、14周超声波下胎儿外生殖器比较，有逐渐变小的趋势，这就可诊断为女性。由于此时胎儿肢体已可活动，敏感的母亲已可觉到胎动。12周末胎儿身长约9厘米，体重约40克，宫底已超出盆腔，宫高约为耻上2～3横指。由于胎儿眼睑尚未发育好，胎儿仍为持续张目表现。

孕早期每日膳食构成

孕早期是指开始怀孕后至第三个月，即妊娠12周以前，是胚胎发育和各个器官形成的重要时期，营养不合理容易导致流产、胎儿畸形、先天愚型等异常。特别是妊娠反应严重的孕妇，由于妊娠呕吐、挑食和偏食，很容易造成营养失衡。如母体蛋白质和氨基酸缺乏，可引起胎儿生长迟缓，胎儿过小，甚至胎儿畸形等现象；孕早期无机盐、铜、锌摄入不足，可以导致胎儿内脏、骨骼畸形，引起中枢神经系统发育不良或畸形，生长发育迟缓；孕早期缺碘可以导致宝宝呆小症；孕早期维生素E缺乏可引起流产。因此，孕早期要特别注意，重要的是保证每日进食量，并把每日的进食量合理地安排在一日三餐之中。各类食物搭配要合理，多进食一些富含铜、锌、磺、维生素E的食物，以保证胎儿正常生长发育。

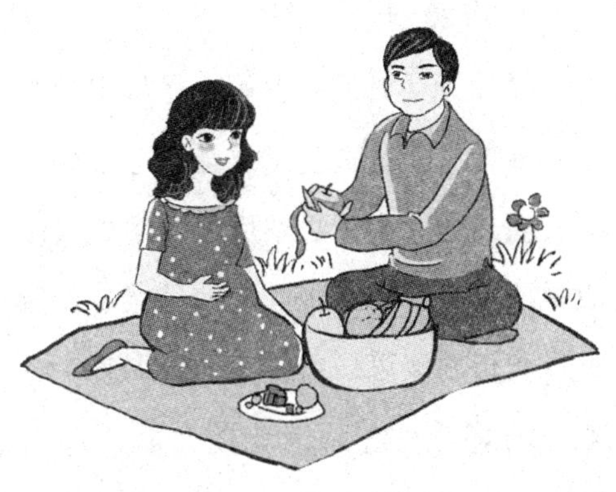

种类品名分量

谷类及薯类

主粮（米、面等）200～250克

杂粮（玉米、小米、马铃薯等）

50~100 克

动物性食物

蛋 1 个

畜、禽肉 50~100 克

鱼、虾 50 克

奶及奶制品 250 克

种类品名分量

豆类大豆及豆制品 50~80 克

蔬菜水果类

蔬菜（绿色蔬菜占 2/3）400~500 克

水果 100~200 克

纯热能食物

植物油 250 克

食糖 20 克

孕早期孕妇的膳食量要尽量保持与孕前相同，每日进食量要合理分配到一日三餐之中。由于早孕反应，孕妇大多食欲不振，喜食酸物，进食量减少，因此饮食以清淡可口为主，少量多餐，喜欢吃的多吃，吃易消化的食物。一般早、中、晚餐的能量占总能量的 30%、40%、30%，即早餐要吃好，中餐要吃饱，晚餐要吃少。每日膳食中要包含五大类食物，各类食物搭配要合理，要保证蛋白质的摄入量，优质蛋白质要占总蛋白质量的 1/3，绿色蔬菜占总蔬菜量的 2/3。

孕早期怎样科学安排饮食

1. 合理的膳食调配

胎儿发育早期，胚胎各器官的形成发育需要各种营养素，孕妇的饮食应满足胚胎对各种营养素的需要。孕妇在食物的种类和数量方面应加以恰当搭配，组成平衡膳食。以下四类食品，可轮流选用同一类的不同食物。

（1）粮谷类食物，包括米、面、杂粮、赤豆、绿豆及含脂肪多的坚果类。这些食物可提供能量，供给蛋白质、无机盐、B 族维生素、膳食纤维。每日最低摄入量应在 200 克以上。

（2）蔬菜、水果类食物。它们主要供给孕妇维生素和无机盐，如胡萝卜素、维生素 C、维生素 B_2、钙和铁。

（3）动物性食品，如猪、牛、羊、鸡、鸭、鹅肉及肝、肾、心、肚，水产类、蛋类。这些食物蛋白质含量高，容易消化吸收，是最重要的优质蛋白质的来源，还可提供一定的脂肪、脂溶性维生素和无机盐。

（4）乳类和乳制品。它们是营养最完全的一类食品，富含蛋白质和容易吸收的钙。孕妇每日应尽可能保证摄入乳类和乳制食品200克。

2. 保证优质蛋白质的供给

妊娠早期孕妇蛋白质的摄入不能低于非妊娠期的摄入量，且应选择易消化、吸收、利用率高的优质蛋白质，如肉类、乳类、蛋类、鱼类及豆制品等。蛋白质每日至少摄入40克，才能维持孕妇的蛋白质平衡。

3. 适当增加能量的摄入

孕早期，为孕期提供能量的碳水化合物、脂肪供给不足，孕妇会一直处于“饥饿”状态，可导致胎儿大脑发育异常，出生后智商下降。碳水化合物主要来源于蔗糖、面粉、大米、红薯、土豆、山药等，孕妇每天应摄入150克以上的碳水化合物。脂肪主要来源于动物油和植物油，植物油中的芝麻油、豆油、花生油等是能量的主要提供者，能满足母体和胎儿对脂肪酸的需要，植物油是烹调的理想用油。

4. 确保无机盐、维生素的供给

无机盐和维生素对保证早期胚胎器官的形成发育有重要作用。含锌、钙、磷、铜高的食物有奶类、豆类、肉类、蛋类、花生、核桃、海带、木耳、芝麻等，富含B族维生素的食物主要来源于谷类粮食。

孕妇的食物应注意什么问题

由于近来李斯特菌和弓形虫感染导致胎儿流产或新生儿缺陷的病例报告逐渐增加。医生们呼吁应该为孕妇提供一份应该避免的食物清单。

李斯特菌在正常人只引起感冒样症状，但孕妇感染此菌则会导致诸如流产、畸形或死胎等严重后果。另一个可引起胎儿流产或畸形的是一种称之为弓形虫的寄生虫。该寄生虫的主要自然宿主是家猫，所以孕妇可以从接触猫而获得弓形虫感染。但孕妇通过食用经粪便污染的肉类、水果及蔬菜而罹患弓形虫感染的情形亦极为多见。

实际上，这两种细菌普遍存在于各种未经严格消毒的食物当中，如未经消毒的奶制品及未煮熟的禽肉海鲜都是李斯特菌的最佳繁殖场所。更糟糕的是这种细菌可以在5℃～8℃的低温条件下生长，这就意味着上述食品在普通冰箱中储存时间越长，获得李斯特细菌的危险性越大。所以，问题的关键不在于孕妇手里有没有能够避免这两种细菌感染的食物清单，而是科学的择食方法。下面是专家们推荐的孕妇择食须知：

1. 不要吃未消毒的奶制品及软奶酪。但硬奶酪、酸奶等经消毒的奶制品可放心食用。

2. 除非煮熟，不要吃那些即食食品。禽肉类食品要煮透后才能食用。

3. 准备食物时要确保生熟分开。生食食物要用流水洗净。切食物（如沙拉）之前，要将砧板、菜刀及手洗干净。

孕妇的饮食生活习惯对下一代有影响吗

女性的饮食生活习惯不仅会影响自己的身体健康，还会影响下一代。

最近有科学家提出警告，女性在年轻时候的种种生活习惯、饮食习惯等都会慢慢累积危险因子，恐怕会导致下一代患心脏血管疾病、脑血管疾病、骨质疏松症和糖尿病的概率增加。

流行病学家大卫·巴尔克教授特别指出女性的暴饮暴食、减肥或增胖过剧、抽烟、酗酒、熬夜等都会对下一代有影响，不只是指怀孕期，而是怀孕前或追溯至更早期，其影响特别会反映在下一代的慢性病方面。

怀孕1个月饮食要点

在怀孕的第1个月，胎儿的神经系统、血液循环器官、肝脏、脐带开始发育，保证丰富的营养才能使脑细胞和神经系统健康发育，所以孕妇一定要注意饮食营养。首先，应注意培养良好的饮食习惯，不挑食，不偏食，保证全面、合理的营养，蛋白质、脂肪、碳水化合物、矿物质、维生素和水都应保证摄入量。不同的食物富含的物质不相同，在食用时应当有所选择，如动物性食物含锌、铜较多，各种豆类、蛋、瘦肉、鱼等都含有丰富的蛋白质，瓜果、蔬菜中含有丰富的维生素，海带、紫菜、海蜇等食品含碘较多，芝麻酱、猪肝、黄豆、红腐乳中含有较多的铁。

如有需要也可适量地服用维生素或微量元素制剂，但补充不宜过量。

怀孕2个月饮食要点

此时妊娠反应较为明显，可以有目的地选择一些有特殊作用的饮食配方，以减轻、缓解反应，刺激食欲，并保证胚胎必要的营养。多选择清淡可口、搭配合理的饮食，保证全面、丰富的营养，避免油腻，少吃多餐，并且及时补充充足的水分。孕妇在食物的种类和数量方面应加以恰当搭配，组成平衡膳食，可轮流选用同一类食物中的不同食物。粮谷类食物包括米、面、杂粮、赤豆、绿豆及含脂肪多的坚果类，可提供能量，供给蛋白质、无机盐、B族维生素、膳食纤维，每日最低摄入量应在200克以上。蔬菜、水果类食物主要供给孕妇维生素和无机盐，如胡萝卜素、维生素C、B族维生素、钙和铁。动物性食品，如猪、牛、羊、鸡、鸭、鹅肉及肝、肾、心、肚，水产类、蛋类，蛋白质含量高，容易消化吸收，是最重要的优质蛋白质的来源，还可提供一定的脂肪、脂溶性维生素和无机盐。乳类和乳制品是营养最完全的一类食品，富含蛋白质和容易吸收的钙，每日应尽可能保证摄入乳类和乳制食品200克。

怀孕3个月饮食要点

怀孕第三个月时，对于胎儿来说是非常重要的时期。因为在这个时期内，胎儿受子宫内环境的影响大，而且几乎所有的先天发育缺陷都在这个时期发生，如果胎儿缺陷严重的往往会在此时发生自然流产，这就要求供应质量较高的营养。这个时期由于胎儿迅速成长和发育，营养的需求量也日渐增多，尤其蛋白质、糖和维生素较多的食物供给，如肉、鱼、豆、蛋、奶等食物。早孕反应严重的孕妈妈，如果食欲不佳，尽量选择自己想吃的食物。由于早孕反应，孕妈妈常会出现消化不良，食欲不振等情况，这时除了少吃多餐外，应挑选容易消化的、新鲜的食物，尽量避免吃油炸、辛辣的食物。

早孕反应的饮食调理

一般在停经42天左右时，有的孕妇开始出现头晕、乏力、嗜睡、食欲不振、食欲异常、喜吃酸味食物、厌油腻味、恶心、晨起呕吐、口味异常等症状，进而导致进食量减少、偏食、挑食等现象，易导致膳食不平衡，营养结构不合理，体内酸碱平衡失调，最后影响胎儿的正常生长发育。为了保证孕早期各种营养素的供给，保证胎儿和母体的健康，孕早期饮食安排要注意：

1. 食物要多样化。孕妇要根据孕早期每日膳食结构安排每日饮食，每天保证各类食物的摄入量和适当比例。每天三餐的食物品种不同，每周的食物品种不重复。

2. 烹调要符合孕妇口味。怀孕后很多孕妇饮食习惯发生了变化，有的孕妇喜欢吃酸的，有的喜欢吃辣的，因此要根据孕妇的口味，选择烹调方法。怀孕后多数孕妇不喜欢油腻的煎炸食物，所以烹调以炒、炖和清蒸为主。

3. 食物要易于消化。动物性食物中的鱼、鸡、蛋、奶，豆类食物中的豆腐、豆浆，均便于消化吸收，并含有丰富的优质蛋白质，且味道鲜美，孕妇可经常选用。大米粥、小米粥、烤面包、馒头、饼干、甘薯，易消化吸收，含糖分高，能提高血糖含量，改善孕妇因呕吐引起的酸中毒。酸奶、冰激凌等冷饮较热食的气味小，有止吐作用，又能增加蛋白质的供给量，孕妇可适量食用。

4. 少食多餐。孕早期特别是妊娠反应严重的孕妇，不要拘泥于进食时间，只要想吃就可以吃。睡前和早起时，坐在床上吃几块饼干、面包等点心，可以减轻呕吐，增加进食量。如果每日的进食量达到了理想进食量，各种食物的比例也适宜，那么就能保证孕妇和胎儿所需的各种营养素。

出现妊娠反应怎样调理饮食

妊娠早期会出现一些生理反应，如恶心、呕吐、食欲不振、偏食等，严重者无法进食，引起各种营养素的缺乏，从而影响孕妇健康，导致胎儿发育畸形。这种生理反应一般在妊娠的第42天开始，至第84天消失。

为防止因早孕反应引起孕妇营养不良，要设法促进孕妇的食欲，在食物的选择、加工及烹调过程中，注意食物的色、香、味，同时根据个人的经济能力、地理环境、季节变化来选择加工、烹调食物，使孕妇摄入最佳的营养素。具体来说，要注意以下几点：

1. 食物形态要能吸引人的视觉感官，同时还要清淡爽口、富有营养。如番茄、黄瓜、辣椒、鲜香菇、新鲜平菇、新鲜山楂果、苹果等，它们色彩鲜艳，营养丰富，易诱发人的食欲。

2. 选择的食物要易消化、易吸收，同时能减轻呕吐，如烤面包、饼干、大米或小米稀饭。干食品能减轻恶心、呕吐症状，大米或小米稀饭能补充因恶心、呕吐失去的水分。

3. 食品要对味，烹调要多样化，并应尽量减少营养素的损失。可根据孕妇的不同情况和嗜好，选择不同的原料和烹调方法来加工食物。如孕妇有嗜酸、嗜辣和其他味道的爱好，烹调食物时可用柠檬汁、醋拌凉菜，也可用少量香辛料，如姜、辣椒等，让食物具有一定的刺激性，以增加食欲。冷食能减轻食物对胃黏膜的刺激作用，如凉拌双耳、凉拌茄泥、少量冰糕、冰激凌等。烹调过程中尽量减少营养素的损失，如洗菜、淘米次数不能过多，不能切后洗菜、泡菜，不能用热水淘米。蔬菜在烹调过程中应急火快炒，与动物性食物混合烹调时应加少量淀粉，因淀粉中有还原型谷胱甘肽，对维生素 C 有保护作用。

4. 在进食过程中，保持精神愉快。如进食时听轻音乐，餐桌上可放一些鲜花，这样孕妇可解除早孕的恐惧、孕吐的烦躁，从而增加孕妇的食欲，保证胚胎的正常发育。

合理饮食能改善孕期的恶心、呕吐

怀孕以后，最早感觉出来的不舒服，就是恶心、呕吐。这是因为内分泌的改变所引起，但情绪的影响，也是一个主要的因素，三个半月以后可慢慢地减除，通常可由饮食方面来改善。

早晨刚起床，未刷牙时，先吃一些自己喜爱的食物。不让肚子空着才好，例如：苏打饼干、烤面包或一个水果，但不要吃得太饱，只要稍稍吃些填肚子即可。觉得不舒服时，可喝点热水或热牛奶，热开水中加点柠檬亦可，吃后休息一下，再慢慢起身。冷的食物、较热的食物，不易引起恶心，因为冷的食物气味较淡，不刺激胃黏膜，在呕吐厉害时，避免进食温的食物。食后尽量保持安静，多休息、少运动。少量多餐，避免油腻的食物。辣椒等调味剂，尽量少吃，以免太刺激肠胃。在此期间，体力的运用，应随恶心、呕吐的程度，相对减少，多些休息，如此，可减轻症状。

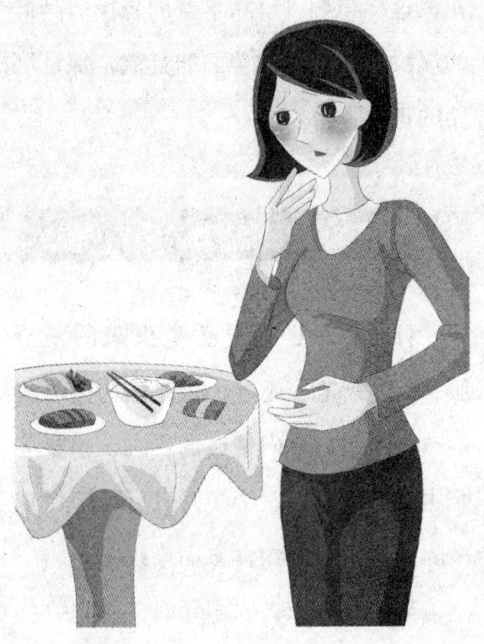

为什么怀孕偏爱吃酸

大多数女性在怀孕后都喜欢吃酸，是因为生理上和营养上的双重需要。女性怀孕后，胎盘分泌的某些物质有抑制胃酸分泌的作用，能使胃酸显著减少，消化酶活性降低，并会影响胃肠的消化吸收功能，从而使孕妇产生恶心欲呕、食欲下降、四肢瘫软乏力等症状。而酸味能刺激胃分泌胃液，有利于食物的消化与吸收，所以多数孕妇都爱吃酸味食物。一般酸味食物富含维生素C，是孕妇和胎儿所必需的营养物质，对胎儿形成细胞基质、生产结缔组织、心血管的生长发育、造血系统的健全都有着重要的作用。维生素C还可增强母体的抵抗力，促进孕妇对铁质的吸收作用。食酸应讲究科学，人工腌制的酸菜、醋制品虽然有一定的酸味，但维生素、蛋白质、矿物质、糖分等多种营养几乎丧失殆尽，而且腌菜中的致癌物质亚硝酸盐含量较高，过多地食用显然对母体、胎儿健康无益。所以，喜吃酸食的孕妇，最好选择既有酸味又营养丰富的西红柿、樱桃、杨梅、石榴、橘子、酸枣、葡萄、青苹果等新鲜水果，这样既能改善胃肠道不适症状，也可增进食欲，加强营养，有利于胎儿的生长发育。

选择酸味食物要注意的问题

很多女性怀孕后特别喜欢吃酸味的食物。酸味能刺激胃液分泌，提高消化酶的活性，促进胃蠕动，有利于食物的消化和各种营养素的吸收。所以怀孕后爱吃酸味的食物是有利于胎儿和母体健康的。很多新鲜的瓜果含酸味，这类食物含有丰富的维生素C，维生素C可以增强母体的抵抗力，促进胎儿正常生长发育。因此喜吃酸味食物的孕妇最好选用一些带酸味的新鲜瓜果，如西红柿、青苹果、橘子、草莓、葡萄、酸枣、话梅等，也可在食物中放少量的醋、西红柿酱，增加一些酸味。最好不要经常吃咸菜和醋腌制品，这类食物中的维生素、蛋白质等营养成分受到了破坏，而且可能存在致癌物质亚硝酸盐，对胎儿和母体有害无益。

母体营养和胎儿营养的关系

胎儿的生长发育完全依赖于母体供给的营养，胎儿营养的好坏不但关系到胎儿的生长发育，而且关系着其未来一生的健康。孕期某些营养素的缺乏或过多，有导致胎儿先天性畸形的危险。孕早期缺乏锌或叶酸，胎儿可能发生神经管畸形；如果摄入过多的维生素A，可能导致脊柱裂和脑膨出。孕期母体发生严重的贫血或营养不良还可能导致流产。宝宝牙齿的好坏也与孕期母体钙质的摄入量有关，钙摄入低则胎儿的牙齿长不结实，幼儿期易患龋齿。孕妇营养不良，可能造成血容量增加或减少，胎盘血流量、DNA含量都减少，胎儿在子宫内发育迟缓，即使是足月产也特别瘦小，体重不够2500克，身长低于45厘米，为低出生体重儿。此新生儿对传染病易感染，肾脏发育不全，体温调节功能差，碳水化合物和蛋白质代谢功能不良，很容易死亡。

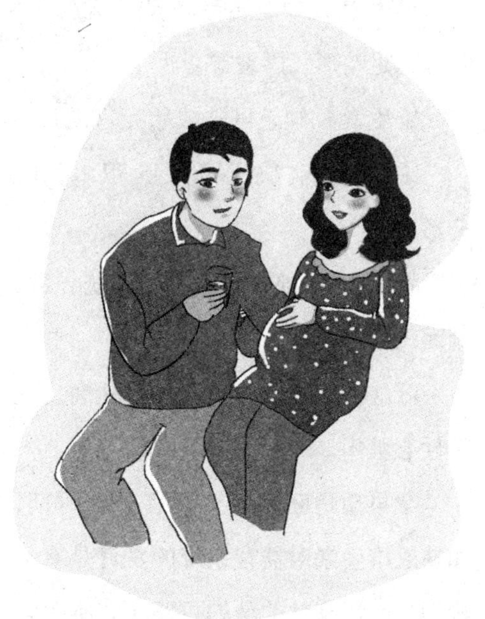

在孕早期为什么要注意补充维生素

孕期是胎儿生长发育的过程，维生素是不可缺少的必需的营养物，维生素

A、维生素 B 可促进脑组织的氧化过程，有助于脑的生长发育，此外叶酸及维生素 B_{12} 等均与胎儿的发育及生理功能调节有关，如果这些营养素缺乏，无疑对胎儿健康有直接影响。

维生素 A 缺乏可造成眼、泌尿生殖道、心肺畸形。

维生素 D 缺乏可致胎儿佝偻病，牙釉质发育不良。

维生素 E 缺乏可致流产、无脑儿、脐疝、足畸形、唇裂等。

维生素 K 缺乏可造成胎死宫内。

维生素 B_{12} 缺乏可致脑积水，眼畸形。

维生素 B_2 缺乏可致神经系统异常，颜面畸形。

叶酸缺乏可致无脑儿、脊柱裂、先天性心脏病、唇裂、眼畸形。

孕早期是胚胎各个器官分化时期，如缺乏维生素对器官系统的发育是有影响的，所以高龄的孕妇更要注意维生素的补充，现在强调每一个孕妇都要补充叶酸，这样可以防止胎儿因缺乏叶酸而造成发育畸形。

一般主张在孕前 3 个月到怀孕后的 3 个月补充叶酸，补充的剂量是每日 0～0.4毫克，如生过一次无脑儿、脊柱裂胎儿者可增加剂量。叶酸大剂量补充也可产生毒性作用。因此补充时要服用小剂量，每片 0.4 毫克的药品，名叫斯利安，不要服用每片 5 毫克的。

如果饮食多样化，多吃蔬菜水果，就可以达到体内维生素的需要量，如维生素缺乏明显，还是要服用一些维生素的片剂。

选择维生素片剂时要注意其成分及含量，要注意维生素 A 及维生素 D，服用过量是容易中毒的，最好选择含有 β－胡萝卜素的维生素片剂，因 β－胡萝卜素是维生素 A 的前体物质，可在身体内根据需要合成维生素 A，这样就不会发生中毒现象。

总之，维生素要补充，但一定要适当，不要过分地滥用，能食补最好，否则可适当加用一些维生素制剂。

高龄孕妇在孕早期需注意哪方面的营养

孕早期的营养需要与孕前没有多大区别，但为保证胚胎发育和孕妇生理变化的需要，要合理调配膳食以保证热能和营养素的供给。

1. 保证优质蛋白质的供给。孕早期母体子宫和乳房已开始增大，胚胎、胎盘开始发育，羊水已产生，此时胚胎生长虽然缓慢，但肌体已有一定量的蛋白质储存，妊娠一个月时，每日需贮存蛋白质0.6克。由于早期胚胎缺乏氨基酸合成的酶类，不能合成自身所需的氨基酸，必须由母体供给。所以孕早期必须供给足够的优质蛋白质。

2. 确保无机盐和维生素的供给。无机盐、维生素具有调节生理功能的作用，缺乏时可影响胚胎的分化、细胞的分裂和神经系统的发育。

3. 食物可口可促进食欲。妊娠早期50%的孕妇会有恶心、呕吐、食欲不振等早孕反应，呕吐严重时还会失水，所以食物应含水分多，含有丰富的维生素和钙、钾等，可具有一定的酸辣味，以促进食欲，烹调方式以清淡为宜。

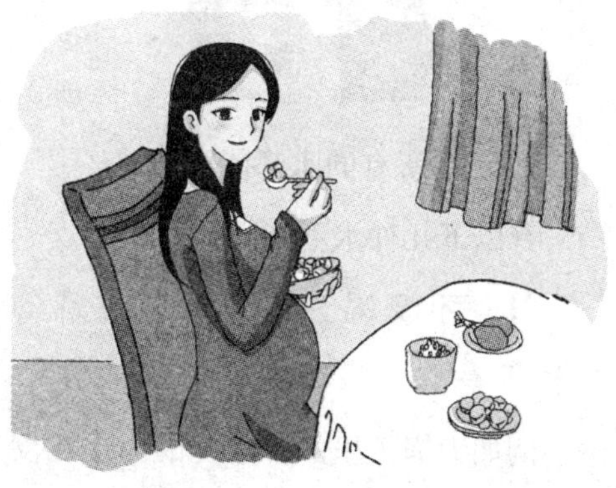

4. 食物应容易消化，要少食多餐。选择易消化的食物，如烤面包片、烤馒头片、饼干、粥等，这样食物在胃内储存时间短，可减少呕吐。少食多餐对减少恶心、呕吐有帮助。

孕早期一日食单：

粮食	320克
豆制品	60克
蛋	50克
牛奶	250克
肉、鱼、虾、鸡	100克
蔬菜	500克
水果	50～100克
烹调用油	20克

水的重要性及孕妇喝水时机的选择

孕妇和胎儿都离不开水。孕妇在清晨起床后应喝一杯新鲜的凉开水，早晨空腹饮水能很快被胃肠道吸收进入血液，使血液稀释，血管扩张，从而加快血液循环，补充细胞夜间丢失的水分。有研究表明，早饭前30分钟喝200毫升25℃～30℃的新鲜开水，可以温润胃肠，使消化液得到足够的分泌，以促

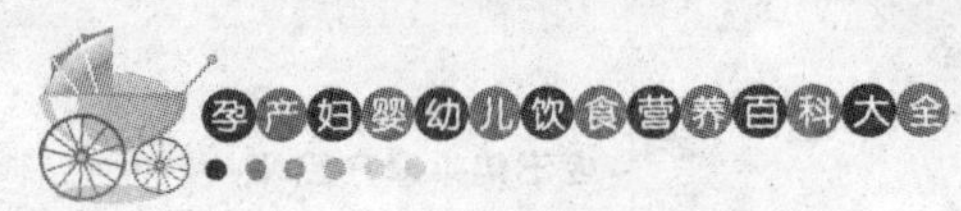

进食欲，刺激肠蠕动，有利于定时排便，防止痔疮便秘。但孕妇切忌口渴才喝水。口渴说明体内水分已经失衡，脑细胞脱水已经到了一定的程度。建议孕妇每隔 2 小时饮水一次，每日 8 次。需要注意的是，不是所有的水都能喝，不要喝久沸或反复煮沸的开水，切忌喝没有烧开的自来水，不能喝在热水瓶中贮存超过 24 小时的开水。

孕妇喝水应注意什么问题

水是生命之源，孕妇和她新生的胎儿自然也离不开水，那么，孕妇在喝水时应该注意些什么问题呢？

1. 清晨起床后应喝一杯新鲜的凉开水

日本的一项研究表明：白开水对人体有“内洗涤”的作用。另有研究表明，早饭前 30 分钟喝 200 毫升 25～30 摄氏度的新鲜开水，可以温润胃肠，使消化液得到足够的分泌，以促进食欲，刺激肠蠕动，有利定时排便，防止痔疮便秘。早晨空腹饮水能很快被胃肠道吸收进入血液，使血液稀释，血管扩张，从而加快血液循环，补充细胞夜间丢失的水分。

2. 切忌口渴才饮水

口渴犹如田地龟裂后才浇水一样，是缺水的结果而不是开始，是大脑中枢发出要求补水的救援信号。口渴说明体内水分已经失衡，脑细胞脱水已经到了一定的程度。孕妇饮水应每隔 2 小时一次，每日 8 次，共 1600 毫升。

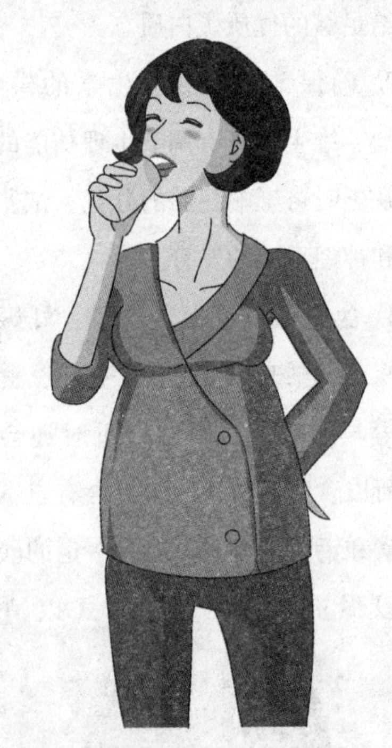

3. 不是所有的水都能喝

有以下几种水不能喝：

（1）不要喝久沸或反复煮沸的开水

例如大锅炉里的开水。因为水在反

复沸腾后，水中的亚硝酸银、亚硝酸根离子以及砷等有害物质的浓度相对增加。喝了久沸的开水以后，会导致血液中的低铁血红蛋白，结合成不能携带氧的高铁血红蛋白，从而引起血液中毒。

（2）切忌喝没有烧开的自来水

因为自来水中的氯与水中残留的有机物相互作用，会产生一种叫“三羟基”的致癌物质。孕妇也不能喝在热水瓶中贮存超过 24 小时的开水，因为随着瓶内水温的逐渐下降，水中含氯的有机物会不断地被分解成为有害的亚硝酸盐，对孕妇身体的内环境极为不利。

（3）不要喝保温杯沏的茶水

因为茶水中含有大量的鞣酸、茶碱、芳香油和多种维生素等。如果将茶叶浸泡在保温杯的水中，多种维生素被大量破坏而营养降低，茶水苦涩，有害物质增多，饮用后会引起消化系统及神经系统的紊乱。

（4）绝对不能喝被工业生产中的废水、废气、废渣等污染物污染过的水。这样的水即使经过高温煮沸，水中的有毒化学物质仍然存在。

（5）不能喝蒸饭或者蒸肉后的“下脚水”。

远离过敏食物

有过敏体质的孕妇可能对某些食物过敏，而过敏食物经消化吸收后，可通过胎盘进入胎儿血液，妨碍胎儿的生长发育，或直接损害胎儿某些器官，如肺、支气管等，从而导致胎儿畸形或患疾病，或造成流产、早产、畸形等。在怀孕期间，孕妇应注意不食用以往过敏的食物；不食用过去从未吃过的食物或霉变食物；在食用某些食物后，若发生全身发痒、出荨麻疹或心慌、气喘、腹痛、腹泻等现象时，应考虑是食物过敏，立即停止食用；不要或慎吃易引起过敏的食物，如海产鱼、虾、蟹、贝壳类食物及辛辣刺激性食物；食用异性蛋

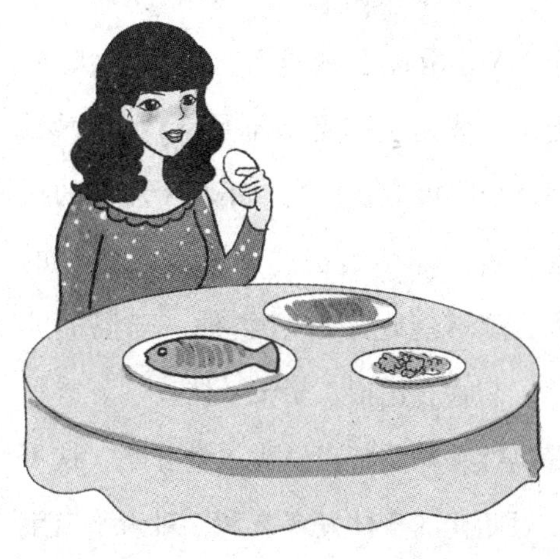

白类食物，如动物内脏、肝、肾、蛋类、奶类、鱼类等应烧熟煮透，以减少过敏情况的发生。

远离刺激性食物

刺激性食物主要是指用于调味或做菜的葱、姜、蒜、辣椒、芥末、咖喱粉等，可以促进食欲、增进血液循环，补充人体所需要的维生素、微量元素等。葱、姜、蒜少量作为作料调味，如果制熟后食用，其产辣性会大大减弱，对人体的刺激也会减轻。但辣椒、生葱、生姜、生蒜、芥末、咖喱等辛辣过重，孕妇不宜食用，因辛辣物质会随母体的血液循环进入胎儿体内，给胎儿造成不良刺激。女性怀孕后大多呈现血热阳盛的状态，而辛辣食物从性质上说都属辛温，辛温食品会加重血热阳盛的状态，使孕妇体内阴津更感不足，口干舌燥、心情烦躁等症状加剧，不利于胎儿的正常发育。怀孕后血热阳盛表现明显的人，除不能吃辛辣食物外，辛温的韭菜、茴香、花椒、胡椒、桂皮、五香粉等热性香料及羊肉也应尽量少吃，这不仅对胎儿的身体发育有利，对未来宝宝的性格形成也有好处。

孕妇如何避免食物中的激素、抗生素污染

生活中有很多的抗生素：肥皂是抗菌的，冰箱、空调也有抗菌的，具有抗菌性的生活用品越来越多，就意味着造成抗生素的耐药性的机会也越多。这样做最后最可怕的结果会是在某一个地区、某一时间里所有的抗生素都不管用。

因为激素、抗生素对提高农牧业产量有一定的作用，近年来激素、抗生素在农牧业中的应用十分普遍，但滥用的后果对儿童来说是灾难性的，这方面的事例举不胜举。

在市场化的今天，饲料中使用抗生素既是防病措施又能增产，抗生素作为饲料的添加剂，有病治病，无病防病，能使猪、牛、羊生长健壮，带来明显的经济效益。但是，如果牛羊体内抗生素含量过多，人们喝牛、羊奶或吃牛、羊肉，抗生素的抗性会通过食物进入人体。假如牛体内含有青霉素，宝宝喝牛奶产生了青霉素耐药性。虽然没打过青霉素，生病了会以为青霉素治疗效果

好，结果却无效。使用激素可以缩短蔬菜的生长期，提前上市取得经济效益。激素与抗生素就这样通过食品转移至人体中，无孔不入，防不胜防。

作为准妈妈急需了解食品安全对宝宝的重要性。因为看不见、摸不着的激素、抗生素已经成了宝宝食品中最危险的因素，它不只影响宝宝的身高体重，还影响宝宝的神经系统、免疫系统、生殖系统，甚至于影响宝宝后代的后代，他们的智力、生育等。生活中我们对激素与抗生素的防范还是比较被动的。一方面靠猜想：这个鸡里可能有激素、西红柿里可能有激素，这个牛肉里可能含有抗生素，只能尽量地不吃或者少吃。比如，没到蔬菜瓜果收获季节不买反季节食品，尽量回避激素催熟的食品。另一方面靠人本身的排毒能力，如果免疫能力健壮，能产生抗性，少量毒素能自行排出。那么，准妈妈该如何更积极地避免激素与抗生素对宝宝的侵害呢？

1. 孕前孕后保证母体没有受到毒物的影响和污染

曾有6个多月大男婴被诊断为农药中毒，原来是其母亲在地上洒农药，经呼吸道及皮肤接触，使她的乳汁含有农药并经乳液哺乳传给婴儿。由于激素抗体、农药都可由乳汁危害婴儿，所以，如母亲较长时期生活或工作在污染严重的环境中（包括空气、水、食品、衣物等），乳汁可能含有毒成分。

怀孕了要多吃鱼，但如果怀孕期间，孕妇每月吃2~3次污染鱼，可造成胎儿早产，新生儿体轻，血液里的PCB（多氯联苯，一种毒物）含量高，神经发育相关指标差，推测智商低的后果。

台湾地区1999年做了PCB大规模研究。在128名被试者中，有的宝宝是在胚胎发育时母亲受到污染，有的则是在母亲还未怀孕的时候受到污染，结果新生婴儿有影响。1985—1992年检查和测试发现小孩出现一系列外科的、神经的、青春期等方面的问题，如青春期男孩阴茎短小不正常，还有运动机能和智力方面永久性障碍。

注意：鱼腹内的黑膜，是有毒物质往外排的时候的淤积，在做鱼时要把鱼鳞刮净，鱼内黑膜去掉。鸡、鸭、鹅的臀尖，最好不吃。

2. 减少使用抗生素的机会

家庭中要减少抗生素对病原菌耐药

性的机会，例如，洗手洗干净就可以了，不要什么都“抗菌”。家庭食品安全来源于厨房，要保持厨房卫生，经常用开水烫洗公共餐具、用具（案板、刀等），少用消毒剂、化学清洗剂。

孕妇营养不良对胎儿有哪些影响

每个家庭都希望有一个健康、聪明的宝宝，不愿意生个多病、瘦小的宝宝。胎儿的生长发育完全依赖于母体供给的营养，胎儿营养的好坏不但关系到胎儿的生长发育，而且关系着未来一生的健康。

孕妇营养不良，可能造成血容量增加量减少，胎盘血流量、胎盘 DNA 含量都减少，胎儿在子宫内就发育迟缓，即使是足月产也特别瘦小，体重不够 2500 克，身长低于 45 厘米，俗称“小样儿”或“低体重儿”，这样的新生儿对传染病易感染，肾脏发育不全，体温调节功能差，碳水化合物和蛋白质代谢功能不良，很容易死亡。产妇在孕期体重增长低于 7 千克或大于 15 千克时很容易生出“小样儿”，由于很多神经的发育，肾脏和肺脏的成熟都在孕后期，因此早产儿或“小样儿”发生组织缺陷的机会也较多。

孕期某些营养素的缺乏或过多，有导致婴儿先天性畸形的危险。孕早期缺乏锌或叶酸，胎儿可能发生神经管畸形，如果摄入过多的维生素 A 则可能导致脊柱裂和脑膨出。宝宝牙齿的好坏也与孕期母体钙质的摄入量有关，钙摄入低则胎儿的牙齿就长不结实，幼儿期易患龋齿。孕期母体发生严重的贫血或营养不良还可能导致流产。

由此看来不合理的母体事关宝宝的终身健康，应引起孕妇的高度重视。

吸烟对胎儿的致畸性

孕妇主动或被动吸烟，可以造成小儿出生低体重，这一点已被多项研究证实，有报告还表明烟碱可以增加流产的机会，影响胚胎的生存。目前我国约有 3 亿多烟民，因此主被动吸烟在我国机会极多。有人提出每天被动吸烟 15 分钟以上，则可定为被动吸烟者，这对我国的优生优育是个很大威胁。

吸烟可以影响男性精子质量，使精子数量减少、畸形率增高、活性降低，因此轻者可致胎儿发育异常、智力低下；重者可致使不育。不论父亲或母亲吸烟对子代都有影响，并且子代的出生缺陷及围产儿死亡率都会随吸烟量的增加而比例增高。母亲吸烟，早孕期自然流产率会增加，吸烟越多，流产率越高。母亲吸烟与先天畸形的关系尚无一致意见，但有专家经过对动物试验发现，高剂量香烟烟雾对小鼠胚胎有致畸作用。有人发现吸烟女性所生小儿先天性心脏病高于不吸烟者，并且妊娠并发症如胎盘疾病、早产、肺炎等增多，致使围产儿死亡率较高，可以说孕妇吸烟越多，其子代死亡率越高。也有专家发现，妊娠早期起一直吸烟的，出生的小儿患儿童期癌症的危险较大。

因此，禁烟，尤其是孕妇在妊娠期禁止主动或被动吸烟，对母子身心健康极为重要。孕妇要认清这种危害，坚持自己不吸烟，并且尽量避免去吸烟人多的公共场所，以免受害。

饮酒对胎儿的致畸性

酒精（乙醇）是世界公认的致畸物。孕妇在孕期饮酒会造成胎儿畸形，医学上称酒精中毒综合征，中毒较轻者，称酒精影响儿。由于酒精可以通过胎盘到达胎儿体内，因此孕早期饮酒对胎儿损伤极大。有人报告饮酒量与胎儿慢性酒精中毒的发生有关，如果孕妇每日饮酒量大于纯酒精 30 毫升，即可生出酒精中毒综合征儿童。每日酒精摄入量在 30～60 毫升时，酒精中毒综合征发生率可达到 10%，多于 60 毫升时可达 19%。也有报告显示，在受精前后，每周摄入 100 克酒精的女性，分娩宫内发育迟缓儿的概率，比每周摄入 50 克者多两倍。并且有学者认为孕期饮酒无安全剂量，所以不应饮酒。男性酗酒者也会致精子异常，也有导致胎儿酒精中毒综合征的可能。

胎儿期患酒精中毒症小儿的临床表现是，患儿产前产后均表现出发育迟缓、小头，有研究表明一般患儿的智商平均只有 63；细小动作方面功能不佳，手眼协调能力较差并有手足震颤；婴儿期易激惹，儿童期多动等。此外还有眼裂小、鼻短以及先天性心脏病等多发畸形。美国西雅图和法国北部都有报告，出生婴儿中酒精中毒综合征发病率在 1‰以上；瑞典报告有 1/300 的婴儿胎

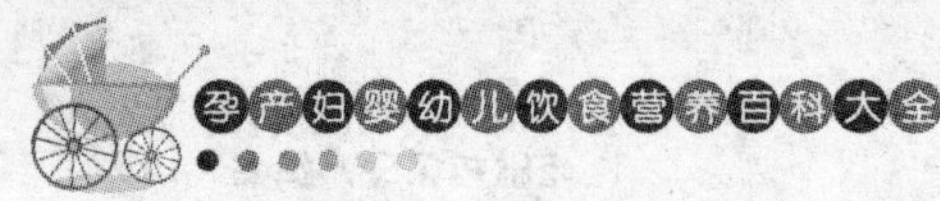

儿期受酒精影响，其中一半为胎儿酒精中毒综合征，还有报告约 1/6 的脑瘫患儿为酒精中毒的结果。我国现也陆续有病例发现，应积极关注。

有人研究饮酒效应，如每日饮两杯酒时，出生体重平均减少 160 克；每日 4 杯以上，表形上出现轻微改变；8 杯以上就会出现典型的酒精中毒综合征胎儿。也有报告指出，在较敏感者中，有时一次大量饮酒，即可造成胎儿酒精中毒。在酗酒女性中约有 30% ~50% 的子女出现严重中毒影响，最大的危险是不同程度的智力低下。因此，孕期应忌酒，尤其在未避孕有停经现象时，可能的话早期妊娠前就开始忌酒，以免发现妊娠后成为心理负担。除胎儿致畸外，孕期饮酒者的妊娠并发症也会增多，例如胎盘早剥、胎儿宫内窘迫等。饮酒还可以伤肝，甚至因此危及孕妇生命。目前年轻人参加很多商业或社交活动，饮酒机会较多，更应注意，不论男女都不应养成酗酒习惯。孕期饮酒女性如果发现胎儿畸形或有严重肝功能不良，应考虑及时终止妊娠。

蛋白质、葡萄糖与胎儿发育的密切关系

胎儿的发育与蛋白质、葡萄糖的关系极为密切。蛋白质存在于肉、鱼、禽、蛋、奶及豆类中，是构成人体和生命的重要的物质基础。蛋白质既要满足孕妇本身的需要，还要供给腹中胎儿组织器官的生长发育，并且为产后的身体恢复和母乳喂养做好储备。孕妇蛋白质需要量为每日 60 克，不可缺少。人体摄入的蛋白质并非都能作为有用的原料，能利用的那一部分叫做净用蛋白质。禽蛋、牛奶中的净用蛋白质几乎占总蛋白质的 100%，而大米等植物蛋白

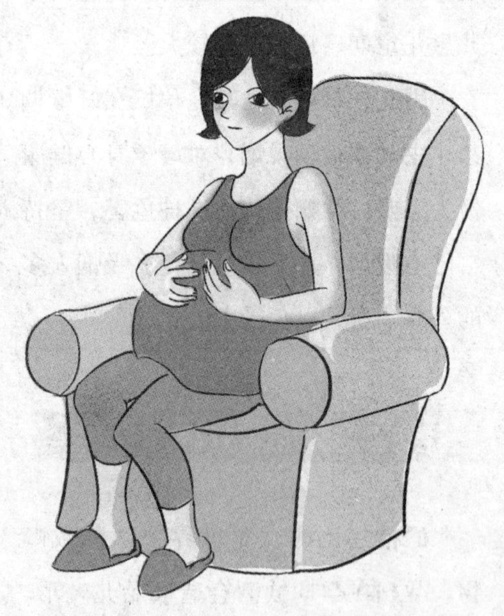

质不仅含量低，而且利用率仅为40%～50%。大米、面粉等碳水化合物是人体热能的主要来源，要保证有足够的摄入。怀孕后的女性对热能的需要大大增加，如果热量摄入不足，为了满足胎儿的需要，就会动用体内的脂肪大量氧化释放热量，而把节约下来的葡萄糖优先供给胎儿，同时也会产生过多的酮体。酮体能够进入胎儿体内，影响胎儿的大脑和智力的发育。

奶制品——孕期必不可少的食物

奶类是营养成分齐全、容易消化吸收的较好的天然食物，分为鲜奶及由鲜奶加工制成的炼乳、奶粉、调制奶粉、奶油及奶酪等奶制品。

奶中蛋白质约含30%，消化吸收率高，利用率高，属优质蛋白质。奶中

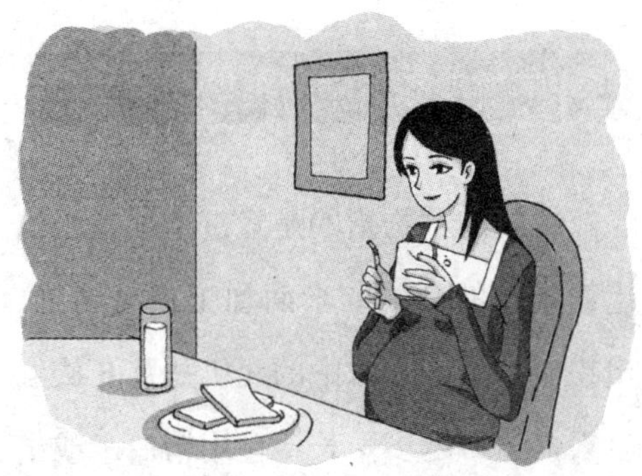

的脂肪含量约为30%，均匀分布在乳浆中，容易消化吸收，其中含有重要的必需脂肪酸。奶中所含碳水化合物为乳糖，其含量比人乳低。乳糖有调节胃酸、促进胃肠蠕动的作用，有利于钙的吸收和消化液的分泌。由于乳糖能促进肠道乳酸菌的繁殖，从而能抑制腐败菌的生长，有利于改善胃肠功能。牛奶中无机盐含量约占0.6%～0.7%，富含钙、磷、钾，其中钙含量尤为丰富，容易消化吸收。但牛奶中铁含量较低，每升仅含3毫克。牛奶中含有一定量的维生素A，但维生素B_1、维生素C含量很少，维生素D含量不多。

综上所述，奶类含有丰富的蛋白质、脂肪和无机盐，尤其是富含钙，是孕期必不可少的食物。

奶类制品的饮用应与其他食品相隔一定时间，以利于奶中营养素的充分吸收。牛奶最好不与鸡蛋或蔬菜水果一同进食，因为蔬菜水果中的植物酸不利钙的吸收。饮用牛奶最好是空腹时服，如早晨起床后，上午10时或下午3时～4时，或在晚上临睡前服。因牛奶具有催眠作用，睡前服用有利于人的睡眠。

如何看待市场上的孕妇奶粉

为了让孕妇更容易获得理想的营养，商家也不断推陈出新，设计出多种孕妇专用的奶粉。应如何看待这些孕妇奶粉呢?

所谓孕妇奶粉是针对孕妇的生理特点，为促进胎儿的正常发育，满足孕妇和胎儿所需营养而特别配制的奶粉。面对各种品牌、各具特色的孕妇奶粉，消费者往往无所适从。

首先需要了解各种品牌的特点，有的奶粉是含脂肪较低或几乎不含；有的不含乳糖，很少有胃肠道反应；有的强化了普通奶粉所没有的，而胎儿发育急需的叶酸；有的提供了亚油酸、亚麻酸等必需脂肪酸或 DHA；多数孕妇奶粉都提供了充足的微量元素，如铁、锌、铜等，还提供了充足的钙、磷，孕妇选择奶粉时必须注意营养的均衡。

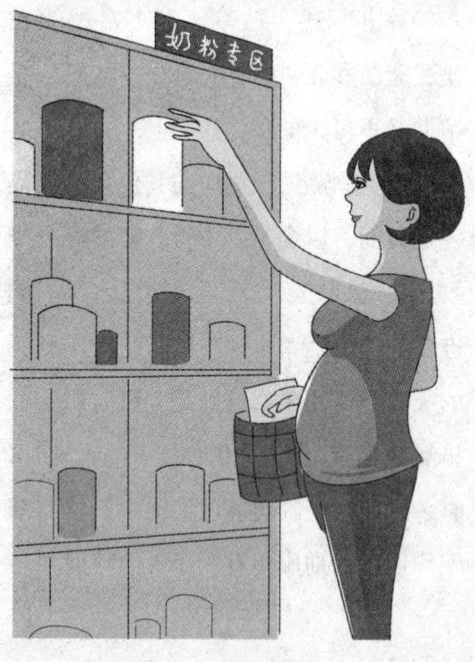

其次孕妇还要照顾自己的口味，在妊娠反应较重的孕早期，有些孕妇对口味非常敏感，酷爱某些口味，又反感某些口味，因此不应只看广告宣传，要根据口味选择产品。还有就是喝孕妇奶粉的时机，虽然称为孕妇奶粉，但是应在孕前几个月就开始补充，为漫长的孕期打下基础。

最后是奶粉的每天用量。孕妇奶粉并非越多越好，为了保证均衡的营养，每天喝 1 ~ 2 杯，配合均衡的营养，就能够达到充足营养的目的。

不要常吃精制的食物

精制的食物指的是经过精细加工的米面制作的食物。米面加工得越精细，出粉率越低，谷粒中的无机盐及 B 族维生素损失得越多。长期食用精白米或出粉率低的面粉（如富强粉）制作的食物，会造成B族维生素的缺乏，尤其是维生素 B_1 的缺乏。

维生素 B_1 是人体重要的水溶性维生素，参与了人体物质和能量代谢的关键步骤。人缺乏维生素 B_1 会造成脚气病。孕期如果缺乏维生素 B_1，母体虽没有症状表现，但会造成婴儿先天性脚气病，症状主要有吸吮无力、嗜睡、心脏扩大、心衰、强直性痉挛，婴儿常在症状出现1～2天突然死亡。这种病主要发生在单纯食用精白米的地区。

维生素 B_1 对神经生理活动有调节作用，与心脏活动、食欲维持、胃肠道正常蠕动及消化液分泌有关。孕妇补充充足的维生素 B_1 可以有助于减轻妊娠恶心，因此，孕妇多吃些粗粮，无论在主观感觉上还是对胎儿的发育均有益处。

中国营养学会推荐孕妇每日维生素 B_1 摄取量为1.8毫克，所以孕妇每日应多食用含维生素 B_1 丰富的食物，如食用大米、面粉时选择标准米面即可，多吃豆类、酵母、坚果、动物肝、肾、心及瘦猪肉和蛋类等。在烹调饮食时，注意不可过度搓洗米，这样维生素 B_1 的保存率仅有33%，而碗蒸则可保存62%的维生素 B_1。鱼及软体动物体内含有能分解破坏维生素 B_1 的物质，使食品中的维生素 B_1 失去活性，故不要生吃鱼类和软体动物。

美食帮你补充蛋白质

♨ 素三鲜

原料：西红柿、嫩扁豆、豆腐各100克，金钩10克。

调料：花生油、葱、姜、精盐、味精各适量。

做法：

（1）将西红柿洗净，切成橘瓣形；将扁豆择去筋丝，洗净，切成段，放入沸水锅中烫熟，捞出、控净水。

（2）将豆腐用清水洗一下，切成片，放入沸水锅中烫透捞出，控净水；将海米用温水泡好；将葱、姜洗净，切成丝。

（3）锅置火上，烧热，放入花生油，待油热冒烟时，放入葱丝、姜丝炝锅，然后放入西红柿，煸炒几下，倒入一点开水，将海米放入，泡海米的水也倒入，再将扁豆、豆腐放入锅内，轻轻翻炒几下。开锅后，加精盐、味精，炒拌均匀即可。

特点：此菜清淡爽口。含有丰富的优质大豆蛋白质，钙、磷等矿物质，以及维生素C、有机酸等。

♨ 香菇盒

原料：香菇50克，瘦猪肉150克，火腿25克，鸡蛋1个。

调料：姜、干淀粉、鸡汤或肉汤、酱油、葱、熟油、盐各适量。

做法：

（1）用温水泡香菇，择去蒂，洗净捞出，摊压平待用。猪肉、火腿切成碎末，放葱花、淀粉、酱油、鸡蛋、盐少许一起拌匀，做成肉馅待用。

（2）将香菇摊平，把调好的肉馅摊在香菇片上，用另一片香菇盖住，做成香菇盒，码放整齐，平放在大盘子上，上盖蒸15分钟取出。

（3）把酱油、盐、鸡汤调成汁烧开，勾薄芡，浇在蒸好的香菇盒上即成。

特点：此菜清淡味鲜，蛋白质含量较高。孕妇孕早期应多食用优质蛋白的食物，同时应食用清淡、易消化食品。

♨ 什锦泡粥

原料：鸡腿肉100克，火腿20克，胡萝卜20克，香菇5克，黄瓜10克，米饭200克。

调料：葱花、盐各适量。

做法：

（1）香菇用温水泡开，洗净去蒂，对切两块；鸡肉洗净切成小块，火腿切成小片，胡萝卜洗净切成小片，黄瓜洗净切成小片。

（2）锅内放水煮开，放入鸡腿肉、火腿、香菇、胡萝卜煮熟成汤。

（3）把米饭加入汤内，用勺子将饭粒搅拌开，煮开后加入黄瓜片、葱花和盐，即可食用。

特点：此粥色泽鲜艳，口味清淡，风味独特，操作简单，营养丰富。含有蛋白质、脂肪、碳水化合物、无机盐、维生素等营养素，品种多样化，有荤有素，主副食俱全。

♨ 咖喱牛肉土豆

原料：牛肉500克，土豆150克。

调料：植物油、咖喱粉、葱、姜、

盐、酱油各适量。

做法：

（1）把牛肉洗净，切成4厘米宽的方块；土豆洗净去皮，切成方块；把咖喱粉、酱油调好待用。

（2）将炒锅上火，放油烧热，把葱段、姜片放入煸炒，再把牛肉块放入，炒至牛肉变色，加入盐、酱油和少量水煮开，再用温火炖至牛肉块熟烂时，加入土豆块，等快熟烂时，放入调好的咖喱粉即成。

特点：此菜口味稍辣，牛肉酥嫩，美味可口。牛肉是优质蛋白，含蛋白质较高，味道鲜美，营养成分易被人体消化吸收。孕妇在早孕反应口淡乏味时，食用此菜能增进食欲，但咖喱粉不要放多，应适量。

♨ 糖醋鱼卷

原料：鳜鱼肉300克。

调料：葱白、姜丝、米醋、白糖、精盐、番茄汁、香油、桂花油、水淀粉、蛋清、花生油、味精、干淀粉各适量。

做法：

（1）将米醋、白糖、番茄汁、香油、桂花油、酱油放在锅内烧开，用水淀粉勾芡调成糖醋汁。

（2）鱼肉洗净切成薄片，加盐、味精、蛋液腌入味，卷入姜丝、葱段，沾上干淀粉。

（3）锅置火上，放油，烧至七成熟，投入鱼卷，炸成浅黄色，捞出沥油，摆在盘内，浇上糖醋汁。

特点：此菜色泽浅黄，外酥里嫩，甜中带酸，爽口醒胃。鳜鱼含高蛋白，有补气血、益脾胃等作用。此菜孕妇食用，能补充蛋白质，增强体质，保证身体健康。

美食帮你补充维生素

♨ 豆腐三明治

原料：豆腐400克，火腿30克，鸡肉50克，酸黄瓜25克，面包200克。

调料：黄油、植物油、盐、糖、胡椒粉、沙拉酱各适量。

做法：

（1）将豆腐捣烂，火腿、鸡肉切成粒，酸黄瓜切片待用。

（2）炒锅上火，放油烧热，下豆腐、鸡粒、火腿粒同炒，炒至颜色微黄，盛出沥油。

（3）把炒好的豆腐、鸡粒、火腿粒，加盐、糖少量，和胡椒粉、沙拉酱拌匀。

（4）将面包切去黄边，切成三角形，抹少许黄油，放几片酸黄瓜和拌好的豆腐馅，再用一片面包盖在上面，即可食用。

特点：此菜西菜中做，操作简便，花样新颖，味道鲜美，有荤有素有主食，营养丰富。豆腐含维生素 B_1 较丰富，面包、肉类也是维生素 B_1 较好的来源，所以此菜为孕妇理想的选择。

♨ 炒三豆

原料：瘦猪肉 100 克，水泡黄豆 100 克，豌豆 100 克。

调料：植物油、盐、酱油、葱花、姜末、淀粉各适量。

做法：

（1）将瘦猪肉洗净，切成小丁；水泡黄豆用水煮一下捞出；豌豆剥去外皮，在开水中焯一下。

（2）将猪肉丁用酱油、盐、淀粉拌匀，炒锅上火，放油烧至五六成热，把葱花、姜末放入，把拌好的猪肉倒入煸炒，再放入黄豆、豌豆一起翻炒，加少量水焖煮，待熟放少量盐即成。

特点：此菜色泽鲜艳，操作简单，维生素 B_1 含量丰富。

♨ 炒胡萝卜酱

原料：胡萝卜 200 克，豆腐干 50 克，植物油 50 毫升，海米 15 克，青豆 25 克，水发香菇 100 克。

调料：香油、植物油、甜面酱、酱油、白糖、水淀粉、料酒、姜片各适量。

做法：

（1）胡萝卜去根洗净，与豆腐干分别切成小方丁。

（2）海米用温水、料酒泡发；香菇切丁；姜切末。

（3）锅置火上，放入植物油烧热，下胡萝卜、豆腐干丁炸透，呈黄色时捞出，再放青豆炒后起锅。

（4）锅中留余油，下甜面酱、姜各 100 克及 100 毫升水，炒至均匀，放入虾米，翻炒至上色，下胡萝卜、豆腐干、青豆、水发香菇，加酱油、白糖调味，再炒至酱汁入味，用水淀粉勾芡，淋入香油即成。

特点：此菜色泽美观，味鲜不腻。含有丰富的胡萝卜素、蛋白质、碳水化合物，钙、磷、铁和维生素 B_1、维生素 B_2、维生素 B_5 及维生素 C。

♨ 海米炝甘蓝菜

原料：甘蓝菜 300 克，海米 30 克。

调料：植物油、盐、葱花、姜末各适量。

做法：

（1）甘蓝菜择洗干净，切成寸段，锅内放冷水煮开，把甘蓝菜放入锅中焯一下，捞出沥水。

（2）将海米用温水浸泡开。

（3）锅中放植物油烧热，把葱花、姜末放入，再把甘蓝菜、海米放下，急火快炒，待熟放盐少量，装盘即可。

特点：此菜色泽清新，清淡可口，好吃不腻。甘蓝菜的维生素 C 含量较高，孕妇可调剂食用。

♨ 柿子椒炒金针菇

原料：柿子椒 250 克，金针菇 200 克。

调料：植物油、盐、葱花、姜末各适量。

做法：

（1）将柿子椒择洗干净，切成丝；金针菇择洗干净，切成段。

（2）炒锅上火，放油烧热，放葱花、姜末，再放入柿子椒丝、金针菇下油锅，急火快炒加盐，炒熟盛出即可。

特点：此菜操作简单，是家常菜。柿子椒维生素 C 含量较高，每 100 克含维生素 C90 毫克，若放少量青辣椒维生素 C 含量更多，每 100 克尖辣椒含维生素 C185 毫克，在蔬菜中是较高的。

♨ 酸甜山楂晶

原料：鲜山楂 250 克。

调料：白糖、琼脂（又称凉粉、洋粉）各适量。

做法：

（1）将山楂洗净取核，倒入开水中焯一下，捞在大碗中备用。

（2）另取一碗，在内壁抹上香油备用。

（3）烧锅，倒入焯山楂的浓缩汁，加入白糖、琼脂，用中火烧至白糖、琼脂化开，再倒入山楂煨片刻，至汤汁浓稠时倾入已抹好香油的碗内，待凉透凝成一体时，扣入盘中食用。

特点：此品甜酸可口，有开胃助消化之功能。含丰富碳水化合物、维生素C、有机酸和纤维素，可补充孕妇的需求。

♨ 香菇扒油菜心

原料：鲜嫩油菜心 400 克，香菇 20 克。

调料：植物油、盐、姜末、水淀粉、鸡汤各适量。

做法：

（1）油菜心择洗干净，香菇用温水泡开洗净。

（2）炒锅上火，放油烧热，放姜末，下油菜心、香菇，急火快炒，加入鸡汤，待油菜心、香菇烧熟，放盐，把油菜心捞出放盘中，香菇放油菜上，锅内汤再烧开，勾芡淋在盘中的油菜心、香菇上即可。

特点：此菜鲜嫩不腻。油菜心含维生素 C 比较丰富，价廉物美，孕妇可经常食用。

♨ 虎皮尖椒

原料：尖辣椒 150 克。

调料：香醋、白糖、酱油、熟花生油、绍酒各适量。

做法：

（1）将尖辣椒洗净，去蒂及子，用刀切成两段。

（2）香醋、白糖、酱油、绍酒，同放碗内勾兑成糖醋汁。

（3）铁锅上火烧热，投入辣椒，用小火烧至表皮出现黄斑点时，放入熟花生油再煸一下，烹入糖醋汁，拌和均匀，装盘即成。

特点：辣椒色呈斑点状如虎皮，味酸中带甜，香脆爽口，富含丰富的维生素 C。

美食轻松止孕吐

♨ 素味鸡蛋卷

原料：豆芽、芹菜、鸡蛋各适量。

调料：盐、植物油各适量。

做法：

（1）锅内倒少许油，油热后，倒入打散的鸡蛋，小火摊成蛋饼皮备用。

（2）芹菜洗净切段，豆芽洗净，放入油热后的锅内快速翻炒，加少许盐调味，即为馅料。

（3）蛋饼皮中加入馅料，卷成卷，切成段摆入盘中即可。

♨ 陈皮卤牛肉

原料：生牛肉、陈皮各适量。

调料：葱段、姜片、白糖、酱油、盐各适量。

做法：

（1）牛肉泡出血水，放入开水中焯烫片刻后捞起洗净，陈皮用水泡软备用。

（2）高压锅内放入牛肉，加入葱段、姜片、白糖、酱油、盐，倒入冷水（没过牛肉即可），加陈皮，压30分钟。

（3）盛出凉凉，切片即可。

♨ 金枪鱼奶酪沙拉

原料：金枪鱼罐头一盒，生菜、圣女红果各适量。

调料：奶酪、沙拉酱、黑胡椒碎各适量。

做法：

（1）奶酪、生菜、圣女红果切块放入碗中备用。

（2）加入金枪鱼、沙拉酱拌匀，撒上黑胡椒碎即可。

♨ 姜丝脆瓜

原料：西葫芦、黄瓜各适量。

调料：姜丝、白糖、橄榄油、盐各适量。

做法：

（1）西葫芦、黄瓜洗净，切滚刀块，放入适量白糖、盐调味，腌渍10分钟，去水备用。

（2）锅内放入少许橄榄油，加入姜丝炒香，然后放入西葫芦和黄瓜块翻炒片刻即可。

♨ 拌肚丝白菜

原料：猪肚200克，白菜150克，香菜5克。

调料：芝麻酱、酱油、醋、葱、姜、盐各适量。

做法：

（1）将猪肚用盐、醋洗净，再用盐、醋加水煮开（不要煮得太老），将附在肚上的皮去掉，再用水煮熟，捞出切成4厘米长的细丝。

（2）将白菜洗净，再用开水冲洗

一下，切成丝放在盘中。

(3) 把切好的肚丝，放在白菜丝上，加芝麻酱、醋、香油、酱油、香菜末，食时拌匀即成。

特点：此菜是凉菜，清淡不腻，爽口美味。当孕妇孕早期出现恶心、呕吐等症状时可常食，能养胃和胃，预防呕吐。

♨ 酸辣青鱼

原料：青鱼肉 250 克，蛋清 1 个，冬笋30 克。

调料：辣椒、西红柿酱、淀粉、姜、白糖、醋、盐、香油各适量。

做法：

(1) 将冬笋去皮洗净，切成丝，辣椒洗净切成丝，姜洗净切成丝。

(2) 青鱼肉切成薄片，用盐水、蛋清、淀粉浆好。锅内放水，放在旺火上煮开，把切好的鱼片放入开水锅中煮透，捞出放入盘中。

(3) 炒锅上火，放入香油，再放辣椒丝、姜丝、冬笋丝，加入醋、白糖、盐少量、西红柿酱等调料，炒匀煎汁，浇在鱼片上即成。

特点：此菜以青鱼片配以西红柿酱等调料，其味酸、甜、辣、咸、香，五味俱全，好吃不腻，鲜美开胃。青鱼含有丰富的蛋白质、脂肪、无机盐及维生素等多种营养素，中医认为能养胃补气，调理孕妇呕吐。

♨ 葡萄青梅糕

原料：熟面粉 350 克，鸡蛋 1 个，豆沙馅 400 克，青梅 15 克，葡萄干 10 克。

调料：白糖、香油各适量。

做法：

(1) 把鸡蛋磕开，蛋黄、蛋清分开放在两个盆内，把白糖少量倒入蛋黄盆内搅匀，把蛋清打成泡沫，也倒入蛋黄盆内搅匀，再加入熟面粉搅成蛋糊。

(2) 将木框放在屉内，成#状，铺上屉布，倒入蛋糊的 1/2 在#内，蒸上 15 分钟取出；在蛋糕坯上铺匀用香油调好的豆沙馅，再倒上剩余的 1/2 蛋糊铺平，表面上用青梅、葡萄干少量码放成各种花形，再蒸 20 分钟即成，凉凉后切成长条块即可食用。

特点：此糕由各种果料配制而成，色泽鲜艳，味香可口，松软甜酸，含有多种营养素。中医认为能养胃生津，促进食欲，对孕妇在孕早期的呕吐有防治和调理作用。同时补充主食摄入量。

♨ 出水芙蓉

原料：黄瓜300克，西红柿300克。

调料：白糖、水淀粉、桂花各适量。

做法：

（1）取黄瓜一条，洗净消毒，切下蒂部，再纵向剖开，切成扁形（约20片），余下的黄瓜去皮，切成长条在盘内沿码成花边。

（2）西红柿洗净消毒，挖去蒂部，一个切成8瓣码在盘中，围成一圈；另一个西红柿从顶部交叉切3刀，不要切断，分成6瓣，呈荷花形，放在盘中间；将切的黄瓜蒂切面朝上，镶在荷衣的中间，做成花中的小莲蓬。

（3）将白糖少量放入锅内加水，放在水上化开，加桂花少许，待煮开后，用水淀粉勾成薄芡，凉凉后将黄汁浇在小莲蓬周围做花心，即能食用。

特点：此菜是凉菜，形态美观，色泽鲜艳，酸甜爽口，清淡不腻，含有多种维生素。孕妇出现早孕反应时食用较好。

♨ 糖醋鱿鱼卷

原料：水发鱿鱼400克。

调料：葱白、蒜、水淀粉、酱油、醋、白糖、植物油各适量。

做法：

（1）将水发鱿鱼（或鲜鱿鱼）洗净，在无筋膜的一面，斜刀剞上鱼鳞花刀，再改切成6厘米长、4厘米宽的长方块，在开水中烫卷沥水。

（2）把葱白和蒜切成末，酱油、水淀粉加水少许兑成汁。

（3）炒锅上火，倒入油，烧至七成热将鱿鱼推入，稍炒即盛出。

（4）锅底油上火，加入葱、蒜末煸锅，放少量白糖，加醋，并将兑好的汁加入煮开，加入熟油。把鱿鱼卷倒入，颠翻均匀即可盛盘。

特点：此菜味道酸甜，嫩滑可口。酸味能增加胃液分泌，且助消化，增加食欲，孕早期孕妇经常调剂食用可补充各种营养素的摄入。

♨ 酸甜猪肝

原料：猪肝250克，菠萝150克，水发木耳20克。

调料：香油、白糖、醋、酱油、水淀粉、植物油、葱花、姜末、盐各适量。

做法：

（1）将猪肝洗净切片；菠萝去皮，去中间硬心，切片；木耳洗净撕小片。

（2）将猪肝用酱油、少量盐、水淀粉拌匀上浆。

（3）炒锅上火，放油烧到五六成热，下猪肝滑炒，即捞出沥油。

（4）锅底油放葱花、姜末煸出香味，放木耳、菠萝片煸炒，再放入醋、白糖少量，烧开后用淀粉勾芡，放猪肝片翻炒均匀，淋入香油即可。

特点：此菜甜酸，味香鲜嫩，是孕早期孕妇喜食的口味。猪肝含铁量较高，菠萝含维生素 C 较丰富，孕妇可经常调剂食用。

美食帮你防辐射

♨ 紫菜饭团

原料：米饭、紫菜、鲑鱼肉各适量。

调料：植物油、盐各适量。

做法：

（1）鲑鱼切碎，入锅炸至香酥，捞起沥油放凉，米饭与鲑鱼肉、盐拌匀。

（2）取一片紫菜，放到帘子上，再放上调好的米饭，把紫菜卷起，卷紧。

（3）放入烤箱烤约 5 分钟即可食用。

♨ 绿茶豆腐

原料：绿茶、北豆腐、香菇各适量。

调料：生抽、糖、水淀粉、盐、植物油、香油各适量。

做法：

（1）绿茶泡出茶叶汁，香菇切片，备用。

（2）豆腐切成条，在平底锅中用适量油煎至两面金黄。

（3）将煎好的豆腐取出，再加入一茶匙的油，炒香香菇片，随后放入生抽，并将煎好的豆腐下锅，放入少许的糖、盐和茶水，烧煮至入味。

（4）淋入水淀粉勾芡，再滴入少许香油即可。

♨ 蜂蜜杏仁香蕉饼

原料：面粉、香蕉、大杏仁各适量。

调料：食用油、蜂蜜各适量。

做法：

（1）香蕉打碎成香蕉泥，然后和面粉一起揉成团，大杏仁切碎，备用。

（2）面团分成等份，摁成小饼，轻轻压在杏仁碎上，蘸点儿杏仁粒。

（3）平底锅预热，加少许油，小火，将小饼放到平底锅上煎至小饼两面焦黄。

（4）蘸少许蜂蜜涂在小饼的表面，再给它翻个身，将有蜂蜜的那一面烙得略有变色，香喷喷的蜂蜜杏仁香蕉饼就做好了。

♨ 橙味胡萝卜片

原料：胡萝卜、橙汁各适量。

调料：橄榄油、蜂蜜各适量。

做法：

（1）胡萝卜切片（可以用工具刀切成小花形状）。

（2）胡萝卜片放入煮锅，加几滴橄榄油，少许水，煮软后关火。

（3）用橙汁和蜂蜜泡渍，盖好，放入冰箱冷藏至入味即可。

♨ 柠香双色沙拉

原料：卷心菜、紫甘蓝各适量。

调料：盐、白糖、鱼露、柠檬汁各适量。

做法：

（1）将卷心菜和紫甘蓝洗净，切成细丝，然后放到冷水中浸泡10分钟，捞出沥干备用。

（2）将食盐、白糖和鱼露加到柠檬汁中调匀，再将其倒入沥干的双色菜丝中搅拌均匀即可。

♨ 西红柿海鲜煲

原料：西红柿、海参、虾仁、芦笋、胡萝卜各适量。

调料：盐、葱花各适量。

做法：

（1）西红柿从上面切开，挖出内瓤备用。

（2）海参、虾仁、芦笋、胡萝卜切段备用。

（3）锅内放少许油，放葱花炒香，放入海参、虾仁、芦笋、胡萝卜段，加少许盐调味，炒熟。

（4）将炒好的海鲜蔬菜段盛入西红柿，放入烤箱180℃烤3分钟，待西红柿汁与海鲜充分融合即可。

孕早期美味汤羹

♨ 草莓绿豆粥

原料：糯米250克，绿豆100克，草莓250克。

调料：白糖。

做法：

（1）绿豆淘洗干净，用清水浸泡2小时；草莓择干净。

（2）糯米淘洗后，将泡好的绿豆一起放入锅内，加水适量，放在火上用旺火煮开，然后用小火慢煮，待煮至绿豆酥烂，糯米粒开花成粥状时，把择洗好的草莓加入粥锅内。稍煮拌匀，再加入白糖少量即可食用。

特点：此粥色泽鲜艳，草莓点点红色，绿豆淡淡绿色，甜酸适口，富含多种营养素。中医认为酸甜化阴养胃，适合于孕早期反应的孕妇食用，特别在夏、春、秋季食用，还具有清热解毒、消暑利水等功效。孕早期孕妇食欲较差，所以此粥能补充孕早期孕妇的主食。

♨ 金针子鸭汤

原料：子鸭250克，干金针菇50克。

调料：盐、味精各适量。

做法：

（1）将子鸭洗净，切成块。

（2）干金针菇去根，洗净。

（3）将鸭块和金针菇加入高压锅，加水，加盐，旺火烧至高压排气，转文火15分钟，待锅内余气排净，开盖，加味精，即可食用。

特点：此菜汤味道鲜美，子鸭富含优质蛋白质、铁、钙、磷及维生素B_1、维生素B_2等，具有滋阴养胃、补肝肾之效。

♨ 莲子百合煨瘦肉

原料：莲子50克，百合50克，瘦猪肉250克。

调料：葱、姜、盐各适量。

做法：

（1）将莲子用温水泡开，去心洗

净；百合用温水泡开，择洗干净。

（2）瘦猪肉洗净，切成长条。

（3）锅内放水煮开，将莲子、百合、瘦猪肉放入，用旺火煮开，再用文火煨1小时，待熟烂后加盐即成。

特点：此汤清淡，味美可口，色泽纯白。莲子、百合都是营养滋补品，含有多种营养素，孕妇食用较合适。

♨ 银耳鸡片汤

原料：生鸡脯肉150克，水发银耳50克，鸡蛋2个。

调料：盐、鸡汤、淀粉各适量。

做法：

（1）将水发银耳择洗干净，去蒂，掰成小块。

（2）将鸡脯肉洗净，剔去筋，切成柳叶形薄片，放入凉水中泡一下，捞出沥干，用蛋清拌匀。

（3）锅中放水烧开，把切好的鸡片逐片放下锅，在开水中略烫一下即捞出。

（4）将鸡汤煮开，加入盐、银耳、鸡片，烧开后即捞在汤碗中，鸡汤用水淀粉勾薄芡，倒入放鸡片、银耳的汤碗中即成。

特点：此汤嫩脆清香，清爽下腻，营养丰富。银耳有药用价值，是滋补性食品，做菜肴食用对孕妇较为适宜。

♨ 西红柿猪肝汤

原料：猪肝250克，虾米15克，蘑菇25克，鸡蛋1个，西红柿100克。

调料：葱、姜、胡椒粉、盐、香油各适量。

做法：

（1）将猪肝切去筋膜，洗净后切成丁，用刀背敲成细腻的肝浆，加入葱姜汁、鸡蛋液、盐、胡椒粉，在碗中搅拌打匀，放入蒸锅中，旺火蒸15分钟至结成肝膏，取出切丁。

（2）锅内放水，加入虾米煮开，5分钟后，倒入蘑菇、西红柿和肝膏丁再煮开，放盐少许，淋上香油即成。

特点：此汤肝膏细嫩，味道鲜美，香醇可口，能增进食欲。

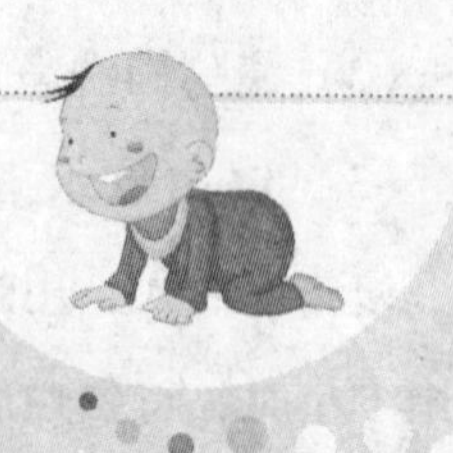

第四章 孕中期营养饮食全攻略

孕中期母体有哪些变化

孕中期时多数孕妇的早孕反应如恶心、呕吐、倦怠、食欲不佳、挑食、偏食等症状基本消失，身体情况明显好转。孕中期胎盘已经形成，妊娠比较稳固，自然流产机会减少。同时此期胎儿生长发育较快，平均每月身长可以增加5～10厘米，体重可以增加200～400克左右，羊水也增多，因此子宫增大明显，腹部开始逐渐膨出，并且别人也可看出。因此，此时期应当加强对胎儿生长发育的监测，并进行营养咨询以利于胎儿更好地生长。由于此时期胎儿已可泌尿，尿自膀胱排入羊膜中成为羊水的一部分，所以羊水增多，胎儿可在羊水中游弋，因此，此时胎位并不固定。此期胎儿头颅、五官、四肢、内脏已基本发育完成，胎盘形成、羊水较多，妊娠稳固，具备了做产前诊断的良好条件。此期胎儿的感觉神经也开始发育，例如耳轮耳道等结构，在妊娠早期已经形成，但管听觉的内耳毛细胞却是在妊娠

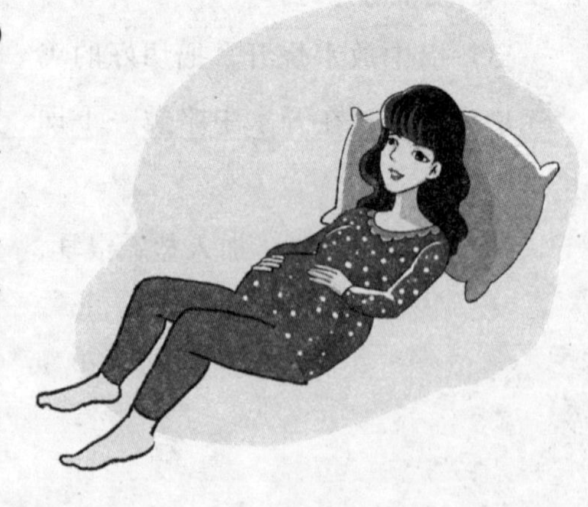

中期发育的，因此妊娠中期胎儿虽不至于致畸，但是积极保护器官功能极为重要。如果孕妇患有外生殖器感染，如各种病原体引起的阴道炎、外阴炎等，由于此期妊娠比较稳固，可以为产前做好产道清洁以免胎儿穿过产道时受感染，所以是治疗产道感染的较好时机。以上特点都应是孕中期的保健要点。

孕中期胎儿的生长发育情况

20 周末时的胎儿，身长约 25 厘米，体重 500 克左右，全身有毳毛，如被娩出可有呼吸、吞咽及排尿等功能，西方发达国家如美国将此时出生的小儿称为围产儿，视为有生命，如死亡计入围产儿死亡数内。某些发展中国家包括中国，是以妊娠满 28 周后才算进入围产期，将 28 周后出生的婴儿定为围产儿，而自 20 周到 27 周末出生的小儿，定为有生机儿，如死亡不计入围产儿死亡数内，只定为流产。

孕中期即可通过测量宫高、必要时采用超声波监测胎儿生长发育情况。此期用普通听诊器于肚脐周围即可听到胎心，正常为每分钟 120 ~ 160 次。

除医务人员外，孕妇本人、家属均可通过粗略的宫高测量，自己了解胎儿的生长情况，还可以享受参与观察胎儿成长的快乐。测量时孕妇应排空膀胱，取平卧位，摸清宫底。医务人员多从耻骨联合上缘的中点测起，用皮尺向上随子宫弧度直到宫底最高点，测出的厘米数即为宫高。如果是孕妇或家人自测，可用手指以脐、剑突等为指标进行测量。

测量宫高用以监测胎儿的生长发育。如果宫底过高或过低或持续不长，就该去医院做超声波等检查，以排除胎儿畸形、胎死宫内、发育迟缓、巨大儿、双胎、羊水过多、过少等情况。一般每次产前检查时，只要宫底高度符合各孕周的标准，多表示胎儿在正常的生长发育中。

孕中期怎样科学安排饮食

孕中期也就是胎儿发育中期，胎儿的生长发育明显加快，骨骼开始骨化，脑细胞增加到 140 亿个左右并不再增加，大脑重量不断增加，胎儿体重增长加快，孕妇开始进行蛋白质、脂肪、

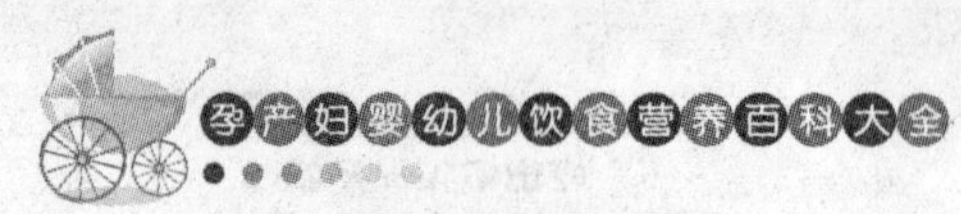

钙、铁等营养素的储备。

根据以上特点及孕妇的早孕反应消失，食欲趋于好转，胃口开始大增的情况，孕妇在营养上应注意以下几点：

1. 增加能量

能量的需要量每日一般比妊娠早期增加 837.36 千焦。多数孕妇到中期妊娠时应调换较轻的工作，家务劳动和其他活动有所减少，所以能量的增加应因人而异，并随孕妇体重的增长情况调整能量供给。体重的增加一般应控制在每周 0.3 ~ 0.5 千克。

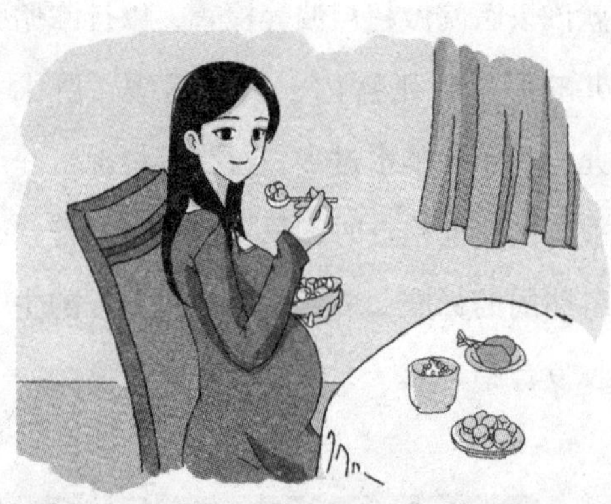

2. 摄入足量的蛋白质，特别是优质蛋白质

世界卫生组织建议每日增加优质蛋白质 9 克，相当于牛奶 300 毫升或鸡蛋 2 只或瘦肉 50 克。如以植物性食品为主，则每日应增加蛋白质 15 克，相当于干黄豆 40 克或豆腐 200 克或豆腐干 75 克或主食 200 克。我国一般要求孕妇每日要比妊娠早期多摄入 15 ~ 25 克蛋白质，动物性蛋白质应占全部蛋白质的一半，另一半为植物性蛋白质，包括大豆蛋白质。所以，除了面粉、米为主食外，肉类、鱼类、蛋类、奶类等副食品也很重要，因为这些食品是蛋白质的主要来源。

3. 保证适宜的脂肪供给

脂质是脑结构的重要原料，必需脂肪酸缺乏时，可推迟脑细胞的分裂增殖。脂肪的供给以占总能量的20% ~25% 为宜。植物油所含的必需脂肪酸比动物脂肪要丰富。

4. 多吃矿物质丰富的食物

5. 增加维生素的摄入量

孕中期孕妇需要哪些营养

为了保证胎儿生长发育及母体妊娠变化，如子宫增大、乳房发育、产后哺乳的需要，充足的营养是必不可少的。医生在每次产前检查时，会了解孕妇的进食情况，尤其会关注孕妇是否有贫血、营养不良或胎儿发育迟缓等情况。

一般孕妇除需热量外，还需有必要营养素补充，如微量元素以及维生素等。这些营养素最好从食物中获取，可适当增加些核桃、芝麻、干果、粗粮、红枣等加以补充。母体营养状况良好，胎儿发育不良，即应及早进行产前检查，以便发现是否胎儿有先天性疾病或营养缺乏。

人体的热量来源于膳食中的蛋白质、脂肪和碳水化合物，这三大来源最好有合适比例，如蛋白质应占12%～14%，脂肪20%～25%，碳水化合物60%～70%为宜。在正常情况下，妊娠40周中，孕妇体重比孕前会增长10～12.5千克。在妊娠的前10周体重增加约0.6千克，孕20周时共增加4千克，以后每周增加0.4～0.5千克，至孕足月共增长12.5千克，这些都需要饮食上的额外补充才能达到，所以孕期孕妇千万不能怕发胖而节食，否则胎儿母体都会出现营养不良、贫血等症。当然也不能摄入过量，以免小儿过胖，孕妇分娩发生困难。

到了孕晚期由于胎儿生长发育迅速，可适当增加食物品种的摄入，鸡、奶、蛋、鱼及猪、牛、羊肉一天至少能吃两种以上，蔬菜水果要换着样吃，最好红、黄、绿色都有。

孕中期应及时有效补充营养

怀孕4个月后，因大部分孕妇的妊娠反应基本停止，恶心、呕吐大体消失，食欲趋于好转，胃口开始大增，应抓紧时机进行进补，以及时、有效、合理地补充此时胎儿生长发育所需要的营养，进食含有丰富蛋白质、植物型脂肪、钙、维生素等的高质量食物。此时，胎儿的生长发育明显加快，骨骼开始骨化，脑细胞增加到140亿个左右并不再增加，大脑重量不断增加，胎儿体重增长加快，孕妇开始进行蛋白质、脂肪、钙、铁等营养素的储备。

孕妇偏食有何坏处

有些孕妇在孕前就有偏食的习惯，等到怀孕后就更加“变本加厉”了，她们往往只吃自己喜欢吃的食物，并认为只要多吃就是有营养了，其实偏食和不合理的营养都会影响胎儿的正常生长发育。

一些孕妇在孕前就为了保持体形而

很少摄入主食，她们认为主食是体形发胖的主要原因，其实主食为人们带来孕期需要的大部分能量和B族维生素、膳食纤维等，放弃主食将使母体严重缺乏能量而使胎儿停止发育。也有些孕妇为了保障宝宝的营养而拼命摄入大量的动物性食物，每天每餐都有超量的鸡鸭鱼肉，同时炒菜用很多油脂，这将大大超过身体的需要而存积为脂肪，结果孕妇体重猛长，宝宝却营养不良。

还有些孕妇日日与蔬菜水果为伴，不吃其他食物，结果热能和蛋白质摄入量均缺乏，胎儿生长缓慢。根据目前流行的说法，很多孕妇每天吃大量的硬果类食物，希望补充必需脂肪酸和优质蛋白质有助于胎儿大脑的发育，甚至说核桃的形状像大脑，多吃些能够补脑。其实孕期对必需脂肪酸的需要只比正常人略高，而普通的烹调用植物油就能满足这一需要，过多的硬果类食物同时含有极高的热能和脂肪量，将影响其他营养素的吸收。所以，孕妇要通过学习营养知识，端正自己的看法，尽量让饮食接近平衡膳食，才能确保母婴平安。

孕期补养要科学

女性受孕后，从一个逗号大小的受精卵，成长为体重3千克左右的足月儿，重量增加了几亿倍。这是人一生中生长速度最快的一个阶段，也是最需要营养的时期。

胎儿的生长发育完全依赖母体供给营养、胎儿营养不好就会出现宫内发育迟缓，出生后婴儿为低体重儿，这种新生儿对传染病易感，围产儿死亡率比正常儿高30倍。大脑发育最关键的时期是妊娠最后3个月至出生后6个月。若孕妇营养不良，胎儿脑及神经系统的发育会受到严重影响。微量元素和维生素缺乏会导致胎儿先天畸形。如果孕早期缺锌或叶酸可发生神经管畸形，如无脑儿、脊柱裂等。

糖、脂肪、蛋白质三大物质、矿物质、维生素都是重要的营养物质。蛋白质是构成人体的主要物质，若供应不足胎儿就不能正常发育。脂肪是人体细胞的主要成分，又是必需脂肪酸的主要来源。脂质是脑及神经系统的主要成分。在胎儿脑发育过程中，如无适量的脂肪酸，可推迟脑细胞的分裂增殖。铁是血红蛋白的组成部分，缺铁容易贫血。钙磷是形成骨骼和牙齿的主要成分，二者缺乏胎儿骨骼就发育不良，导致软骨病，母体还会出现抽筋、骨质疏松。维生素类更是人体不可缺少的一部分。如维生素A是视紫红质形成所需要的重要物质，严重缺乏会导致色盲。维生素A也是正常骨骼发育所必需的，缺乏时会导致成骨与破骨之间的不平衡。颅骨过度增厚会压迫颅神经，脊椎骨过度增厚，神经孔变小，从而压迫脊神经，发生神经系统异常。维生素D促进钙磷在胃肠道的吸收和骨骼中的沉积，如果缺乏就会影响胎儿骨骼和牙齿发育。

为了保证孕妇健康和胎儿的正常发育，每天必须合理进食、粗细搭配。肉、蛋、奶以及蔬菜每天不能少。只要饮食正常，注意平衡膳食，一般情况下，营养素是不会缺乏的。

孕早期孕妇常有恶心、呕吐等早孕反应，进食量少，短时间内可利用母体内储备的营养物质。重者可通过静脉输液加入营养物质进行纠正。在此阶段胚胎对微量元素（如铁、锌、铜、碘、镁等）的需求是非常迫切的。如每日能吃几个核桃、少量的瓜子，就能补充一定量的微量元素。这样不仅对胚胎发育起到了关键作用，甚至可能减少部分先天畸形的发生。

妊娠反应过后，一位重55千克的孕妇，每日应进食含糖的碳水化合物，如大米或白面150～200克，及含有蛋白质的瘦肉、蛋、奶等。在怀孕4个月后每日应进食蛋白质85克。7个月以后每日95克。还要进食含有脂肪的食油、猪油、肥肉等，脂肪每日60克。动物肝脏和动物血是铁的良好来源，猪肝每百克含铁22.6毫克。植物食品中绿叶蔬菜含铁量较高，铁的摄入量每日28毫克为宜。虾皮含钙磷最多，奶和豆制品含钙也较多，豆制品每百克含钙100～400毫克。食物中钙的来源以奶制品最好，不但含钙量丰富且吸收率高。孕妇每日补钙1000～1500毫克为宜。动物肝脏中含维生素A较多，其次为胡萝卜、西红柿、卷心菜。孕妇每天摄入维生素A1000微克为宜。海产鱼类含维生素D较多。鲜奶每升含维生素D400国际单位。孕妇每日补充维生素D400国际单位为宜。

上述营养物质要充足合理，但不宜

过量，如糖、脂肪、蛋白质三大物质过盛，易导致巨大儿，形成难产，儿童期易发展为肥胖儿，成年甚至儿童期易患糖尿病。维生素A、维生素D更不宜过量，过量会造成胎儿小头、小眼，或脊柱裂、脑膨出畸形。另外维生素D过量还会引起孕妇恶心、食欲下降、肾衰等中毒症状。在此提醒广大孕妇，只要平衡饮食，一般不需要额外的补充营养素，如果要补充维生素、微量元素，一定要在医生指导下进行，千万不要滥服滥用。

孕妇每日需要摄入的营养食物有哪些，多少为宜

为了保证胎儿的健康发育，孕妇是否摄入充足的营养尤为重要。而一切营养素都可来源于食物。下面介绍了适于孕妇的营养食物及各自的摄入量：

1. 蛋白质

妊娠期每天需要优质蛋白质（含人体必需氨基酸的蛋白质）85克左右（非妊娠期60克），方可满足孕妇的需要。优质蛋白质主要来源于动物性蛋白质如蛋、肉、奶类及植物蛋白质如豆类。但植物蛋白质在人体内的吸收利用率不如动物蛋白质高。

2. 脂肪

孕妇每日所需脂肪以60克为宜（非妊娠期约50克）。脂肪太多会招致肥胖。动物性脂肪来源于猪油、肥肉等；植物脂肪的来源为豆油、菜油、花生油及核桃、芝麻等。

3. 糖

粮食、土豆、白薯等均含糖，是产生热量的主要来源。母体及胎儿代谢增加，需要的热量也增加，平均每天主食（谷类）400～450克即可满足需要。

4. 矿物质

特别要提出的是钙、铁、钠等。孕妇需要钙量明显增加，食物中牛奶及鱼含钙高，且容易吸收，最好每日喝250～500毫升牛奶，或服钙制剂补充。孕妇对铁的需要量也增加，为预防贫血，应多食含铁丰富的猪肝、瘦肉、蛋黄、菠菜、胡萝卜等。钠与身体的新陈代谢，特别是水代谢关系密切，过多或过少都不相宜，自日常饮食中摄入即可。

5. 维生素类的食物

缺少维生素会引起代谢紊乱。维生素存在于多种食物如蛋、肉、黄油、牛

奶、豆类及各种蔬菜中。

6. 微量元素

如碘、镁、锌、铜等，对孕妇及胎儿的健康也是不可缺少的。海味中含碘多，动物性食品、谷类、豆类和蔬菜等含有镁、锌、铜等微量元素。

总的看来，为保证孕妇的营养，需要多种营养食物。但必须强调合理的营养及平衡的膳食，即每种营养素应保证需要，不要过多，也不能过少，营养素相互之间应有适宜比例，保持一定的平衡。

补充营养的小窍门

孕中期由于身体不适好转，情绪稳定，心情轻松，此时的孕妇食欲旺盛，胃口大增，而处于生长发育迅速期的胎儿也需要大量的营养供给。孕妇一定要摄入足够的富含蛋白质、植物型脂肪、维生素、钙的食物；要适当控制进食，避免体重增长过快而带来一定的负担；每餐不要进食过多，避免有饥饿感后再进食，要少食多餐，合理搭配；也不要一次喝入大量的水或饮料，并避免喝咖啡、浓茶等饮品。

早餐谷类食物不可少

谷类食物是各种米、面等食品的总称，历来是人们餐桌上必不可少的食物。但由于近些年来人民生活水平提高，生活节奏加快以及营养知识欠缺，很多家庭的早餐只喝一杯牛奶、吃一个鸡蛋，早餐中不再有谷类食物，这种食谱是不利于健康的。

谷类的主要成分是淀粉，营养成分是碳水化合物即糖类。糖类是最经济、产热最快的热能来源，它在体内分解快、耗氧少，最易消化吸收，为人体各种生理活动提供60%～70%的能量，大脑组织耗热的主要来源是糖。此外，碳水化合物能增加蛋白质在体内的合成；帮助脂肪在体内供热；糖在肝脏中转化为糖原，能增强肝细胞的再生，促进肝脏的代谢和解毒作用，有利于保护肝脏。如果食物中缺乏谷类，糖类供给缺乏，容易导致疲劳、头晕、体重减轻。同时仅进食牛奶、鸡蛋这种高脂肪高蛋白质食物，会加重孕妇肝、肾负担。

谷类是膳食中B族维生素的重要来

源，这些成分中的泛酸、尼克酸、硫胺素及少量的核黄素等，是胎儿神经系统发育所必需的。谷类食物也含有一定的植物固醇和卵磷脂，可促进胎儿神经发育。B族维生素对孕期反应如妊娠剧吐，具有很好的减轻作用，能够促进消化液的分泌，增进食欲。如果早餐无谷类食品，孕妇将要靠脂肪或蛋白质提供热能。脂肪虽能产热，但其代谢产物对人体是有害的。因此，为了增进健康和舒适的感觉，孕妇早餐应有一定量的谷类食品。

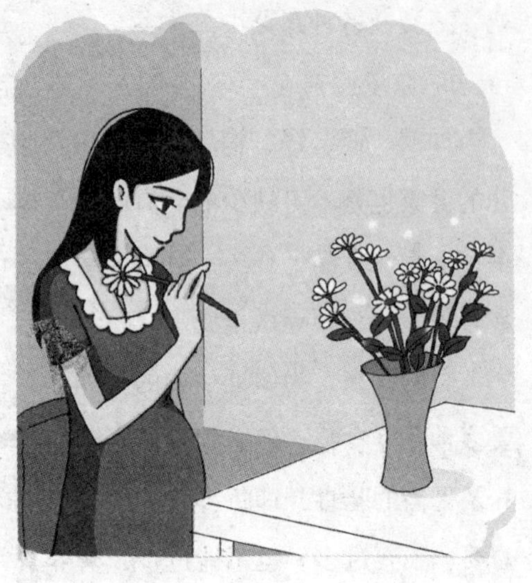

怎样防治孕期贫血

孕期贫血大多数是由于孕妇缺铁引起的，所以按妊娠期重量变化的特点通过饮食补铁是防治孕妇缺铁性贫血的重要途径。

在妊娠前半期对铁的需求增长不多。从孕20周开始，由于母体红细胞总量扩充加快和胎儿发育需求增多，每日需铁量增至5～10毫克。因此，妊娠13周待早期妊娠反应消失，饮食恢复正常后，就应多吃含铁丰富的食物，如猪肝，每100克含铁25毫克，吸收率也高，最好每周能吃2～3次，每次100～150克。另外，可经常吃些瘦肉肉松、黑木耳、海带、紫菜、莲子、豆制品、虾米等含铁丰富的食物。多吃些新鲜蔬菜，饭后吃些水果，能增加维生素C，提高食物中铁的吸收率。用铁锅炒菜，也是增加菜肴中铁含量的好方法。但不要在饭后喝茶，因为茶叶中的鞣酸可妨碍铁的吸收，更不要喝浓茶。

在饮食中补充铁的同时，应注意补充蛋白质。因为血红蛋白的生成不仅需要铁，也需要蛋白质，只有补充足量的蛋白质才能提高补铁的效果。已出现贫血的孕妇除调整饮食外，还应服铁剂治疗。一般以口服硫酸亚铁为主，剂量要遵照医嘱。严重者还应多次少量输血，将血红蛋白纠正到9克/100毫升以上。

妊娠中期补铁是关键

怀孕中、晚期，孕妇极易患缺铁性贫血病。

进入怀孕中期，孕妇血容量急剧增加，胎儿生长发育的需要使母体和胎儿都急需大量的铁质，如果孕妇铁摄入不足可导致缺铁，不仅母体红细胞增生不足出现贫血，而且使胎儿生长发育受阻。怀孕早期的早孕反应，使孕妇体内铁的摄入量下降，进而机体铁储备减少，再加上怀孕期间胃酸分泌减少，铁吸收率降低，使得缺铁性贫血发生的可能性大大增加。孕妇患贫血后，水肿、妊娠中毒症、心功能障碍等都可能随之发生，使胎儿发育不良、低体重，甚至早产或死亡。孕妇需要多吃含铁的食物，如奶类、蛋类、瘦肉、豆制品、动物肝脏、动物血、海藻、西红柿、绿色蔬菜、新鲜水果等。如果血红蛋白低于10克，应遵医嘱补充各种铁剂药物及维生素，直到血红蛋白恢复正常为止。

多吃粗粮补充铁质

粗粮系指大米、白面以外的其他杂粮，如玉米、小米、豆类等。这些食物的特点是膳食纤维非常丰富，能够改善胃肠功能，防治便秘。另外，各种粗粮互相搭配，可以提高某些营养成分的吸收，如豆类及小米面混合在一起同时食用，其营养价值可与牛肉媲美，而且能预防由于吃精米精面造成的营养素缺乏而引起的各种疾病。某些具有特殊颜色的杂粮，如红小豆、紫米等，还含有丰富的铁质，有利于铁的补充。所以孕妇更应适当食用一些粗粮。但是，由于粗粮中含有的粗纤维难以吸收，故人们多采用粗粮细做，以增加粗纤维的消化，提高吸收率及增加口感。如玉米面、小米面经发酵后，钙及铁的吸收率均大大增加。

适当进食一些薯类食物

薯类食物是根块类植物性食物，包括红薯、马铃薯、木薯等，主要是淀粉类含糖物质，另外还含有一定量的蛋白质及无机盐等。薯类食物随存放时间长，其葡萄糖含量增多，吃起来口感和口味俱佳，是供能的良好食物来源，也是餐桌上良好的调剂食品。薯类还含有丰富的无机盐和矿物质，钙、钾极其丰富，有利胎儿发育。因此，孕妇要适当进食一些薯类食物。

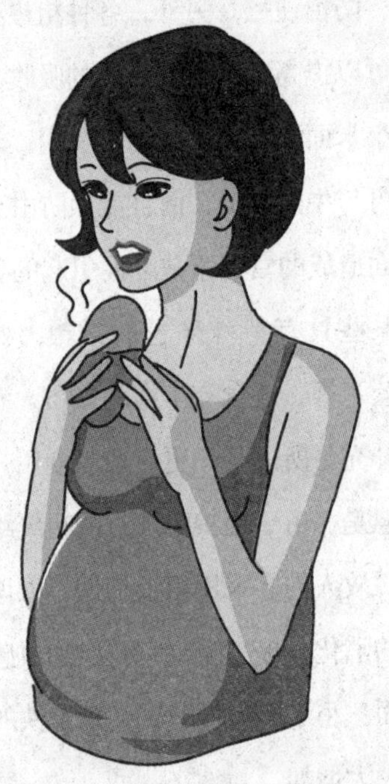

马铃薯是较常见的一种薯类。马铃薯的保存很重要，储存不当会使表皮发绿或出芽，多是由于日晒或高温不通风而引起。发绿或发芽的马铃薯会产生一种叫龙葵素的有毒物质，它是一种神经毒素，可造成胎儿畸形，中毒症状在常人表现为口唇烧灼感及面肌麻痹，胃肠功能紊乱。孕期应忌食发芽及变绿的马铃薯。

脂肪也是孕妇的必需营养之一

脂肪是脑结构的重要原料。必需脂肪酸缺乏时，可推迟脑细胞的分裂增殖。孕期一定要保证适宜的脂肪供给，脂肪的供给以占总能量的20%～25%为宜。植物油所含的必需脂肪酸比动物脂肪要丰富。孕妇的膳食宜荤素兼备，但食用的荤菜不宜太过油腻，太油腻的食物不但不能起到补充营养的作用，反而会引起消化不良，还可能会影响其他营养物质的吸收。据报道，在孕期吃高脂肪食物过多的女性，可增加新生儿患生殖系统癌症的机会。

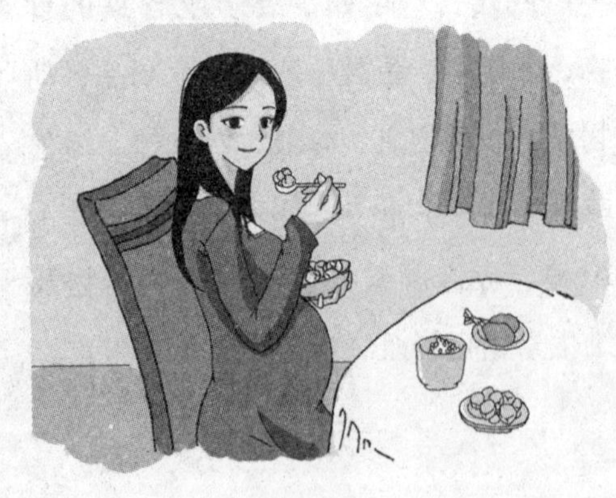

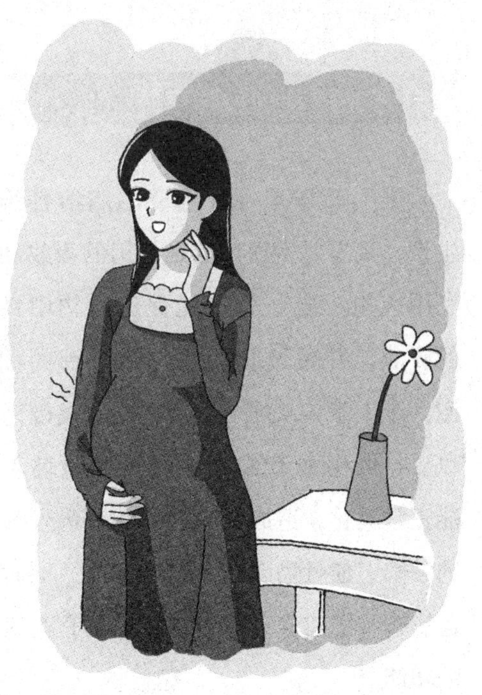

适当补充热量

孕中期的胎儿生长较快，孕妇自身也要消耗大量的热量，母体和胎儿的代谢均增加，需要更多的能量供给。需要注意的是给予充足能量的同时，孕妇不能忽略与能量和代谢相关的B族维生素的补充，并开始为分娩和哺乳储备必要的能量。注意植物油和动物油的合适比例，不要忽视含有丰富必需脂肪酸的植物性脂肪的摄入。能量的增加应因人而异，并随孕妇体重的增长情况调整能量供给，体重的增加一般应控制在每周0.3～0.5千克。

过量服用维生素的不良影响

孕妇妊娠反应时适量服用维生素B_6来镇静、止吐是必要的，但不宜服用过多。孕妇服用维生素B_6过多，其不良影响主要表现在胎儿身上。孕妇长期服用维生素B_6会致使胎儿产生依赖性，当宝宝出生后，维生素B_6来源不像在母体内那样充分，结果出现一系列异常表现，如容易兴奋、哭闹不安、容易受惊、眼球震颤、反复惊厥，还会出现1～6个月体重不增，如诊断不及时，将会留下智力低下的后遗症。如果孕妇过多地长期服用维生素C，其婴儿可能发生维生素C缺乏性坏血症，并可降低口服抗凝剂的效应。孕妇在怀孕期间过多服用维生素K，可使新生儿发生生理性黄疸，还可降低口服抗凝血药的作用。所以，任何物质的补充要适度，千万不能过量，而引发不必要的损失。

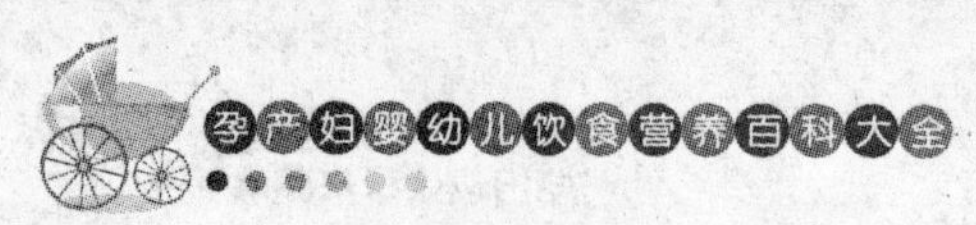

维生素D的食物来源

维生素D是一种重要的脂溶性维生素，其重要生理功能是与钙的吸收和利用有关。维生素D能促进食物中钙的吸收，并通过胎盘参与胎儿钙的代谢。维生素D对胎儿骨骼的形成极为重要，维生素D缺乏，胎儿的骨骼不能正常钙化，造成低钙血症和牙齿发育的缺陷，使骨骼变软，容易弯曲，同时也影响神经肌肉、造血和免疫器官组织的功能。

维生素D的食物来源有三个方面：正常的食物；维生素D强化食物；浓缩的天然食物。我国建议孕妇每日应摄取10微克的维生素D，为了达到这个供给量标准，孕妇应注意多从食物中摄取维生素D，增加日光照射时间，以防止维生素D缺乏症的出现。

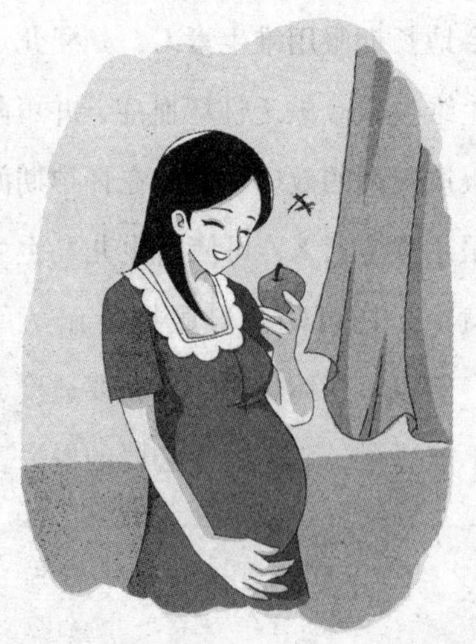

一般的食物中维生素D含量不丰富。含量较多的食物有海产鱼类、蛋类和黄油。维生素D强化食品多为奶类食品和婴儿食品。近年来我国多数大城市采用鲜奶强化维生素D的摄入。

孕妇在选择鱼肝油和维生素D强化食物时一定要遵照医生的嘱咐，不可过量，以免引起中毒。

进食新鲜的水果和蔬菜

孕妇应进食足量的新鲜水果和蔬菜，以补充胡萝卜素、维生素C和B族维生素，每天最好摄入500克蔬菜。另外，此阶段由于子宫逐渐增大压迫肠道，容易引起便秘，所以应该有针对性地摄入一些富含膳食纤维的食物，以增加肠蠕动，促进排便，还可吃些汤汁以补充水分。

油炸食物的不利影响

孕妇偶尔食用油炸食品，不会有大

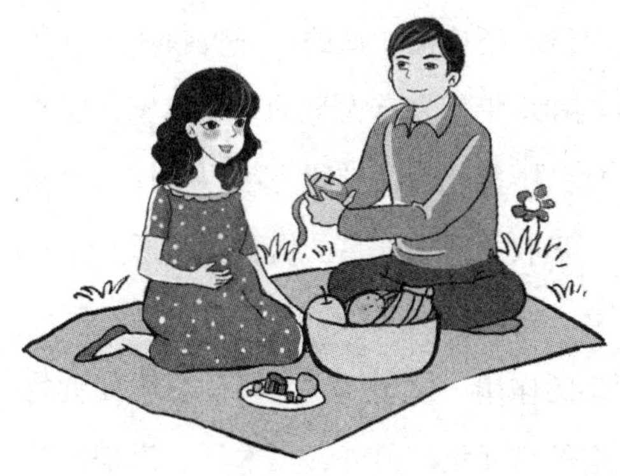

的影响，但如果长期食用则不利于自身和胎儿。吃油炸食品后有饱腹感，会影响食欲，导致下一顿正餐饮食量减少。孕妇减少进食，就会影响身体的营养补充，不利于母子健康。到了怀孕4～7个月时，子宫增大，肠道受压，肠蠕动差，食用油炸食物很容易发生便秘，严重者可引起便后出血。

制作油炸食品的油经过反复加热、煮沸，会含有致癌的有毒物质，经常食用油炸过的食品会将有毒物质带入体内，有害身体健康，更会伤及正在发育中的胎儿。有些油炸食品，如油条、油饼，含明矾，明矾含铝，人体过多摄入铝，会引起脱发、记忆力减退等症状。而孕妇摄入铝多，不仅影响自己的脑健康，还会影响胎儿的脑发育。妊娠晚期，孕妇更要控制对脂肪和糖类食物的摄入量，以防胎儿过胖，增加分娩时的困难。孕妇摄入过多脂肪，还会使胎儿大脑沟回减少，导致大脑皮质的面积缩小，可能直接影响胎儿的信息储存量，造成胎儿智力发育迟缓。所以，孕妇一定要注意少食或不食油炸的食物。

怎样预防孕期贫血

孕期贫血是孕妇特别容易发生的营养缺乏病之一。在城市，约有20%的孕妇患有不同程度的贫血，而在农村发病率更高，可达40%以上。孕期贫血不但影响母体健康，而且影响胎儿的生长发育以及出生后的神经行为以及智力水平。

妊娠期贫血的原因，首先是由于孕妇血容量增加了约40%，而血容量增加的幅度较红细胞增加的幅度大，致使血液相对稀释，血液中血红蛋白的浓度下降，故出现生理性贫血。此外，铁和叶酸是形成红细胞的重要物质，在怀孕期间需要量增加，如果从膳食中得不到补充，则可导致贫血的发生。

贫血可使孕妇发生妊高症，增加妊娠期的危险性。更重要的是，贫血可使胎儿在子宫内发育迟缓，出生体重降

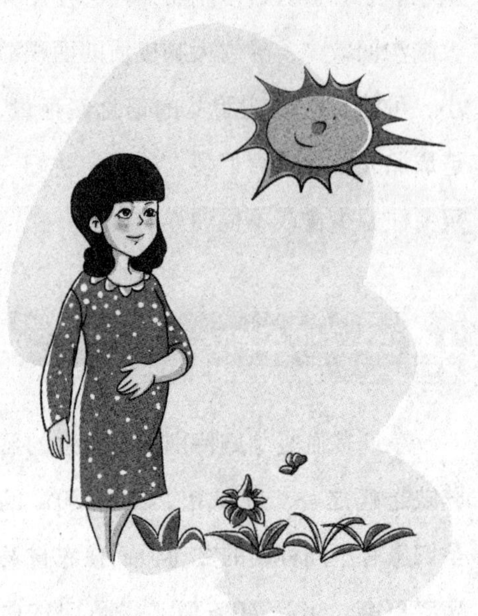

低，还可导致出生后智力水平下降。许多研究已证明，患贫血的母亲所生的宝宝，智力及精神行为与一般宝宝相比，智力水平有所降低，行为异常出现率较高。

因此，预防孕期贫血是非常重要的。我国推荐孕妇每日铁的供给量为28毫克。为了达到这个标准，孕妇应多吃含铁及叶酸丰富的食品。膳食中铁的良好来源为动物肝脏、动物血、畜禽肉类、鱼类、豆类、新鲜蔬菜等，尤其是红色瘦肉，绿色蔬菜还是补充叶酸的良好食物来源。除了保证铁的摄入量充足外，还应注意铁的良好吸收。新鲜蔬菜和水果都含有大量的维生素C，能将食品中氧化型铁转化为还原型铁，更易于吸收。摄入充足的优质蛋白质，不但有一定的造血效果，而且有提高铁吸收率的作用。使用铁锅烹调，可增加食物中的铁元素。另外，黑木耳、海带、苋菜、菠菜等含铁较丰富，在孕期可适当吃些作为铁的补充。

进食动物肝脏要适量

动物肝脏含有丰富的消化酶以及钙、铁、锌、镁等无机盐。一些重要的维生素，如维生素D、维生素A、维生素B_1、维生素B_2、维生素B_{12}等在肝脏中也含量丰富。因此孕妇平时注意摄取些动物肝脏，有利于预防因蛋白质、钙、铁、锌、维生素B_2、维生素A、维生素D缺乏而引起的多种营养缺乏性疾病。然而，食用肝脏也不宜过多，孕妇在妊娠期每周食用2～3次即可，各种动物肝脏可交替食用。肝脏是动物的解毒器官，有些有害物质是在肝脏内降解消除的，有些未降解完全的毒物仍存留于其间。另外维生素A、维生素D等在某些动物肝脏内因其含量极高，如羊肝、狗肝，过量摄入会致中毒。因此，为了能保证肝脏的益处而又安全食用，在进食动物肝脏时要适量，并采用正确的清洗加工方法。肝脏在食用前应切成小块，在清水中浸泡，以便把有毒物质从肝脏中排出。

多吃含钙丰富的食物

钙和磷是构成人体骨骼和牙齿的主要成分。孕妇摄入的钙，除供给自身的需要外，还必须为胎儿的生长发育提供充足的钙质。

胎儿骨骼和牙齿在出生前即开始钙化，至出生时，全部牙齿均在牙床内形成。第一恒齿也已钙化，尤其在妊娠后期钙化速度增快，此时钙的需要量增加。若钙供给不足，要保证胎儿需要，母亲首先会动用自己骨骼中的钙供给胎儿，而导致母亲骨质软化、变形，常出现小腿抽搐，腰痛，也易造成难产，胎儿也可发生先天性佝偻病和牙齿发育不良。另外，母体储存的钙不仅供胎儿生长发育使用，还要为泌乳做准备。

为了补充足够的钙质，孕妇每天都要吃些富含钙的食物。钙的来源以奶及奶制品最好，奶类不但含钙丰富，且吸收率高，是补钙的良好来源。蛋黄和鱼贝类含钙量很高，蛋黄一般每 100 克含钙 100 毫克以上，泥鳅每百克含钙 299 毫克，蚌、螺含钙量每百克达 2458 毫克，虾皮含钙也极高，每百克达 991 毫克；植物性食物以干豆类含钙量最高，尤其是大豆制品，最高可达每百克含钙 1019 毫克，一般含量也达每百克 100～400 毫克。而且大豆蛋白不会引起尿钙排出增加，大豆类黄酮还有防治骨质疏松的作用。西蓝花、甘蓝等绿色蔬菜，含钙丰富且草酸含量少，也是钙的良好来源。另外，补钙的同时一定注意供给维生素 D 及多晒太阳，以利钙的吸收。

如果孕妇缺钙严重，因经济条件或其他因素所限，不能摄入较多的动物性食品，也可在医生的指点下适当补充钙剂。

仅喝牛奶、骨头汤不能满足钙的需求

补钙先从饮食补。一些人倾向于喝骨头汤补钙。广州几位专家做了多次实验：从一锅熬了 7 小时的骨头汤中盛出

250毫升，经过化验其中含钙31毫克。由此计算，要满足孕妇对钙的需求，每天除饮食外还需补充1000毫克钙，单靠骨头汤补钙，每天要喝15千克骨头汤。如果靠喝牛奶补钙，250克牛奶含钙120毫克，尽管牛奶好吸收，但要满足孕妇每日钙的需要量，至少也要喝4~5千克牛奶。

孕妇仅仅靠喝骨头汤或牛奶来补钙显然是不行的。因此，在想方设法安排含钙多饮食的情况下，孕妇一定要选择含钙量高、吸收好、服用方便及价格适中的含钙品补钙，以满足身体的需要。

多吃豆类和豆制品利于胎儿发育

豆类包括许多种，根据其营养成分及含量大致可分为两类：一类是大豆(黄豆)、黑豆及青豆，另一类包括豌豆、蚕豆、绿豆、豇豆、小豆、芸豆等。

大豆含有较丰富的蛋白质，大豆蛋白质是最好的植物性优质蛋白质，含有丰富的赖氨酸。大豆油脂中含不饱和脂肪酸高达85%，其中亚油酸高达50%以上，这些油脂是人体必需的脂肪酸，自身不能合成，必须从食物中摄取，另外还含有较多的卵磷脂、脑磷脂。除此以外，大豆中的钙含量也极高，维生素B_1、维生素B_2等的含量在植物性食物中也属较高。除大豆外，其他的豆类含脂肪不多，但却含有较多的淀粉、蛋白质。孕期女性多食用豆及豆制品，可以补充蛋白质、脂类、钙及B族维生素等，有助于胎儿的发育，尤其是胎儿脑及神经系统的发育。

在食用豆制品时，注意要吃加热煮熟的食品，以免豆类中固有的抗营养物质对人体造成不良影响。在食用普通豆制品的同时，某些发酵的豆制品，如豆腐乳，也可以食用。发酵的豆制品不但易于消化，有利于提高大豆中钙、铁、镁、锌等的生物利用率，促进吸收，而且能使不利物质降解。

常吃鸡肉有益于胎儿大脑发育

鸡肉脂肪含量低，主要为多不饱和脂肪酸，脂肪的熔点低，易于消化吸收。胎儿脑组织及神经系统的发育依赖于多不饱和脂肪酸及磷脂，因此经常食用鸡肉能促进胎儿脑组织和神经组织的发育。

孕期的食品选择，应尽量选择蛋白质含量高、脂肪含量低的品种，鸡肉恰好能满足这些需要。鸡肉肉质细腻，味道鲜美，鸡的肝脏含丰富的维生素A、维生素D等营养素。孕妇每周至少要进食2~3次鸡，还可适当选择一些像鸡一样的其他禽类。

鱼类——最佳的健脑食品

鱼类是重要的动物性食物，营养价值极高，味道鲜美，容易消化吸收，对胎儿脑及神经系统的发育非常有益。

鱼肉组织柔软细嫩，比畜禽肉更易消化。鱼类蛋白质含量丰富，利用率极高，85%~90%为人体需要的各种必需氨基酸，而且比例与合成人体蛋白质的模式也极相似。鱼类脂肪含量不高，但鱼类脂肪多不饱和脂肪酸的熔点低，消化吸收率达95%左右。海鱼中不饱和脂肪酸高达70%~80%，有益于胎儿大脑和神经系统的发育。鱼类含无机盐稍高于肉类，是钙的良好来源。海产鱼类的肝脏中含有丰富的维生素A、B族维生素和维生素D。

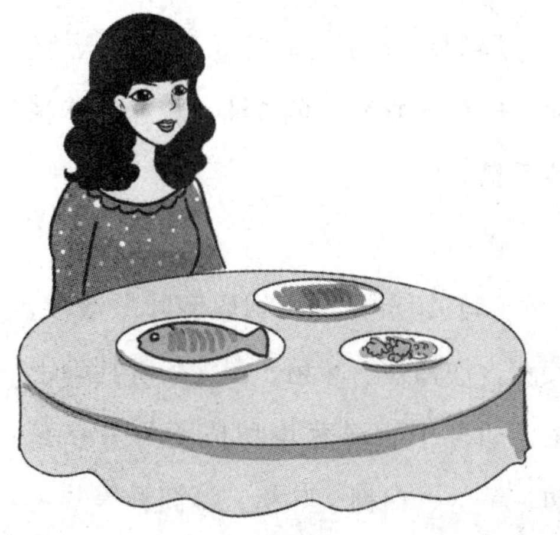

鱼类是健脑的最佳食品之一，孕妇每天都应吃100克左右，以促进胎儿的生长发育。

鸡蛋——孕妇的最佳食物之一

常见的蛋类有鸡蛋、鸭蛋、鹅蛋和鹌鹑蛋等，其中产量最大、食用最普遍的是鸡蛋。鸡蛋分蛋清和蛋黄两部分。蛋清中的营养素主要是蛋白质，其氨基酸组成与人体蛋白质的模式很相似，因此很容易转化为人体蛋白，生物学价值很高。鸡蛋蛋白质几乎能被人体完全吸收利用，是食物中最理想的优质蛋白质。所以，人们在进行蛋白质营养价值的评定时，总是以鸡蛋蛋白质作为参考。此外，蛋清也是维生素B_2较好的来源。蛋黄比蛋清含有较多的营养成分，钙、磷、铁等无机盐多集中于蛋黄中，蛋黄中还含有较多的维生素A、维生素D、维生素B_1和维生素B_2。蛋黄中含有丰富的磷脂，胆固醇也很丰富，每百克含1500毫克，蛋黄的铁含量也很丰富。

孕期每天食用足够的蛋类，对孕妇及胎儿的营养均具有重要的作用，并能满足胎儿的生长发育需要。

营养全面的孕中期美食

黄焖鸭肝

原料：鸭肝200克，冬笋（或玉兰片）10克，香菇10克。

调料：甜面酱、白糖、葱、姜、酱油、熟油、鸡汤各适量。

做法：

（1）用温水把香菇泡开去蒂，洗净切成两半；冬笋去皮，切成薄片；葱姜洗净都切成丝；取面粉少许炒成糖色。

（2）将鸭肝洗净，切成约2厘米宽的长条，在每片鸭肝上划上一小口，使它易吸收佐料。再用水冲洗一下，沥干备用。

（3）炒锅上火，放油烧至温热，倒入糖、酱油、少量葱、鸡汤、姜、冬笋、香菇，炒匀倒在碗内。

（4）炒锅放熟油，菜油快热时倒入甜面酱稍炒，即倒入鸭肝及以上佐料，放在微火上煮（注意掌握好火候，不要把汤汁烧干）。等汤煮至一半时，捞出鸭肝放在盘内，将剩下的汤汁放在旺火上再煮去一半，然后放剩下的葱，调成浓汁，倒在鸭肝上。

特点：此菜口味香醇，色泽黄嫩。鸭肝营养丰富，尤其维生素A较高，所以孕妇在孕中期要适量食用。

熘肝尖

原料：鲜猪肝200克，胡萝卜100克，洋葱50克。

调料：葱末、蒜末、酱油、湿淀粉、白糖、香油、色拉油、精盐、味精各适量。

做法：

（1）猪肝洗净，切成柳叶形薄片，装碗，加精盐、味精、湿淀粉等拌匀上浆；胡萝卜、洋葱均切成菱形片；酱油、精盐、白糖、味精、湿淀粉等共装一碗，对成芡汁。均备用。

（2）炒锅上火，放色拉油烧至四成热，下入浆好的肝片，划散至熟时，倒入漏勺内沥油。

（3）锅内留底油，放入葱末、姜末、蒜末炝锅，再放入胡萝卜、洋葱煸炒一下，然后放入划好的肝片，倒入兑好的芡汁，翻炒均匀后淋入香油，出锅装盘即成。

特点：此菜咸鲜滑嫩。猪肝含微量元素、铁等元素，有助于孕妇多种微量元素的摄入。

♨ 双艳虾仁

原料：虾仁 300 克，青椒 25 克，胡萝卜 25 克。

调料：盐、白糖、醋、葱花、姜末、蒜末、干淀粉、植物油各适量。

做法：

（1）虾仁洗净，沥干水，上浆。

（2）炒锅上火，放油烧至四五成热，倒入虾仁滑炒。

（3）将醋、盐、少量白糖、水淀粉放在小碗内调成碗汁。

（4）青椒洗净切片，胡萝卜洗净切片。

（5）锅底油热一下，放入葱花、姜末，将柿椒片、胡萝卜片放下煸炒熟，再把滑好的虾仁倒入，颠翻拌匀，再放入对好的碗汁，颠翻挂芡，淋上熟油即可。

特点：此菜色泽鲜艳，口味清淡，甜酸滑嫩，能增加食欲。虾仁维生素 D 含量丰富。

♨ 炒鸡肝片

原料：鸡肝 300 克，黄瓜 500 克，木耳 10 克。

调料：植物油、盐、酱油、葱、姜末、水淀粉、蒜末各适量。

做法：

（1）鸡肝洗净切片，沥干水分。

（2）黄瓜洗净切片，木耳用温水浸泡洗净。

（3）将调料兑成汁放小碗内，倒入鸡肝拌匀。

（4）炒锅上火，油烧到五六成热，把葱、姜末、蒜末炒出香味，把拌好的鸡肝倒入煸炒，再放黄瓜片、木耳一起炒熟，放少量盐即可。

特点：此菜味香鲜嫩，鸡肝维生素 D 的含量高。

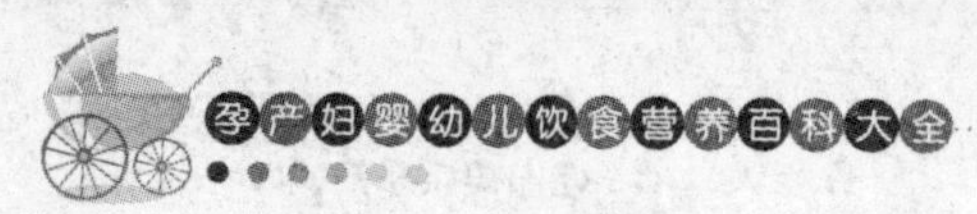

♨ 奶油鲱鱼球

原料：鲱鱼肉 250 克，鸡蛋清 1 个，奶油 20 克。

调料：植物油、香油、盐、白糖、葱花、姜末、胡椒粉、水淀粉、鸡汤各适量。

做法：

（1）将鲱鱼肉洗净，捏干水，摊在案板上，用刀在肉上剞十字花刀纹，再改刀切成 2 厘米见方的小块，放在碗内，加入盐、葱花、姜末、鸡蛋清和水淀粉，拌匀上浆。另拿一碗放入奶油、盐、糖、胡椒粉、水淀粉和适量的鸡汤、调成芡汁。

（2）炒锅上火，放入油烧至五六成热时放入鲱鱼块，滑炒划开，不可久炸，见鱼块缩成球形约七成熟时，捞出沥油。留锅底油，烧至七成热，下葱花、姜末炝锅，出香味后再放入鲱鱼球，加盖焖，再倒入调好的奶油及调料汁，快速晃锅，见芡汁浓至裹匀鱼球，淋入香油即成。

特点：此菜色泽洁白，形态美观，酥松软嫩，有奶香味。鲱鱼俗称青条鱼，是海鱼，维生素 D 含量较高；奶油中维生素 D 含量也较高，孕妇可经常调剂食用。

♨ 香菇炒西蓝花

原料：西蓝花 250 克，鸡油 10 克，香菇 25 克。

调料：鸡汤、花生油、盐、味精、葱、姜、淀粉各适量。

做法：

（1）西蓝花择洗干净，切成小块，放入沸水锅内焯一下，捞出。

（2）香菇用温水泡发，去蒂，洗净。

（3）炒锅置于火上，放花生油烧熟，下葱、姜煸出香味，加鸡汤、盐、味精，烧开后捞出葱、姜不要，放入香菇、菜花，用小火稍煨入味后，用淀粉勾芡，淋鸡油，盛入盘内即成。

特点：此菜色鲜味美，清淡适口。含有丰富的蛋白质、脂肪、碳水化合物、钙、磷、铁、尼克酸、维生素（维生素 B_1、维生素 B_2、维生素 C）等多种营养素。中医认为香菇有益气、补虚、健胃的功效，适用于食欲不振、吐泻乏力等症的治疗。香菇中的麦角甾醇在阳光照射下能转化为维生素 D，可防治佝偻病，孕妇缺钙引起的小腿抽筋等。

♨ 兰草蛋

原料：鸡蛋5个，绿菜叶1片，红萝卜片1片。

调料：盐、熟油、水淀粉各适量。

做法：

（1）将5个圆口瓷茶杯里面抹上少许油，将5个鸡蛋分别打在瓷杯里，不要弄破蛋黄，每个蛋面上撒盐少许；把绿叶菜切成细丝，红萝卜切成细末，红绿丝相间在蛋上摆成花。

（2）将蛋上笼蒸10分钟，气不要太大，以免气破坏花面，然后取出，轻轻倒在盘中，花面向上。

（3）炒锅上火，倒入水少许，加盐，用水淀粉勾芡，烧开后滴入几滴熟油，淋浇在花面上即可。

特点：此菜汁水透白，外形美观，味美可口。鸡蛋含维生素D较丰富。

♨ 虾仁涨蛋

原料：虾仁50克，鸡蛋4个。

调料：植物油、盐、酱油、葱花各适量。

做法：

（1）虾仁洗净沥水，上浆，在油锅中滑炒，倒入漏勺上沥去油。

（2）鸡蛋磕在碗中，用筷子打得起沫，要顺打，不要来回乱打，然后加盐、酱油少量，再倒入凉开水、虾仁搅匀拌和。

（3）油锅上火烧热，把葱花放下，再倒入拌和的鸡蛋液，小火烤焖，若火太大可放一铁板，烤焖大约15分钟，要盖上锅盖，不要漏气，等蛋清泡起成蛋糕即可出锅，用刀或铲在锅中切成方块后盛在盘内即可。

特点：此菜和炒鸡蛋、蛋羹比有不同口味，细嫩味香，操作时主要放凉白开水，焖烤时稍多放油不易烤焦。

♨ 水炒嫩蛋

原料：鸡蛋4个，韭菜50克。

调料：植物油、盐、葱花、醋、香油各适量。

做法：

（1）将鸡蛋磕在碗内，打碎打匀；韭菜择洗干净，切成一寸长段，放在鸡蛋液碗内拌匀。

（2）将炒锅放植物油上火，烧到

六成热，放葱花煸锅出香味后，加适量水（若用鸡汤更好），大约与蛋液量一样多，烧开，倒入蛋液、盐，用中火炒，见锅壁上蛋液凝结时，用铲子将锅边和锅底的凝结蛋液向锅的中间推炒，不可翻搅，使它不粘锅底，推炒至蛋液全部凝结，烹醋淋香油，出锅装盘即成。

特点：此菜鲜嫩清香，与炒鸡蛋不同，操作时主要注意火和推炒的方法。

♨ 凤凰蛋

原料：鸡蛋 4 个，瘦猪肉 300 克，蛋清 1 个。

调料：酱油、盐、水淀粉、葱末、姜末、植物油各适量。

做法：

（1）将鸡蛋放入冷水锅内煮熟，去壳备用。

（2）猪肉洗净剁成馅，加葱末、姜末、鸡蛋清、水淀粉、酱油、盐搅至上劲。

（3）把煮好的鸡蛋放进搅好的水淀粉液里，包裹好。

（4）炒锅放入植物油烧热，将包裹好的鸡蛋放在油锅内炸透捞出，再将每一个炸好的鸡蛋一切两半，蛋黄朝上，放在盘内，排成圆形，把剩余调料和水约 100 克倒入装鸡蛋盘中，上笼蒸 20 分钟，熟后取出即可食用。

特点：此菜鲜香可口，鸡蛋外裹肉馅炸后再蒸，味更鲜美，并含有丰富的蛋白质及维生素等营养素，孕妇常食用可防治维生素 A、维生素 D 及铁缺乏。

♨ 土豆炒蛋

原料：鸡蛋 2 个，熟土豆 100 克，火腿肠 25 克，洋葱 25 克，牛奶 100 毫升。

调料：黄油、盐各适量。

做法：

（1）鸡蛋磕在碗内，打散打匀，加入牛奶和盐拌匀成蛋浆。土豆去皮，洗净切成小片，火腿肠也切成小片，葱头去皮洗净切成碎末。

（2）将煎盘（或煎锅）放在火上，放入黄油烧至七成热，加入土豆片、火腿肠片煎至金黄色，再下入葱头末和盐同煎，出香味后倒入蛋液，用中小火煎 2 分钟，见蛋浆和土豆片、火腿肠片、葱头凝结为一体时，翻一下，再煎 2 分钟，煎至金黄色，熟后即盛出。

特点：此菜是西式做法，除鸡蛋外，还有土豆、洋葱，这样搭配有荤有素，比较合理，而且品种不单调。

♨ 蛋皮炒菠菜

原料：菠菜300克，鸡蛋2个。

调料：花生油、盐、味精、葱末、姜末各适量。

做法：

（1）菠菜择洗干净，在开水中略焯一下，捞出，沥干水分，切成6厘米长的段。

（2）鸡蛋磕入碗内，加精盐少许，用筷子搅匀。

（3）锅置火上，抹上少许花生油，倒入一半蛋液，摊成一张蛋皮，用同样方法再将另一张蛋皮摊好，然后将两张蛋皮合在一起，切成约6厘米长、0.5厘米宽的丝备用。

（4）炒锅置旺火上，放入花生油烧热，下葱末、姜末炝锅，放菠菜，加盐、味精，翻炒至熟，再放入蛋皮丝，用手勺拌匀，盛入盘内即成。

特点：此菜黄绿相映，咸鲜适口。摊蛋皮时要用小火，鸡蛋含卵磷脂、蛋白质、维生素 B_1、维生素 B_2、铁、锰、钙、磷及脂肪等成分，有滋阴润燥，养血息风等功效。菠菜含有较多的铁，有补血作用，能防治贫血。孕妇常吃此菜能健身，并预防贫血病的发生。

♨ 滑炒鳝鱼丝

原料：鳝鱼片500克，香菜梗50克，鸡蛋清1个。

调料：植物油、蒜泥、姜片、酱油、盐、白糖、淀粉、香油、鸡汤各适量。

做法：

（1）将鳝鱼片洗干净沥干水，放在案板上切成细丝，放在碗内，放盐、蛋清、水淀粉，搅拌均匀上浆，香菜梗洗净切段。

（2）炒锅上火，放油烧至六七成熟，倒入鳝鱼丝，用筷子划开滑炸至七八成熟，捞出沥油；留锅底油，烧至七成热，放蒜泥、姜片，爆出香味后倒入酱油、盐、糖、鸡汤调成的味汁，汁变浓时放入鳝鱼丝、香菜段，用水淀粉勾芡，颠翻均匀，淋入香油即成。

特点：此菜滑润香嫩，味浓鲜美，营养丰富。鳝鱼每100克含维生素 $B_2$0.95毫克，孕妇可常食用。

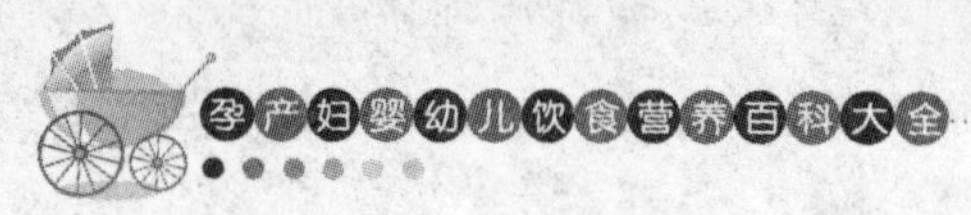

♨ 枸杞煮田螺

原料：枸杞20克，竹荪20克，田螺500克。

调料：料酒、姜、葱、盐、味精、鸡汤各适量。

做法：

（1）枸杞洗净，去杂质；竹荪发好，切3厘米长的段。姜切片，葱切段。

（2）田螺用开水煮熟，取出田螺肉。

（3）将枸杞、竹荪、田螺肉、姜、葱同放锅内，加入鸡汤煮6分钟，加入盐、味精，起锅。将田螺肉、竹荪摆在盘子中央，田螺壳摆在盘子周围，装饰上桌即可。

特点：此菜色泽可观，味道鲜美，营养丰富。田螺肉含维生素B_2、蛋白质、脂肪等。

♨ 炒蟹粉

原料：蟹肉300克，玉兰片25克，口蘑15克，熟猪肉25克，毛豆（去壳）10克。

调料：熟油、湿淀粉、酱油、盐、白糖、姜末、葱末、鸡汤、醋各适量。

做法：

（1）将蒸熟的蟹剔出蟹黄、蟹膏，拆出蟹肉放在碗内（蟹肉大的可切小），玉兰片洗净切成丝，口蘑洗净。

（2）炒锅上火，放油烧至七八成热，下入葱花、姜末炝锅，煸出香味时，加玉兰片丝、口蘑、熟猪肉丝、毛豆翻炒几下，加入蟹肉一起炒片刻，再加入酱油、盐、少量白糖、醋和鸡汤烧开，滚上两滚后，用水淀粉勾芡即可。

特点：此菜蟹肉鲜嫩，美味可口。河蟹富含维生素，其他营养素也较丰富。

♨ 烧豆腐丸子

原料：豆腐250克，肉末50克，海米15克，海带丝100克，瘦猪肉250克。

调料：酱油、盐、淀粉、葱、姜、植物油各适量。

做法：

（1）豆腐搅碎，加肉末、海米、葱末、姜末、少量盐、淀粉，拌匀做成大丸子。

（2）油锅上火，放油烧至五六成

熟，把做好的丸子放入炸好。

(3) 瘦猪肉洗净切块，放调料烧成红烧肉，加入海带丝炖1小时。

(4) 将豆腐丸子放入红烧肉海带内，用文火再炖1小时后即成。

特点：此菜将豆腐、海带、猪肉相配在一起，荤素兼有，别有风味，营养丰富，孕妇可经常食用。

♨ 虾仁酿豆腐

原料：豆腐300克，虾仁200克，鸡蛋1个。

调料：葱末、姜末、鸡汤、酱油、盐、淀粉、植物油各适量。

做法：

(1) 将豆腐切成4厘米长、宽厚各2厘米的块，中间挖成凹形。虾仁用刀背砸成蓉，加入蛋清、盐、葱姜末、淀粉，搅拌均匀至上劲做成虾丸。

(2) 将豆腐凹处粘少许淀粉，每块豆腐凹处放一个虾丸，放在盘中，上锅蒸10分钟，熟后取出。

(3) 锅烧热放少许油，和汤、酱油、盐烧开，勾芡浇在豆腐上，撒上少许香菜叶即成。

特点：此菜豆腐放虾丸蒸后，味道鲜美，清淡不腻，孕妇经常食用能增加蛋白质及各种营养素的摄入量。

♨ 炒黄豆芽

原料：黄豆芽100克，韭菜25克。

调料：花生油，盐、干辣椒各适量。

做法：

(1) 把黄豆芽洗净，下开水锅烫一下捞起。

(2) 将干辣椒横切段，韭菜洗净切成长段。

(3) 炒锅上火，加花生油，放入干辣椒炒焦，即放入黄豆芽、韭菜、盐，翻炒2分钟，淋入适量香油即可食用。

特点：此菜黄红绿相映，色泽鲜艳，能增加食欲。维生素C和蛋白质含量较高。

♨ 西湖醋鱼

原料：青鱼1条约200克。

调料：葱、姜末、白糖、醋、酱油、盐、淀粉、香油、植物油各适量。

做法：

(1) 青鱼去鳞和内脏，洗干净，

在大脊椎部肉厚处切多刀，然后放在开水中煮烫熟即可盛出，放在鱼盘内。

（2）炒锅上火，放植物油烧热，煸炒葱、姜末，放入水、醋、少量白糖、盐、酱油，用水淀粉勾芡，浇在已煮好的鱼上，再淋上香油少许即成。

特点：此道菜鱼味清淡纯正，酸甜爽口，适合孕妇口味，经常食用可增加蛋白质的供给量。青鱼肉肥美，营养较丰富。

♨ 鲫鱼含珠

原料：鲫鱼 1 条约 400 克，笋片 25 克，瘦猪肉 100 克。

调料：酱油、盐、白糖、植物油、葱末、姜末各适量。

做法：

（1）鲫鱼先刮去鱼鳞，沿脊背剖开，然后挖出内脏、鱼鳃洗干净，鱼两边切花刀。

（2）猪肉剁成蓉放在容器中，加入酱油、少量白糖、盐，搅拌至起劲。

（3）将肉蓉从鱼脊背洞中塞入鲫鱼肚中，要塞均匀，不要集中在一起，以免成熟不匀，再用肉蓉封口，用勺蘸水抹平，使之光滑。

（4）炒锅上火，旺火上烧热，放油烧至八成热推入鲫鱼，晃动炒锅，将鱼两面都煎成金黄色。放入姜、葱炒出香味，再加入酱油、少量白糖、盐，再放水烧开，推入笋片，用小火加盖焖烧 15 分钟左右，待汁浓时，用漏勺轻轻把鲫鱼完整捞出，装在鱼盘中，将汤倒在鱼上即可。

特点：此菜在鲫鱼肚内塞肉，使鱼味更加香浓鲜嫩。鱼卤汁不勾芡，主要用火烧成浓汁，操作虽比较复杂，但口味较好，能增加食欲，且营养丰富，孕妇应经常食用。

♨ 芙蓉鱼片

原料：青鱼 1 条约 400 克，鸡蛋 3 个，豆苗、西红柿各 50 克。

调料：香油、葱末、姜汁、盐、水淀粉、鸡汤、植物油各适量。

做法：

（1）青鱼去鳞去内脏洗净，去掉头尾及鱼骨，用刀背斩成鱼蓉泥放入碗中。

（2）在鱼蓉中加入盐和水搅拌均匀，放入一个蛋清，用筷子朝一个方向搅至厚糊，再放两个蛋清，朝一个方向拌至薄糊。

(3) 炒锅洗净置旺火上烧热，用油滑锅后把油倒干，沿锅边淋入鱼蓉糊后端锅旋晃几下，使蓉四面摊开，摊成洁白厚形蛋皮。

(4) 炒锅离火，用刀将蛋皮划成十字形方片，随即加入冷油，使片浮起来，用手勺推几下，倒入漏勺沥去油，即为芙蓉片。

(5) 炒锅置旺火上，加入油烧热，加入葱末煸出香味，放入鸡汤，葱浮起即捞出，加入姜汁、豆苗、西红柿(洗净切片)烧开，放水淀粉勾薄芡，推入芙蓉片，加盐少量，用手勺轻推几下，使汁包上芙蓉片，再加香油即成。西红柿片、豆苗放在上面。

特点：此菜滑嫩味美，色泽鲜艳，是高蛋白食品。

♨ 纸包鸡

原料：小笋鸡300克，火腿30克，玉兰片60克，香菜叶或豆苗少许，薄油纸一大张。

调料：植物油、香油、蚝油、盐、白糖、葱末、姜汁各适量。

做法：

(1) 将笋鸡洗净，去掉鸡骨，将鸡肉切成2寸长、5分宽、1分厚的片，泡在盐、香油、葱末、姜汁、少量白糖、蚝油中约10分钟。

(2) 将油纸裁成几个4寸小方块，用泡鸡的原汁将油纸浸透，取出油纸放上一层玉兰片，再放上一层火腿，再放一层笋鸡肉，在鸡肉上放上香菜叶点缀，用油纸包好。

(3) 油锅上火，烧至六成热，把包好的纸包放下炸至金黄色，不要炸焦油纸即可。

特点：此菜虽是油炸，但有油纸包裹，内嫩外不焦，口味独特。

♨ 粉蒸鸡

原料：嫩鸡500克，米粉200克。

调料：甜面酱、四川豆瓣酱、白糖、红酱油、熟油、葱、姜各适量。

做法：

(1) 将鸡洗净切成约3厘米的四方块。

(2) 鸡块放入容器中，加入米粉、葱姜末、酱油、甜面酱、四川豆瓣酱少量、白糖少量，拌透至粉包住鸡块，然后一块块排在碗中备用。

（3）把准备好鸡块的碗放上屉，水开后旺火蒸 10 分钟左右，蒸至鸡熟烂，即可食用。

特点：此菜是川菜，口味鲜美，孕妇可根据自己的口味决定四川豆瓣酱少放或不放。豆瓣酱主要用来调剂口味，既能使孕妇增加食欲，又是理想的滋养品。

♨ 鸡蓉翡翠丸子

原料：鸡脯肉 200 克，西蓝花 150 克，鸡蛋 1 个。

调料：玉米粉、水淀粉、鸡汤、盐各适量。

做法：

（1）将鸡脯洗净剁成鸡蓉和蛋清拌匀，放盐、玉米粉，在碗中再拌匀，挤成小丸子放在盘中（约 15 个）。

（2）西蓝花择洗干净，分切成大小均匀的 15 小块，在开水中焯一下捞出沥水，分别嵌插在鸡蓉丸子上，上屉蒸约 15 分钟至熟取出。

（3）锅中放鸡汤，再加入盐，烧开放水淀粉勾芡，用勺浇在西蓝花上即成。

特点：此菜造型新颖，清淡不腻，容易消化，营养丰富。

♨ 果汁鸡条

原料：鸡脯肉 250 克，鲜橙汁 200 克，鸡蛋 1 个。

调料：植物油、白糖、盐、淀粉各适量。

做法：

（1）将鸡脯肉洗净切成约宽 5 厘米、厚 3 厘米、长 6 厘米的条，鸡蛋加淀粉、水调成蛋糊，把鸡条放入备用。

（2）油锅放油，烧至五成热，放入裹好鸡蛋糊的鸡条，炸至金黄色即捞出沥油。

（3）在锅内倒入橙汁，加少量白糖、盐调匀烧开，加水淀粉勾芡，再放入炸好的鸡条，翻炒使芡汁裹住鸡条即可出锅。

特点：此菜鸡条酥嫩，口味新鲜，虽是油炸，但外裹果汁，味美不腻，能增加食欲。鲜橙汁有酸味，孕妇食用能增加胃液分泌，帮助消化。

♨ 果料豆馅小窝头

原料：玉米面 400 克，黄豆粉 100 克，豆馅 200 克，果脯 20 克。

调料：小苏打粉或酵母适量。

做法：

(1) 将玉米面、黄豆粉放入盆内掺和均匀，逐次加入温水及苏打水或酵母，边加水边揉和，揉匀后，用手将面团搓成小团，中间放豆馅，再搓成宝塔形，蘸些冷水使之搓成光滑，上面放上果脯。

(2) 将做好的小窝头码放在笼屉上，放进烧开的蒸锅内，盖严锅盖，用旺火蒸20分钟即熟。

特点：此小窝头粗粮细做，能调剂口味，提高食欲。也可作早餐食用。

♨ 玉米面摊鸡蛋饼

原料：玉米面100克，面粉50克，鸡蛋1个。

调料：植物油、盐、葱花各适量。

做法：

(1) 玉米面、面粉、鸡蛋放在盆内，放葱花、盐，加水调成糊状，要调匀。

(2) 将烙饼锅放在火上烧热，放少量油，再文火把和好的玉米面糊用勺摊在饼铛上，用铲子两面翻烤，待成金黄色即熟，出锅即成。

特点：玉米面摊鸡蛋饼香软味美，玉米面中加面粉、鸡蛋，不但口感好，还可以提高营养价值。再加一杯牛奶或豆浆，一碟凉拌蔬菜，就是一份非常好的早餐。

♨ 珠落玉盘

原料：嫩玉米200克，红、绿柿椒50克，鸡肉100克。

调料：植物油、盐、白糖、葱、姜各适量。

做法：

(1) 嫩玉米剥下粒洗净，红、绿柿椒择洗干净切成小丁。

(2) 炒锅上火，放油烧至七八成热时，放葱花、姜末煸炒，再放入鸡肉、玉米粒、少量盐，煸炒几分钟，加入柿椒丁翻炒片刻，放白糖少量即成。

特点：此菜色泽新鲜，黄、红、绿、白相映，别有风味。玉米是粗粮，含多种营养素，既可当主食也可当菜。

♨ 绿豆鸡蛋糕

原料：绿豆面250克，鸡蛋2个，白糖100克。

做法：将绿豆面、鸡蛋、糖、水少

量一起搅拌均匀，呈干面略潮状。用油纸代替屉布铺好，将和好的绿豆面倒在纸上刮平，然后切成大小相同的小方块，上屉蒸15~20分钟即可。

特点：此糕细腻，味甜适口，营养丰富。

♨ 荷叶冰糖粥

原料：干荷叶半张，糯米50克，黄豆40克，绿豆40克，花生75克，红豆40克，带皮冬瓜150克。

调料：冰糖100克。

做法：

（1）荷叶、糯米、黄豆、冬瓜洗净切片，备用。

（2）绿豆洗净，以冷水浸泡5小时后沥干水；花生洗净，上锅带水蒸2小时后取出；红豆洗净，以冷水浸泡5小时再用锅带水蒸2小时后取出备用。

（3）大米将水烧开后转小火，加入上述所有原料（冬瓜除外）继续煮30分钟后，将荷叶捞出，加入冬瓜、冰糖煮5分钟即可。

特点：此粥香甜适口，含有蛋白质、碳水化合物，多种维生素及矿物质。对高血压、水肿、腹胀等有功效。

美食帮你补充钙

♨ 荠菜猪肉馅馄饨

原料：荠菜300克，猪肉馅300克，馄饨皮400克，榨菜末、虾皮、紫菜、香菜各适量。

调料：香油、酱油、盐、葱花、姜末各适量。

做法：

（1）肉馅用葱花、姜末、酱油、盐拌匀。

（2）荠菜择洗干净在开水中焯一下，捞出沥水，剁成菜馅，稍挤出水分，放入拌好的肉馅中，再加少量香油拌匀成菜肉馅。

（3）将菜肉馅包成馄饨。

（4）将虾皮、紫菜、榨菜末、香菜、酱油、香油放在碗内，馄饨在开水中煮熟，放入放好调料的碗中即成。

特点：荠菜馄饨清香美味。荠菜的营养丰富，每100克荠菜含钙量420毫克，虾皮、紫菜等调料的含钙量也较丰富，是孕妇补充钙的较好来源。

♨ 桃仁豆腐方

原料：豆腐400克，方面包4片，核桃仁20克，鸡蛋1个，香菜叶适量。

调料：植物油、盐、生粉各适量。

做法：

（1）将豆腐捣烂，加盐少量和生粉、鸡蛋液拌匀成馅。

（2）面包片上蘸生粉，抹上豆腐馅，厚约1厘米。

（3）将核桃仁用热水浸泡，除去外皮，均匀地嵌在豆腐馅上，在每一瓣核桃仁上，再放上两片香菜叶点缀。

（4）油锅上火，烧至五成热，放入抹好豆腐馅的面包片，炸至豆腐上色，捞出切成小块，码放在盘中即成。

特点：此菜面包酥脆，豆腐香嫩。豆腐、核桃仁含钙量较高，豆腐每100克含钙277毫克，核桃仁每100克含钙119毫克，是孕妇补充钙的较好来源。

♨ 海米烧冬瓜

原料：冬瓜500克，虾米50克。

调料：淀粉、葱末、姜末、盐、味精、食用油各适量。

做法：

（1）将冬瓜削去外皮，去瓤、子，洗净切成片，用少许盐腌10分钟左右，沥干水分待用；将海米用温水泡软。

（2）炒锅置旺火上，放油烧至六成热，倒入冬瓜片，待冬瓜皮色翠绿时捞出，沥干油待用。

（3）炒锅留少许底油，烧热，爆香葱末、姜末，加入半杯水、淀粉、盐和虾米，烧开后放入冬瓜片，用旺火烧开，转用小火焖烧，冬瓜熟透且入味后，下水淀粉勾芡，炒匀即可出锅。

特点：此菜汁浓味鲜，瓜嫩爽滑。含丰富维生素C和钙、铁、锌等矿物质。

♨ 炒凤尾虾仁

原料：青河虾500克，冬笋50克，黄瓜50克，鸡蛋清1个。

调料：盐、葱、姜、淀粉、植物油各适量。

做法：

（1）青虾去头去壳，留尾壳，洗净，捞出沥干水，放入碗里，加盐、蛋清，再加淀粉搅拌均匀。

（2）冬笋去外皮洗净，用开水焯一下，黄瓜洗净，均切成小块。

（3）葱、姜末、盐少量、水淀粉加水调成芡汁。

（4）炒锅上火，放油烧热，下虾仁、冬笋、黄瓜，用手勺推动散开，熟透捞出。锅底油放葱、姜末，倒入捞出的虾仁、冬笋、黄瓜，加入调好的芡汁，翻炒均匀，即可盛盘。

特点：此菜清淡，滑嫩美味。河虾的营养比较丰富，每100克河虾含钙量221毫克，比对虾含钙量要高，也是孕妇补充钙的较好来源。

美食帮你补充碘

♨ 脆炸海带

原料：水发海带200克，面粉20克。

调料：香油、酱油、盐、白糖、醋、水淀粉、蒜泥、植物油各适量。

做法：

（1）水发海带择洗干净，切成斜角形，用面粉挂糊。

（2）炒锅上火，放油烧至六成热，把炸好备用的海带再放入，炸至外壳成亮黄色时捞起。

（3）锅底留油烧热，倒入酱油、盐、醋、少量白糖、蒜泥调好的味汁烧开后，用水淀粉勾芡，倒入炸好的海带翻颠均匀，淋入香油即成。

特点：此菜甜酸咸味，海带脆而不硬，好吃不腻。海带含碘量较高，是孕妇补充碘的较好来源。

♨ 鲫鱼炖海带

原料：小鲫鱼100克，海带50克。

调料：醋，白糖，香油，酱油、料酒、葱、姜各适量。

做法：

（1）将鱼清理干净，去内脏。

（2）将海带用温水泡2小时后洗净，切宽条，上锅蒸20分钟。

（3）将鱼摆在小锅内，上摆一层海带，再摆一层鱼，上面再摆一层海带，浇上料酒、酱油、醋、白糖、葱、姜，加清水至没过菜面，大火煮开后小火焖至汤稠即可食用。

特点：此菜菜肴酥软，鲫鱼富含优质蛋白质、钙、铁、锌。海带含碘丰富，孕妇要常吃。

♨ 鸡块烧海参

原料：水发海参250克，鸡肉100

克，冬笋（或茭白）50克。

调料：植物油、酱油、盐、白糖、葱、姜、水淀粉、花椒油、鸡汤各适量。

做法：

（1）将发好的海参洗净，顺直斜刀切成块；鸡肉剁成长块；冬笋去皮，切成小长方形块；葱洗净切成条；姜洗净切成片。

（2）将鸡块用酱油抓拌，海参放入开水中焯烫一下捞出沥水。

（3）炒锅上火，放油烧至七八成熟，将鸡块放入，炸成金黄色捞出沥油，盛入碗中，放葱条、姜片、酱油、盐、糖和鸡汤，上屉蒸30分钟后取出。

（4）锅内留底油，放上火烧至七八成热时，加入葱条、姜片炝锅，然后放入海参块，加酱油、盐、白糖少许翻炒几下，倒入蒸好的鸡块和汤（蒸鸡的汤），再加入适量鸡汤，烧开后改用小火烧10分钟，至汤汁较浓，调好口味，拣出葱条、姜片，用水淀粉勾芡，淋入花椒油即可。

特点：此菜酥烂软糯，味道鲜美醇厚。海参含碘量较高。

♨ 桂花干贝

原料：干贝100克，鸡蛋黄3个，蛋清1个，火腿丝25克。

调料：盐、植物油、葱末、姜末各适量。

做法：

（1）将干贝洗净，放碗内加开水、葱末、姜末，上笼蒸两小时。取出凉凉，除去干贝一头筋胚，用手搓松放在盘内。

（2）火腿切成细丝。将蛋黄、蛋清打入碗内搅匀，放进蒸好的干贝、葱末、姜末、盐少量，搅拌均匀。

（3）炒锅上火，加入熟油烧热，倒入搅拌好的干贝和鸡蛋，速炒熟即成，盛入盘内，上面撒上火腿末。

特点：此菜干贝粘上鸡蛋，鸡蛋像小粒的桂花，色黄味香。干贝含碘丰富，孕妇可时常食用。

♨ 豆腐寿司

原料：紫菜4张，豆腐200克，熟白米饭100克，胡萝卜25克。

调料：葱、姜、盐、植物油、酱油、白糖、淀粉各适量。

做法：

（1）豆腐捣碎，胡萝卜洗净，切成米粒大小，葱姜洗净切末。

（2）炒锅上火，放油烧热，放入葱姜末炒香，放白米饭、豆腐、胡萝卜及盐、少量白糖、酱油炒匀成馅。

（3）将紫菜用湿屉布包一下蒸软，放平在案板上，放上炒好的馅，卷成一卷，用淀粉糊封口。

（4）锅内放油烧热，放入卷好的紫菜卷，稍炸捞出沥油，切成小段，放盘中即成。

特点：此菜味道酥香，饭菜合一。紫菜含碘量较高，是孕妇补充碘的较好来源。

美食帮你防贫血

♨ 炝猪肝

原料：鲜猪肝 300 克，黄瓜 150 克。

调料：香油、盐、酱油、醋、白糖、葱、姜、蒜泥各适量。

做法：

（1）将猪肝洗净，去掉胆管，切成片，用水冲洗一下，沥干水。

（2）黄瓜洗净，用切熟菜的刀切成片，放盘中。

（3）将调料对成碗汁，烧开凉凉备用。

（4）锅中放清水煮开，把猪肝片放在开水中焯氽，断生即捞出放入盘中。把凉凉的碗汁倒入盘中，食时与黄瓜片拌匀即可。

特点：此菜鲜嫩爽口。猪肝含铁量较高，孕妇经常食用可预防缺铁性贫血。

♨ 拔丝蛋块

原料：鸡蛋 4 个，面粉 25 克，胡萝卜、柿子椒切成的青红丝 5 克。

调料：植物油、白糖各适量。

做法：

（1）将鸡蛋磕开，去蛋清留蛋黄，然后将蛋黄打匀。

（2）打匀的蛋黄中加入面粉和少量水搅匀成蛋糊状。

（3）炒锅上中火，放油烧热，将调好的蛋黄糊倒入油锅内，摊成约 0.4 厘米厚的薄饼，将薄饼取出，切成菱形蛋块，然后放在油锅中炸至金黄色时捞出，放油少许于锅中，将白糖倒入，炒到糖能拔丝时，再放入炸好的蛋块，并撒上炒好的青红丝即成。

特点：此菜色泽鲜艳，既是甜点又是菜，营养丰富，孕妇可经常调剂食用。

♨ 油爆双穗

原料：乌鱼肉 150 克，猪腰 100 克，油菜 50 克，水发玉兰片、水发木耳各适量。

调料：植物油、葱末、姜末、蒜片、花椒油、酱油各适量。

做法：

（1）将乌鱼肉洗净，猪腰表面剥去脂皮，一破两开；洗净鱼肉和猪腰，均剞上麦穗花刀，分别放在两个碗内，各加入少量酱油腌渍；玉兰片、油菜择洗净，都切成 2 厘米长的片；木耳洗净，撕成大朵，与玉兰片、油菜片均用开水焯烫断生。

（2）炒锅上火，放油烧至八成以上沸热，分别下入腰花、乌鱼花，用手勺迅速推开，翻动一下，见鱼肉和腰花均蜷缩成麦穗花形时，立即捞出沥油。锅内留底油，烧至七八成热时，下葱花、姜末、蒜片翻炒几下，加入木耳、玉兰片、油菜、酱油、盐，加水烧开，将爆过的腰花、乌鱼花翻颠几下，用水淀粉勾芡，淋上花椒油即成。

特点：此菜滑嫩香鲜，味道醇厚，营养丰富。乌鱼含铁量较高，可以改善贫血患者造血系统的生理调节，使血色素增加，孕妇常食用可预防妊娠期的贫血。

♨ 芙蓉杂烩

原料：煮熟猪肚 75 克，熟猪肝 75 克，熟猪舌 50 克，熟猪肺 50 克，熟火腿 50 克，鸡蛋清 4 个，冬笋 50 克，水发香菇 50 克，菜心 100 克。

调料：盐、姜片、葱段、鸡汤各适量。

做法：

（1）将熟猪肚、猪肝、猪舌、猪肺和熟火腿均切成 6 厘米长、2. 5 厘米宽、0. 4 厘米厚的片；冬笋去皮，香菇洗净去蒂，均切片；蛋清放在碗内，打散打匀，加少许盐和鸡汤拌匀；菜心洗净，切段投入沸水锅焯烫至断生，捞出沥水。

（2）先将打匀的蛋清碗入屉，水

烧开后改用中小火蒸8~10分钟，蒸至凝结成羹就下屉；在切好的杂烩盘内，再摆上焯过的菜心，放葱段、姜片入屉，用旺火足气再蒸20分钟，蒸至熟透，挑出葱段、姜片，把汤汁滗出，将杂烩翻扣在大汤盘内，再将汤汁倒回；最后把蒸好的软嫩芙蓉（蒸的蛋清）用手勺舀在杂烩的四周即成。

特点：此菜形态美观，色泽鲜艳，滑润软嫩，味香鲜醇。猪肝含铁量较高，猪肚、猪舌等动物内脏营养比较丰富，是补充铁的较好来源，孕妇经常适量食用，对预防缺铁性贫血有一定的作用。

♨ 养血粥

原料：糯米200克，薏仁米50克，赤小豆30克，红枣20枚，莲子20克，芡实20克，生山药30克，白扁豆15克。

做法：

（1）将薏仁米、赤小豆、芡实米、白扁豆入锅内煮烂。

（2）再入糯米、红枣、莲子同煮。将去皮的山药切小块加入上述原料中同煮，以烂熟为度。

特点：此粥色泽鲜艳，口感绵软，操作简便，营养丰富。富含糖蛋白氨基酸、植物蛋白、多种维生素和矿物质，孕妇常吃可滋阴补血。

♨ 椒油炝海带丝

原料：海带、小白菜各适量。

调料：食用油、花椒粒、葱丝、姜丝、盐、醋各适量。

做法：

（1）小白菜、海带均切成丝，入开水中焯一下捞出，沥干备用。

（2）将海带丝、小白菜丝放入盘中，撒上盐拌匀，上面放上葱丝、姜丝，倒上醋。

（3）锅内放入少许油，放入花椒粒，炸至花椒粒变色盛出，将烧热的花椒油浇在菜上即可。

♨ 菠菜烧牡蛎

原料：菠菜、牡蛎各适量。

调料：大蒜、鲜奶、沙拉酱、面包粉、盐、黑胡椒粉、奶酪粉、奶油各适量。

做法：

（1）菠菜洗净、切段，大蒜切片，

备用。

（2）将鲜奶、沙拉酱放入大碗中，一起用打蛋器拌匀配成酱汁备用。

（3）锅内烧热，加入奶油，放入蒜片以小火炒香，再放入牡蛎、盐、黑胡椒粉、奶酪粉及备好的酱汁拌匀，再加入菠菜拌匀，盛出入碗。

（4）撒上面包粉，放入烤箱，200℃烤15～20分钟，烤到表面呈金黄色即可。

♨ 鲜姜蒸蛋

原料：鲜姜、鸡蛋各适量。

调料：红糖、醋各适量。

做法：

（1）鲜姜洗净，用刀拍松，切块备用。

（2）锅置火上，倒入开水，加红糖和少许醋、姜块，煮5分钟倒出，捞出姜块，凉凉姜糖水备用。

（3）将鸡蛋打散倒入盆中，再加入凉凉的姜糖水搅匀，然后分别倒入小碗中，入笼蒸10分钟即可。

♨ 黑椒牛肉卷

原料：洋葱、牛里脊、香菜、春卷皮、绿豆芽各适量。

调料：黑胡椒酱适量。

做法：

（1）洋葱洗净去皮切丝，香菜切小段，绿豆芽焯水。

（2）牛里脊切条拌入黑胡椒酱，烤盘上铺上锡箔纸，先铺洋葱丝，再放上调好味的牛里脊，放入烤箱烤7～8分钟。

（3）春卷皮放上豆芽菜及烤熟的洋葱、牛肉、香菜，卷起即可食用。

♨ 牛肉杏鲍菇

原料：牛肉、杏鲍菇各适量。

调料：酱油、料酒、白糖、食用油、盐各适量。

做法：

（1）牛肉切片，加入酱油、料酒和白糖腌渍10分钟左右。

（2）腌渍好的牛肉片卷上切成粗段的杏鲍菇，备用。

（3）平底锅内加少许油，放入牛肉卷，加入少许白糖、酱油、盐调味，收汁即可。

（4）收汁的时候注意翻面，以便均匀上色。

♨ 素麻菠菜

原料：菠菜、鸡汤各适量。

调料：白芝麻、酱油各适量。

做法：

（1）菠菜洗净，入开水焯过，捞出沥干备用。

（2）将菠菜切段，放入大碗中，倒入鸡汤和酱油，再撒上白芝麻，拌匀，装盘即可。

♨ 熘羊肝

原料：羊肝适量。

调料：食用油、料酒、盐、酱油、淀粉、葱、姜、蒜各适量。

做法：

（1）羊肝切成薄片，加少量料酒、水淀粉浆好备用。

（2）锅烧热放入油，放入浆好的羊肝片，用勺搅散，待羊肝片变成深粉红色时，倒入漏勺内滤去油备用。

（3）重新起锅，油热后加入葱、姜、蒜末炒香，随后放入羊肝片，倒入少许酱油翻炒，再倒入水淀粉勾芡，翻炒几下，加盐调味盛出即可。

美食帮你减色斑

♨ 剁椒绿豆芽

原料：绿豆芽适量。

调料：剁椒、尖椒、食用油、盐各适量。

做法：

（1）尖椒去蒂、去子切丝，绿豆芽入水焯一下捞出，备用。

（2）锅热后倒油，放入剁椒炒出香味后，放入尖椒丝。

（3）倒入焯好的绿豆芽翻炒片刻，加盐调味即可。

♨ 甜味松仁玉米

原料：玉米、松仁各适量。

调料：食用油、糖各适量。

做法：

（1）将玉米洗净后顺着列掰下玉米粒。

（2）炒香松仁。

（3）锅加热后放油，倒入玉米粒稍炒，加点儿糖，倒入松仁炒匀即可。

♨ 花菜炒蛋黄

原料：花菜、蛋黄各适量。

调料：面包粉、干酪粉、食用油、盐各适量。

做法：

（1）花菜洗净切块，入开水焯一下备用。

（2）蛋黄、面包粉、干酪粉拌在一起，搅匀。

（3）锅加热后放油，加入花菜翻炒，然后加入做法2中的材料，翻炒片刻，最后加盐调味即可。

♨ 西红柿鲜虾炒面

原料：西红柿、虾仁、香菜各适量。

调料：食用油、盐、糖、蒜各适量。

做法：

（1）西红柿洗净，切块，面条煮熟过水，备用。

（2）锅内加热放油，放入蒜煸香，然后放入西红柿慢炒。

（3）西红柿炒出汁后放虾仁，虾红后放入面条，炒1分钟后放入糖、盐调味，撒上香菜即可。

♨ 红豆香奶

原料：豆浆、熟红豆各适量。

做法：

（1）将豆浆与红豆放入榨汁机中，搅打均匀。

（2）倒入杯中即可。

♨ 蜜汁瓜条

原料：冬瓜适量。

调料：蜂蜜、橙汁各适量。

做法：

（1）冬瓜去皮切成长条备用。

（2）锅中烧开水，将冬瓜条放入锅中煮3分钟。

（3）将煮熟的冬瓜条放入大碗中，倒入橙汁、蜂蜜拌匀，腌渍1小时后即可食用。

♨ 草莓大福

原料：草莓、红豆沙、糯米粉各适量。

做法：

（1）草莓洗净，去蒂擦干，裹上红豆沙备用。

（2）糯米粉加水和油混合均匀，入微波炉转两分钟后取出，用勺子拌匀，反复3次，做成糯米团备用。

（3）糯米团分份，取一块保鲜膜，把糯米团放里面，擀成皮。

（4）把草莓放入糯米团拢起来，捏合，蘸一层糯米粉，扑掉多余的粉装盘即可。

孕中期美味汤羹

扬州煮干丝

原料：白豆腐干300克，熟鸡丝50克，熟火腿丝、海米、豌豆苗各25克。

调料：盐、鸡汤、肉汤、熟油各适量。

做法：

（1）将白豆腐干洗净，切成片，再切成细丝，放入容器内，用开水和少量盐浸泡两次，再用清水过清，捞出沥干，除去豆腥味，使豆干丝软、色白。海米用温水泡开。

（2）炒锅上火，放熟油，加鸡汤和肉汤，下干丝、海米，旺火烧开，用小火烩煮10分钟，使干丝膨胀，汤水吸足，出锅前再用旺火烧开，下豆苗，放盐少量，淋熟油，将干丝连汤倒入汤盆里，撒上鸡丝和火腿丝，豆苗放在四周即成。

特点：此菜干丝洁白，色泽美观，汤汁浓厚，味鲜可口。豆腐干丝蛋白质、钙含量较高，孕妇要每天食用豆制品。

土豆泥子汤

原料：土豆500克，胡萝卜50克，烤面包丁50克，油炒面50克，葱头20克。

调料：盐适量。

做法：

（1）将土豆洗净去皮，胡萝卜洗净，葱头洗净，一起放在锅内煮至软烂，过筛成泥。

（2）把煮土豆的汤煮开，把土豆、胡萝卜、葱头做成的泥冲开搅匀，再加入油炒面调剂浓度。放盐少量，再撒上面包丁即成。

特点：此汤咸鲜适口，醇香不腻，操作简单。土豆营养丰富，粮菜兼用，含有蛋白质、脂肪、碳水化合物、无机盐、维生素等营养素，孕妇应多食用。土豆是胎儿生长发育必不可少的薯类食品。

♨ 三色豆腐羹

原料：豆腐400克，荠菜150克，火腿末25克。

调料：植物油、盐、水淀粉、葱花、姜末各适量。

做法：

（1）豆腐切成半寸见方丁，放入开水中焯一下捞出，用冷水淋一下，沥干水分。

（2）荠菜择洗干净，用开水焯一下，用冷水凉透，沥干水分，剁成细末。

（3）油锅上火，烧七成熟，放入葱花、姜末，倒入荠菜末煸炒，放入豆腐，放水煮开，加盐少量，放水淀粉勾芡，盛入碗中，撒上火腿末即成。

特点：此菜是家常菜，做法简单，营养丰富，含有多种营养素。荠菜有季节性，可调剂其他绿色蔬菜。

♨ 黄鱼羹

原料：黄鱼1条约400克，瘦猪肉100克，韭菜20克，鸡蛋1个。

调料：植物油、酱油、盐、淀粉、葱末、姜末、香油各适量。

做法：

（1）将黄鱼去鳞，去内脏，去头尾骨头，用水洗净，放入盘内，上笼蒸10分钟取出，再除净小刺骨。

（2）瘦猪肉洗净，切成丝，炒锅上火，放油烧热，放葱、姜末煸锅，放下肉丝煸炒，再放酱油、黄鱼肉下锅，加水一碗，煮开后加盐少量、水淀粉勾芡，最后加打散的鸡蛋、韭菜炒拌，待鸡蛋熟后出锅即成。

特点：此鱼羹美味可口，清淡不腻，容易消化。

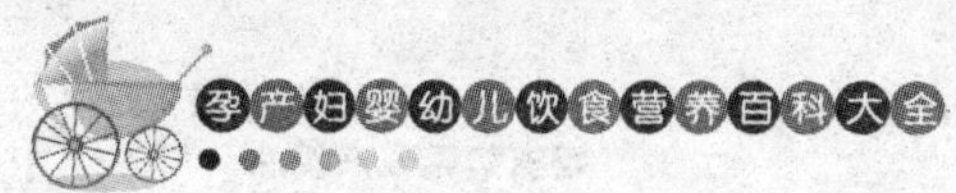

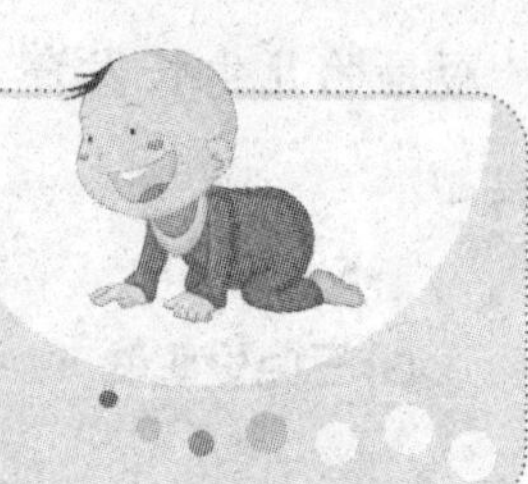

第五章 孕晚期营养饮食全攻略

孕晚期母体有哪些变化

在妊娠晚期，胎儿在子宫内的生长速度加快，子宫明显增大；孕妇血容量在猛增。由于这些血都要通过心脏的跳动送到全身各脏器的血管，所以心脏跳动次数及每次排出的血量都要增加，这样的变化会使孕妇有心慌气短的感觉。另外由于增大的子宫使膈肌的活动受到限制，活动幅度减少，胸廓活动加大，所以呼吸次数不增加，但呼吸却较深，所以孕妇有大喘气后感觉舒服的感觉。

由于增大的子宫压迫下腔静脉，使下肢及盆腔的血液回流不畅，淤滞在静脉的血液常是形成下肢静脉曲张及痔疮的重要原因。随着妊娠的进展，孕妇及胎儿的代谢产物增多，肾脏的工作量也较孕前增加了1/3～1/2，尤其在仰卧位时孕妇尿量会明显增多，所以孕妇的夜尿多于日尿量。

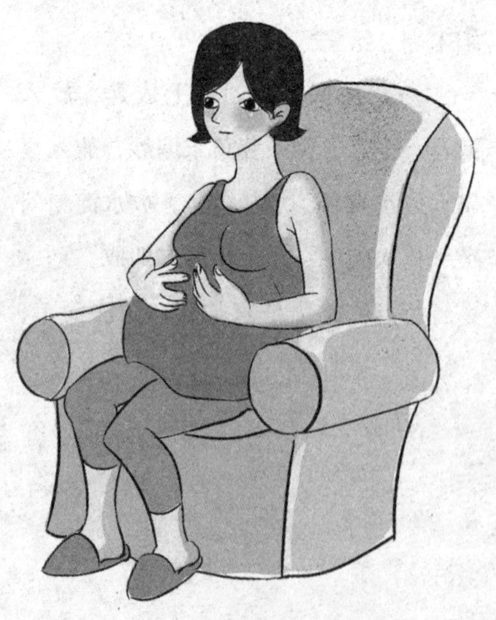

在大量的雌激素作用下，妊娠期胃肠的肌张力及食管与胃相通的部位的肌肉收缩力下降，胃内的酸性内容物很容易反流到食管的下部，所以孕妇常会有“烧心”感。由于胃酸和胃蛋白酶的分泌此时会有所减少，食物在胃内停留的时间会延长，所以不适于吃得过饱。孕妇出现便秘症状，也是由于肠蠕动减慢，粪便在大肠内停留时间过长所致。减轻便秘症状，饮食调节很重要，除了注意吃粗粮或含纤维素多的蔬菜外，补充维生素也很重要。如维生素 B_1 对促进胎儿生长，增加肠蠕动，防止大便干燥，预防痔疮的发生都有一定的作用。

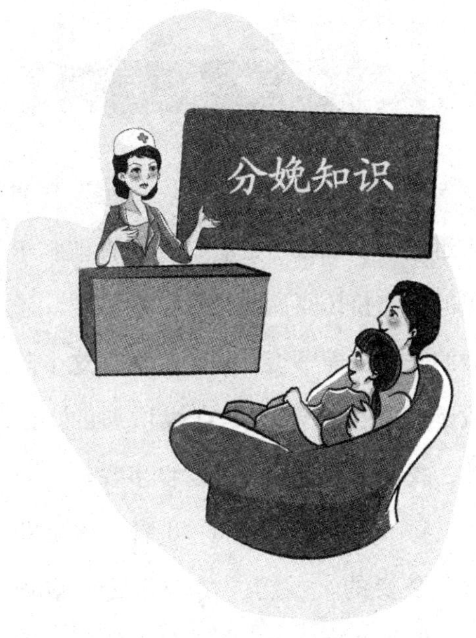

孕晚期胎儿的生长发育情况

当妊娠满 28 周时，胎儿的身长已达到 32 ~ 37 厘米，体重到 800 ~ 1500 克；胎儿的皮肤呈暗红、有皱纹，皮肤上有较浓的毳毛。这时的胎儿心跳有力、脑部发达，但各脏器的发育均未成熟。当妊娠满 32 周时，胎儿的身长可达 40 厘米，体重在 1500 ~ 1700 克，皮肤暗红、皱纹渐渐展平，皮下脂肪增多、毳毛减少，除了各器官继续发育外，此时的胎儿已有了听力。

当妊娠 36 周时，胎儿身长已达 45 厘米，重 2500 克，这时胎儿的皮肤红润、皱纹基本消失、有少量毳毛、皮下脂肪较丰满，指（趾）甲的长度已与指（趾）尖齐平，各器官发育基本成熟，出生后的哭声及吸吮能力较强，在无特殊照顾下，基本能存活。妊娠 37 周以后的胎儿，身长已达到 48 ~ 52 厘米，体重达到 2500 克以上，皮肤红润、无皱纹、弹性好，器官发育完善成熟，有极强的生命力，出生后的哭声响亮，四肢活动有力，能主动寻觅、吸吮。

怀孕晚期饮食注意事项

在怀孕的最后3个月，宝宝发育非常迅速，孕妇常常会有一种肠胃被肚子里的宝宝挤压得所剩无几了的感觉。矛盾的是，营养师特别强调宝宝在这个阶段所需要的营养却是直线增加的。因此，我们采取的对策是少食多餐。

每日，可以安排6~8餐，这是非常有必要的。虽然进食步骤变得很琐碎，但是各种营养素却是都不能缺，除增加一定的蛋白质、碳水化合物和必要的脂肪摄入外，还应在食谱中补充各类维生素和矿物质等营养成分，以及富含强健宝宝骨骼的钙和促进宝宝智力发展的多种营养食物。

在菜单中加入足够避免贫血发生的血红素铁成分是这个阶段的营养调理重点，如肝、蛋、蔬菜等。其实每一个孕妇在这个阶段都会有一定的铁质缺乏问题，所以，足够营养摄入是非常重要的。当然适量饮食也非常必要，无节制的进食会给自已和宝宝在健康和身材上都带来极大伤害。

此外，一定要在这个时候控制糖分、盐分和饱和脂肪的摄入。调味要尽量清淡，少吃盐和酱油。如果味道太淡造成实在难以下咽，可用果酱、醋来调味。

孕晚期吃什么宝宝会聪明

怀孕第8个月

主打营养素：碳水化合物

作用：维持身体热量需求

怀孕第8个月，胎儿开始在肝脏和皮下储存糖原及脂肪。此时如碳水化合物摄入不足，将造成蛋白质缺乏或酮症酸中毒，所以怀孕8个月应保证热量的供给，增加主粮的摄入，如大米、面粉等。

一般来说，孕妇每天平均需要进食400克左右的谷类食品，这对保证热量供给、节省蛋白质有着重要意义。另外在米、面主食之外，要增加一些粗粮，比如小米、玉米、燕麦片等。

怀孕第9个月

主打营养素：膳食纤维

作用：防止便秘，促进肠道蠕动

孕后期，逐渐增大的胎宝宝给孕妇带来负担，孕妇很容易发生便秘。由于便秘，又可发生内外痔。为了缓解便秘带来的痛苦，孕妇应该注意摄取足够量的膳食纤维，以促进肠道蠕动。全麦面包、芹菜、胡萝卜、白薯、土豆、豆芽、菜花等各种新鲜蔬菜水果中都含有丰富的膳食纤维。孕妇还应该适当进行户外运动，并养成每日定时排便的习惯。

怀孕第10个月

主打营养素：硫胺素（维生素 B_1）

作用：避免产程延长，分娩困难

最后一个月里，必须补充各类维生素和足够的铁、钙、充足的水溶性维生素，尤其以硫胺素最为重要。如果硫胺素不足，易引起孕妇呕吐、倦怠、体乏，还可影响分娩时子宫收缩，使产程延长，分娩困难。硫胺素在豆类、糙米、牛奶、内脏中的含量比较高。

孕妇营养过剩有害吗

孕妇体重过重，增加行动负担；胎儿生长过度会给分娩带来困难。有些孕产妇因饮食失调造成肥胖，产后数年仍不能恢复，从而影响体型。据研究，营养过剩与糖尿病、慢性高血压、血栓性疾病等发病都密切相关。因此，必须科学、合理地安排孕产妇的饮食，使之既能满足孕产妇的需要，又不过量，以保证母婴健康。

若有困难或不能确切掌握自己所需要的营养物质的准确摄入与补充量，请找专业医生帮助。

临产产妇怎样科学安排饮食

女性妊娠分娩是一种再自然不过的生理现象了，然而大多数情况下，当我们一看见孕妇有腹痛等分娩的先兆，就

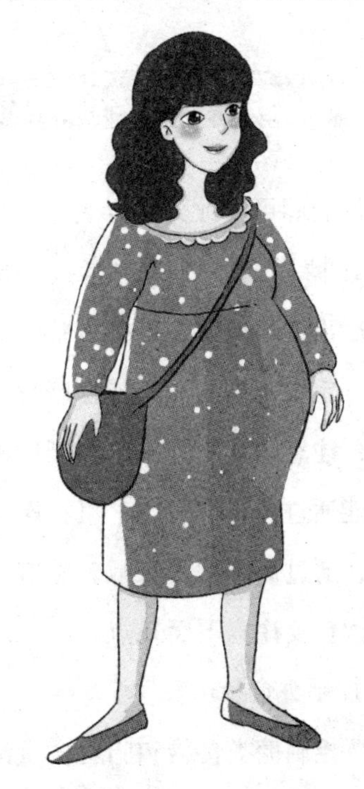

着急得不得了，往往在没有为孕妇准备好吃的，也没有为孕妇准备好用的之前，就匆忙地把孕妇送进了医院。

初产妇从有规律性宫缩开始到宫口开全，大约需要 12 小时。如果是初产妇，无高危妊娠因素，准备自然分娩，可准备易消化吸收、少渣、可口味鲜的食物，如面条鸡蛋汤、面条排骨汤、牛奶、酸奶、巧克力等食物，让产妇吃饱吃好，为分娩准备足够的能量。否则吃不好睡不好，紧张焦虑，容易导致产妇疲劳，将可能引起宫缩乏力、难产、产后出血等危险情况。

肥胖孕妇怎样科学安排饮食

孕妇肥胖可导致分娩巨大胎儿，并造成妊娠糖尿病、妊娠中毒症、剖宫产、产后出血情况增多等并发症。因此妊娠期一定要合理营养，平衡膳食，不可暴食，注意防止肥胖。已经肥胖的孕妇，不能通过药物来减肥，可在医生的指导下，通过调节饮食来减轻肥胖。肥胖孕妇饮食要注意下面几点：

1. 控制进食量

主要控制糖类食物和脂肪含量高的食物，米饭、面食等粮食均不宜超过每日标准供给量。动物性食物中可多选择含脂肪相对较低的鸡、鱼、虾、蛋、奶，少选择含脂肪量相对较高的猪、牛、羊肉，并可适当增加一些豆类，这样可以保证蛋白质的供给，又能控制脂肪量。少吃油炸食物、坚果、植物种子类的食物，这类食物含脂肪量也较高。

2. 多吃蔬菜水果

主食和脂肪进食量减少后，往往饥饿感较严重，可多吃一些蔬菜水果，注意要选择含糖分少的水果，既缓解饥饿感，又可增加维生素和有机物的摄入。

3. 养成良好的膳食习惯

有的孕妇喜欢吃零食，边看电视边吃东西，不知不觉进食了大量的食物，这种习惯非常不好，容易造成营养过剩。肥胖孕妇要注意饮食有规律，按时进餐。可选择热量比较低的水果作为零食，不要选择饼干、糖果、瓜子仁、油炸土豆片等热量比较高的食物作为零食。

妊娠合并糖尿病孕妇怎样合理安排膳食

妊娠合并糖尿病的孕妇在孕晚期要

特别注意合理安排膳食。

1. 调整总热能摄入量

糖尿病患者在妊娠期间，代谢复杂，病情变化多，血糖、尿糖浓度虽然高，但机体对热能的利用率则较低，机体仍需要更多的热能，以弥补尿糖的损失和供给胎儿的需要，一般以每日每千克体重供给 30～50 千卡热能，即每日 1800～2200 千卡。对于肥胖患者，不应过分限制饮食，但总热能的摄入量也不宜过多，以保持正常体重增长为度；对于体重较轻或体质虚弱的病人，应提供足够的热能。总之，根据血糖、尿糖等病情随时调整糖尿病孕妇的膳食，使之既能控制母体糖尿病，又能为发育中的胎儿提供营养需要。

2. 增加蛋白质摄入量

患糖尿病时，蛋白质分解增加，氮丢失增多，因此，蛋白质供给量应较正常孕妇多，每日以 100～110 克为宜，蛋白质供热应占总热能的 15%～20%。

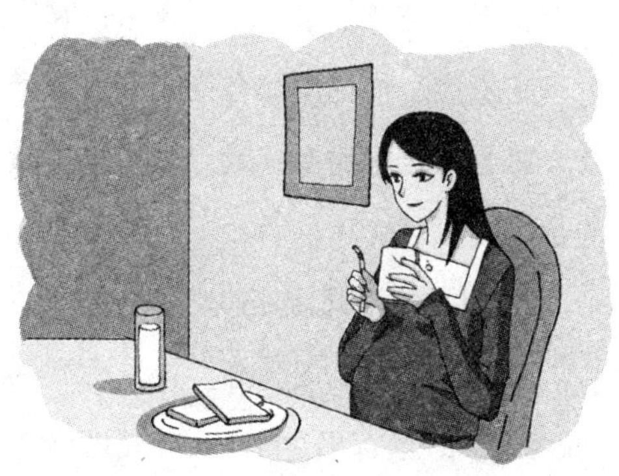

3. 适当控制碳水化合物的摄入

控制碳水化合物的摄入包括摄入总量、摄入时间、每次摄入量以及组成。碳水化合物摄入总量不宜过高或过低，以每日摄入 200～300 克为宜，碳水化合物所供热能应占总热能的 60%。在碳水化合物总摄入量既定的情况下，增加餐次、减少每餐进食量；严格限制单糖及双糖的使用量，最好选用多糖如米、面、玉米面等，同时加入一些土豆、芋头、山药等根茎类蔬菜混合食用。由于不同食物来源的碳水化合物在消化、吸收、食物相互作用方面的差异以及由此引起的血糖和胰岛素反应的区别，混合膳食，使糖消化吸收缓慢，有利于病情的控制。

4. 增加膳食纤维的摄入量

膳食纤维具有良好的降低血糖作用，近年来的研究证明，经常食用高膳食纤维，空腹血糖水平低于少吃食物纤维者。蔬菜、水果、海藻和豆类富含膳食纤维，尤其果胶在各种水果中占食物纤维的 40%，其具有很强的吸水性，在肠道形成凝胶过滤系统，可减缓某些营养素排出，延长食物在胃肠道排空时间，减轻饥饿感。同时，果胶又能减少肠道激素“胃抑多肽”分泌，延缓葡萄糖的吸收，使饭后血糖及血清胰岛素水平下降。因此，糖尿病孕妇应多吃蔬菜、水果。

5. 香蕉——可以治疗孕期牙痛

营养学家新近指出，怀孕女性特别应在她们的日常饮食中加上香蕉，因为香蕉是钾的极好来源，并会有丰富的叶酸；而体内叶酸及亚叶酸和维生素 B_6 的储存是保证胎儿神经管正常发育、避免无脑、脊柱裂严重畸形发生的关键性物质。

此外钾尚有降压、保护心脏与血管内皮的作用，这对于孕妇是十分有利的。

6. 苹果——预防宝宝哮喘

苹果素有“益智果”与“记忆果”之美称，而且还有“一天吃一个苹果，医生远离我”的谚语。这是因为苹果不仅富含锌等微量元素，还富含脂质、碳水化合物、多种维生素等营养成分，尤其是细纤维含量高，有利于胎儿大脑皮层边缘部海马区的发育，有助于胎儿后天的记忆力。而且，调查发现，在怀孕期间多吃苹果的孕妇，其宝宝患上哮喘的机会较少。研究人员分析说，产生这种效果的原因可能是苹果含有特殊的植物化学成分，比如类黄酮等。

孕妇每天吃 1 ~2 个苹果即可以满足对锌的需求量。

7. 杧果——有效缓解孕吐

杧果果实营养价值极高，维生素 A 含量高达 3.8%，比杏子还要多出 1 倍。维生素 C 的含量也超过橘子、草莓。杧果含有糖、蛋白质及钙、磷、铁等营养成分，均为人体所必需。根据对我国杧果产区几个杧果主要品种分析资料归纳，杧果可溶性固形物 14% ~24.8%，含糖量 11% ~19%，蛋白质 0.65% ~1.31%，每 100 克果肉含胡萝卜素 2281 ~6304 微克，而且人体必需的微量元素（硒、钙、磷、钾等）含量也很高。

杧果有益胃、止呕、止晕的功效，对于眩晕症、梅尼埃综合征、高血压晕眩、恶心呕吐等均有疗效。对杧果过敏的孕妇则不可食用。

8. 梨——清热降压良药

梨又称快果、玉乳等。古人称梨为“果宗”，即“百果之宗”。因其鲜嫩多汁，酸甜适口，所以又有“天然矿泉水”之称。梨性味甘寒，具有清心润肺的作用，对肺结核，气管炎和上呼吸道感染的患者所出现的咽干、痒痛、喑哑、痰稠等症皆有效；具有降低血压、养阴清热的功效。患高血压、心脏病、肝痰、肝硬化的病人，经常吃些梨大有益处；能促进食欲，帮助消化，并有利尿通便和解热作用，可用于高热时补充水分和营养；煮熟的梨有助于肾脏排泄尿酸和预防痛风、风湿病和关节炎；还具有润燥消风、醒酒解毒等功效。在秋季气候干燥时，人们常感到皮肤瘙痒、口鼻干燥，有时干咳少痰，每天吃一两个梨可缓解秋燥，有益健康。梨还可清喉降火。

梨性偏寒助湿，多吃会伤脾胃，故脾胃虚寒、畏冷食者应少吃；含糖量高，糖尿病者慎吃；含果酸较多，胃酸多者，不可多食。

9. 柑橘——维生素的宝库

柑橘品种繁多，有甜橙、南橘、无核蜜橘、柚子等。它们都具有营养丰富、通身是宝的共同优点。其汁富含柠檬酸、氨基酸、碳水化合物、脂肪、多种维生素、钙、磷、铁等营养成分。500克橘子可食部分中含有维生素C80毫克，维生素A含量仅次于杏，比其他水果都高，维生素 B_1 的含量居水果之冠。

孕妇每天吃柑橘不应该超过3个，总重量在250克以内。

10. 猕猴桃——提高免疫力

猕猴桃是一种特殊的水果，绿似翡翠的果肉，清香诱人；甜中带酸的口味，爽口怡人。猕猴桃里富含糖、蛋白质、钾、钙、铁、磷、镁、胡萝卜素、叶酸、维生素C和维生素E等，尤其是含维生素C，每100克猕猴桃里所含维生素C高达300毫克，为等量柑橘类的近10倍。猕猴桃对育龄女性来说是很好的营养食品。但也并非人人皆宜。由于猕猴桃性寒，故脾胃虚寒者应慎食，经常性腹泻和尿频者不宜食用，有先兆流产的人也应忌食。

11. 柚子——预防妊娠糖尿病

柚子又名“文旦”，外皮很厚，大多在10～11月采摘。柚子多见于南方，以福建漳州、厦门所产柚子最为著名。其果实鲜食甘酸可口，沁人心脾，令人赞不绝口；其果皮、柚花皆可入药，有“天然水果罐头”之称。

柚子营养价值很高，含有非常丰富的蛋白质、有机酸、维生素以及钙、磷、镁、钠等人体必需的元素。怀孕期间的孕妇能吃柚子，但不能太贪。柚子一天只能吃1/4个，最好不要多吃。

妊高征孕妇的饮食应注意什么

妊高征的发生与饮食内容有很大的关系。在妊高征发生之前，大部分孕妇往往已出现水肿，食入过多的盐可使水肿加重，所以限制盐的摄入量非常重要。要想限盐成功，在烹调菜肴时，可多吃鲜菜（西红柿、黄瓜、蔬菜沙拉等）、拌菜，这样可保证食品的新鲜与营养不被破坏，又可少进食盐。平时尽量不吃咸肉、咸菜、咸鱼等腌制食品。调味品也应尽量少用，尤其是胡椒粉、辣椒面及芥末等刺激性较强的调料；平时还要少吃油炸和奶油制品，以免引起腹胀及消化不良的症状。钙的补充不仅可以保证胎儿的健康生长，还有预防妊高征的作用，所以平时要注意多食用豆类、牛奶、海带、芝麻酱等含钙高的食物。

怀孕9个月吃什么

进入怀孕第9个月，应着重注意使胎儿保持一个适当的出生体重。因为出生体重过低或过高均会影响婴儿的生存质量和免疫功能。这个月孕妇的胃部仍会有挤压感，所以宜少食多餐。每餐进食不多时，可以适当加餐来保证营养的总量。

第9个孕月里，孕妇必须补充足够的蛋白质、铁、钙和水溶性维生素。此时，孕妇每天应摄取80~100克的优质蛋白质，食物来源以鸡肉、鱼肉、虾、瘦肉等为好，还可适当多吃一些海产品。脂肪也需要适量补充，应保证每天主食（谷类）400克左右，植物油也是必需的。第9个孕月还要注意补充维生素，其中水溶性维生素以维生素 B_1 最为重要。本月如果维生素 B_1 摄入不足，易引起呕吐、倦怠、体乏，还可影响分娩时子宫收缩，使产程延长，分娩困难。

另外，胎儿肝脏以每天5毫克的速度储存铁，直到存储量可达300~400毫克。此时铁摄入不足可影响胎儿体内铁的存储，产后易患缺铁性贫血。还需要补充钙，胎儿体内的钙一半以上是在怀孕期最后2个月储存的。如这个孕月里钙摄入量不足，胎儿就要动用母体骨骼中的钙，可能会使孕妇发生软骨病。而为了利于钙、铁的吸收，还需注意补充维生素A、维生素D和维生素C，所以各种新鲜蔬菜和水果应注意摄入充足。此外要继续控制食盐的摄取，保证饮食清淡，以减轻水肿的不适。由于孕妇的胃部容纳食物的空间不多，所以不要一次性地大量饮水，以免影响进食。

怀孕9个月应多吃鱼

怀孕第9个月，孕妇主要看自己的口味习惯进行细节调整，让自己跟着感觉来确定孕第9个月的饮食。在这里，

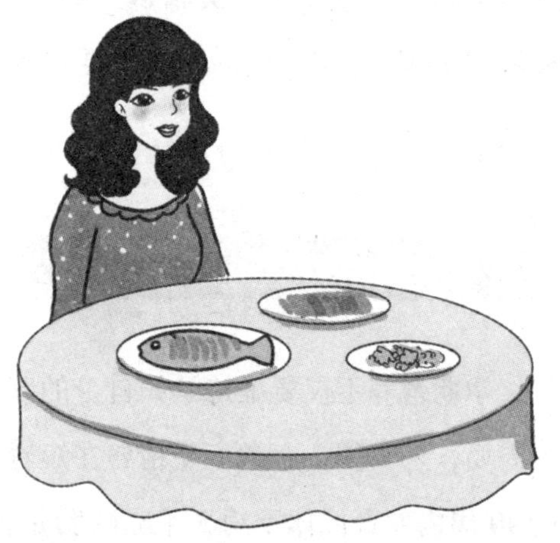

向孕妇推荐营养丰富的海洋食品。

海洋动物食品被营养学家称为高价的营养品。它们富含脂肪、胆固醇、蛋白质、维生素A和维生素D，与眼睛、皮肤、牙齿和骨骼的正常功能关系非常密切。据研究，海鱼中含有大量的脂肪，而且这种脂肪具有有利于新陈代谢正常进行的特殊作用。海鱼还可以提供丰富的矿物质，如镁、铁、碘等元素，对促进胎儿生长发育有良好的作用。

除此之外，海洋动物食品还具有低热量高蛋白的特点。100克鱼肉可提供成人蛋白质供给量的1/3，却只提供低于100千卡的热量，因此对于高脂肪的海洋动物食品，多吃是有益无害的。

怀孕10个月饮食营养提醒

此时，子宫下降，食欲好转。这一时期，胎儿生长发育基本完成，对营养的需要减少，但孕妇为了应付分娩时的剧烈疼痛、疲劳和体力消耗，必须在这难得的时机里，抓紧时间，进行大量的体能储备。可吃一些可以提高体力的食物，但要注意不可吃得太多，热量和脂肪不宜太高，否则将会引起自身肥胖和

胎儿过大，造成难产。

另外，子宫对盆腔的压迫加重，使便秘加重，孕妇应注意防止便秘，可多吃一些含粗纤维和维生素丰富的食物，如蔬菜、水果和海藻类。

怀孕晚期如何保证孕妇营养

怀孕后的最后3个月胎儿生长发育最快，饮食质量要好，品种要齐全。每天要多增加一些蛋白质，肉类、禽类、牛奶等动物性食物；增加肝、肾等动物内脏，以补充优质蛋白和血红素铁，预防妊娠缺铁性贫血的发生；增加豆奶、豆浆、豆腐等豆制品，以补充钙的需要；增加核桃、芝麻、花生等食物以补充必需的脂肪酸的摄入。

怀孕的最后阶段，你要适当限制脂肪、甜食和水果的摄入，减少米、面等主食的量，以免胎儿长得过大，如果临近分娩，出现下肢浮肿，还应减少盐的摄入。

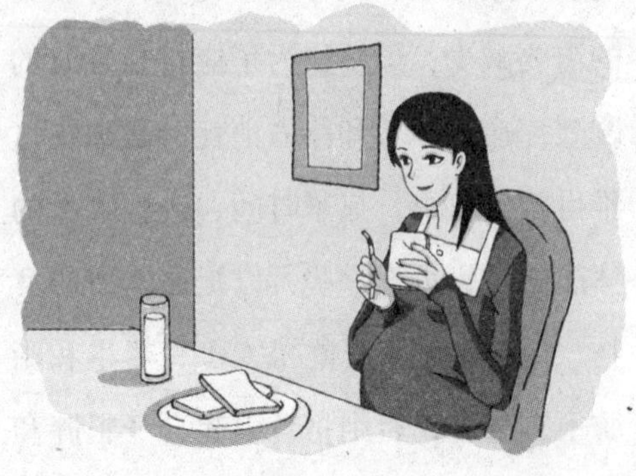

怀孕晚期的膳食要保证质量、搭配合理。由于胎儿增大，压迫胃肠道，你会经常感到上腹部不适，可以采取少食多餐，以保证摄入足够的营养。

下面是孕妇每天需要的营养清单，供参考：

米、面主食：400～500克

新鲜蔬菜：500克

鱼、肉、鸡、鸭：300克

鸡蛋：1～2个

植物油：30～40克

豆类及制品：50～100克

水果：1个

高钙低脂牛奶：250毫升

孕妇一周吃1～2次猪肝。虾皮、海带或紫菜2～3次。小排骨要咬碎后吃。

孕期营养对产后的影响

孕期营养不仅要维持孕妇自身的营养需要，还要使一个微小受精卵在短暂的40周内发育成体重约3千克的胎儿。

此外还要提供子宫、胎盘和乳房发育的需要，并要为分娩，尤其产后哺乳做好营养储备。因此，保证孕妇各种营养素和热量的合理供给是十分重要的。

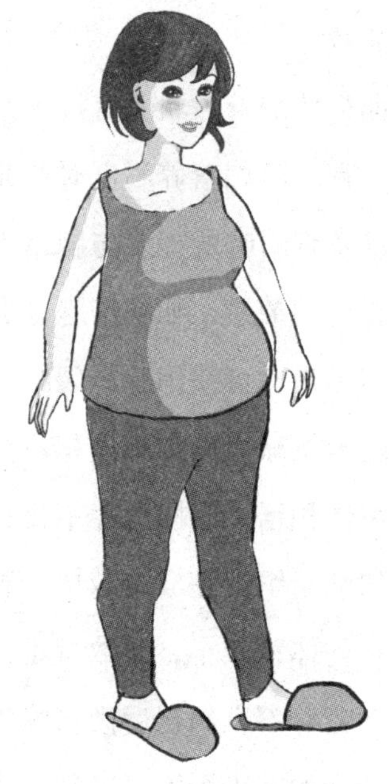

为了产后能分泌充足的乳汁，孕期所摄取的营养，以脂肪和蛋白质等形式积存于母体皮下组织和肌肉中。在整个孕期孕妇体重增长中有3~4千克是脂肪组织，用以维持胎儿末期生长所需能量和哺乳期头6个月产乳所消耗的能量。因此孕期应保证碳水化合物的摄入量占总热量的60%~65%，脂肪的摄入量（烹调用油及食物中所含油脂）占总热量的20%~25%，蛋白质的摄入量占总热量的15%左右。根据我国营养学会1981年的标准：一般孕妇每天应摄入热量为10460千焦（2500千卡），蛋白质摄入量为90~95克，尤其妊娠末期（第7~9个月）胎儿生长迅速，体重倍增，更应增加优质蛋白质，每天最好保证供给牛奶250毫升、瘦肉50克、鸡蛋2个以及豆制品等。此时还需补充大量维生素D及钙、磷、铁等元素，以保证提供新生儿所需的富有营养的乳汁。

分娩期饮食安排原则

第一产程占分娩过程的大部分，时间较长，由于阵痛，产妇睡眠、休息和饮食均受影响，精力、体力均消耗较大。为保证第二产程能有足够的精力完成分娩的全过程，在第一产程时，鼓励产妇少吃多餐。食物以半流质或软食为主，如挂面、饼干、蛋糕、面包、粥等。从子宫收缩紧张，接近第二产程时，可供给果汁、藕粉、麦乳精、糖水等流质。不愿摄食者，不必勉强，以免导致呕吐。第二三产程较短，多数产妇不愿摄食。如愿摄食则可提供糖水、果汁等流质，以提供能量。如果产程延长，也可以静脉输入葡萄糖，以免脱水，发生虚脱。

在民间，产妇分娩时要吃桂圆汤，以为这样可以长力气，补气血。其实缺乏科学根据。桂圆作为一种食物，进入胃内后，消化、吸收要有一个过程，不可能吃下去即能“长力气”。从中医角度来看，桂圆有安胎作用，能抑制子宫收缩，使分娩过程减慢，并能促使产后出血。因此，分娩时不宜多吃桂圆。

临床实践发现，临产前的孕妇可准备1000～2000克优质羊肉、250克优质红枣、250克红糖、50克黄芪、50克当归。待临产接近预产期的前3天，每次取以上原料各1/3，洗净（红糖除外），加1000克水，同入在铝锅中煮汤，待剩500克水时，沥出分为两份，早晚各服一次，服至分娩时为止，这不仅能增加孕妇的体力，协助顺利分娩，还可安神，防止产后恶露不尽，易于恢复产后疲劳。

常吃健脑食物能促进胎儿大脑发育

大脑是智能的物质基础。胎儿大脑的发育在孕晚期至出生后第一年发育最快，其中最关键的时期是妊娠最后3个月至出生后6个月。因此，如果想拥有一个健康聪明的宝宝，妈妈应从怀孕期就开始注意。

孕期母体的营养状况直接关系到胎儿大脑发育。孕妇营养不良对胎儿脑及神经系统发育影响的程度与脑组织的发育阶段有密切关系，如脑细胞分裂增殖阶段营养不良，可使细胞分裂减慢，表现为细胞数量减少而细胞体积不变；如在脑组织体积增大阶段营养不良，主要使增大的脑组织细胞成熟减慢，表现为细胞的平均体积减小，而数量不变。细胞体积在营养不良纠正后尚可恢复，而脑细胞数量的减少则不可恢复，成为永久性的损伤。因此，在脑发育阶段多吃些有利于胎儿脑发育的食品对宝宝的未来是极为重要的。

蛋白质是神经元及递质的组成成分，参与脑细胞及神经递质的形成。胎儿期或婴儿期蛋白质缺乏者有1/3～1/2在学龄期可出现反应迟钝、记忆力差、不活泼或有多动症。脂类在脑组织中含量较多，约占脑干重的60%。孕妇如患脂肪酸吸收不良，所生子女智能较差。鱼类尤其是深海鱼类，富含蛋白质，脂肪则以不饱和脂肪酸为主，还含维生素 B_2、锌、碘等，对胎儿及神经发育有益。

大豆脂肪含有丰富的亚油酸，也是健脑的良好食物来源。其次核桃、芝麻等坚果类富含脑组织所需的脂类，是众所周知的健脑食品。尤其是核桃，日本学者认为，核桃表面凹凸不平，外观上与大脑极相似，其中富含健脑物质，实为健脑佳品。

健康油脂——植物油

食用油主要有动物性油脂和植物油。猪、牛、羊等动物中提炼出来的油是动物油，含动物性脂肪；黄豆、芝麻、花生等植物中提炼出来的油是植物油，含植物性脂肪。动物脂肪和植物脂肪的组成成分及营养学意义有很大的不同。动物性油脂含有大量的饱和脂肪酸，过多食用动物油会造成血脂升高、肥胖及动脉粥样硬化等。而植物油中所含绝大多数成分为多不饱和脂肪酸，其中很大比例为人体本身不能合成，而必须由食物提供的必需脂肪酸。这类脂肪酸是人体细胞膜、脑及神经系统的组成成分，也是合成激素的必需物质，对人体健康非常有益。此外，植物油中含有丰富的脂溶性维生素，是人体营养不可缺少的成分。因此，与动物油相比，植物油是一种健康油脂，在饮食中必不可少。

孕期女性的饮食需要提供适当比例的动物性脂肪与植物性脂肪，以保证胎儿的发育和为生产、泌乳做准备。同时要注意的是，不管是动物脂肪还是植物脂肪，都不能进食过多，否则孕妇易引起肥胖和高脂血症。

产前能吃巧克力吗

产妇在临产前要多补充些热量，以保证有足够的力量促使子宫口尽快开大，顺利分娩。当前很多营养学家和医生都推崇巧克力，认为它可以充当“助产大力士”，并将它誉为“分娩佳食”。理由是：

1. 营养丰富，含有大量的优质碳水化合物，而且能在很短时间内被人体消化吸收和利用，产生出大量的热能，供人体消耗。据测定，每 100 克巧克力中含有碳水化合物 50 克左右，脂肪 30

克左右，蛋白质15克以上，还含有较多的锌、维生素B_2、铁和钙等，它被消化吸收和利用的速度是鸡蛋的5倍、脂肪的3倍。

2. 体积小，发热多，而且香甜可口，吃起来也很方便。产妇只要在临产前吃一两块巧克力，就能在分娩过程中产生更多热量。

因此，让产妇在临产前适当吃些巧克力，对其身体十分有益。

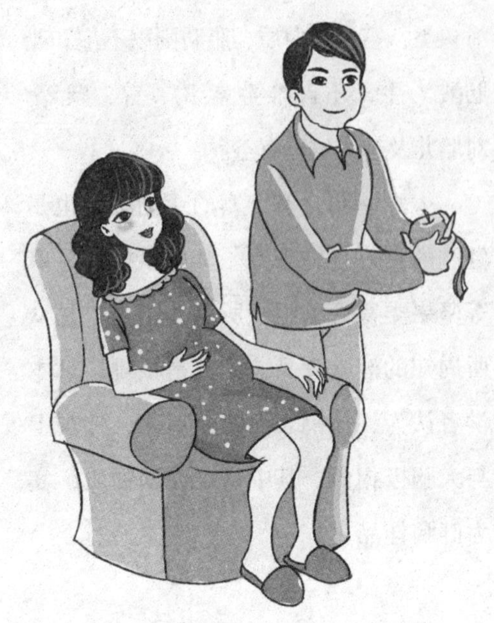

美食吃出聪明胎宝宝

♨ 核桃鸡花

原料：母鸡胸脯肉250克，核桃仁100克。

调料：辣椒、蛋清、鸡汤、葱、姜、白糖、盐、淀粉、酱油、花生油各适量。

做法：

（1）将鸡脯肉洗净，切成一寸见方块；核桃仁用热水浸泡剥去外皮，辣椒切成小片。

（2）用鸡汤、葱、姜、白糖、盐、酱油兑成汁。

（3）炒锅上火，放油烧至四成热，把鸡肉用蛋清、淀粉上浆，放入油锅滑炒一下，捞出沥油。锅底留少量油，烧热煸炒辣椒片，倒入滑炒的鸡肉、核桃仁，再倒入兑好的汁，颠炒均匀，烧开即成。

特点：此菜色泽黄亮，咸辣稍甜，美味可口。辣椒应依孕妇口味，不宜多吃。

♨ 沙丁鱼炒南瓜

原料：小沙丁鱼，姜汁各20克，胡萝卜、圆白菜各80克，南瓜150克。

调料：料酒、盐、白芝麻、味精各

适量。

做法：

（1）将小沙丁鱼去杂，洗干净后，控去水分。

（2）将胡萝卜刮去外衣，清洗净，切成细丝。将南瓜和圆白菜去杂，清洗净，切成长方形片，待用。

（3）把小沙丁鱼、胡萝卜、南瓜和圆白菜一齐放在锅里炒，后加姜汁和少许清水，撒入料酒和盐调味，煮至水干为止。撒上清洗捣碎的芝麻即可食用。

特点：此菜软烂，味清鲜。沙丁鱼健脑益智，南瓜润肠通便。适用于孕妇食用，有利胎儿大脑的发育。

♨ 油爆鳝鱼片

原料：鳝鱼肉片250克，油菜叶50克，水发香菇25克，猪肉片50克。

调料：花生油、蒜、盐、酱油、水淀粉、香油各适量。

做法：

（1）将活鳝鱼宰杀，剔去脊骨，切成鳝片，洗净沥干水，用刀切成薄斜刀纹，再切成4厘米长的片，放在碗内，用水淀粉调匀上浆；油菜叶洗净切丝，猪肉洗净切成片，香菇用温水浸泡，洗净去蒂；蒜去皮洗净，切成末。

（2）用一小碗放盐、酱油、水淀粉和水，调成芡汁。

（3）炒锅上火，放油烧至七成热，把上浆的鳝鱼片倒入油锅，速炸一下，见鳝鱼片浮出油面，速同油一起倒入漏勺沥油。锅底留油，再烧热将猪肉片、香菇、油菜叶、大蒜末放入，煸炒熟，再把炸好的鳝鱼肉片放入锅内，倒入兑好的汁，颠翻几下，待芡汁裹住鳝鱼片，淋入香油，装盘即成。

特点：此菜色泽金黄，形态美观，鲜美可口，脆嫩鲜香，营养丰富。鳝鱼含多种营养素，尤其维生素A含量丰富，能促进大脑的发育，所以孕妇应经常选用鳝鱼调剂食用，对胎儿能起到健脑作用。

♨ 柿椒炒墨斗鱼

原料：柿椒100克，墨斗鱼500克。

调料：植物油、葱花、姜末、蒜末、盐、胡椒粉、酱油各适量。

做法：

（1）将墨斗鱼择洗净切成丝，在

开水中焯烫一下，沥干水，用葱花、姜末、蒜末、盐、胡椒粉、酱油拌匀，柿椒择洗净切成丝。

（2）炒锅上火，放油烧至七八成热，将拌匀好的墨斗鱼丝放下，快速煸炒，再把柿椒丝放下，一起炒熟即可。

特点：此菜清淡，咸鲜可口。墨斗鱼含有多种营养素，它的脂肪主要是不饱和脂肪酸，是较好的健脑食品。

♨ 松子豆腐

原料：豆腐400克，松子仁50克，香菜末50克。

调料：盐、糖、葱末、姜、植物油、鸡汤各适量。

做法：

（1）将豆腐切成丁，在开水锅内烫一下捞出，松子仁用刀剁碎。

（2）炒锅上火，放油烧热，投入葱花、姜末煸出香味，放鸡汤和松子仁，再加入盐、糖、豆腐烧开，再用小火烧至入味，豆腐涨起后，盛入盘中，撒上洗净的香菜末即可。

特点：此菜色泽红润，味咸稍甜，鲜美可口，有松子香。豆腐营养丰富，含多种营养素，豆类食品能健脑，所以孕妇应多食用豆类食品。松子仁含脂肪较高，为不饱和脂肪酸，也是健脑食品。此菜孕妇可经常调剂食用。

♨ 清蒸平鱼

原料：平鱼1条。

调料：姜丝、葱丝、盐、芝麻油各适量。

做法：

（1）平鱼洗净，两侧各切几道，略抹盐。

（2）蒸锅烧开水，鱼入盘后放进蒸锅，放姜丝、葱丝，淋适量芝麻油，盖锅盖，大火冒气后转小火，蒸8分钟左右即可。

♨ 果仁巧克力

原料：巧克力、杏仁、腰果、花生仁各适量。

做法：

（1）将果仁切碎，铺在烤盘上入烤箱，以150℃烤约3分钟，至果仁碎稍变黄并有香味溢出为宜。

（2）将巧克力切细碎状，以隔水加热的方式化开，水温勿超过40℃，这样巧克力才不会变质而保持光泽。

（3）将果仁碎倒入巧克力酱中拌匀，倒入模具待其冷却凝固即可。

♨ 金枪鱼三色盖饭

原料：水浸金枪鱼罐头1盒，西蓝花、鸡蛋、米饭各适量。

调料：酱油、料酒、盐、红糖、姜末、食用油、芝麻油各适量。

做法：

（1）金枪鱼罐头沥水，放入锅中，加酱油、料酒、红糖、姜末、芝麻油煮至汁干。

（2）鸡蛋加盐、红糖打散，锅内倒油将鸡蛋炒熟备用。

（3）西蓝花切碎，放入锅内，开水焯过，加盐调味备用。

（4）煮好的米饭上，铺上准备好的金枪鱼、鸡蛋、西蓝花即可。

♨ 松子粥

原料：粳米、松子、水各适量。

做法：

（1）粳米淘洗干净，浸泡在水中两小时，用筛子沥去水分，凉10分钟后，放入搅拌机与水磨两分钟左右，用筛子过滤。

（2）松子放入搅拌机，加水磨两分钟左右，用筛子过滤。

（3）锅内放入磨好的米与水，大火煮5分钟左右，时而搅动熬煮。

（4）沸腾时，转中火并盖上盖子焖煮，时而搅动，煮15分钟，放入磨好的松子，续煮5分钟，煮到黏稠状时即可。

♨ 黄金鲑鱼排

原料：鲑鱼片、面粉各适量。

调料：盐、黑胡椒、奶油各适量。

做法：

（1）鲑鱼片用盐、黑胡椒抹匀调味，表面均匀蘸上一层面粉，备用。

（2）烤盘包上锡箔纸，涂上一层奶油，放上鲑鱼片。

（3）放入烤箱，180℃烤15分钟，至鱼熟且表面上色即可食用。

♨ 营养坚果炒麦片

原料：生燕麦片、松子仁、核桃仁、大杏仁、南瓜子、葡萄干各适量。

调料：橄榄油、白糖各适量。

做法：

（1）松子仁、核桃仁、大杏仁、

南瓜子切碎，中火把坚果分类炒熟，如果用现成的熟坚果的话，这一步可省略。

(2) 锅内放入 1 大匙橄榄油，倒入燕麦片，不停翻炒至变色变脆，盛出备用。

(3) 重新起锅，放入 2 大匙橄榄油，白糖，小火炒至糖熔化冒泡的时候，迅速倒入炒好的燕麦片，快速翻炒，倒入果仁碎，再加入适量葡萄干一起拌匀，盛出凉凉即可。

♨ 椰丝核桃仁

原料：核桃仁、椰丝各适量。

调料：橄榄油、蜂蜜各适量。

做法：

(1) 锅内放少量橄榄油，倒入核桃仁，中火翻炒。

(2) 待核桃仁炒熟，加入椰丝和蜂蜜，拌匀，盛出凉凉即可。

美食帮你抗水肿

♨ 美味蔬菜卷

原料：生菜叶、胡萝卜、黄瓜、鸡蛋各适量。

调料：食用油、盐、蒸鱼豉油、辣根各适量。

做法：

(1) 胡萝卜洗净，切丝，炒熟备用。

(2) 鸡蛋摊成蛋饼，切丝；黄瓜洗净切丝，备用。

(3) 生菜叶在开水中焯过，卷入胡萝卜丝、黄瓜丝、鸡蛋丝，切成小段，码入盘中。

(4) 把蒸鱼豉油、辣根调汁，蘸汁食用即可。

♨ 奶汤冬瓜

原料：冬瓜、海米、面粉各适量。

调料：盐，食用油，香菜末，姜丝各适量。

做法：

(1) 冬瓜去皮、去瓤，洗净切片备用。

(2) 海米用开水浸泡至软，洗净杂质备用。

(3) 锅内放少许油，加入面粉炒成金黄色，加入姜丝略炒。

(4) 加入适量水，放入冬瓜片和

海米，开锅后，转小火，煮至汤汁黏稠，加入盐调味，出锅前撒入香菜末即可。

♨ 银鱼干炒荷兰豆

原料：银鱼干、荷兰豆各适量。

调料：蒜蓉、食用油、盐各适量。

做法：

（1）荷兰豆择洗好，切成粗丝备用。

（2）锅加热后放油，放蒜蓉和银鱼干炒香。

（3）倒入荷兰豆丝，加盐略炒即可。

♨ 家常鲫鱼汤

原料：鲫鱼1~2条。

调料：食用油、盐、姜片、香菜末各适量。

做法：

（1）鲫鱼洗净，在两面切花刀。

（2）锅内放油烧热放入鲫鱼，煎至两面金黄色。

（3）锅内加入适量冷水、姜片，开锅后，转小火，加盖煮至汤色乳白。

（4）加入盐调味，撒上香菜末即可。

♨ 清炒瓜条腰果

原料：黄瓜、腰果各适量。

调料：食用油、盐各适量。

做法：

（1）将黄瓜洗净，去皮切条备用。

（2）锅内放少许油，将腰果炒至金黄色盛出。

（3）重新起锅，油热后放入瓜条，加少许盐，略炒盛出，撒上腰果即可。

♨ 味噌茄子

原料：茄子适量。

调料：味噌酱、料酒、花生油、芝麻油、红糖、蒜末各适量。

做法：

（1）茄子清洗干净，整个放入蒸锅蒸熟，待凉后撕成条备用。

（2）味噌酱一大匙，红糖一小匙，加适量料酒调匀成酱料并拌入茄子。

（3）锅加热倒入适量花生油，炒香蒜末，趁热倒入拌好酱料的茄子上，加入少许芝麻油即可。

♨ 百合莲子绿豆粥

原料：大米、干百合、莲子、绿

豆、冰糖各适量。

做法：

(1) 将大米用清水洗净，莲子去芯洗净，备用。

(2) 百合洗净，放入清水，浸泡至软。

(3) 锅内放入大米、莲子、绿豆，加适量水煮开，转中火，煮至米烂，随后加入百合、冰糖煮开即可。

孕晚期美味汤羹

♨ 核桃肉糯米粥

原料：糯米 100 克，核桃 15 个。

调料：白糖适量。

做法：

(1) 将核桃敲碎取出核桃肉。糯米淘洗干净。

(2) 将核桃仁、糯米放入锅内，加水，大火煮开后，用小火焖煮成粥。食用时加少量白糖即可。

特点：此粥做法简单，但口味香甜，营养丰富，是一种很好的滋补品。

♨ 龙眼白果粥

原料：紫米 100 克，龙眼干 75 克，鲜白果 150 克。

调料：冰糖 75 克。

做法：

(1) 紫米以冷水浸泡 1 小时后沥干水备用。

(2) 龙眼干、白果洗净备用。

(3) 将锅中水烧开，加入紫米小火煮 40 分钟后，再加入龙眼干、白果煮 20 分钟，最后加冰糖调味即可。

特点：此粥操作简单，口味香甜，营养丰富。紫米补气血，龙眼补气血、安神、促进血液循环，白果温肺益气，常吃可滋补身体。

♨ 银耳核桃汤

原料：银耳 10 克，核桃仁 25 克。

调料：冰糖适量。

做法：

(1) 将银耳用温水浸泡，去蒂洗净。核桃仁用温水浸泡，剥去外壳，和银耳一起放入汤碗中。

(2) 在汤碗中加适量水和冰糖，上笼蒸 40 分钟即成。

特点：此汤做法简单，有药用功效，口味甜香，营养丰富。核桃是一种良好的滋补品，有润肠通便的功能，可预防便秘。

♨ 翡翠羹

原料：菠菜250克，生鸡脯肉50克，鸡蛋2个，火腿10克。

调料：鸡汤、白糖、姜、淀粉、盐、熟油各适量。

做法：

（1）淀粉加水调成水淀粉，火腿蒸熟，剁成细末，姜也切成细末。

（2）菠菜洗净，留叶剁成菜泥，鸡脯肉也剁成鸡肉泥。

（3）炒锅上火，放油烧热，放菠菜泥、盐和少量白糖炒几分钟，加入少量鸡汤，用手勺搅动。

（4）鸡蛋清打在碗里，加入鸡肉泥、盐、白糖少量及水淀粉等，用筷子搅拌，再加入鸡汤，来回搅开使成鸡蓉。

（5）炒锅上火，放油烧热，将鸡蓉倒入，不停翻搅，使成稠羹，放在盘子另一边（菠菜泥的一边）即成。

特点：此菜碧翠味美，能增进食欲，可预防便秘。

♨ 清汤玛瑙

原料：活鳝鱼500克，虾蓉100克，蟹黄100克，鸡蛋清2个，豌豆苗500克。

调料：盐、葱、姜汁、淀粉、清汤、白胡椒粉各适量。

做法：

（1）鳝鱼宰杀，去内脏，去骨去皮，斩成蓉装入碗内，放入虾蓉，加入葱、姜汁、蛋清、盐、淀粉搅匀。

（2）取一只大碗抹上熟油，将蓉挤成桂圆大小的丸子，放入盘中，在丸子上嵌上蟹黄，上笼蒸透，然后出笼装碗。

（3）在炒锅中放清汤烧开，放豌豆苗、盐，将汤浇在装有丸子的碗内即成。

特点：此汤鲜嫩清淡，丸子色如玛瑙，味鲜清凉，有鱼有虾有菜，是高蛋白低脂肪膳食。

♨ 银耳乌龙汤

原料：水发海参200克，银耳10克。

调料：清汤、盐各适量。

做法：

（1）将银耳用温水泡开，去根蒂，用清水洗净；海参洗净，切成小抹刀

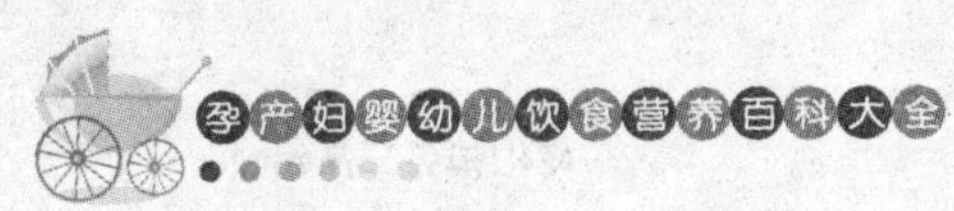

片；把银耳、海参一起放入开水锅中焯烫，捞出沥去水分。

（2）在锅内放清汤、盐，再把银耳、海参放入汤内，用小火煨5分钟，捞入碗中。

（3）锅内放入清汤、盐，把汤烧开，撇去浮沫，倒入海参、银耳的汤碗中即成。

特点：此汤美观味鲜，银耳莹白如雪，海参乌黑发亮，黑白相间，营养丰富。海参含蛋白质较高，脂肪较低；银耳不但营养高，而且有药用价值。

♨ 三片汤

原料：瘦猪肉100克，腰子100克，净鱼片100克，豆苗10克，蛋清1个。

调料：盐、鸡汤、菱粉各适量。

做法：

（1）将猪肉洗净，切成薄片；腰子剔去腰腹，切成腰片洗净，鱼肉洗净，切成薄片，分别放在碗内，加入蛋清、盐、菱粉拌和上浆待用。

（2）锅中放入鸡汤，加入盐、胡椒粉烧开，再放入肉片、鱼片、腰片，用勺划开，烧开后，撇去浮沫，倒入汤碗中，撒上豆苗即成。

特点：此汤清淡味美，不油腻，易消化，营养素丰富。

♨ 首乌乌鸡汤

原料：乌鸡肉200克。

调料：制首乌20克，红枣10枚。

做法：

（1）将制首乌洗净，用棉布袋装，封口。红枣（去核）洗净。

（2）乌鸡肉洗净，去脂肪，切成小块。

（3）把全部用料一齐放入沙锅内，加清水适量，武火煮沸后，文火煮2小时，去棉布药袋后，调味即可。随量饮用。

特点：此汤鲜香可口，营养丰富，蛋白质高于猪肉3倍，而脂肪为猪肉1/20，并含不饱和脂肪酸和多种维生素，能补气血，温肝肾。

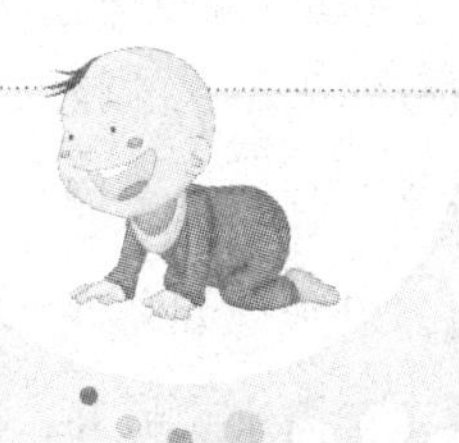

第六章 准妈妈饮食宜与忌

15 种食物健康孕育胎宝宝

日常饮食中有很多食物看似平常，其实对孕妇具有非常好的保健作用。如果注意摄取这些食物，可以帮助孕妇健康地孕育胎儿。

1. 富含维生素 C 果蔬——预防先兆子痫

先兆子痫是孕晚期容易发生的一种严重并发症，影响孕妇和胎儿的安危。有关专家对数百名先兆子痫及健康孕妇的饮食进行调查时发现，每天从食物中摄取维生素 C 较少的孕妇，血液中的维生素 C 水平也较低，她们发生先兆子痫的概率是健康孕妇的 2 ~ 4 倍。因此，专家建议孕期应注意摄取富含维生素 C 的新鲜蔬菜和水果，每天的摄取量最好不低于 85 毫克。

2. 蜂蜜——促进睡眠并预防便秘

在天然食品中，大脑神经元所需要的能量在蜂蜜中含量最高。如果孕妇在睡前饮上一杯蜂蜜水，所具有的安神之功效可缓解多梦易醒、睡眠不好等不适，改善睡眠质量。另外，孕妇每天上下午饮水时，如果在水中放入数滴蜂蜜，可缓下通便，有效地预防便秘及痔疮。

3. 鱼类——避免胎儿脑发育不良

鱼体中含有的 DHA 是一种必需脂肪酸，这种物质在胎儿的脑细胞膜形成中起着重要作用。一些研究专家对数万名孕妇进行调查，发现在怀孕后经常吃鱼有助于胎儿的脑细胞生长发育。专家建议，孕妇在一周之内至少吃1~2次鱼，以吸收足够的DHA，满足胎儿的脑发育需求。另外，孕妇经常吃鱼还有助于降低早产的可能性。

4. 黄豆芽——促进胎儿组织器官建造

胎儿的生长发育需要蛋白质，它是胎儿细胞分化、器官形成的最基本物质，对胎儿身体的成长就像建造一座坚实的大厦基础一样。黄豆芽中富含胎儿所必需的蛋白质，还可在孕妇体内进行储备，以供应分娩时消耗及产后泌乳，同时可预防产后出血、便秘，提高母乳质量，所以黄豆芽是孕产妇理想的蔬菜之一。

5. 鸡蛋——促进胎儿的大脑发育

鸡蛋所含的营养成分全面而均衡，七大营养素几乎完全能被身体所利用。尤其是蛋黄中的胆碱被称为“记忆素”，对于胎宝宝的大脑发育非常有益，还能使孕妇保持良好的记忆力。所以，鸡蛋也是孕妇的理想食品。除此之外，鸡蛋中的优质蛋白可以储存于孕妇体内，有助于产后提高母乳质量。提醒一点，多吃鸡蛋固然有益于孕妇和胎儿的健康，但不是多多益善，每天吃3~4个为宜，以免增加肝肾负担。

6. 冬瓜和西瓜——帮助消除下肢水肿

怀孕晚期，孕妇由于下腔静脉受压，血液回流受阻，足踝部常出现体位性水肿，但一般经过休息就会消失。如果休息后水肿仍不消失或水肿较重又无其他异常时，称为妊娠水肿。冬瓜性寒味甘，水分丰富，可以止渴利尿。如果和鲤鱼一起熬汤，可使孕妇的下肢水肿有所减轻。西瓜具有清热解毒、利尿消肿的作用，经常食用会使孕妇的尿量增加，从而排出体内多余水分，帮助消除下肢水肿。

7. 苹果——促进脑发育并预防胎儿畸形

苹果中含有丰富的锌，而锌与人的记忆力关系密切。锌有利于胎儿大脑皮层边缘部海马区的发育，有助于胎儿后天的记忆力发育，因此苹果素有“益智果”之美称。孕妇缺锌会呈现多种与锌有关的异常，如胎儿体重低下、发育停滞，中枢神经系统受损时出现先天性心脏病、多发性骨畸形和尿道下裂等。特别是孕妇血锌水平非常低的话，还会出现流产或死胎等严重后果。孕妇每天吃 1～2 个苹果，即可以满足胎儿对锌的需求量。

8. 海带和碘盐——避免胎儿智能低下

怀孕 3～5 个月时，胎儿的脑发育需要依赖母体供给充足的甲状腺素。如果孕妇缺碘就会使体内的甲状腺素合成受到影响，使胎儿不能获得必需的甲状腺素，导致脑发育不良，智商低下。出生后即使补充足够的碘，也难以纠正先天造成的智力低下。所以孕妇一定要在孕期注意补碘。除了摄取碘盐以外，最好从食物中加以补充富碘食物，特别是缺碘地区。常见的食物以海带的含碘量最丰富，是孕妇最理想的补碘食物。只要保证每周吃 1～2 次海带，即可满足胎儿发育的需要。

9. 南瓜——防治妊娠水肿和高血压

南瓜的营养极为丰富。孕妇食用南瓜，不仅能促进胎儿的脑细胞发育，增强其活力，还可防治妊娠水肿、高血压等孕期并发症，促进血凝及预防产后出血。取南瓜 500 克、粳米 60 克，煮成南瓜粥，可促进肝肾细胞再生，同时对早孕反应后恢复食欲及体力有促进作用。

10. 葵花子——降低流产的危险性

葵花子富含维生素 E，而维生素 E 能够促进脑垂体前叶促性腺分泌细胞功能，增加卵巢机能，使卵泡数量增多，黄体细胞增大，增强孕酮的作用，促进精子的生成及增强其活力。医学上常采用维生素 E 治疗不孕症及先兆流产，故生育酚由此得名。如果孕妇缺乏维生素 E，容易引起胎动不安或流产后不容易再孕。孕期多吃一些富含维生素 E 的食物，如每天吃 2 勺葵花子油，即可满足所需，有助于安胎，降低流产的危险性。

11. 新鲜酸味水果——防止胎儿神经管畸形

杨梅、草莓、樱桃、猕猴桃、石榴、葡萄等，都是带有酸味的水果。这些水果中富含叶酸，而叶酸是胚胎神经管发育的重要物质。如果孕期缺乏叶酸，就会影响胚胎神经管的发育和形成，导致脊柱裂或无脑儿。因此，在孕早期要注意多吃些新鲜酸味水果，降低胎儿发生神经管畸形的风险。

12. 芹菜——防治妊娠高血压

芹菜中富含芫荽甙、胡萝卜素、维生素 C、烟酸及甘露醇等营养素，特别是叶子中的某些营养素要比芹菜茎更为丰富，具有清热凉血、醒脑利尿、镇静降压的作用。孕晚期经常食用，可以帮助孕妇降低血压，对缺铁性贫血以及由妊娠高血压综合征引起先兆子痫等并发症，也有防治作用。

13. 马铃薯——减轻孕吐反应

马铃薯中含有丰富的维生素 B_6，具有止吐作用，而孕妇在孕早期最突出的表现就是恶心、呕吐和食欲不佳，进食甚少。如果多吃一些马铃薯，就可帮助孕妇缓解厌油腻、呕吐的症状，马铃薯也是防治妊娠高血压的保健食物。

14. 动物肝脏——避免发生缺铁性贫血

孕期血容量比未孕前增加，血液被稀释，孕妇出现生理性贫血，以铁补充不足而发生的缺铁性贫血最为常见。可孕妇、胎儿都需要铁，一旦缺乏容易患孕期贫血或引起早产。所以，在孕期一定要注意摄取富含铁的食物。各种动物肝脏铁含量较高，但一周吃一次即可，在吃这些食物的同时，最好再吃些富含维生素 C 或果酸的食物，如柠檬、橘子等，增加铁在肠道的吸收率。

15. 核桃和芝麻——安胎并促进胎儿脑发育

核桃和芝麻具有补气养血的功效，同时还具有安胎作用。孕早期孕妇出现恶心反应，厌恶脂类食物，而脂类是胎儿大脑细胞发育的主要原料，一旦缺乏就会影响神经系统的发育。如果孕妇吃一些核桃和芝麻，其中含有丰富的脑磷脂、卵磷脂及 DHA，会具有弥补脂类的作用。不过，核桃和芝麻过度食用容易引起发胖，每天吃 2 ~ 3 个核桃或冲 1 ~ 2 杯芝麻糊喝即可。

孕妇的饮食中有哪些“不宜”

怀孕期间为保证孕妇的营养，当然应该吃得多一些、好一些，但是，仅做到这一点并不能保证孕妇的营养就充分、全面，一些不好的饮食习惯、错误的饮食要求对母婴的健康并不利。孕妇的饮食中有以下“不宜”：

1. 不宜偏食挑食

有的孕妇偏食鸡鸭鱼肉和高档的营养保健品，有的只吃荤菜，不吃素菜，

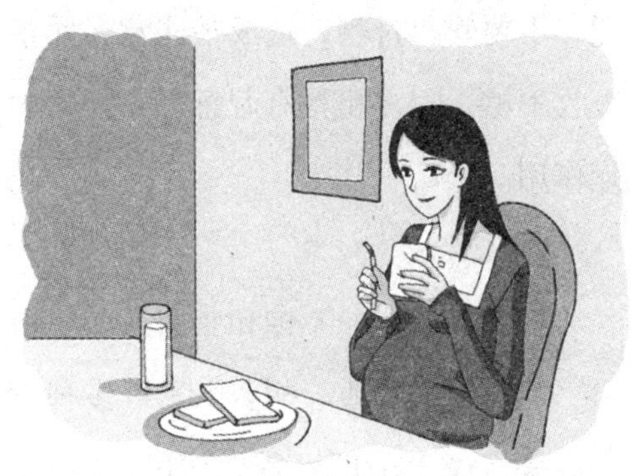

有的不吃内脏如猪肝等，有的不吃牛奶、鸡和蛋。造成营养单一。

2. 不宜无节制的进食

有的孕妇不控制饮食量。想吃什么吃什么，想吃多少吃多少，喜欢吃的东西拼命吃。有位孕妇一个月内吃了一箩筐橘子。有的孕妇怀孕期体重增加达45千克。无节制进食造成有的孕妇胖、胎儿巨大；有的只是孕妇自己胖，胎儿却很小。

3. 不宜使自己的食品过精、过细

孕妇是家庭的重点保护对象，一般都吃精白粉和精白米，不吃小米粥和粗粮、麦片，造成维生素 B_1 严重缺乏和不足。

4. 不宜摄入过多植物脂肪

如豆油、菜油等都是富含植物脂肪的食物，摄入过多，会造成单一性的植物脂肪过高，对胎儿脑发育不利，也影响母体健康。应提倡摄入一定量的动物脂肪，如猪油、肥肉等。

5. 不宜受传统饮食习惯影响

有的孕妇在孕期经常吃桂圆，说吃桂圆生出的胎儿眼睛又大又圆；孕妇不能吃河蟹，说吃蟹的孕妇生下的婴儿会口吐白沫；也不能吃鱼、虾，生下的胎儿会得过敏性疾病等。其实这些传统的饮食习惯并不科学。

6. 不宜吃刺激性食物

咖啡、浓茶、辛辣食品、饮酒、丈夫吸烟等均会对胎儿产生不良刺激，影响正常发育，甚至导致胎儿畸形。

7. 不宜随意进补

目前各种营养品充满市场，在一般人看来，吃得越高级、越贵越有营养，其实不然。内热的人不宜吃人参、桂圆、羊肉等热性食品，食用后会引起出血、内热过重。体虚怕冷者不宜服珍珠粉、柿子、蟹等，食用后可能会感到胃部不适。体虚者不能短期大量进补，芝麻、核桃过多会引起腹泻、厌食。

孕期营养不宜过剩

在怀孕期间，由于母体要为胎儿的

生长发育、生产和哺乳做准备，因此，激素的调节使生理上发生很大变化，对营养物质的需要量比孕前有很大增加，食欲剧增，尤其在孕中、晚期。此时要注意孕期营养不宜过剩。孕期热能和某些营养素的过剩，会对孕妇及胎儿产生不利的影响。孕期营养过剩，尤其热能及脂肪摄入过多，则可能导致胎儿巨大和孕妇患肥胖症，这会使孕期妊高症及难产的机会增加；蛋白质的过多摄入会增加母体的肾脏负担；摄入钙过多会导致胎儿骨骼过早钙化，妨碍成长；维生素A、维生素D过多摄入，可造成中毒和胎儿畸形；碘、钙、锌的过多摄入也会导致体内无机盐及微量元素的紊乱。

总之，孕期营养要保持合理、平衡状态，使体重保持理想状态。为此，孕妇应每周称一次体重，孕晚期孕妇每周体重增加不宜大于0.5千克。如果出现超重或体重增加过多，应请医生检查、诊断。在医生指导下根据情况调节治疗方案，适当减少动物脂肪与碳水化合物的摄入量。

孕妇的膳食宜粗细搭配

孕妇的膳食宜粗细搭配、荤素搭配，不要吃得过精，造成某些营养元素吸收不够。很多粗粮有着意想不到的食疗作用。

1. 玉米

玉米富含镁、不饱和脂肪酸、粗蛋白、淀粉、矿物质、胡萝卜素等多种营养成分，深受全世界各地居民的青睐。玉米全身都是宝，各个部位都有不同的营养成分。黄玉米子，又称为黄色植物食品。它富含镁元素。镁能够帮助血管舒张，加强肠壁蠕动，增加胆汁，促使人体内废物的排泄，有利于身体新陈代谢。它还富含谷氨酸等多种人体所需的氨基酸，能够促进大脑细胞的新陈代谢，有利于排除脑组织中的氨。红玉米子以富含维生素 B_2 为主要特色。孕妇常吃可以预防及治疗口角炎、舌炎、口腔溃疡等核黄素缺乏症。

玉米油以富含维生素E为主要特色。常吃不仅能美容，而且还能降低血液中胆固醇的含量，可防治动脉硬化及冠心病。玉米的胚芽及花粉富含天然的维生素E。常吃可以增强体力及耐力，能够有效地防治“妊娠巨幼红细胞性贫血”。玉米须煎水代茶饮，有利尿、降压、清热、消食、止血、止泻等功效。可用于防治妊娠高血压综合征、肝胆炎症以及消化不良等疾病。

2. 红薯

红薯又称甘薯或者地瓜。以往，人们把常吃红薯看成是贫穷的表现。其实，红薯富含淀粉，其氨基酸、维生素A、维生素B、维生素C及纤维素的含量都高于大米与白面。它还富含人体必需的铁、钙等矿物质，是营养全面的长寿食品。美国和日本两国的科学家联合研究表明，红薯含有类似雌性激素的物质，孕妇食用后能使皮肤白嫩细腻。红薯中含有黏蛋白，是一种多糖和蛋白质的混合物，属于胶原和黏多糖类物质。这种物质促进胆固醇的排泄，防止心血管的脂肪沉淀，维护动脉血管的弹性，从而能有效地保护心脏，预防心血管疾病。所以，红薯是孕妇的营养保健食品。

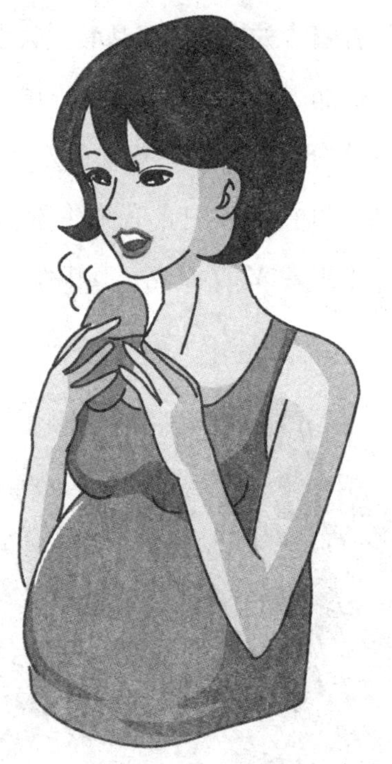

3. 糙米

糙米也十分适合孕妇食用。明代药物学家李时珍在《本草纲目》中称赞糙米具有“和五脏、好颜色”之妙用。每100克糙米胚芽中含蛋白质3克、脂肪1.2克、维生素B_1、维生素B_2各2.5克、维生素E1.8克、维生素C50毫克、维生素A50毫克、烟碱酸250毫克、叶酸250毫克、锌20毫克、镁15毫克、铁20毫克、磷15毫克。上述这些营养素都非常适宜孕妇食用，可以满足胎儿发育的需要。

孕妇宜多喝豆浆

蛋白质是脑细胞的主要成分之一，占脑比重的30%～35%，在促进语言中枢发育方面起着极其重要的作用。如果孕妇蛋白质摄入不足，不仅使胎儿脑发育出现重大障碍，还会影响到乳汁蛋

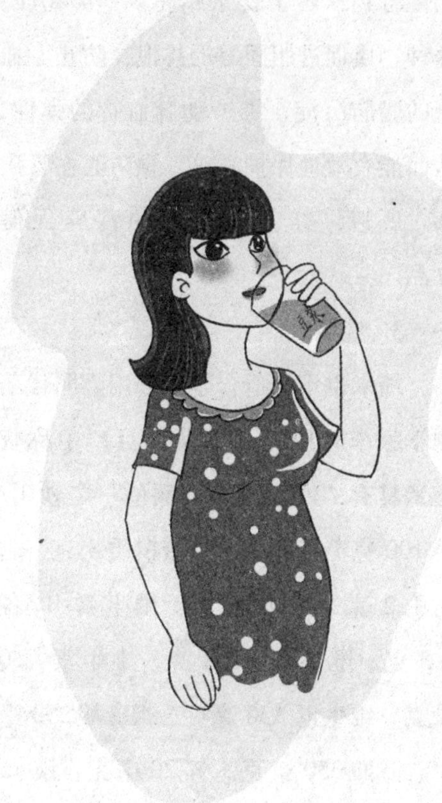

白质含量及氨基酸组成，导致乳汁减少；婴幼儿蛋白质摄入不足，还会直接影响到脑神经细胞发育。因此，孕妇及婴幼儿要摄入足够的优质蛋白质食物。

大豆富含优质蛋白质（含量高达40%），是植物中唯一类似于动物蛋白质的完全蛋白质，并且大豆蛋白不含胆固醇，可降低人体血清中的胆固醇，这一点又优于动物蛋白。大豆蛋白中人体必需的八种氨基酸配比均衡，非常适合人体的需要。人体对大豆蛋白的吸收多少与食用方式有关，其中，干炒大豆的蛋白消化率不超过50%，煮大豆也仅为65%，而制成豆浆蛋白消化率则高达95%左右。

因此，孕妇每天喝一杯豆浆不失为摄取优质蛋白的一个有效方法。

孕妇宜吃柑橘类水果

柑橘类水果品种繁多，有甜橙、南橘、无核蜜橘、柚子等，它们都具有营养丰富、通身是“宝”的共同优点。橘子汁富含柠檬酸、氨基酸、碳水化合物、脂肪、多种维生素、钙、磷、铁等营养成分，是孕妇喜欢吃的水果。500克橘子可食部分中含有维生素C80毫克、维生素A2.7毫克，其中维生素B_1

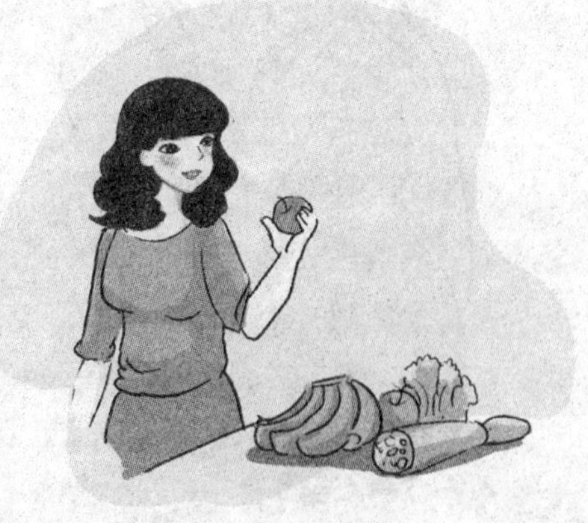

的含量居水果之最，可有效补充孕妇妊娠期间容易缺失的各种维生素和营养成分。

孕期宜吃干果

干（坚）果类包括花生、瓜子、核桃、杏仁、松子、榛子等。这些食品油脂的含量高达44%～70%，蛋白质含量约为12%～25%。另外，还有含淀粉较高的莲子和板栗。这些干果主要为人体提供必需脂肪酸和脂溶性维生素，如维生素E、维生素K等，是孕期必不可少的补充食物。

脂类对胎儿的脑及神经系统的发育至关重要。脂质是脑及神经系统的主要成分，为胎儿脑固体物质的35%～60%。有约三分之一的胎儿脑脂肪链是长链的亚油酸及亚麻油酸。在胎儿脑发育过程中，若无适量的必需脂肪酸，会推迟脑细胞的分裂。脑神经细胞的髓鞘形成是自胎儿期开始，直到生后一年才完成的。如果此时脂肪酸不足，有可能影响宝宝的智力。所以，孕妇每日应有3～6克的必需脂肪酸以及适量的磷脂与胆固醇，以保证胎儿脑神经系统正常发育。这些均可以从干果中获取。

在进食干果过程中，要注意不吃发霉变质的干果，以免引起对身体的不良影响。此外，进食应适量，进食过多可能引起肥胖、高脂血症。

孕期适宜吃香蕉

香蕉是钾的极好来源，并含有丰富的叶酸。前文已提到，叶酸是保证胎儿神经管正常发育，避免无脑、脊柱裂等严重畸形发生的关键性物质。钾有降压、保护心脏与血管内皮细胞的作用，

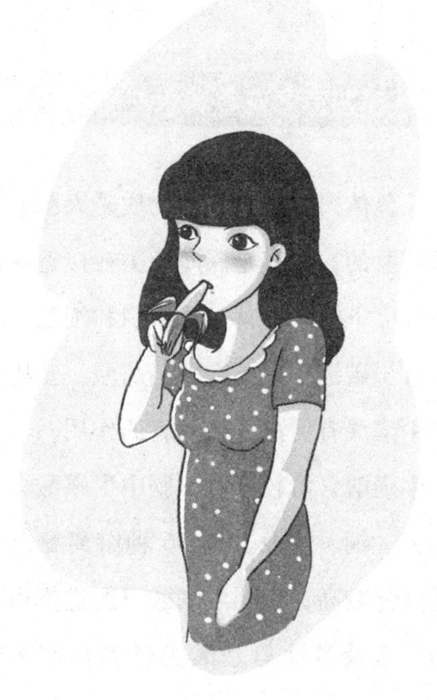

这对于孕妇是十分有利的。所以建议，怀孕女性应特别在日常饮食中加上香蕉，最好每天能吃 1 根香蕉。

孕妇宜多吃萝卜

萝卜是一种极普通的根茎类蔬菜，但它的营养及药用价值却很高。萝卜中的钙、磷、铁、糖化酵素及维生素 A、维生素 B_1、维生素 B_2、叶酸等都是有益于妊娠的营养素。同时，萝卜还含有丰富的木质素，它可以大大增强人体内巨噬细胞的活动能力，从而吞噬癌细胞，降低罹患癌症的概率。

孕妇宜多吃鱼和水产品

鱼体内有很多营养物质是人脑发育所需要的，尤其是深海鱼类在接近冰点的温度下活动，其身体组织和细胞结构含有长碳链和聚不饱和脂肪酸。鱼体内的牛磺酸有促进大脑发育的作用。人体中牛磺酸含量较高时，脑中牛磺酸含量和锌、铜、铁及其他 16 种游离氨基酸含量都较高，说明牛磺酸可促进体内微量元素及其他氨基酸类营养物质的吸收，从而有利于智力的发育。鱼肉脂肪主要是聚不饱和脂肪酸，吃鱼还可以为人体补钙。除了鱼之外，墨斗鱼、壳菜、牡蛎等水产品也是获得聚不饱和脂肪酸的重要营养源。

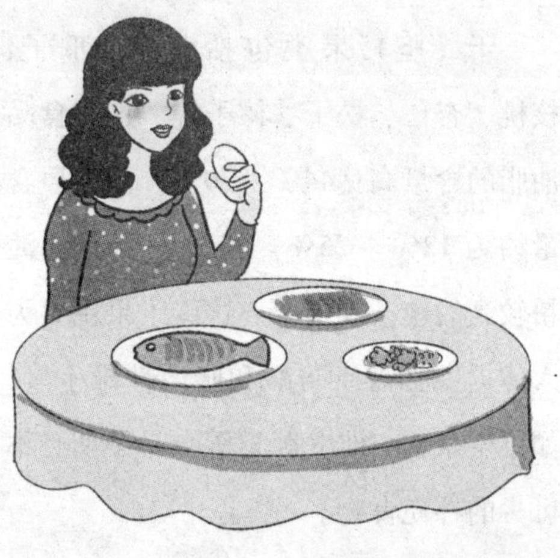

孕妇宜多吃菜花

菜花中富含蛋白质、脂肪、糖类、维生素 A、B 族维生素、维生素 C、维生素 K 及钙、磷、铁等营养元素。孕妇在产前经常吃一些菜花，可有效地预防产后出血，而且能增加母乳中维生素 K 的含量。多吃菜花不仅对孕妇有好处，对胎儿也很有益处。用菜花叶榨出的汁煮沸后加入蜂蜜制成糖浆，不仅对孕妇有止血止咳、消炎祛痰、润嗓开音之功效，更是预防新生儿颅内出血、皮下出血、上呼吸道感染的药膳。菜花除了营养价值高之外，经常吃还可以预防各种疾病，能增强肝脏的解毒能力及提高机体的免疫力，还能预防感冒，防治坏血病等疾病。

孕妇不能吃哪些鱼

孕妇应避免吃 4 种鱼：鲨鱼、旗鱼、王鲭鱼和方头鱼。因为这 4 种鱼所含的水银较高，会伤害胎儿发育中的大脑。这是美国政府发出的警告。之所以没有把金枪鱼列入上述 4 种鱼的名单中，在于金枪鱼所含的水银比上述四者少得多。

吃水果并非越多越好

很多人认为，孕妇多吃水果可摄取足够的维生素，会使胎儿出生后皮肤细腻白嫩，且不会引起孕妇肥胖等。其实并非完全如此。水果中主要含水分，约占 90%，其次还含有大量的果糖、葡萄糖、蔗糖及维生素。这些糖类很容易消化吸收。果糖和葡萄糖可经代谢转化成中性脂肪，不但会促使体重迅速增加，而且易引起高血脂症。一个苹果能产生 100 ~ 120 千卡的热量，相当于一碗米饭所产生的热量。

所以，孕妇每天水果食用量不应超过 300 克，最好在饭后进食水果，以免影响食欲。水果最好生吃，不要煮熟吃，以免破坏其中的维生素等。由于水果皮中可能有农药残留物，故应削皮后再吃。水果切开后应马上食用，久放同样会造成维生素破坏。

孕妇不宜多食罐头食品

很多人认为罐头食品味美可口，营养丰富，适合于病人或孕妇食用。其实不然，罐头中的维生素及其他营养素，经过加热等处理后，约一半以上的维生素 C 已被破坏。多数罐头在制作过程中为达到色香味俱佳及长期贮存的目的，都加入一定的食品添加剂，如人工合成色素、香精及防腐剂等。这些人工合成物对正常健康人影响不大，但如果食用过多，则对孕产妇、胎儿有一定危害。故孕妇不宜多食罐头食品。

孕妇不宜进食人参和桂圆

桂圆含有葡萄糖、维生素、蔗糖等物质，营养丰富，能补益心脾、养血安神、生津液、润五脏，是一味良好的食疗佳果。但由于桂圆性味甘温，所以对内有痰火者及患有热病者不宜食用，尤其是孕妇，更不宜进食。因为女性怀孕后，大多数出现阴血偏虚、滋生内热的症状，有大便干结、小便短赤、口苦咽燥等现象，如果这时食用桂圆，非但不能产生补益作用，反而会增加内热，发生动血动胎、漏红腹痛、腹胀，甚至动胎气，导致流产，特别是怀孕初期至怀孕七八个月时，更属禁食之列。而中医认为，孕妇多数阴血偏虚，食用人参会引起气盛阴耗，加重早孕反应、水肿和高血压等。因此，孕妇不宜食人参、桂圆等。

孕妇不宜多吃黑木耳、山楂

黑木耳有活血化淤的功效，而不利于胚胎的稳固和生长，所以孕妇应少吃黑木耳。山楂有收缩子宫的作用，所以孕妇应少吃山楂。

孕妇不宜多吃菠菜

菠菜中的草酸会影响人体对钙、锌的吸收，孕妇食入过多会降低体内钙、锌的含量，影响胎儿的生长发育，所以孕妇应少吃菠菜。

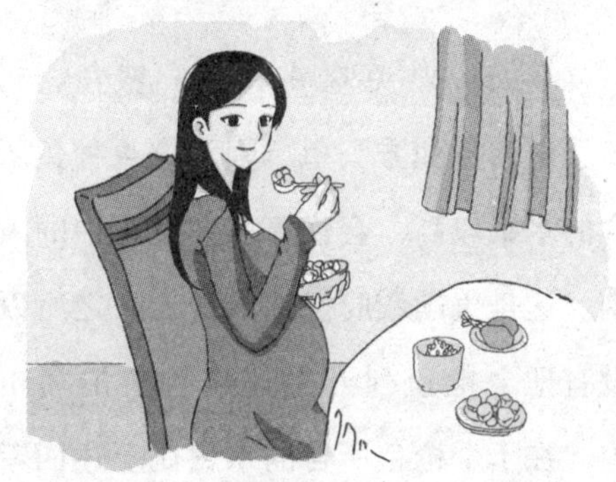

孕妇不宜多吃方便食品

方便食物无法供给孕妇和胎儿所需的多种营养素，经常吃方便食物很容易造成营养不良，导致胎儿体重不增，孕期并发症增多。

孕妇营养不良会造成新生儿体重不足。研究人员发现，那些生下瘦小婴儿的母亲，在怀孕的前 3 个月平均每天仅摄入 1304 卡热量，比通常推荐的摄入量几乎少了1000卡；她们摄入的蛋白质和脂肪较少，多种维生素和矿物质的摄入量也较低，主要是她们吃方便食品太多，营养供应不足所致。科学研究表明，在怀孕早期，要形成良好的胎盘及其丰富的血管，特别需要脂肪酸，这对胎儿大脑的发育也有益处。奉劝孕妇，千万不要过多地食用方便面之类的方便食品。

孕妇饮茶要适当

孕妇如果喝茶太多、太浓，特别是饮用浓红茶，会对胎儿产生危害。茶中含有2%～5%的咖啡因，每500毫升浓红茶中大约含咖啡因0.06毫克。如果每日喝5杯浓茶，就相当于服用0.3～0.35毫克咖啡因。咖啡因有兴奋作用，饮茶过多会刺激胎动，甚至危害胎儿的生长发育。茶叶中还含有鞣酸，鞣酸可与食物中的铁元素结合成为一种不能被机体吸收的复合物。孕妇如果过多地饮用浓茶，有可能引起妊娠贫血，给胎儿造成先天缺铁性贫血的隐患。绿茶中也含有一定量的鞣酸。为避免影响人体对铁的吸收，孕妇可以在吃过饭60分钟后再饮茶，但要清淡，且不可过量。

不能用碳酸饮料取代水

孕妇饮用碳酸饮料过多可引起人体缺铁，尤其容易引起缺铁性贫血。因为碳酸饮料中的碳酸盐较多，进入肠道后能与食物中的铁质发生化学反应，降低人体对铁的吸收利用。通常食物中的铁

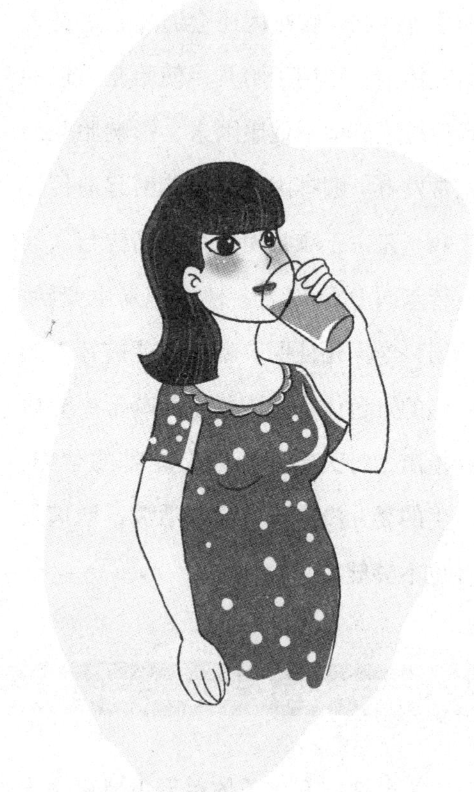

只有70%可供人体吸收利用，而孕妇自身及胎儿的需铁量较一般人多，饮用碳酸饮料减少了对铁的吸收。此外，碳酸饮料含钠较多，孕妇摄入过多的钠会加重水肿。因此，孕妇宜多饮白开水，少饮碳酸饮料。

孕妇不宜食用含咖啡因的食物

孕妇大量饮用含咖啡因的饮料和食品后，会出现恶心、呕吐、头痛、心跳加快等症状，咖啡因还会通过胎盘进入胎儿体内，作用于胎儿，使胎儿出现发育迟缓或其他不健康因素，影响胎儿的正常发育。咖啡因之所以能引起遗传性疾病，是由于咖啡因的化学结构与人的遗传基因DNA结合，使细胞发生变异。德国科学家还证明，咖啡因能破坏人类细胞的染色体，造成新生儿畸形。有研究指出，每天喝8杯以上咖啡的孕妇，所生的婴儿没有正常婴儿活泼，肌肉发育也不够健壮。

孕妇不宜多吃羊肉串、涮羊肉

近年来，我国羊体弓形虫感染率大幅度上升。许多人喜欢吃味道鲜美的“嫩”羊肉，即半生半熟的涮羊肉和羊肉串。如此吃法会将羊肉内含有的弓形虫也吃进体内，羊肉在通过消化道的过程中，所含有的弓形虫也趁机侵入了淋巴组织与血液，从而散布到全身，包括子宫。如果正值怀孕期，子宫内的胎儿便容易受感染。

不仅仅胎儿，弓形虫侵入人体后，男女老少都可能深受其害。据调查，爱吃涮羊肉、羊肉串的人感染弓形虫的占70%以上。感染了弓形虫后，将终生带虫。一旦免疫力下降，从患流行性感冒的一般病人，到癌症、艾滋病及器官移植的重症病人，弓形虫都会在体内大量繁殖，从而发生弓形虫败血病和弓形虫脑炎，导致死亡。孕期感染弓形虫的，有70%会引起死胎、流产、弱婴，或导致新生儿脊髓积水、无脑、抽搐，发生癫病、黄疸、肝脾肿大等。感染了弓形虫的妊娠女性产下的新生儿30%～40%患有智力障碍、耳聋、失明、瘫痪、癫痫等身心疾病。儿童患淋巴结肿大有60%是由弓形虫感染引起。5岁以内的幼儿患眼病，75%与弓形虫有关。

医学专家提醒人们，为了自己和下

一代的健康，最好少吃羊肉串、涮羊肉之类的“嫩”羊肉。

孕妇不宜多吃味精

虽然味精是平时很普通的调味品，但是孕妇要特别注意少吃或不吃。味精的主要成分是谷氨酸钠，血液中的锌与其结合后便会从尿液中排出，因而摄入过多味精会消耗掉体内大量的锌，不利于胎儿神经系统的发育。

孕妇忌吃螃蟹、甲鱼

螃蟹、甲鱼等水产品有活性软坚作用，早期妊娠食用后会增加胎盘出血、流产的概率。螃蟹有活血化淤的功效，尤其是蟹爪有明显的堕胎作用；甲鱼有较强的通血络、散淤块作用。因此，孕妇应忌吃螃蟹、甲鱼。

孕妇忌吃油条

铝过量对婴儿的大脑发育极为不利。炸油条时，每 500 克面粉就要用 15 克明矾，也就是说，如果孕妇每天吃两根油条，就等于吃了 3 克明矾。而明矾是一种含铝的无机物，这些明矾中含的铝会通过胎盘侵入胎儿的大脑，导致胎儿大脑障碍，增加准妈妈诞下痴呆儿的概率。

孕妇忌吃木耳菜

木耳菜又称“滑腹菜” “落葵”“西洋菜”，性属寒滑，有滑利凉血的功效。多吃木耳菜可造成孕妇流产，所以孕妇应忌食，尤其是在怀孕早期以及有习惯性流产（即中医所说“滑胎”）的孕妇，更应忌食。

孕妇忌吃杏及杏仁

杏是热性食物，有滑胎的特性，孕妇应禁食。杏仁中含有有毒物质氢氰酸，氢氰酸是一种毒性较高的毒剂，对人的致死量为人自身体重的百万分之一。为了避免其毒性透过胎盘屏障而影响胎儿，孕妇应禁食杏仁。

孕妇忌喝米酒

自古以来，许多地方就有做米酒给

孕妇喝的习惯，本意是为了“补母体、壮胎儿”，然而这种做法是不科学的，其结果适得其反。

米酒像一般的酒一样，其主要成分也是酒精。喝米酒与饮酒的不同之处只不过在于米酒稍加了一些水，酒精浓度不如烈性酒罢了。

酒精对人体是有害的，孕妇若摄入酒精，即可使胎儿受到直接危害。即使是微量酒精，也可毫无阻挡地通过胎盘进入胎儿体内，使胎儿大脑细胞的分裂受到阻碍，导致发育不全，并造成中枢神经系统发育障碍，造成智力低下。

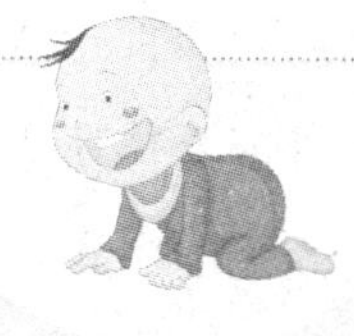

第七章 产后营养饮食调理全方案

产后怎样进行饮食调养

在产褥期内饮食调养对于产妇和新生儿都非常重要。由于母体在分娩时体力的消耗、产后出血等使各种营养素的储备都会有消耗，产后大量出汗、恶露的排出也要损失相当多的营养物质，伤口的愈合也需要足够的养分。因此，尽快补充足够的营养素，补益受损的体质，对帮助产妇早日恢复健康，维持新生儿的生长发育都是非常重要的。产妇的营养主要是依靠饮食调养补充的。在产后的几个月内产妇需要调节自己的身体，提高抵抗力，同时还要将营养加以转化，通过乳汁输送给婴儿。因此女性产后的营养需要比妊娠期要多，所以必须加强饮食调养，进食营养丰富的食物，科学配餐，补充足够的营养素，以满足产妇的体质需要。

产妇在妊娠和分娩时不仅忍受肉体上的痛苦，同样也要承担体力上的巨大消耗。

通过饮食调养可为产妇提供复原所需要的各种营养物质，消除因分娩给身

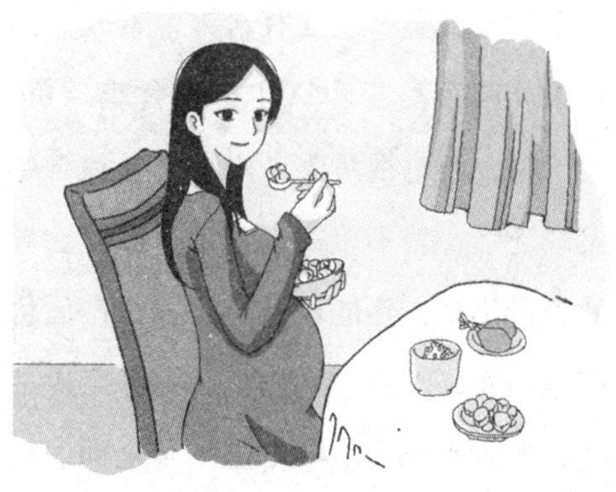

体造成的损害，促进体质恢复到妊娠前最佳状态。饮食疗法对产妇尤为适宜，不仅可补充身体所需的各种营养物质，也可提高免疫功能，增强抗病能力，预防疾病发生。

合理的饮食调养，能促进婴儿生长发育。在提倡母乳喂养的今天，乳母的营养状况就显得更加重要。毫无疑问，产妇饮食调养的好坏是其是否健康的关键所在，如果膳食质量差，乳汁成分也就变差，这样，就不能满足婴儿生长的需要。由此可见，科学的饮食调养对母婴都是十分必要的。祖国医学讲究“五谷为养，五果为助，五菜为充，五畜为益，气味合而服之，以补益精气”，意思是说，人类饮食丰富全面，不能偏食，才能满足身体的需要。谷类、水果类、蔬菜类、肉类必须搭配进食，既要有丰富的蛋白质，又要有含糖较多的五谷类，还要有含维生素较高的水果、蔬菜类。若只注重进食鸡、鱼、蛋、肉，而忽视蔬菜、水果会导致维生素缺乏症；若不重视进食米、面，会导致糖量不足，热能较低。所以，产后仍需以白面、米饭为主食，多进食蛋白质，兼食水果、蔬菜，这才是全面、正确的饮食调养。

产后饮食应注意什么

产妇的脾胃功能较差，特别是在分娩后的十几天内更需保护。如这时吃过于油腻的食物，骤然进补，反而欲速不达，使脾胃难以接受，引起消化、吸收不良。尤其是有些高龄产妇合并有胆石症、高血脂症，则更要注意。

胎儿娩出后，产妇除了要有足够营养来补充孕期和分娩时的消耗及产后体力的恢复，还要哺喂婴儿保证婴儿发育，需要的热量比妊娠期还高。如摄入热量不足，不但奶量减少，还会影响乳汁的营养成分。一般乳母平均每日可分泌 800~1000 毫升乳汁，其产后两个月泌乳量逐渐增加，9 个月后逐渐减少，泌乳量的多少与乳母的营养状况有直接的关系。乳母为维持乳汁成分的恒定，为了保证乳汁的质量，除了从饮食中补充营养外，还必须动用乳母在肝脏、骨骼及其他器官中所储存的营养素。另外，乳母的基础代谢率要高于非孕期女性的20%。因此，必须做到合理营养，应吃各种营养素，包括蛋白质、脂肪、碳水化合物、矿物质及各种维生素。不能偏食，不要忌口，要荤素搭配、干稀搭配、粗细粮搭配。同时还必须强调营养丰富，易消化、多品种、多餐次，不宜过咸，以清淡为好，不宜多吃甜腻食品，避免增加过多热量。例如每天主食400～500克，鸡蛋2个，鱼或精肉100～200克，豆制品100～200克，牛奶或豆浆150～250毫升，植物油25～50克，蔬菜及水果500克以上。有的人坐月子按传统习惯吃小米粥，小米营养确实比大米丰富，内含铁及维生素B_1、维生素B_2，但营养不全，如整个“月子”均吃小米就会造成营养不良。应米、面，玉米、小米搭配吃。也有的人光吃鸡蛋，甚至每天每顿要吃7～8个鸡蛋，不吃其他蛋白质，这样既使得营养不全面，也会引起消化不良，增加肠胀气和便秘的可能，影响营养吸收，还会倒胃口。为增加产妇食欲，还应提高烹饪手艺，注意色、香、味，使产妇有新鲜感。面汤、牛奶、小米粥、鸡蛋、红糖、鸡汤、骨头汤都是产妇适宜的食物。一般情况下产妇很少吃水果，认为水果冷、硬，对牙不利，实际上吃常温下的水果不会损伤脾胃和牙齿，另外，水果含有大量维生素C，能增强抵抗力，消炎解毒，增进食欲，有利于消化吸收，促进排泄，而且纤维素多，还可解决产后便秘的难题。

产妇应补充哪些营养素

产妇产后因要弥补分娩时体力的消耗和产后出血及恶露排泄造成的身体的损失，还因为哺乳每日要分泌大量的乳汁，因此对饮食的要求就不同于往常了，既要富有营养，又要易于消化。

产后的营养首先是需要高热量。每日所需的热量基本相当于重体力劳动者每日所需，约2500卡/日。因此仅靠碳水化合物的摄入，热量是远不能满足需要的。因此还要增添一些高蛋白高热量的食物，如牛肉、羊肉、瘦猪肉、鸡蛋、果仁或鱼虾类食物。高龄产妇所需的营养素有：

1. 优质蛋白质

产妇在哺乳期间为了保证新生儿的生长发育，每天要分泌大量的乳汁，乳汁里含有蛋白质。如果在产后仅摄入常量的蛋白质，产妇就可能出现负氮平衡。为保证产妇正常的乳汁分泌，每天应增加25克蛋白质。蛋白质含量丰富的食物主要是鸡肉、蛋类、奶及奶制品。大豆也含有极其丰富的蛋白质，如每100克干豆中含有36～40克蛋白质。在哺乳期间豆制品应是经常食用的食品之一。

2. 钙、铁及长链多烯不饱和脂肪酸

在哺乳期间每天需要2000毫克钙，如果每日分泌1000～1500毫升乳汁，按100毫升人乳中含钙34毫克每天就要丢失500毫克左右的钙。因此，在哺乳期补充含钙丰富的食物或适当的钙剂是十分重要的，高龄产妇更应引起重视。妊娠期间孕妇发生贫血是比较普遍的，孕期贫血在城市可达20%以上，在农村可达40%以上。妊娠期母体约供给胎儿300毫克铁；此外，胎盘生长需要70毫克，母体血容量增加及形成血红蛋白需500毫克，皮肤、头发和出汗会丢失280毫克，总共约1100毫克，相当于一个成年女性全部储备量的2倍。在此期间孕妇闭经可节约100～200毫克，还会有约230毫克铁在产后血容量恢复正常以后可返回身体的铁库，即孕期铁的净需要量为800毫克。孕妇在孕期铁的适宜摄入量为25～35毫克/天，产妇在哺乳期适宜摄入量为25毫克/天，由于在孕期及哺乳期对铁的需要量增高。需补充含铁丰富的食物，贫血者要及时纠正。为了促使宝宝的大脑及视神经的发育，也可以在孕期和哺乳期内补充长链多烯不饱和脂肪酸（DHA）。

3. 各种维生素

维生素是一类维持机体正常代谢和生理功能所必需的物质。存在于食物中，人体不能自行合成，需要量甚微。不同维生素各有其特殊的生理功能，既不参与机体组成，也不提供能量。近年来，有关维生素的作用有不少新发现，研究证明它们不仅是防止多种缺乏病的必需营养素，而且具有预防多种慢性退化性疾病的功能。但仍有许多维生素的作用及其机理尚未完全清楚。营养学上通常按维生素的溶解性分为脂溶性和水溶性两类。脂溶性维生素有维生素A、维生素D、维生素E、维生素K，其共同特点是：溶于脂肪及脂溶剂，而不溶于水；在食物中与脂类共同存在；在肠道吸收时随淋巴系统吸收，而从胆汁少量排出；摄入后大部分储存在脂肪组织中；维生素缺乏时症状出现缓慢；大剂量摄入时容易在体内蓄积，易引起中毒。水溶性维生素有多吃多排的特点。补足维生素也是产妇饮食营养特点之一。维生素是人体不可缺少的营养成分。

产妇除维生素A需要量增加外，其余各种维生素需要量均较非孕产妇增加1倍以上。因此，产后膳食中各种维生素必须相应增加，以维持产妇的自身健康，促进乳汁分泌，保证供给婴儿的营养成分稳定，满足婴儿的需要。乳母每日维生素的推荐摄入量为维生素A1200微克，维生素D10微克，维生素E3毫克。

4. 足够的水分

产妇在产后会丢失大量的水分，如产后出血、恶露和褥汗排放都会使大量的水分从身体流失。为了喂养宝宝产妇需要分泌大量的乳汁，从最初的几十毫升到后来的几百毫升。因此产妇在产褥期内应多饮用高营养的汤水、粥类以及其他流质、半流质食物，如牛奶、鸡汤、鱼汤、排骨汤、猪蹄汤等。

产后饮食应注意什么

产后要注意饮食的营养，这是人所共知的。但在产后1~2天内最好吃些清淡而易消化的食物，应以米粥、软面、鸡蛋汤为主。不要吃过分油腻的食物，如猪蹄、母鸡等。随着产妇消化能力的逐步恢复，可进食热量高、富有营养的食物，如鸡汤、排骨、鱼汤等，并可根据个人的喜好加以调节。

产妇饮食的主要营养素有蛋白质、脂肪、碳水化合物、矿物质、维生素和水等。为保证产后能摄取足够的营养素，产妇饮食中要注意：食谱要广，荤素搭配要得当，粗细要合理，烹调要得当。一般每日可进主食400~500克，鸡蛋2个或豆制品100~200克，瘦肉或鱼100~200克，牛奶或豆浆250毫升，植物油50克，蔬菜500克，水果1~2个。每周吃一次猪肝，骨头汤、鱼汤或蔬菜汤可每日两次，有利于增加奶量。每日可有5~6餐，产妇应尽量不忌口，但对生冷、油腻、辛辣、刺激性强和过硬不易消化的食品应尽量不吃，哺乳期烟、酒要绝对禁忌。另外，如有妊娠高血压综合征后遗症的产妇，在积极治疗的同时，要控制盐的摄入，尽量食用高蛋白、低脂肪的食物。

产褥期应该常喝些鸡汤、排骨汤、

鱼汤和猪蹄汤，不但能促进食欲及乳汁分泌，还有利于产妇身体康复。并且，由于产妇的基础代谢较高，易出汗和分泌乳汁的需要，使产妇对水量的需求要远远高于一般人，因此产妇多喝一些汤是有益的。但喝汤的同时也要吃些肉类。肉比汤的营养要丰富得多，那种“汤比肉更有营养”的说法是不科学的。

产后注意防营养不良

现在市场上食物丰富，人们对产后补养也很关注，产妇一般不会营养不良。要注意的是有些产妇为了怕发胖而不敢多吃，而造成营养不良。

现在有些产妇过分关注自己的体形变化，产后生怕多吃会变胖，在饮食上变得十分谨慎，不敢多吃肉蛋类食品，有些营养丰富、产后必需的炖鸡、炖肉，让她多吃一口都不肯。这对产妇产后康复是不利的。

产妇产后由于身体的巨大亏空和损耗需要弥补，也由于为了哺乳的需求，要补充比平时多得多的营养成分，这时的机体本身就处于吸收能力极强的时刻，所以大多产妇产后觉得胃口大开，觉得几乎“可以吃下一头牛去”，此时如果为了体形而不给机体增加营养，身体会处于更加亏空的状态，以后一辈子可能就得忍受体弱和易衰的状态。从保健的角度来看，产后是个很关键的时刻，该补时不补，以后要补可能就补不进了。

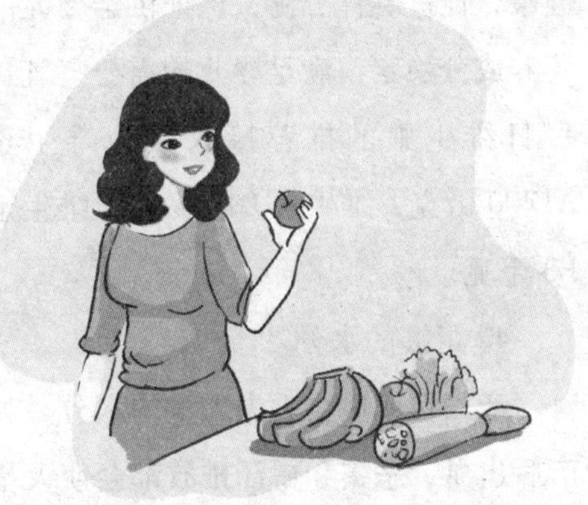

所以产妇要高度重视产后的营养，不要为了某些外在的、一时的好处，而牺牲了自己一辈子的健康。其实产后适当发胖是正常现象，也是机体积蓄体力精力、为日后长期艰苦的育儿、生活作基础用的，否则以后的辛苦便无以支付，机体便只好以牺牲健康、消耗身体的基本营养为条件了。所以产后产妇不该怕发胖，要多吃些营养食物，把身体的基础补养好了。

当然，现代人日常营养一般较过去好，也全面，所以产后用不着像过去那样一天吃一二十个鸡蛋、一只老母鸡，那样吃可能还会导致不消化、胀肚、营养过偏。一般产妇每天可以吃 3 个左右的鸡蛋，适当吃些炖肉炖鸡煮鱼汤类食物，加上牛奶和一些蔬菜水果类就可以了。

产后注意防营养过偏过剩

由于生活条件的改善和物质供应的日益丰富，现代产妇的营养远比过去好，许多产妇家人对产妇的营养需求也变得十分讲究，今日吃这种补物、明日吃那种补物，听人说什么东西大补，马上大量买来补上，有些便补得有些过头了。比如有人听说产后产妇吃鸽子有利于伤口复原，便买一大笼子鸽子养在阳台上，让产妇一天炖吃一只；有人听说吃核桃仁有利于哺乳产妇补腰并可给宝宝补脑，就一下买二三十斤，天天让产妇吃；说鸡蛋好，就一天吃 20 个。

这种补法是不科学的。人体是一个化合物的平衡场所，各类物质缺了会失去平衡而导致机体得病，过多也会失去平衡导致机体得病，有些物质适量对身体是补物，多了可能就会产生毒副作用了。所以产后营养，一是要防止营养食物过于集中于某一类、防止过偏。二是要防止营养过度。有些产妇及家人为了加强营养，开始给产妇大补特补，天天让其大吃大喝，使营养严重超量；由于产后食物好，有些产妇也会不加节制地猛吃，结果弄得体重猛增，腰围急速变粗。这种补法也是不适当的，有可能使产妇变得过胖，今后也会引发不少随发胖而来的疾病，如心肺负担过重而导致心肺、血管疾病及糖尿病等。所以产妇产后营养要增加，但不要无限度。

产后头几天的饮食要注意什么

分娩后，由于体力的巨大消耗、生殖器官的逐渐恢复、乳汁分泌等因素，产妇需要额外补充营养。

一般来说，刚刚分娩后的产妇，需进食清淡易消化又营养丰富的食物，但是，由于妊娠期孕妇胃酸会减少、胃肠平滑肌功能下降，所以开头几天会有食欲欠佳现象，所以产后开食时产妇最好先吃一些清淡易消化的营养食物，如各类炖汤、挂面卧鸡蛋或糖水卧鸡蛋、甜藕粉、小米稀饭等，产后 3 天内应以煮蔬菜和水果、鸡蛋、稀饭、挂面等为主，同时要注意忌生冷、辛辣食品。

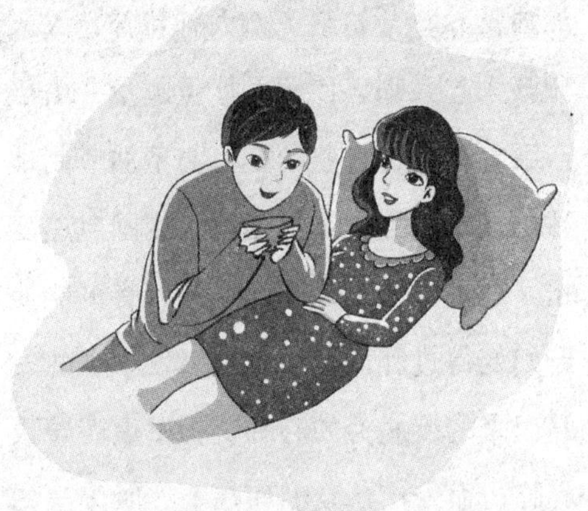

分娩时若有会阴撕裂伤并经过缝合的产妇，在自解大便后，也可以按正常产妇一样饮食。重度会阴撕裂伤缝合的产妇和会阴侧切缝合的产妇，应进食少渣饮食 5 ~6 次，半流质饮食 3 天，避免吃太干太硬食物。接受剖宫产后的产妇，术后胃肠功能已经恢复者，建议采用术后流质饮食，慎食牛奶、豆浆、大量蔗糖等易胀气的食品，待情况好转后，仍要采用半流质饮食一段时间，再转为普通饮食。

另外，产后 3 天可根据产妇的消化情况，进软食或普通饮食。当妈妈自解大便后，即可多吃些炖肉汤、鱼汤、鸡汤中的鱼肉类食物。有些地方的习俗要忌口，只能吃咸菜、稀饭，这是不科学的。

产后由于产妇会有骨盆底肌肉乏力，加上活动减少，大便出现干燥、发生便秘是常见症状，所以食物中要注意增加含纤维多的蔬菜水果或适当加喝一点蜂蜜水，这样可保证大便畅通，还可以防止痔疮。

有些地方民间禁产妇吃蔬菜水果，这也是不科学的。可将蔬菜水果煮熟了给产妇吃，以免生冷刺激产妇的牙齿和肠胃。现在不少医院里会提供专门给产妇准备的产妇餐，有富于各类营养的炖菜炖肉类、有利于补养气血和消化的小米粥、红枣莲子粥、红豆粥等，天天换样，很有利于产妇增加营养、恢复体力，也可减少产妇家属的往来奔波和不断更换食物的麻烦，不妨采用。

哺乳母亲的膳食应注意些什么

产后哺乳的女性，首先要逐步补充在妊娠、分娩中所耗损的营养储备，同时还要分泌乳汁承担哺育婴儿的重担，消耗的热量与各种营养成分较多，因此在这个时期保证充足的营养是非常重要的。产后女性的饮食会影响乳汁的质与量，而乳汁的质量又直接关系到婴儿的智力和身体发育。在哺乳期间，乳母的膳食安排要注意以下几点：

1. 应该尽量做到食物种类齐全，不要偏食，以保证能够摄入足够的营养成分。除了吃主食谷类食物外，产妇的副食应该多样化，1 日以 4 ~ 5 餐为宜。特别要注意的是乳母膳食中的主食不能单一，更不能只吃精白米、面，应该粗、细粮搭配，每天食用一定量粗粮，并适当调配些杂粮、燕麦、小米、红小豆、绿豆等。这样既可以保证各种营养素的供给，还可使蛋白质起到互补作用，提高蛋白质的营养价值。

2. 尽量给产妇提供充足的优质蛋白质。动物性食品如鸡蛋、禽肉类、鱼类等可提供优质蛋白质，宜多食用。乳母每天摄入的蛋白质应保证有 1/3 以上来自动物性食品。大豆类食品能提供质量较好的蛋白质和钙质，也应充分利用。

3. 多食含钙丰富的食品。乳母钙的需要量很大，需要特别注意补充。建议哺乳女性要比平常再多摄取 500 毫克左右的钙质（正常成人一日摄取量为 600 毫克），可由牛奶中获得。另外乳制品（如牛奶、酸奶等）含钙量最高，并且易于被人体吸收利用，每天都应进食。小鱼、小虾含钙丰富，可以连骨带壳食用。同时绿色蔬菜、豆类也可提供一定数量的钙。

4. 为了预防贫血，应多摄入含铁高的食物，以弥补生产时大量失血、产后恶露排出和哺乳时的需求。正常人一天所需铁质为 15 毫克，产后的哺乳母亲则需要增加至 45 毫克。含铁丰富的食物有动物的肝脏、肉类、鱼类、某些蔬菜（如油菜、菠菜）、大豆及其制品等。

5. 摄入足够的新鲜蔬菜、水果和海藻类食品。新鲜蔬菜和水果含有多种维生素、无机盐、纤维素、果胶、有机酸等成分，海藻类食品还可以提供适量的碘。这些食物可以增加食欲，防止便秘，促进泌乳，是乳母每日膳食中不可缺少的食物，每天要保证供应 500 克以上。乳母还要多选用绿叶蔬菜。有的地区产后有禁吃蔬菜和水果的习惯，应予以纠正。

6. 少吃被盐渍、刺激性大的（如某些香辛料）及被污染的食品。有些地方的“土政策”这样规定：不让产妇吃盐——在产妇产后的前几天，饭菜内一点盐也不放。事实上，这样做只会适得其反，略吃些盐对产妇是有益处的。由于产后出汗较多，乳腺分泌旺盛，产妇体内容易缺水和盐，因此应适量补充盐分。

7. 注意烹调方法。动物性食品，如畜、禽、鱼类的烹调方法以煮或烧为最好，少用油炸。需要特别注意的是：产妇应经常饮用一些汤汁以利泌乳，如鸡、鸭、鱼、肉汤，或以豆类及其制品和蔬菜制成的菜汤等，这样既可以增加营养，还补充水分，促进乳汁分泌。烹调蔬菜时，注意尽量减少维生素C等水溶性维生素的损失。

8. 哺乳的妈妈，平时还必须多摄取水分。哺乳会使妈妈体内每天流失约1000毫升水分，水分不足会使母乳变少。所以，当哺乳的妈妈觉得口渴时，要立即补充水分，每天宜多饮6～8杯水（每天约2400毫升），才可以满足哺乳婴儿及妈妈本身的需求。

9. 哺乳期不要刻意节食。女性生育后，体重会增加不少。因此，很多人为了恢复生育前苗条的体形，产后便立刻节食。这样做很伤身体。哺乳的产妇更不可节食，产后所增加的体重，主要为水分和脂肪，如果产妇产后授乳，这些脂肪可能根本就不够。

产后怎样按体质调整饮食

在坐月子期间按体质进补是最聪明的妈妈。很多新妈妈在经过大补、特补的过程后会发现，体质没多大改变，身上的肉却长了不少，其实坐月子不是一味地吃肉就可以补身。仔细想想，如果坐月子终日与鸡、肉、鱼为伍，1个月下来，脂肪、热量在体内囤积，不变胖都很难。正确的观念应为，按个人体质做调整，才不会在产后由“美眉”变为“黄脸婆”。若妈妈的体质较壮，体形较胖，在饮食上，就应减少肉类的摄取。肉与蔬果的比例，最好维持在2∶8的黄金比例；倘若体质较差，体形较瘦，则可视状况调整至4∶6以增加蛋白质的摄取，但饮食仍应该以清淡为原则。另外，倘若产妇患有高血压、糖尿病或较为肥胖，也不适宜采用传统的方式坐月子，应多食用蔬果、瘦肉等低热量、高营养的食物，以免加重病情。

月子期间滋补过量容易导致肥胖。肥胖会使体内糖和脂肪代谢失调，引发各种疾病。据统计，肥胖者冠心病的罹患率，是正常人的2~5倍，糖尿病的发生可高出5倍。其次，产妇营养太丰富，必然使乳汁中的脂肪含量增多，如果婴儿胃肠能够吸收，也易造成肥胖，使婴儿易患扁平足一类的疾病；若婴儿消化能力较差，不能吸收，就会出现脂肪泻，长期慢性腹泻，还会造成营养不良。

对于从事轻体力劳动的女性，哺乳期每日应摄入约3000千卡的热能，蛋白质、脂肪、碳水化合物的供热比为蛋白质13%~15%，脂肪27%，糖类58%~60%。目前，有些产妇还很难达到这一要求，有人每日食用很多鸡蛋，其他营养素摄入不足，这样做是很不合理的，应该将优质食品分散在哺乳期几个月中，均衡摄取各种营养物质，这样才能保证乳汁质量和婴儿的生长发育。

一般来说，分娩后的最初3天，应当吃容易消化、比较清淡的饭菜，如煮烂的米粥、面条、新鲜瘦肉炒青菜、鲜鱼或蛋类食品，以利于身体恢复。过3天后，就可以吃普通的饭菜了。但注意不要饮酒，不要吃辛辣食品，如辣椒、芥末、生姜等；还应注意饮食卫生，以防患胃肠道传染病。另外，鸡蛋也不宜吃得过多，根据国家对孕、产妇营养标准规定，每天需要蛋白质100克左右。因此，每天吃鸡蛋3~4个就足够了，不宜过多，吃多了反而会引起消化不良。而且分娩后的数小时，最好不要吃鸡蛋。因为在分娩过程中，体力消耗大，出汗多，体液不足，消化能力也随之下降。若生产后立即吃鸡蛋，就难以消化，增加胃肠负担。应吃半流质或流质饮食。副食安排上的原则也应是荤素搭配，稀干兼有，少吃多餐，并根据具体情况随时调节比例。如果产后有便秘时可多吃些水果和新鲜蔬菜；如患有贫血可多吃些动物的肝脏和血。为保证授乳的需要，晚上可加一餐米粥或点心类。总之，孕妇在产后的饮食应注意适量，避免高脂肪食物，以有利于下一代的健康。

高龄产妇在饮食上应注意什么

高龄产妇在妊娠和分娩时不仅忍受

肉体上的痛苦，同样也要承担体力上的巨大的消耗。通过饮食调养可为高龄产妇提供复原所需要的各种营养物质，消除因分娩给身体所造成的损害，促进体质恢复到妊娠前最佳状态。

饮食疗法对高龄产妇尤为适宜，不仅可补充身体所需的各种营养物质，也可提高免疫功能，增强抗病能力，预防疾病发生。34 岁以上的产妇，尤其是 40 多岁的产妇，产后往往容易合并其他疾病，如胆石症、糖尿病等，也可通过饮食调养，改善饮食习惯及结构，达到增强体质的目的。

高龄产妇的脾胃功能较差，特别是在分娩后的十几天内更需保护。如这时吃过于油腻的食物，骤然进补，反而欲速不达，使脾胃难以接受，引起消化、吸收不良。尤其是有些高龄产妇合并有胆石症、高血脂症，则更要注意。

阴血亏虚类产妇该如何选择食物

分娩以后，产妇如果感觉自己有头昏眼花、心悸少眠、四肢麻木、面色发白或萎黄、肌肤粗糙晦暗、口唇指甲淡白等症状，或平时身体虚弱，经医生诊断为阴血亏虚者，最好选用下列滋阴养血类食物：

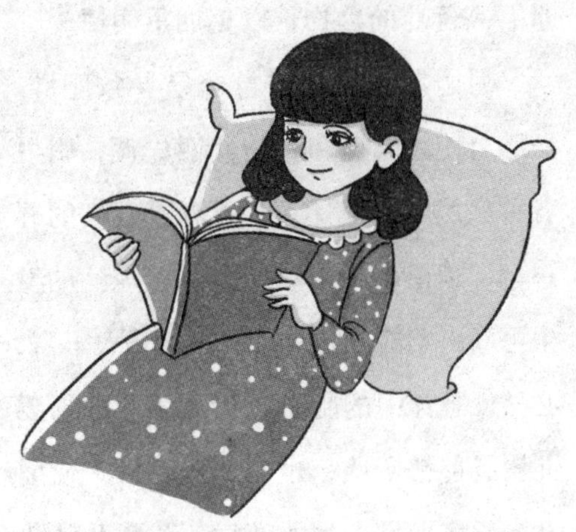

肉类：猪肉、猪蹄、猪心、猪肚、牡蛎肉、鳖肉、龟肉、墨鱼、黄鳝、鲤鱼、海参、鸭等。

糖类：白糖、冰糖、各类水果糖等。

蔬菜类：饭豆、豌豆、豇豆、蚕豆、豆腐、豆芽、木耳、藕、丝瓜、菠菜、银耳、胡萝卜、红萝卜、白萝卜、香菇、蘑菇、马铃薯、洋芋、山药、红薯、卷心菜、苋菜、莴苣、绿豆、黑豆等。

水果类：葡萄、苹果、柚橙、桑葚、桃、菠萝、香蕉、柿子等。

阴虚火旺类产妇该如何选择食物

如果产妇在分娩过程中流血过多，精血大亏，以致阴虚火旺，虚热内生，自觉有头晕耳鸣、面红、五脏烦热、盗汗失眠、小便短赤、大便干燥等症状，或经医生诊断为阴虚火亢，除可以选择上述滋补养血类食品外，还可选择下列既有滋阴作用，又具清热作用的食物：

动物类：兔肉、兔肝、家鸽、猪肉、鸭、牡蛎等。

蔬菜类：苋菜、芹菜、黄花、冬瓜、丝瓜、黄瓜、西红柿、鱼腥草、苦瓜、紫菜、海带、莲心、荷叶、百合、蕹菜、白菜、茄子、青萝卜等。

水果类：梨、西瓜、青果、柿子等。

阳气虚弱类产妇该如何选择食物

如果产妇在生产后阳气虚弱，有腰膝酸软、畏寒肢冷、下腹冷痛、头晕耳鸣、尿意频繁夜间尤甚等症状，或经医生诊断为阳气虚弱者，宜选温补益气壮阳的食物：

动物类：羊肉、羊蹄、羊乳、鹿肉、狗肉、鳖、鱼、龟、鲜虾、猪肝、鸡肉、鳝鱼等。

糖类：蔗糖、红糖、砂糖等。

蔬菜类：葱、韭菜、韭黄、茼蒿菜、鱼腥草、大蒜、蒜薹、蒜苗、洋葱、黄豆、木耳、黑豆、芝麻、油菜、白萝卜、大葱、南瓜、茴香等。

水果类：胡桃、桂圆、大枣、荔枝、甘蔗、红橘、樱桃、杨梅等。

产妇在月子里应尽量避免食用哪些食物

许多产妇在分娩后经常会问医生，产后不能吃什么，生怕由于饮食上的不注意影响产后的恢复。母乳对婴儿的生长发育有着不可替代的作用，现在已有越来越多的产妇开始给婴儿进行母乳喂养。调查结果表明，上海产妇母乳中蛋白质的含量已提高到适当值，但脂肪的含量偏低，钙与锌的含量严重不足，钠和氯的含量又明显偏高。专家认为，这些都与产后乳母的饮食有一定关系。产妇在月子中，特别是哺乳中应尽量避免的食物有以下几类：

寒凉生冷食物：如雪糕、冰激凌、

冰冻饮料等。祖国医学认为产妇在产后身体气血亏虚，应多进食温补的食物，以利于气血恢复。如果产后进食生冷或寒凉食物，会不利于气血的充实，容易导致脾胃消化吸收功能障碍，不利于消化系统的恢复，还会给产妇的牙齿带来不良影响。同时吃生冷的食物也不利于恶露的排出和淤血的祛除。

辛辣温燥食品：如辣椒、胡椒、茴香、韭菜等。辛辣的食物可助内热，使产妇上火，出现口舌生疮，而且容易伤津、耗气、损血，加重气血虚弱，从而导致便秘。辛辣温燥食品通过乳汁使婴儿内热加重，对婴儿也不利。

油炸食物、脂肪高的食物：这类食物不易消化，且热量偏高，应酌量摄取。

香烟和烟草：如果哺乳妈妈在喂奶期间仍吸烟的话，尼古丁会很快出现在乳汁当中被宝宝吸收。研究显示，尼古丁对宝宝的呼吸道有不良影响，因此，哺乳妈妈最好能戒烟，并避免吸入二手烟。

刺激性食品：如浓茶、咖啡、酒精。一般而言，少量的酒可促进乳汁分泌，对婴儿亦无影响，但如果过量则会抑制乳汁分泌，也会影响子宫收缩，故应酌量少饮或不饮。咖啡会使人体的中枢神经兴奋。1 杯 150 毫升的咖啡，即含有 100 毫升的咖啡因，正常人 1 天最好不要超过 3 杯。虽无证据表明咖啡对婴儿有害，但对哺乳的妈妈来说，应有所节制地饮用或停饮，否则会影响产妇睡眠及肠胃功能，并通过乳汁对婴儿产生不利的影响。产后也不宜喝茶，这是因为茶叶中含有鞣酸，它可以与食物中的铁相结合，影响肠道对铁的吸收，从而引起贫血。茶水浓度越大，鞣酸含量越高，对铁的吸收影响越严重。另外，茶叶中还含有咖啡因，饮用茶水后，使人精神振奋，不易入睡，影响产妇的休息和体力的恢复，同时茶内的咖啡因可通过乳汁进入婴儿体内，容易使婴儿发生肠痉挛和忽然出现无故啼哭现象。

麦乳精：麦乳精是以麦芽作为原料生产的，含有麦芽糖和麦芽酚，会影响乳汁的分泌。

过量味精：味精是很好的调味品之一，很多家庭都把它作为做菜的必备品。一般而言，食用味精是有益无害的，但产妇不宜食用过量的味精。味精的主要成分是谷氨酸钠，产妇在摄入过量的谷氨酸钠后，谷氨酸钠就可通过乳汁进入婴儿体内。谷氨酸钠能与婴儿血液中的锌发生特异性结合，形成不能被身体吸收的谷氨锌而随尿排出体外，从而导致婴儿锌的缺乏。婴幼儿缺锌不仅会出现味觉差、厌食等症状，还可造成婴儿智力减退，生长发育迟缓以及性晚熟等不良后果。可见，过量的谷氨酸钠对婴儿，尤其是1~2周以内的婴儿发育有严重影响。所以产妇产后3个月内不宜食用过量味精，以免造成婴儿锌缺乏症。

母鸡：根据传统的风俗习惯，母鸡，尤其是老母鸡，一直被认为营养价值高，能够增强体质，增进食欲，促进乳汁分泌，是产妇必备的营养食品。但科学证明，多吃母鸡不但不能增乳，反而会出现回奶现象。其原因是：产后血液中激素浓度大大降低，这时催乳素就会发挥催乳作用，促进乳汁形成，而母鸡体内含大量的雌激素，产后大量食用母鸡会加大产妇体中雌激素的含量，致使催乳素功能减弱甚至消失，导致回奶。而公鸡体内所含的雄激素有对抗雌激素的作用，因此会使乳汁增多，这对婴儿的身体健康起着潜在的促进作用。且公鸡所含脂肪较母鸡少，不易导致发胖，婴儿也不会因为乳汁中脂肪含量多而引起消化不良、腹泻。所以产后食公鸡对母婴均有益处。

月子里哪些食物是不应缺少的

一些地方的产妇有忌口的习惯，诸如牛羊肉、鱼虾类和其他腥膻之物都不准吃。其实，产后需要充足而丰富的营养，主副食都应多样化，仅吃一两样食物哪能满足身体的需要？这也不利于乳腺分泌乳汁。因此产妇千万不要自己堵了自己的“嘴”。一般而言，凡有营养的食物，月子里均可食用。如各种肉食、鱼类、蛋类、蔬菜、水果等，其中有些食物不应缺少。

鸡蛋：鸡蛋的营养价值很高，含有丰富的蛋白质和铁，并容易被人体吸收利用。鸡蛋还含有脂肪、卵磷脂、卵黄素、钙、铁及维生素A、维生素B、维生素D等，其中脂肪极易被人体消化吸收，卵磷脂和卵黄素在维护神经系统的健康中具有重要作用，特别适合产妇食用。鸡蛋有利于产妇的身体康复和乳汁分泌，应当每天至少吃一个，可以是煮鸡蛋、煎鸡蛋、炒鸡蛋、鸡蛋汤或鸡蛋羹。鸡蛋的味道比较单一，如果每天吃鸡蛋超过两个，人可能会感到厌倦，没有食欲。如果用鸭蛋和鹌鹑蛋来变换口味，可以增加产妇的食欲。鸭蛋的营养成分与鸡蛋相近，鹌鹑蛋的蛋白质、B族维生素和铁的含量高于鸡蛋，特别是卵磷脂含量是鸡蛋的数倍。鸡蛋也不是吃得越多就越好，有些产妇一天吃一二十个鸡蛋，不但吸收不了，还会影响对其他营养素的摄取，因此一般产后每天吃两三个鸡蛋就够了。

芝麻：每100克芝麻中含蛋白质19.1克，脂肪46.1克，钙780毫克，尤其是铁质含量可达22.7毫克；此外，还含有脂溶性维生素A、维生素D、维生素E等，对产妇具有增强补中健身、和血脉及破淤血等良好作用。

紫糯米粥：在江南地区，紫糯米粥所受到的重视如同在北方的小米粥一样。因为用这种米煮的粥带有紫色而被认为有“补血”作用，但其铁含量并不比其他糯米高。所以，可食用一些，但不是“补血”的最好食品。

猪蹄炖汤：按传统习惯，猪蹄是有助于“下奶”的好食品。在中医增进乳汁分泌的药方中，也常用猪蹄做药引子。猪蹄加黄豆炖汤更好。

营养汤类：产褥期应该常喝些鸡汤、排骨汤、鱼和猪蹄汤，不但能促进食欲及乳汁分泌，还有利于产妇身体康复。并且，由于产妇的基础代谢较高，易出汗和分泌乳汁的需要，使产妇对水量的需求要远远高于一般人，因此产妇多喝一些汤是有益的。但喝汤的同时也要吃些肉类。肉比汤的营养要丰富得多，那种“汤比肉更有营养”的说法是不科学的。

水果：水果中含有丰富的维生素及矿物质。新鲜的水果不但色鲜味美、促进食欲，还可帮助消化和排泄，所以产妇每日应适当地吃一些水果，如苹果、橘子、香蕉等。但水果不要太凉，如果是刚从冰箱中拿出来的水果要放在室温里过一会儿再吃；吃时要注意清洁，应将水果清洗或去皮后再吃，以免发生腹泻；有的人怕凉，也可切成块，用开水烫一下再吃，也可加些糖吃；最好不要煮沸，以免破坏水果中的维生素。有些地方的产妇坐月子受传统习惯的影响，不吃生冷，连水果都不敢吃，这种做法应该改正。

蔬菜：产妇要摄取足够的钙、铁、

胡萝卜素、维生素 B_2、维生素 C 等，这些主要靠蔬菜提供。产褥期女性每日进食蔬菜应在 1 千克以上，尤应多进食绿叶蔬菜。绿叶蔬菜含有丰富的维生素 C 和胡萝卜素，其中以菠菜含量最丰，同时含铁量也多，是产妇的重要食品。

红糖：按我国的民间习俗，产妇分娩后，都要喝些红糖水。红糖的含铁量比白糖高 1 ~ 3 倍，与白糖相比，红糖还有丰富的钙、铁、锌等矿物质。产妇在分娩时，精力、体力消耗很大，失血较多，产后又要给婴儿哺乳，需要丰富的碳水化合物和铁质。红糖既能补血，又能供应热量，是较好的补益佳品，对产妇、婴儿都非常适宜。祖国医学认为红糖性温，有活血作用，对于产后多虚多淤的产妇尤为适宜，可以促进淤血排出及子宫复旧。但是，产妇也不宜长时间喝红糖水。有不少产妇喝红糖水的时间往往过长，有的喝半个月，甚至长达 1 个月。殊不知，久喝红糖水对产妇子宫复原不利，因为产后 10 天，恶露逐渐减少，子宫收缩也逐渐恢复正常，如果久喝红糖水，红糖的活血作用会使恶露的血量增多，造成产妇继续失血。因此，产后喝红糖水的时间，一般以产后 7 ~ 10 天为宜。

小米粥：与大米相比，小米中铁、维生素 B_1 和维生素 B_2 要高出一倍至数倍，纤维素也高出 2 倍以上，因此产妇适量进食小米粥有助于体力的恢复、大便排出，同时米粥中含有较多水分，有利于消化、吸收。

产后不能吃咸吗

民间的方法是，产妇哺乳期间要尽量淡食，少吃太咸的食物。这是有道理的，因为食物太咸会使泌乳减少，一是因为盐能使血管收缩，二是因为血液中盐分过多会需要吸收肌体内大量的水分来冲淡，所以会影响到乳汁的分泌。

哺乳期间，产妇适当淡食，对泌乳是很有好处的，尤其是带汤的下奶食物，最好做得清淡一些。除了少放盐，还要少放酱油及其他浓味、厚味的调料，因为它们也会影响到泌乳和产妇身体内分泌的调整。

当然不能让产妇一点盐也不吃，那样会使产妇变得无力、易疲劳，因为盐所含的氯化钠是人体的一种必需物质，人的血液本身就是咸的、含盐的。

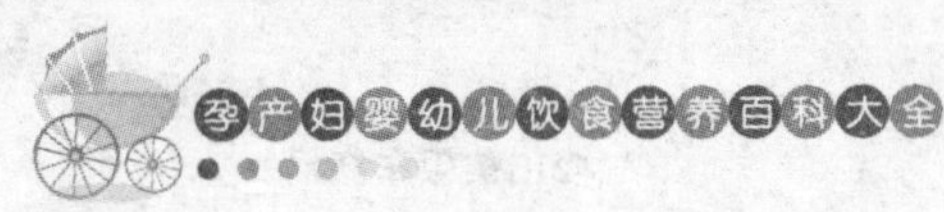

产后贫血怎样补养

产妇必须注意预防贫血，一般自然产分娩中都会失血几百毫升，所以，分娩后产妇应喝些补血剂，多吃些动物肝脏、动物血、蛋黄、绿叶蔬菜、葡萄和苹果等含铁丰富的食物。如果在妊娠前就有贫血，产后就更要注意补养，根据贫血的程度进行合理营养和治疗。如没有贫血，应注意积极预防。分娩后，由于失血引起了贫血，应找出原因，给予积极治疗。如果产妇轻度贫血，进行食补即可。产妇中度贫血，除补充具有造血功能的优质蛋白质、动物血、动物肝脏外，再配以维生素 C、维生素 B_{12}、维生素 K 等，同时，服用硫酸亚铁或其他补血剂，平时注意加强营养。重度贫血者应住院，在进行贫血药物治疗的同时，还要输血治疗，预防产后感染，并需要补充铁剂，直至产妇血色素恢复正常。

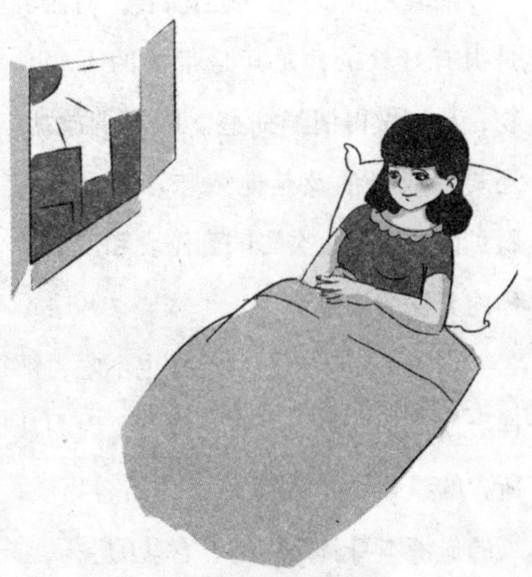

产后可以服用人参吗

人参含有多种有效成分，如作用于中枢神经及心脏血管的“人参辛甙”，降低血糖的“人参宁”以及作用于内分泌系统的配糖体等。这些成分能对人体产生广泛的兴奋作用，其中对人体中枢神经的兴奋作用能导致服用者出现失眠、烦躁、心神不安等不良反应。而刚生完宝宝的产妇，精力消耗很大，十分需要卧床休息，如果此时服用人参，反而因兴奋难以安睡，影响精力的恢复。另外人参是补充元气的食品，服用过多可促进血液循环，加速血的流动，对刚刚生完宝宝的产妇也十分不利。

产妇在生宝宝的过程中，内外生殖器的血管多有损伤，服用人参，有可能影响受损血管的自行愈合，还会造成流血不止，甚至大出血，这对产妇，尤其是刚生完宝宝的产妇十分不利。因此，产妇在生完宝宝的一个星期之内，不要服用人参，分娩7天以后，产妇的伤口已经愈合，此时适当服点人参，有助于产妇的体力恢复，但也不可服用过多。此药属热，会导致产妇上火或引起婴儿食热。

为什么产后多吃鲤鱼、鲫鱼有好处

老人们常劝产妇在坐月子时多吃鲤鱼。吃鲤鱼有什么好处呢？鱼肉能撵余血，所谓“余血”主要是指恶露。因鱼肉含有丰富的蛋白质，能促进子宫收缩，提高子宫肌肉的收缩力。当子宫收缩时，肌纤维缩短，会挤压血管将子宫剥离面的毛细血管断端的余血挤压出去排入宫腔内，子宫再一次收缩时，将残留在宫腔内的坏死蜕膜细胞和阴道表皮细胞经阴道并带着阴道内的黏液排出体外。

另外按照中医理论，鲤鱼性平味甘，有利小便、解毒的功效，能治肝硬化及腹水、腹胀满，治女性血崩、产后无乳等病。用活鲤鱼一尾，重约500克，黄酒煮熟吃下，或将鱼肚剖开，除去内脏，焙干研细末，每日早晚用黄酒送下，可治疗产妇产后淤血滞留子宫而引起的病变。鲤鱼还有促进乳汁分泌的作用。所以，产妇产后要适当多吃鲤鱼的说法是有道理的。南方地区可能是水土不同之故，鲤鱼不怎么好吃，产妇可用鲫鱼。鲫鱼的性能与鲤鱼一样，可清蒸或熬汤喝，同样有滋补和下奶的功效。

产后吃老母鸡有什么好处

民间传统的月子产妇补养品之一是吃老母鸡。老母鸡真那么补吗？中医认为老母鸡有补虚暖胃、活血调经、强壮筋骨、益气催乳、治劳损的作用，十分有利于产妇产后虚损的身体的康复和泌乳。中国人在长期的生活实践中发现了母鸡的这些功效，所以将它定为产妇主要的滋补食物，这确是很有好处的。

老母鸡的做法一般以清煮为好。而且要淡一些，不要加太多的盐，太咸会减少产妇的乳汁分泌，也会不利于脏腑的功能调整和恢复。在烹煮母鸡时，还要注意尽可能将母鸡煮烂一点，这样有利于产妇消化和吸收营养；有条件的还可在中医的指导下，在炖时加少量的当归、核桃仁、红花、红枣、栗子等有利于活血除淤、排除恶露、润肠、补血补气、强精增力的东西，会使鸡汤更富补养功效。

现在有些专家发现，产妇在产后一星期内多吃母鸡汤会出现泌乳减少现象，经研究发现这是由于母鸡内含雌激素所致。产妇产后身体内雌激素和孕激素会降低而让位于泌乳素，这样才能正常泌乳，产妇如吃了含雌激素高的食物，身体内的雌激素水平会增高，这会影响泌乳素的分泌，造成泌乳减少。所以在产后一星期内最好不要吃母鸡。一星期之后泌乳已很丰富时，再吃母鸡就不会有太大的影响了。

产后吃鸡蛋有什么好处

鸡蛋营养丰富，蒸煮方便，既经济又实惠，且富含蛋白质，容易被人体吸收利用，是产妇补养的好食品。鸡蛋中的蛋白质和卵磷脂能促进脑组织发育，可充当组织器官损伤的修补需要。产妇多吃鸡蛋，有利于产后哺乳及器官功能的恢复。乳汁中的牛磺酸、卵磷脂增多，能促进宝宝脑细胞大量增殖，使宝宝更加聪明健康。

产后吃鸡蛋还能促进产妇乳汁分泌，增强母子体能。但民间有让产妇每日吃 10 个、20 个鸡蛋的补法，这是不必要的。妈妈以每日吃 4 个鸡蛋为宜，不要盲目过多，防止蛋白质过多造成消化不良。鸡蛋的烹饪方法很多，煮、蒸、做汤或配炒其他蔬菜吃均可，以有利于吸收为宜。鸡蛋的味道比较单一，如果每天吃鸡蛋超过两个，人可能会感到厌倦，没有食欲。如果用鸭蛋和鹌鹑蛋来变换口味，可以增加产妇的食欲。鸭蛋的营养成分与鸡蛋相近，鹌鹑蛋的蛋白质、B 族维生素和铁的含量高于鸡蛋，特别是卵磷脂含量是鸡蛋的数倍。

产后应多吃哪些水果、蔬菜

水果营养丰富，味道鲜美，男女老幼，人人爱吃。但传统习俗认为，水果是生冷的食物，产妇怕着凉，吃生冷的水果对身体没有好处。实践证明，产妇适当吃些水果，不仅能增加营养，帮助消化，补充人体所需的维生素和矿物质，而且水果还有一些特殊的医疗作用，对产妇的身体健康，很有帮助。那么，产妇应吃哪些水果呢?

香蕉：香蕉中含有大量的纤维素和铁质，有通便补血的作用。产后产妇常常卧床休息，胃肠蠕动较差，容易发生便秘，再加上产后失血较多，需要补血，而铁质是造血的主要原料之一，所以产妇多吃些香蕉，能有效地防止产后便秘和产后贫血。同时产妇摄入的铁质多了，乳汁中铁质也多，对预防婴儿贫血也有一定帮助作用。

橘子：橘子中含有丰富的维生素C和钙质，其中维生素C能够增强血管壁的弹性和韧性，防止出血。产妇生宝宝后子宫内膜有较大的创面，出血较多。如果多吃些橘子，便可防止产后继续出血。钙是构成婴儿骨骼牙齿的重要成分，产妇适当吃些橘子，能够通过产妇的乳汁把钙质提供给婴儿，这样不仅能够促进婴儿牙齿、骨骼的生长，而且能防止婴儿佝偻病的发生。

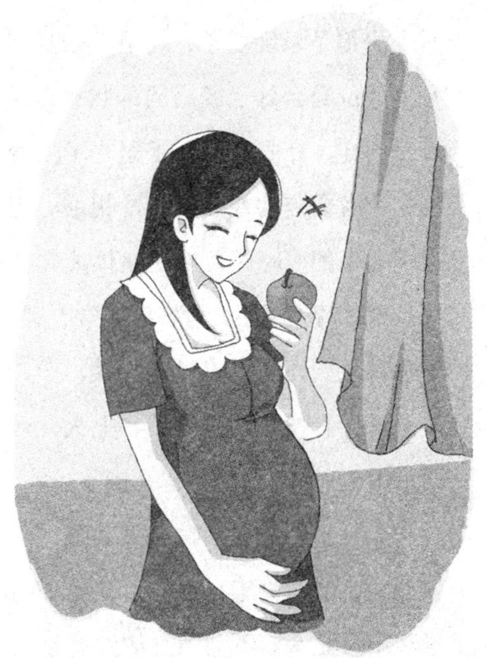

另外，橘核、橘络（橘子瓣上的白丝）有通乳的作用，产妇乳腺管不通畅时，除可引起乳汁减少外，还可发生急性乳腺炎，影响对婴儿的喂养。吃橘子能够避免以上现象的发生。

山楂：山楂中含有丰富的维生素和矿物质，对产妇有一定的营养价值。山楂中还含有大量的山楂酸、柠檬酸，能够生津止渴、散淤活血。产妇生宝宝后过度劳累，往往食欲不振、口干舌燥、饭量减少，如果适当吃些山楂，既能够增进食欲、帮助消化、加大饭量，有利于身体康复和哺育婴儿，又可以利用山楂的活血化淤的作用，排出子宫腔内的淤血，减轻腹痛。

红枣：红枣中含维生素C最多，还含有大量的葡萄糖和蛋白质。祖国医学认为，红枣是水果中最好的补药，具有补脾活胃、益气生津、调整血脉、和解百毒的作用，尤其适合产后脾胃虚弱、气血不足的人食用。其味道香甜，吃法多种多样，既可口嚼生吃，也可熬粥蒸饭熟吃。

桂圆：桂圆又叫龙眼，是营养极其丰富的一种水果。祖国医学认为，桂圆味甘、性平、无毒，入脾经心，为补血益脾之佳果。产后体质虚弱的人，适当吃些新鲜的桂圆或干燥的龙眼肉，既能补脾胃之气，又能补心血不足。

产妇在产褥期除多吃些水果，还要多吃一些蔬菜。

莲藕：产妇多吃莲藕，能及早清除子宫腔内积存的淤血，增进食欲，帮助消化，促进乳汁分泌，有助于对新生儿的喂养。

黄花菜：产褥期容易发生腹部疼痛、尿潴留、面色苍白、睡眠不安等，多吃黄花菜可消除以上症状。

黄豆芽：其中丰富的维生素 C 能增加血管壁的弹性和韧性，防止产后出血，纤维素能通便润肠，防止产妇发生便秘。

海带：海带中含有丰富的碘，产妇多吃海带，可以增加乳汁中碘的含量。新生儿吃了这种乳汁，有利于身体的生长发育，防止呆小症。同时铁是制造红细胞的主要原料，有预防贫血的作用。

莴笋：莴笋有清热、利尿、活血、通乳的作用，尤其适合产后少尿及无乳者食用。

夏天可以吃西瓜吗

一般情况下，产妇在月子里还是不要直接生吃水果为好，尤其是开头十几天内，可能是怀孕生产体能、精力消耗太大之故，或是内分泌处于调整状态之故，产妇的身体处于非常虚弱的状态，“弱不禁风”这词用在月子里的中国产妇身上恐怕是最确切了，几乎产妇身体的每个部位都会处于较虚弱的状态，牙齿也是同样，有些产妇月子里吃了生冷之物，牙齿会松动或变得怕冷怕酸。当然也有无事的，原因可能还是体质差异之故。西瓜清火利尿，对解暑非常有利，但生吃对产妇还是有点过于冷峻，产妇在月子里如有便秘、尿潴留、上火，可将西瓜用勺刮出汁水温热了再喝。

产妇月子里一点不吃水果蔬菜，会导致便秘、上虚火等，也会由于缺少维生素和微量元素而不利于身体的调整和恢复，不吃蔬菜水果对正吃乳的婴儿健康也会不利。所以蔬菜水果都不能不吃，如怕生冷，可将蔬菜水果煮熟了给产妇吃并喝汤。在吃蔬菜水果时还需注意一个问题，就是因为产妇身体还是偏虚，要多吃苹果、橘子、荔枝、香蕉、胡萝卜等营养丰富、性能偏温或平性的蔬果，少吃泻下、性能大凉的蔬果。

保健品对月子里的产妇有必要吗

现在市场上保健品已成了大潮，补阳虚的、补阴虚的、补血虚的、补气虚的、平补的、补某类元素或活性成分的，林林总总，蔚为大观。产妇产后体质一般较虚，需用保健品补养身体吗？

一般情况下，我们不提倡产妇服用保健品，原因是许多保健品的保健目的很单一，比如补脑的、补肾气的、补铁的等，对产后产妇的全面补虚不适合；其次是有些保健品强调某种功效，或过分强化某种功效，容易使人误用而身体出偏差；再一点是保健品往往带治病性质，属药物，总会有一定副作用，产妇必须对此保持谨慎。

产妇怀孕生产之后，身体很亏空，需要补养，但得是全面的营养，一定要以食补为主，保健品最好不用。中国人经过长期的生活实践，已经积累了丰富的产妇食补经验，这是十分宝贵的，产妇如果没有特殊问题，遵循这些食补方法和原则就足以达到保健康复的目的了。如果要用维生素、叶酸之类的对妇婴有好处的保健品，也最好在医生的指导下服用。

治疗产后无乳的小偏方

少数女性产后无乳或乳汁分泌不足，其原因是多方面的。如宝宝吸吮乳头不够、母亲疲劳、精神紧张、营养不良等。要防止无乳或少乳，首先要注意营养，同时让宝宝多吸吮乳头，保证产妇有充分的休息并保持情绪乐观。催奶的饮食原则是增加各种营养成分。具体做法是：

1. 多吃水分多、营养价值高的食物。如牛奶、羊肉炖猪蹄、猪蹄炖花生、骨头汤、丝瓜、冬瓜、鲜木瓜、鱼煮大米粥、墨鱼煮汤、鸡蛋面条汤、干黄花菜或通草炖鸡或肉或猪蹄或鲫鱼、小豆煮粥等。

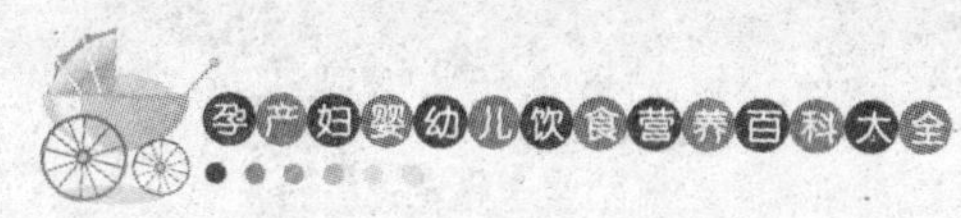

2. 可选用下列催乳的小偏方：

（1）花生米 60 克，煮熟，加黄酒 30 毫升，红糖 30 克，连服 3 天。

（2）鲜鲫鱼半斤，加黄酒 3 杯，清炖，食 3 次。

（3）活虾适量，稍炒，以黄酒拌食，连服 3 天。

（4）豆腐 500 克，王不留行 33 克，煮汤服。

（5）南瓜子 120 克，焙干研末，分 4 次，用开水冲服。

（6）黑芝麻 200 克，炒干研末，每次 20 克，每日 3 次，用猪蹄汤冲服。

月子食谱推荐

月子食谱千千万万，各有特点，在营养上也各有偏重，很难说哪种食谱更合理一些。这里举出几例常用的营养丰富、含热量比较合理的食谱，供坐月子的产妇参考。使用时也可根据自身实际情况和客观条件加以补充和修改。每日各种食物量建议如下：

牛奶：300 ~ 500 克；瘦肉（包括动物内脏、鸡鸭、鱼虾）：150 ~ 300 克；鸡蛋：2 ~ 4 个；豆类（包括豆制品）：50 ~ 100 克；蔬菜（尽量多用绿叶菜）：500 ~ 750 克。谷类（可用部分粗粮）：500 ~ 750 克；红糖：20 ~ 50 克；水果：每日 200 ~ 250 克。

♨ 食谱一

早餐：小米粥 50 克，红糖 10 克，馒头 50 克，鸡蛋 2 个，牛奶 250 克，白糖 10 克。

午餐：花卷 150 克，骨头汤面 50 克，酱牛肉 100 克，虾米炒白菜 1 碗（含白菜 200 克，虾米 10 克）。

午点（加餐）：下午 3 点左右喂奶后，鸡蛋番茄面汤（面条 100 克，鸡蛋 1 个，番茄 100 克）。

晚餐：豆浆 1 碗，米饭 150 克，红烧带鱼 100 克，肉片炒油菜（瘦肉 25 克，油菜 100 克），橘子 50 克。

晚点：牛奶 150 克。

♨ 食谱二

早餐：小米粥 100 克，红糖 10 克，馒头 50 克，鸡蛋 2 个，豆浆 1 碗。

午餐：馒头或米饭 100 克，肉丸子白菜汤 1 碗 300 克（瘦猪肉 50 克，小白菜 250 克）。

午点（加餐）：下午3时左右喂奶后，鸡蛋西红柿面汤（拉面100克，鸡蛋1个，番茄100克）。

晚餐：豆浆1碗，米饭200克，红烧带鱼100克，白菜豆腐汤一碗（白菜100克，豆腐50克）。

晚点：牛奶150克。

上述两例食谱每天可向产妇提供3110千卡热量，比平时增加约1000千卡。否则，热量过多会使女性身体发胖。

♨ 食谱三

早餐：肉丝挂面汤，其中需要猪肉25克，面粉50克，猪肝炒芹菜一碗（猪肝25克，芹菜100克）。蒸蛋羹（鸡蛋50克），牛奶50克，橘子50克。

午餐：大米绿豆稀饭（大米150克，绿豆10克），红糖10克，鸡蛋炒菠菜（鸡蛋50克，菠菜100克）。

午点（加餐）：豆腐脑100克，橘子100克。

晚餐：小米稀饭：小米100克，红糖10克，煮鸡蛋：鸡蛋100克，白菜炖豆腐：（白菜100克，豆腐50克，发菜20克），紫菜汤：（紫菜10克，虾皮10克）。

晚点：玉米面粥：玉米面50克，牛奶150克。

全日提供蛋白质99.5克，脂肪63.1克，碳水化合物362.7克，总热量为2361千卡，满足了产后1～3天产妇的生理需求，可据此调换每一类营养素的种类。

哺乳妈妈增乳食谱

♨ 猪蹄酸菜煲

原料：猪蹄1只，川酸菜、花生及调味料各适量。

做法：

（1）将猪蹄斩开，放入开水中氽烫5分钟，捞出沥干水分。

（2）在煲中加冷水和各种原料，大火煮30分钟，改小火慢熬1小时，最后加盐调味。

特点：花生与猪蹄都是补血和通乳的好食物，加一些川酸菜会使这道菜的味道鲜美异常，有助于提高产妇的食欲。

♨ 老鸡煲汤

原料：干金针菇 20 克，老鸡半只（公鸡为宜）。

调料：老姜、米酒、胡麻油、盐各适量。

做法：

（1）将老鸡剁成小块，洗净血水；干金针菇泡发择洗干净；老姜洗净切片，备用。

（2）用胡麻油将老姜炒香，加入米酒，再放入老鸡和金针菇。

（3）开锅后转小火炖 45 分钟至鸡肉酥烂，加盐调味即可。

♨ 乌鸡白凤汤

原料：新鲜乌鸡 1 只，白凤尾菇 50 克。

调料：黄酒、葱段、姜片、盐、味精各适量。

做法：

（1）将乌鸡洗净；锅里倒入清水，加入姜片煮沸，放入乌鸡、黄酒、葱段，以小火焖煮至熟。

（2）在鸡汤中放入白凤尾菇、味精、盐，调味后煮 3 分钟离火。

特点：乌鸡具有滋补肝肾的作用，长期食用可以生津养血，养益精髓，特别是对产后增加奶水有益。

♨ 鸡蛋黄花汤

原料：鸡蛋 1 个，黄花 10 克，白菜心 10 克，海带 5 克，高汤 350 克。

调料：淀粉、盐、味精各适量。

做法：

（1）鸡蛋打散，搅拌均匀；黄花择净后切段，海带和木耳泡发、洗净。

（2）锅里加高汤烧开，放入盐及海带、黄花菜、木耳、白菜心，烧开后撒入鸡蛋；放淀粉勾芡，加入味精即成。

特点：这道汤可以帮助产妇滋补养血，养肝明目，生津下乳，月子里可以经常食用。

♨ 鲜果酒酿荷包蛋

原料：熟木瓜 100 克，苹果 30 克，香蕉 50 克，鸡蛋 1 个。

调料：米酒适量。

做法：

（1）将木瓜去皮、去子切小块；苹果和香蕉切小块，备用。

（2）沙锅中放入酒酿，煮沸后放入木瓜、苹果、香蕉，煮5分钟。

（3）将鸡蛋打入沙锅中，小火煮熟，撇净浮沫即可。

特点：酒酿有舒筋活血的作用，木瓜可帮助，适合产后气血积淤的哺乳妈咪食用。

♨ 鲤鱼催乳粥

原料：活鲤鱼500克，粳米或小米100克

调料：盐适量。

做法：

将鲜活鲤鱼洗净、除去内脏、切成小块，与粳米或小米一起熬煮，待粥熟后稍稍放一点儿盐调味即成。

特点：鲤鱼富含蛋白质，并有开胃健脾、消除寒气、催生乳汁之功效，既能帮助产妇补身体，还能够催乳。

♨ 猪骨莲藕催乳汤

原料：新鲜猪骨（腔骨、排骨、腿骨皆宜）500克，莲藕100克。

调料：酱油适量。

做法：

（1）洗净猪骨，用沸水汆烫一下捞出。

（2）莲藕洗净、切成薄片；锅里加上清水，放入猪骨熬煮1～2小时。

（3）放入莲藕片，直至熬成一小碗猪骨汤，加入少许酱油即成。

特点：猪骨具有补气、补血、生乳的作用，加上莲藕后催乳作用更加显著。

♨ 木瓜炖鱼尾

原料：青木瓜100克，鲤鱼鱼尾1段，紫皮洋葱10克。

调料：姜、胡麻油、米酒、盐各适量。

做法：

（1）木瓜去皮、去子切小块，洋葱切粗丝，备用。

（2）将鱼尾煎至两面干皮。

（3）热锅放油，姜煸香后下入洋葱炒香，加入米酒，然后下入鱼尾、木瓜、盐，炖至入味即可。

特点：鱼尾能补脾益气，配以木瓜煲汤，则有通乳健胃之功效，最适合产后哺乳的新妈咪食用。

♨ 三色上汤丝

原料：莴笋70克，胡萝卜20克，

骨头汤适量。

调料：胡麻油、老姜丝、盐各适量。

做法：

(1) 将莴笋去筋皮、胡萝卜洗净去皮切成丝，备用。

(2) 锅烧热后倒油，将姜丝炒至泛黄，放入莴笋和胡萝卜丝，加入骨头汤煮至柔软。

(3) 加入少许盐调味即可。

♨ 通草烧青虾

原料：通草10克，青虾75克，老姜3克。

调料：青葱、胡麻油、米酒、盐各适量。

做法：

(1) 将青虾洗净泥沙，去沙线；青葱切段。

(2) 锅加热至八成热放入油，煸入老姜炒香，再放入青虾略炒。

(3) 加入米酒、通草煮熟，撒入少许青葱即可。

特点：虾的通乳作用较强，并且富含钙、磷，对哺乳的新妈咪尤有补益功效；通草清热利尿，通气下乳。这道菜口味清淡，适合产后的新妈咪调养身体。

♨ 山珍焖嘎鱼

原料：嘎鱼150克，口蘑20克，滑子菇15克，草菇10克。

调料：姜、胡麻油、米酒、盐各适量。

做法：

(1) 将嘎鱼去黏液、去内脏洗净备用。

(2) 蘑菇切片用水焯一下，姜洗净切片。

(3) 锅烧热后倒油，老姜煸香，加入米酒，放入蘑菇、嘎鱼、盐，煮到鱼肉变白即可。

特点：嘎鱼鱼肉雪白，少刺，口感嫩鲜，在《本草纲目》中被列为滋补品，具有很高的营养价值；口蘑是良好的补硒食品，具有补中益气、养胃健脾，对因脾胃虚弱而少奶的产妇有很好的辅助作用。

♨ 玉笋烧前蹄

原料：茭白20克，猪前蹄1只。

调料：老姜、胡麻油、米酒、盐各

适量。

做法：

（1）将猪前蹄残留的毛楂褪掉，剁成小块洗干净血水；茭白去皮切块；老姜切片，备用。

（2）锅烧热后倒油，下姜片煸香，加米酒，再放入猪蹄和茭白。

（3）小火炖至猪蹄香烂，加入少许盐即可。

特点：茭白含蛋白质、脂肪、糖类、维生素 B_1、维生素 B_2、维生素 E、胡萝卜素和矿物质等成分，中医认为茭白甘冷，有清湿热、解毒、催乳汁等功效。猪蹄中含有较多的蛋白质、脂肪和碳水化合物，有很好的通乳功效。

♨ 北菇烧小排

原料：北菇 10 克，胡萝卜 30 克，排骨 150 克。

调料：老姜、米酒、胡麻油、盐各适量。

做法：

（1）将排骨切成小块，洗干净血水备用。

（2）胡萝卜洗净、去皮、切成小块；北菇泡发洗净黏液；老姜洗净切片。

（3）锅烧热下油，放入老姜炒香，放入米酒。

（4）放入排骨小火炖 40 分钟左右，再放入胡萝卜、北菇同炖，炖到排骨脱骨，加盐调味即可。

特点：北菇中含有丰富的各种酶、矿物质，能补血，帮助人体协调新陈代谢。猪肉含有丰富的优质蛋白质和各种脂肪酸，并提供血红素（卟啉铁）和能促进铁吸收的半胱氨酸，能改善缺铁性贫血；具有补虚强身，滋阴润燥的作用。

♨ 芙蓉鲫鱼

原料：鲜鲫鱼 1 条（600 克左右），鸡蛋清 5 个，火腿末 10 克。

调料：鸡油、盐、葱、姜各适量。

做法：

（1）将鲫鱼去鳞、内脏洗净，斜刀把鱼头、鱼尾用刀切下。鱼中段用刀取下，鱼肉去骨刺。将头、尾一起放入碗内，加葱花、姜片上笼蒸熟取出。

（2）将蛋清打匀，加入盐、鱼肉和蒸鱼的汁搅匀，倒出一半在碗中成鱼身形，上笼蒸 5 分钟后取出，再将剩下的一半鱼肉倒在已蒸好的鱼肉上，成鱼身形，把蒸熟的鱼头、鱼尾拼在鱼肉上，使之成整鱼形，再撒上火腿末，入笼再蒸10分钟取出，淋上鸡油即成。

特点：此菜清新淡雅、色泽洁白，鱼肉细嫩，味道鲜美，营养丰富。中医认为此菜能疏通乳腺，有促进乳汁分泌作用。

♨ 花生鸡爪汤

原料：鸡爪10只，花生仁50克。

调料：葱、姜、盐、鸡油各适量。

做法：

（1）将鸡爪剥去黄皮，剪去爪尖，洗净。

（2）锅内放水煮开，把洗净的鸡爪、姜片放下，先用旺火煮开后，用文火炖约半小时，煮至熟烂。放入花生仁再煮开，再用文火焖煮，待熟烂后放盐少量，撒下葱花，淋上鸡油即成。

特点：此汤味鲜美，营养丰富，具有催乳作用。产后食用能促进乳汁的分泌，有利于产妇身体康复。

♨ 奶汤肚丝

原料：猪肚200克，冬笋25克，鸡蛋1个，香菇10个，木耳5克，小白菜250克。

调料：姜、葱、盐、鸡汤或肉汤、熟油各适量。

做法：

（1）煮鸡蛋切成4片。

（2）香菇用温水浸泡洗净，木耳用温水泡开洗净，冬笋去皮洗净，姜洗净一起都切成薄片。

小白菜择洗干净，切成段。

（3）先把猪肚漂洗干净，放在开水锅里煮开捞出，刮去污物，放上食盐和醋，用手揉去肚头里的黏液，再用热水漂洗干净。放到开水锅里煮烂捞出，切成宽的肚条，另在肚条一端，整齐地切开若干刀，成佛手形状。

（4）把锅放在旺火上，加入少量熟油、鸡汤、肚条，盖上锅盖，烧开见汤汁呈乳白色时，加入香菇、木耳、鸡蛋、小白菜，再烧开后倒在汤碗内即成。

特点：此菜色泽乳白似牛奶，口味清香，有汤有菜，乳母食用能促进乳汁的分泌。猪肚营养丰富，是补脾胃的食品。

♨ 花生大枣烧猪蹄

原料：猪蹄500克，花生米50克，大枣50克。

调料：酱油、葱、姜、白糖、盐、植物油各适量。

做法：

（1）将猪蹄去毛洗净，切成块，在开水锅中煮至五成熟，捞出用酱油浸泡，再捞出备用。

（2）炒锅上火，放油烧热，将猪蹄放入油锅中略炸至金黄色捞出。

（3）将花生米用温水泡开，大枣洗净。

（4）沙锅内放水，把炸好的猪蹄、花生米、大枣、酱油、葱、姜、白糖、盐，一起放在沙锅内，用旺火煮开，再用小火煮炖，待熟烂后即成。

特点：此菜味香软烂，咸甜可口，富含营养，有食疗作用。猪蹄、花生、大枣补血益气，有通乳之效。

♨ 牛仔圆清汤

原料：牛仔肉100克，胡萝卜50克，白萝卜50克，黑蘑菇50克，蛋清1个。

调料：牛肉清汤、盐、葱花、姜末、淀粉、白胡椒粉各适量。

做法：

（1）将牛仔肉洗净，绞碎过筛，制成细泥，加入盐、葱花、姜末、蛋清、淀粉等调料，搓成青豆大小的丸子，下开水煮熟，捞出待用。

（2）胡萝卜、白萝卜洗净去皮，削成青豆大小的丁块，放入开水中煮熟捞出。

（3）将黑蘑菇洗净切成小方片，然后和萝卜丁、牛仔丸一起装在汤盆里。把牛肉清汤煮开，加盐、白胡椒粉，放入装有萝卜丁、牛仔丸的汤盆里即成。

特点：此汤红、白、黑三色，颜色鲜艳，味道鲜嫩清口。牛肉营养丰富，有通乳之效。

顺产妈咪营养美食

♨ 鸡汁银耳扒豆苗

原料：老鸡半只，棒骨1000克，银耳5克，豆苗100克，米酒2500克。

调料：枸杞、胡麻油、盐各适量。

做法：

（1）将银耳、枸杞用温水泡1小时备用。

（2）将老鸡、棒骨洗净氽水，取出凉凉后锅中换干净的水，加入米酒大火烧开，小火炖60分钟滤出汤备用。

（3）将豆苗用胡麻油炒熟，加盐调味。

（4）鸡汤烧开放入银耳，煮3分钟，加入少许枸杞，勾薄芡淋于豆苗上即可。

特点：这是一款由高汤烹调的绿叶蔬菜扒菜，从营养的角度看可以补充丰富的维生素和膳食纤维，也可把豆苗换成其他的绿叶蔬菜。新妈咪每天宜吃500克左右的新鲜蔬菜。

♨ 芥菜煮鱼肚

原料：芥菜50克，鱼肚15克，老鸡半只，棒骨1000克，米酒2800克。

调料：胡麻油、盐各适量。

做法：

（1）芥菜洗净切块备用。

（2）锅热放入粒盐，再放入鱼肚，把鱼肚炒发，然后放入80℃热水中浸发备用。

（3）将老鸡、棒骨洗净氽水，取出凉凉后锅中换干净的水，加入米酒大火烧开，小火炖60分钟滤出汤备用。

（4）汤烧开后，放入芥菜、鱼肚煮熟，加盐调味，淋入胡麻油即可。

特点：鱼肚用的是海黄鱼的鱼肚，含有丰富的胶原蛋白和矿物质，配用高汤和芥菜，更提高了其营养价值，从而有效地提高新妈咪的乳汁质量，建议每周吃一次。

♨ 蛎黄扒白菜

原料：蛎黄70克，奶白菜10克，米酒100克。

调料：胡麻油、老姜、淀粉、盐各适量。

做法：

（1）将蛎黄去内脏，清洗干净备用。

（2）奶白菜用少许胡麻油炒熟，码入盘中。

（3）用剩余胡麻油将老姜煸香，放入蛎黄略炒，加入米酒、盐，勾少许芡粉，淋于奶白菜上。

特点：蛎黄含有丰富的微量元素锌，锌是细胞分裂、合成的重要物质，新妈咪更不能缺失，和奶白菜在一起搭配有更好地提高免疫力的功效。

♨ 茭白猪蹄煲

原料：茭白1根，猪前蹄1只，鲜香菇3朵，米酒800克。

调料：老姜、胡麻油、盐各适量。

做法：

（1）将猪蹄洗净剁成小块泡10分钟，再汆水、洗净；茭白去老皮切块；老姜切片，备用。

（2）将老姜用胡麻油煸至两面焦黄，加入猪蹄，略炒加入米酒，小火炖40分钟，加入茭白、香菇炖15分钟，加盐调味即可。

特点：茭白和猪前蹄都有非常好的助奶、补气作用，配上香菇、胡麻油和米酒营养更丰富，味道更香浓，而且茭白中含有丰富的膳食纤维，猪蹄里有丰富的胶原蛋白，对排毒养颜也很有帮助。

♨ 五仁红糖小米粥

原料：南瓜子2克，核桃仁2克，松仁2克，瓜子仁2克，葡萄干2克，红糖6克，小米20克。

做法：

（1）将坚果泡软打碎成小的颗粒，葡萄干洗净切碎，小米洗净备用。

（2）水烧开放入小米，继续熬，开锅后再放入备好的坚果及葡萄干，小火熬至黏稠，调入红糖即可。

特点：红糖中含有较多的铁质，有补血作用，因此是产后新妈咪常吃的调味品。只要新妈咪血糖不高，产后的前几天最好喝一些适量煮过的红糖水，不仅能补血，还可促进产后恶露排出。由于红糖中含有较多的糖蜜，容易吸潮，也容易滋生糖鳗，所以必须煮过以后才能吃。干果类尤其是核桃仁、南瓜子最补元气；小米对于新妈咪的脾胃虚弱有很大的帮助。

♨ 百合莲子粉

原料：鲜百合50克，莲子15克，糯米粉30克，红枣1颗，米酒600克。

做法：

（1）将糯米粉加水拌匀揉成粉团备用。

（2）莲子用温水泡8小时，去莲芯备用。

（3）先把米酒加莲子煮熟，然后

加入红枣、糯米粉团煮熟，最后加入百合略煮即可。

特点：百合、莲子可以清肺、润肺，糯米有黏肠、提升内脏的功效，加上红枣和米酒更加强了这款菜补气养血安神的作用。

♨ 枝竹小肚汤

原料：腐竹 80 克，猪肚 100 克，枸杞 5 克，米酒 600 克。

调料：胡麻油、老姜、白醋、盐各适量。

做法：

（1）将腐竹用温水泡 3 小时备用。

（2）用白醋和盐将猪肚洗净、汆水、切条备用。

（3）老姜用胡麻油煸香，加入米酒、猪肚、腐竹、枸杞炖 30 分钟至汤汁浓白，加盐调味即可。

特点：这是一款养脾胃、温五脏的营养靓汤。建议新妈咪常喝，可以很好地帮助新妈咪身体恢复。

♨ 香葱胡萝卜

原料：胡萝卜 100 克，米酒 50 克，香葱 15 克。

调料：胡麻油、盐各适量。

做法：

（1）将胡萝卜洗净切丝，香葱切段。

（2）锅烧热后放入胡麻油，将葱炒香。

（3）下入胡萝卜稍炒，加入米酒。

（4）将胡萝卜煮至柔软，加盐调味即可。

特点：胡萝卜被所有的营养专家归纳为每天必吃的蔬菜，但胡萝卜的口味有很多妈咪不太喜欢，因此可以在制作的时候变换一些花样。多吃一些胡萝卜有助于新妈咪的恶露排出、促进子宫收缩、帮助伤口愈合等功效。

剖宫产妈咪营养美食

♨ 四物烧黑鱼

原料：黑鱼 150 克，当归 2 克，熟地 1 克，川穹 1 克，白芷 1 克，米酒 1000 克。

调料：老姜、胡麻油、盐各适量。

做法：

（1）黑鱼洗净切块，各种药材清

洗干净，备用。

（2）黑鱼用胡麻油煎至干香备用。

（3）老姜用胡麻油爆香，加入米酒、药材、黑鱼，小火煲25分钟，加盐调味即可。

特点：黑鱼配以当归、熟地、川穹、白芷，有极好的补气补血的功效，还可补充丰富的优质蛋白质，促进伤口恢复。建议新妈咪每星期吃一次鱼类。

♨ 当归烧兔肉

原料：兔肉300克，香菇30克，当归3克，米酒500克。

调料：老姜、胡麻油、盐各适量。

做法：

（1）将兔肉洗净、剁块、氽水后凉凉。

（2）老姜用胡麻油爆香，放入兔肉，加入米酒、当归、香菇，小火炖30分钟，加盐调味即可。

特点：兔肉是所有畜肉类中含蛋白质较高、脂肪较低的肉类，很适合在产后滋补身体。

♨ 排气汤

原料：藕节150克，薏米20克，米酒1000克。

做法：

（1）将藕节清洗干净，薏米用温水泡2小时。

（2）将藕节、薏米加入米酒中煮40分钟，滤去渣即可。

特点：一般都建议新妈咪能自己自然排气，但有些剖宫产的新妈咪脾胃功能运化太差，湿气太重会出现好几天都不排气的现象。这款排气汤里的薏米、米酒和藕节就有健脾祛湿、活气养血、通经活络的功效，可以帮助新妈咪排气。

♨ 腰果米浆

原料：腰果25克，香糯米20克，糙米15克，米酒1000克。

做法：

（1）将腰果烤至酥脆磨成粉；香糯米、糙米洗净，备用。

（2）将洗好的米加米酒熬至黏稠。

（3）滤去干渣，留米浆加入腰果粉，和匀熬开即可。

特点：由于腰果的油脂含量太高，不宜多吃，但适量食用有润肠通便、润肤美容的功效。配以香糯米、糙米和米酒并打成浆状，更易于吸收消化。

♨ 红莲雪蛤炖蛋白

原料：红枣1颗，莲子12克，雪蛤2克，鸡蛋1个，米酒800克。

调料：盐适量。

做法：

（1）将雪蛤清洗干净，用温水泡6小时，除净杂质后备用。

（2）将红枣去核，莲子用温水泡8小时去芯备用。

（3）鸡蛋煮熟取蛋白。

（4）米酒烧开放入莲子煮熟，再放入枣肉、雪蛤、蛋白，略炖并加盐调味即可。

特点：雪蛤是一种动物的卵巢，配以红枣、莲子、蛋白，补气补血。如果每星期能吃一次，非常有利于新妈咪术后的恢复。

♨ 上汤苋菜

原料：老鸡半只，老鸭半只，棒骨750克，猪瘦肉500克，苋菜200克，米酒4000克，枸杞3克。

调料：胡麻油、盐、淀粉各适量。

做法：

（1）将老鸡、棒骨、瘦猪肉、老鸭剁小块，洗净氽水捞出凉凉备用。

（2）枸杞用温水浸泡1小时后，捞起备用。

（3）起锅加入米酒、鸡块、棒骨、瘦猪肉、鸭块，大火烧开，小火炖90分钟左右滤去渣备用。

（4）胡麻油入锅烧热后加入苋菜，略炒加入上汤略煮，然后勾芡，撒入枸杞，加盐调味即可。

特点：苋菜富含易被人体吸收的钙、铁、膳食纤维，可促进排毒、抗氧化，尤其是苋菜抗辐射的作用不可小觑。苋菜和营养丰富的高汤相结合，非常适合新妈咪滋补身体。

♨ 鸡汁菜丝龙须面

原料：老鸡半只，棒骨1000克，油菜20克，胡萝卜15克，香菇10克，米酒300克，龙须面30克。

调料：胡麻油、盐各适量。

做法：

（1）胡萝卜、油菜、香菇切丝，备用。

（2）将老鸡、棒骨洗净氽水凉凉捞出，另起锅加入米酒大火烧开，用小火炖60分钟滤去渣备用。

（3）锅烧热，放入胡麻油下胡萝卜煸炒，加鸡汤香菇烧开。

（4）将面在香菇鸡汤中煮熟再放入油菜丝，加盐略煮即可。

特点：老鸡也是最佳补气补血的食物之一，取其汤汁搭配各种蔬菜配以龙须面和胡麻油，非常适合脾胃虚弱的新妈咪食用。新妈咪最好每天都吃一点儿鸡肉做出来的汤、菜，滋补身体。

♨ 菜蓉嫩蛋黄

原料：油菜 50 克，鸡蛋 2 个，米酒 70 克。

调料：胡麻油、淀粉、盐各适量。

做法：

（1）将油菜切碎打成蓉备用。

（2）鸡蛋取蛋黄，加 4 克米酒，调少许盐。

（3）蒸锅烧开放入蛋黄蒸 8 分钟。

（4）将剩余米酒加入菜蓉，勾薄芡淋蛋黄上。

有利于产妇康复强体的食谱

♨ 当归母鸡汤

原料：鲜三黄母鸡 1 只，当归 3 薄片。

调料：盐、料酒、葱、姜各适量。

做法：

（1）将母鸡去内脏洗净，用刀把鸡头鸡脚切下；将当归放入鸡腹内，然后放入沙锅内。鸡头鸡脚和洗净的鸡心鸡肝放入锅内，也可放入鸡腹内。

（2）放入盐、切碎的葱和姜，倒入料酒 2 小勺，开火稍煮 1 分钟。

（3）在锅内倒入冷水至鸡全浸没，烧开后用小火慢炖 2 小时即可。产妇可喝汤吃肉。

特点：母鸡味道鲜美，且营养丰富，有补气血、助阳强身作用；当归有活血补血、消肿润肠作用，有利于产妇产后滋补、康复、伤口愈合。注意盐不要放太多，否则不利于产妇下奶。

♨ 乌鸡鲜藕汤

原料：鲜乌鸡 1 只，鲜藕 500 克，香菇 2 只。

调料：盐、料酒、葱、姜各适量。

做法：

（1）将乌鸡去内脏洗净，用刀把鸡头鸡脚切下；鸡头、鸡脚和洗净的鸡心、鸡肝、香菇放入鸡腹内。

（2）将鲜藕洗净后刮去表皮，切成长块（2寸左右长）。

（3）鸡、藕放入沙锅，放入盐、料酒2小勺、葱姜丝适量。

（4）放水至浸没鸡身，烧开后用文火炖1个半小时即可。产妇可吃肉、藕、喝汤。

特点：乌鸡有补肝肾、益气强精功效，此菜有助于产妇生精养血、增力气、养颜强身，是产后滋补的一道好菜。

♨ 爆炒猪肝花

原料：猪肝250克，冬笋50克，青蒜10克。

调料：植物油、香油、酱油、白糖、淀粉、盐、姜末、葱末各适量。

做法：

（1）将猪肝洗净，剖开剔去筋膜，剖十字花刀，再切成块，用水洗一下，再用淀粉、盐拌匀。

（2）炒锅上火，放油烧热，下猪肝炸一下捞出。

（3）冬笋洗净切成片，葱、姜洗净切成末，一起放入油锅内爆炒一下，加酱油、白糖，再加入少量清水，用水淀粉勾芡，青蒜洗净，切成段和肝花一起放入，翻炒几下，淋入香油即成。

特点：此菜鲜嫩，咸香可口。猪肝营养丰富，含有多种营养素。猪肝中含铁较高，铁是人体造血的基本原料，对人体是十分有益的，尤其产妇在分娩过程中失血过多，产后需要补充含铁高的食品，猪肝应是首选的食物。

♨ 核桃鸭子

原料：核桃仁200克，荸荠150克，鸭子1只，鸡泥100克，油菜100克，蛋清1个。

调料：葱、姜、玉米粉、盐、花生油各适量。

做法：

（1）将鸭子去内脏，洗净，在开水中焯一下，装入盆内，加入葱段、姜片、盐，上屉蒸熟透，取出凉凉，将鸭子去骨切成两块。

（2）用鸡泥、蛋清、玉米粉、盐调成糊，再把核桃仁、荸荠剁碎，加入糊内，然后倒在鸭子内膛肉上，再上屉蒸熟，用刀切成长块，摆放在盘内，码放成鸭子形。

（3）油菜放在蒸鸭子的汤中焯一

下，放少许盐起出，放在鸭子四周即可。

特点：此菜营养丰富，味道香嫩，有粮有肉有菜有果，对产妇产后身体的恢复是较为合适的膳食。

五圆鸡

原料：母鸡1只约1千克，桂圆肉30克，荔枝肉30克，枸杞15克，小枣40克，莲子25克。

调料：水淀粉、葱、姜、盐各适量。

做法：

（1）母鸡去内脏，去爪，用清水泡洗后再用开水煮透，捞出放盆内，加入葱段、姜片，加水没过鸡，上笼蒸至八成熟取出。

（2）将桂圆肉、荔枝肉、小枣洗净去皮核，莲子去皮及心，枸杞子泡开，一起上笼蒸熟后，装入鸡腹，加入少量冰糖，再上屉继续蒸至鸡熟，取出鸡放入汤盆。

（3）拣出姜片、葱段，烧开后加盐，浇在鸡上。

特点：此鸡软烂，口味香甜，多食不腻。五圆鸡的配料对产后虚弱的产妇恢复体力有好处。

治疗产后贫血的食疗方

由于分娩时出血，加上生产时的耗力，所以产妇在产后会有贫血、头昏眼花的症状，有的产妇贫血是在怀孕期贫血没有得到改善，分娩后进一步恶化，还有一些产妇出现迟缓性出血或子宫颈管裂伤等情况时，都容易导致产后贫血。

产后贫血病情较轻者除面色苍白外，无其他明显症状；病情较重者，则可出现面黄、水肿、全身乏力、头晕、心悸、食欲减退、呼吸急促等症状，因此要及时调治。下面介绍一些补血的汤、粥，简单易做，且对产妇身体大有益处。

当归生姜羊肉汤

原料：当归20克，生姜15克，羊肉250克，山药30克。

做法：

（1）将羊肉洗净切片，当归用纱布包好，同山药、姜片放沙锅内加水适量共炖汤。

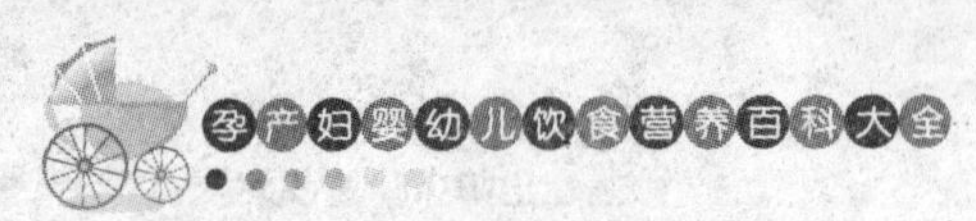

（2）烂熟后放调味品，饮汤食肉，每日1次，连用10～15天。

特点：益气养血。

♨ 枸杞猪骨汤

原料：生猪骨500克，枸杞子30克，黑豆50克，大枣20枚。

做法：加水适量一同煮至烂熟，调味后饮汤食枸杞子、红枣、黑豆。每天1次，连用15～20天。

特点：益气补血。

♨ 归参鳝鱼汤

原料：当归20克，党参30克，鳝鱼500克。

调料：姜、料酒、葱、盐各适量。

做法：

（1）将鳝鱼去头尾、内脏，当归、党参用纱布包好，一起放入锅内加水适量。

（2）加料酒、姜、葱、盐，一同炖煮至鳝鱼熟。吃鱼喝汤，1天内用完。连用10天为1疗程。

特点：益气补血。

♨ 二胶粳米粥

原料：阿胶、鹿角胶各20克，枸杞子30克，粳米100克。

做法：先煮粳米、枸杞子为粥后，加入阿胶、鹿角胶使其溶化，再煮二沸、三沸，以粥代食，可加糖调味。每日1次，连用10～15天。

特点：补血养血。

♨ 羊肝枣米粥

原料：羊肝100克，红枣20枚，枸杞子30克，粳米100克。

调料：姜、葱、盐各适量。

做法：

（1）将新鲜羊肝切成条状，放入锅内加油微炒。

（2）投入枸杞子、红枣、粳米同煮成粥，以葱、姜、盐调味，代早餐食。连用半个月为1疗程。

特点：补血养血。

♨ 归芪蒸鸡

原料：母鸡1只，当归30克，黄芪100克。

调料：盐适量。

做法：

（1）将鸡宰杀后去毛及内脏、头足，将当归、黄芪洗净后放于鸡腹内。

（2）加水清蒸至鸡烂熟，适加调料，分2天内食完，连食5只鸡即可。

特点：气血双补，对女性产后贫血头晕疗效较好。

♨ 归参乳鸽

原料：当归、熟地各18克、党参、炒白术各15克、川芎5克，乳鸽1只。

调料：姜片、米酒、盐各适量。

做法：

（1）将药材稍冲洗，加水9杯用大火煮开后，改用小火煮至汤汁剩约3杯时，去渣药汤备用。

（2）乳鸽去内脏洗净，入水煮5分钟后，取出洗净备用。

（3）锅内入乳鸽，加姜片、酒及药汤，入锅蒸至肉熟烂（约2小时），捞去姜片，加盐调味即可。

特点：气血双补，对女性产后贫血头晕、身痛、手脚麻木效果良好。

♨ 瘦肉阿胶汤

原料：猪瘦肉100克，阿胶10克。

做法：先将猪肉放沙锅内，加水适量，用小火炖至烂熟；加入阿胶炖化，调味后吃肉喝汤；隔天1次，连服20天。

特点：益气补血。

有助于排出恶露的食谱

♨ 栗子炖鸡

原料：母鸡1只（3斤左右），栗子半斤。

调料：盐、料酒、葱、姜各适量。

做法：

（1）将母鸡洗净、去内脏，放在沙锅内。

（2）将栗子切开一小口，放水中煮5分钟后捞出凉凉，然后剥去皮壳，放入母鸡旁边。

（3）先放入盐、料酒、葱花、姜片，开火煮1分钟，再放水至浸没全鸡。烧开后文火煮2小时即可。

特点：栗子有补肾强筋骨、活血止血等功效，母鸡有补养脾胃、气血的功效，此菜有助于产妇产后滋补强身、促进恶露排除及子宫恢复。

♨ 红花、桃仁炖鸡

原料：母鸡1只（2斤左右），红

花15克，桃仁15克。

调料：盐、料酒、葱、姜各适量。

做法：

（1）将母鸡去内脏、洗净，放在沙锅内。

（2）将红花、桃仁放于鸡腹内。

（3）先放入盐、2小勺料酒、葱花、姜片，开火煮1分钟，再放水至浸没全鸡。烧开后用文火煮2小时即可。

特点：红花有破淤促肌肉新生、活血止痛去恶露功效，桃仁有破血行淤润肠作用，母鸡有养脾胃、滋补功效，此菜有助于产妇滋补、除恶露。

月子里常见病的食疗简方

1. 产后中暑

产妇在产褥期内因高温、高湿、通风不良或体质虚弱，会出现中枢体温调节功能障碍，从而出现高热、冒汗、心慌、头晕甚至昏迷等症状，称为产后中暑。以下方法可有助于产后中暑的预防和调理：

（1）小验方

- 金银花30克，生甘草10克，泡茶饮用。
- 鲜芦根、鲜麦冬各60克，雪梨10个，荸荠（去皮）、鲜藕（去节）各90克。将上五味药切碎，用干净的纱布绞挤取汁，频服，冷饮或温饮。
- 生石膏、扁豆花、鲜丝瓜花各12克，鲜荷叶15克，连翘、银花、菊花各9克，竹茹6克，水煎温服。

（2）饮食调理

- 西瓜取瓤去子，榨汁频服。
- 莲藕冰糖粥：白莲藕150克，粳米150克，加水量同煮稀粥，放入冰糖30克食用。

2. 产后出汗过多

产妇汗腺分泌机能旺盛，积存在母体内的大量多余水分需要通过排尿和出汗而排泄出去，这时的产后出汗为正常生理状态，但这一状态下易感受风寒引起感冒。如果汗出过多或时间超长，多由于产妇产时损耗气血，或失血伤阴所致。

（1）小验方

- 北黄芪20克，白术15克，防风10克，水煎服，每日1剂。
- 浮小麦60克，糯稻根60克，煎汤代茶饮。
- 牡蛎、小麦等份炒黄研粉，每

次6克，用肉汤送服。

（2）药膳

• 黄芪羊肉汤：黄芪15克，羊肉90克，桂圆肉10克，淮山药15克。用羊肉和黄芪、桂圆、淮山药同煮汤，羊肉熟后加少许食盐、调味品，即可食用。

• 糯稻根泥鳅汤：糯稻根30克，泥鳅90克。将泥鳅洗干净，用食油煎至金黄。用适量水煮糯根15分钟，加入泥鳅，稍煮即可。食用时加少许调味品。

• 小麦糯米粥：小麦仁60克，糯米30克，大枣15枚，白糖少许。共煮成稀粥，每日2次，饮用。

• 贝母甲鱼汤：甲鱼1只，川贝母5克，清鸡汤60毫升。甲鱼洗净切块，加入贝母、盐、料酒、花椒、姜、葱等，上笼蒸1小时，即可食用。

3. 产后身痛

妊娠期间，孕妇身体内某些激素的分泌改变，使得韧带松弛，加上胎儿的负担，使骨盆前倾，可影响髂骨的血液供应，从而引起髂骨密度的改变，最终发生产妇产后腰身疼痛；另外，泌尿系统感染和腰肌劳损也能引起产后腰身疼痛。中医学认为，产后身痛与产时或产后失血导致气血虚弱、脉络失养、产后淤血阻滞经络、产后起居不慎风寒入络、产时过分用力肾气受损等因素有关。

（1）小验方

• 荆芥、荆芥穗各45克，黄酒2碗煎至半碗温服。

• 地龙20克，薤白25克，桂枝10克，水煎服，治疗产后因感受风寒所致的身体疼痛。

• 黑豆500克，白酒1000毫升，将黑豆炒至烟色，放入酒中，待酒紫赤色，去豆，分多次服之。

• 猪腰1对切片，葱白15克，当归25克，白芍25克，生姜50克。加水5碗，一起煎煮，将药煎至约1碗水时，放入肉桂5克，稍煮片刻即可。

（2）饮食疗法

• 黄芪30克，当归30克，生姜15克，羊肉500克。羊肉洗净切块，当归、黄芪用干净纱布包好，同放沙锅内加水适量，煮至烂熟，去药渣，分次服用。适用于气血虚弱型。

• 淮牛膝、党参、当归各30克，防风15克，水500毫升，酒100克，

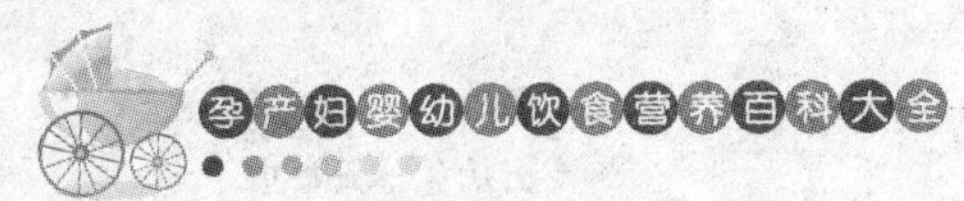

猪蹄1只，共炖，猪蹄熟后食之。

• 葱白3根，生姜20克，红糖适量。先煎葱姜，煎15分钟加红糖，温服。每日2次，连服3～4次。适用于外感风寒型。

• 粳米250克，黑豆250克，红糖适量。先煮黑豆、粳米粥，粥熟后加入红糖，分多次服用。

适用于气血虚弱型。

4. 产后头痛

产后起居不慎，感受风寒，或睡眠不足，或产时伤血耗气，都可引起产妇头痛。若由于血压原因引起的头痛当及时就医。

（1）小验方

• 白芷9克研末，每次服3克，每日3次。适用风寒头痛。

• 何首乌20克，菊花10克，水煎服，每日1剂。

• 炙黄芪20克，党参、白芍各15克，蔓荆子10克，升麻2克，水煎服。适用于气血虚弱型头痛。

• 荞麦面同陈醋调成膏，烘热，贴太阳穴。适用于风寒型头痛。

（2）饮食疗法

• 川芎6克，鸡蛋2个，大葱5根，水煮至鸡蛋熟，剥去鸡蛋壳再煮片刻，吃蛋喝汤，每日1次。适用于风寒型头痛。

• 黄芪100克，当归50克，母鸡1只。母鸡去内脏洗净，将黄芪、当归放入母鸡腹内，放入锅内加清水适量，加盐、适量调味品，隔水用武火煮沸，再用文火炖至熟透，分次吃肉喝汤。适用于气血虚弱型。

5. 产后尿潴留

产妇产后4～6小时内一般都能自己排尿，产后7小时尚不能自己排尿者，称为尿潴留。患尿潴留的产妇感觉膀胱胀满且有尿意，但却排不出尿来，或只能排出一部分。尿潴留的原因主要是产后胀大的子宫立即缩小，腹壁变得松弛，使膀胱的容量比妊娠期增大很多，而膀胱肌肉张力下降；或者由于产后会阴伤口疼痛，反射性地引起尿道括约肌痉挛，从而不能自动排尿。有些孕妇由于产程较长，胎儿头部压迫膀胱的时间较久，使膀胱和尿道黏膜充血、水肿，收缩功能减低而引起排尿困难。

（1）小验方

• 生黄芪120克，甘草梢24克，水煎代茶饮。

• 滑石 15 克，瞿麦穗 10 克，煎汤去渣服用。

• 以粗盐 500 克炒热，用布包敷下腹部。

（2）饮食疗法

• 生黄芪 60 克，大鲤鱼一尾，共煮熟，吃肉喝汤，1 日分数次服完。

• 蝉蜕 9 克，加水 500～600 毫升，煎至 400 毫升，去渣加适量红糖 1 次服完。

6. 产后腹泻

产后体虚，产妇往往会多卧少动，若饮食过度，损伤脾胃，可致腹泻。若饮食不洁，肠胃感染，也可致腹泻。

（1）小验方

• 山楂炒焦研细末，每次 10 克，白糖水冲服。每日 2～3 次。适用于伤食型。

• 益智仁 30 克，煎浓汁服用。适用于因寒腹泻。

（2）饮食疗法

• 大蒜头 1 个煨熟吃下。

• 大蒜 120 克，鸡蛋 2 个，将大蒜洗净切碎，和鸡蛋煎，不放盐，食用。

7. 产后便秘

产妇产后卧床多，少运动，肠蠕动减弱；产后腹肌及盆底肌肉松弛，大便无力，所以产后易出现大便难的情况。中医学认为产妇产后失血失液，气血亏损，肠道易失润，或产后阴液亏乏，阴虚火旺，肠道易失于滋润，而造成大便秘结不下。

（1）小验方

• 生白术 15 克，生地 20 克，升麻 6 克。每日 1 剂，水煎服。

• 肉苁蓉 15 克，蜂蜜（冲）30 克，当归 10 克，火仁麻 10 克，郁李仁 10 克，水煎服。

（2）饮食疗法

• 麻仁苏子粥：紫苏子 10 克，火麻仁 50 克，粳米 10 克，将苏子、麻仁捣烂，加水研，滤取汁，与粳米一起煮粥，分次服用。

• 柏子仁炖猪心：柏子仁 12 克，猪心 1 个，先将猪心洗净，将柏子仁放入猪心内，加水用旺火炖熟，食用。

• 奶蜜饮：黑芝麻 25 克，捣烂，同蜂蜜、牛奶 10 克调和，每日早晨起空腹冲服。

• 芝麻粥：芝麻 10 克，粳米 50 克。粳米煮粥，快熟时加入捣烂的芝

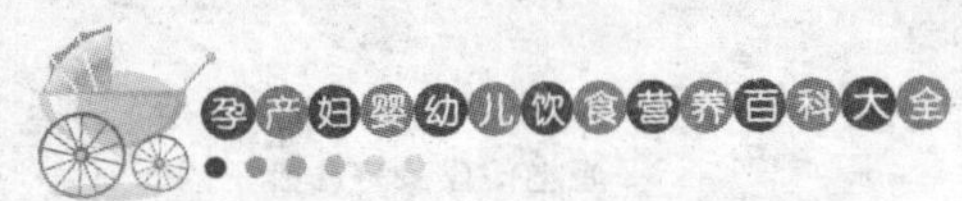

麻，共煮熟，食用。

• 松子仁粥：松子仁30克，糯米50克，蜂蜜适量。松子仁捣成泥状，与糯米同煮粥，冲入蜂蜜，晨起及睡前空腹食用。

• 姜糖番薯：番薯（红白薯均可）500克，红糖适量，生姜2片，番薯削皮切块，加水适量，煮至熟透时，放入红糖、生姜再煮片刻即可食用。

8. 产后乳汁分泌不足

有些产妇产后乳汁分泌过少甚至无乳汁分泌。与产妇情绪、产后宫缩不良、剖宫产术等因素有关。

（1）小验方

• 猪蹄2只，通草24克，同炖，吃猪蹄喝汤。

• 当归、黄芪各15克，白芷9克，同猪蹄煮熟后服。

• 南瓜子仁捣烂冲服。

• 当归、党参、川芎、赤芍、黄芪、甘草、麦冬、白芷各15克，水煎服，每日1剂。

• 钟乳石30克，加水煎20分钟，滤汁后加入红糖适量，饮汁，每次10毫升，每日3次。

• 橘皮煎水热敷乳房。

（2）饮食疗法

• 通草30克，鲫鱼100克。鲫鱼洗净后去内脏，煎后加入通草放锅内煮，放少许油盐，吃鱼喝汤。

• 黑芝麻15克炒焦研末，加猪蹄汤冲服。

• 花生50克，粳米100克，淮山约30克。同煮成粥加少许盐调味，或加入适量冰糖食用。

• 山甲片12克，当归10克，老母鸡1只。母鸡宰后去内脏，将山甲片、当归用纱布包上，与老母鸡同炖，鸡肉烂熟后去药加调味品食用。

• 猪蹄2只，通草5克，漏芦15克，大米100克。漏芦加水煎汤，放入猪蹄、大米煲粥，粥成后加葱2根，油、盐少许，分次食用。

• 当归30克，猪蹄2只，加调味品，葱白1根，生姜3片，水适量，慢火炖至猪蹄熟烂，吃猪蹄喝汤。

• 鲢鱼1条，冬瓜30克，共煮烂，加少许调味品食用。

• 橘叶、青皮各10克，猪蹄1只，放入锅内同煮烂熟，加少许调味品，喝汤食肉。

• 鲫鱼1条，王不留行9克，穿

山甲9克，加水适量同熬汤，加少量盐调味食用。

9. 产后乳腺炎

产妇患乳腺炎后要积极抗炎治疗，同时可配合药膳辅助治疗。

（1）小验方

• 仙人掌去刺捣烂，加入95%酒精调匀，外敷患部，每日2次。

• 连须葱白1把，捣烂外敷患处，每日2次。

• 新鲜韭菜1束，开水泡后，捣烂敷患处。

• 蒲公英30克，连翘12克，乳香8克。研细末，调入醋或白酒，炒热后敷患处，每2小时换1次，3日为一疗程。

• 蒲公英30克，忍冬藤60克，水1000毫升，文火煎汤至500毫升，热敷患处。

• 陈皮煎汤，趁热用毛巾外敷。

• 麦芽50克煎汤，频频温洗患乳。

• 鲜蒲公英500克捣烂榨取汁，微火炖，加酒适量口服。

• 蒲公英30克，绿茶15克，橘皮10克，水煎后代茶饮，每日数次。

• 蒲公英50克，蜂房10克，地丁1克，白糖适量。先煎药，去渣取汁，加入白糖饮用。

• 将瓜蒌9克焙焦研末，用酒送下。

• 丝瓜络1条，冰片少许，研细末，调菜油擦患处。

• 鲜地龙、白糖各等份，捣烂敷患处。

• 蜂房6克，银花藤60克，丝瓜络15克，每日1剂，第1煎内服，第2煎反复热敷患处。

（2）饮食疗法

• 金针菜炖瘦肉：金针菜30克，瘦猪肉60克。金针菜洗净，瘦猪肉切成小段，一同放入锅内旺火加水炖至瘦猪肉熟透，吃金针菜及猪肉，喝汤。

• 通草猪蹄汤：将通草10克与猪蹄2只放入锅内同煮烂熟，加少许盐，去通草，吃猪蹄喝汤。

• 油菜汤：油菜适量洗净，放煲内，加水适量煮汤饮服。

• 黄芪炖乳鸽：黄芪30克，枸杞15克，乳鸽1只。将乳鸽去内脏洗净，与药一起放锅内，加水适量，加水炖熟，饮汤食用。适量用乳腺炎破溃期。

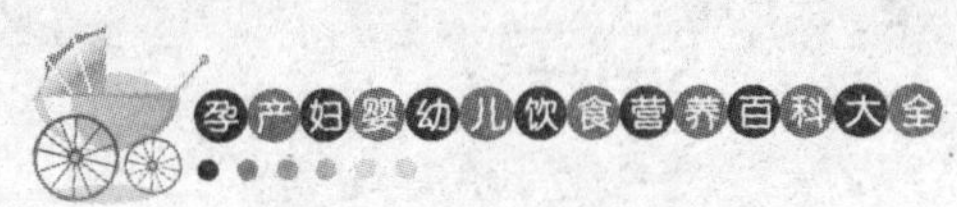

● 虾壳粉：生虾壳适量，洗净，放新瓦上文火焙研细末，每天早晚服6克，治乳腺炎破溃后久不愈合者。

10. 回乳

（1）小验方

● 山楂30克，炒麦芽60克，炒神曲30克，蒲公英10克，乌梅15克，水煎服。

● 麦芽60克，蝉蜕15克，水煎服。

● 陈皮30克，甘草3克，水煎服。

● 花椒6克，加水500毫升，煎至250克毫升，加入红糖10克溶化，于断奶当天开始趁热1次服下，每日1次，连服3日。

● 芒硝200克，纱布包裹，分置于两侧乳房下，用胸罩固定，外敷。

（2）饮食疗法

● 麦芽茶：炒麦芽150克，加水1000毫升，煎20分钟后，取汁代茶饮。

● 麦芽陈皮粥：炒麦芽60克，陈皮12克，粳米40克，共煮成粥，加白糖少许，喝粥，每日数次。

● 淡豆豉60克，熟米饭适量，用油炒米饭及淡豆豉，加少许调味品食用。

● 小麦麸子60克炒黄后，加入红糖30克，混合一块炒匀，食用。

下 篇

喂出全能金装宝宝

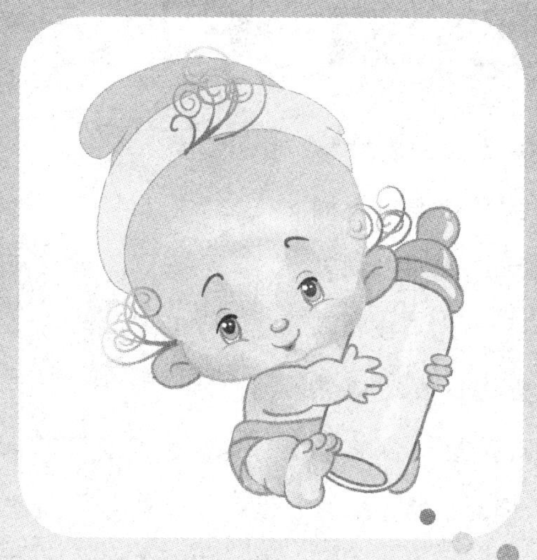

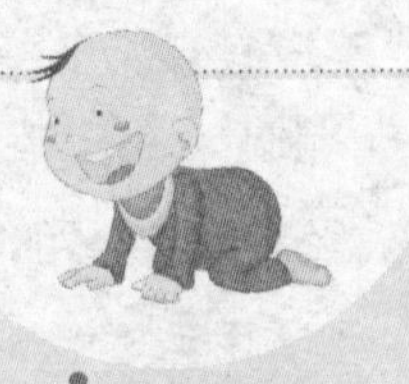

第一章 0～1岁，花蕊里的小精灵

新生宝宝

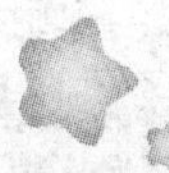

母乳中有哪些珍贵营养成分

1. 初乳。分娩后头7天的乳汁称为“初乳”，它比后来的乳汁要显得稠且黄，含有更多的抗体和白细胞。初乳中亦有生长因子，可刺激小儿未成熟肠道的发育，也为肠道消化吸收“成熟乳”作了准备，并能防止过敏性物质的吸收。初乳虽然少，但对正常宝宝来说已经足够了。

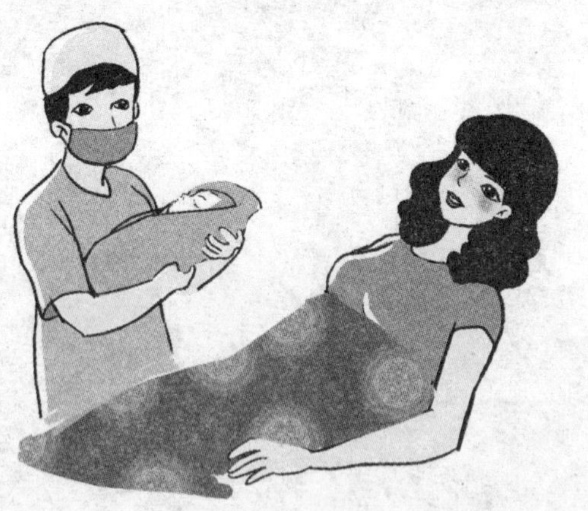

2. 过渡乳。产后7～14天间的乳汁，是“初乳”向“成熟乳”的过渡。乳中蛋白质的含量逐渐减少，脂肪、乳

糖量逐渐增加。

3. 成熟乳。产后大约2周后乳汁分泌量会增加，而且其外观与成分都有所变化，乳汁呈白色的水样液体，这就是含有丰富营养成分以供宝宝生长发育所需要的“成熟乳”，它是从初乳逐渐过渡到成熟乳的。由于“成熟乳”看上去比牛奶稀，有些产妇会认为自己的奶太稀薄。其实，这样的奶是正常的，它蛋白质约占2% ~3%，脂肪约占4%，糖类约占8% ~9%，无机盐约占0.4% ~0.5%，还有维生素等。

4. 前奶与后奶。乳汁的成分在每次喂哺时也会有变化。前奶是每次哺乳开始时的奶，外观是带淡绿色的水样液体，内含丰富的蛋白质、乳糖、维生素、无机盐和水分。后奶是每次哺乳结束时的奶，因含较多的脂肪，所以外观较前奶白，富含脂肪使后奶能量充足，它提供的能量占乳汁总能量的50%以上。

乳汁是怎样产生的

母乳的产生是泌乳激素、泌乳反射共同作用的结果。随着婴儿的出生，胎盘的娩出，泌乳激素的被释放，乳汁开始分泌，这是产后最初几天的情况。由于婴儿吸吮乳头，不断地刺激母亲的中枢神经系统，产生泌乳素和催产素，引起泌乳反射及喷乳反射——乳汁分泌并流出。所以说早吸吮、勤吸吮、有效地吸吮，是刺激乳汁分泌的最好方法。乳汁是越吸越多，越吸就越分泌。

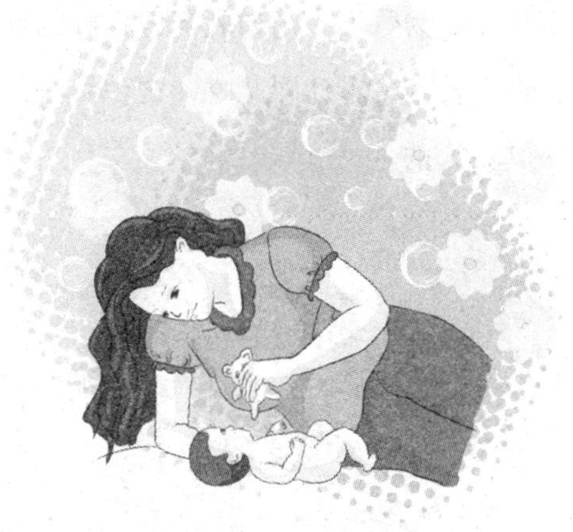

为什么一定要让婴儿吃初乳

初乳是指产后7日以内母体所分泌的乳汁。初乳所含的白血球及乳腺细胞能产生一种叫做腺腺初乳球的细胞，这种细胞比其他脂肪的颗粒大，含有核，其中核的颜色为黄色，故初乳呈淡黄色。初乳中含有较多的有形物质，所以

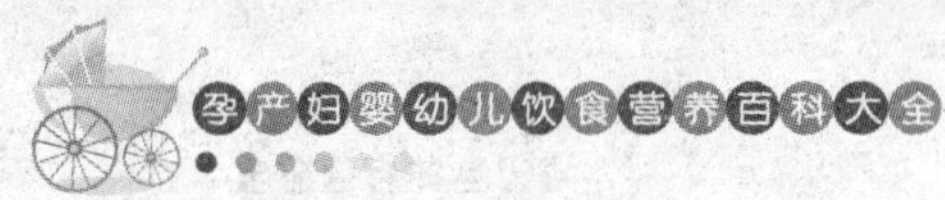

初乳质地黏稠。产后3日内，乳房中乳汁尚未充盈之前，每次哺乳可吸出初乳2~20毫升，初乳中含蛋白质较成熟乳多，尤其是分泌型免疫球蛋白IgA。脂肪和乳糖含量则较成熟乳少，极易消化，是新生儿的理想的天然食物。初乳的量很少，但营养价值很高，所以一定要让婴儿食用。有些产妇不了解初乳的好处而把为数不多的初乳当做不好的乳汁白白挤掉，不让婴儿吃，这种做法是极其错误的。

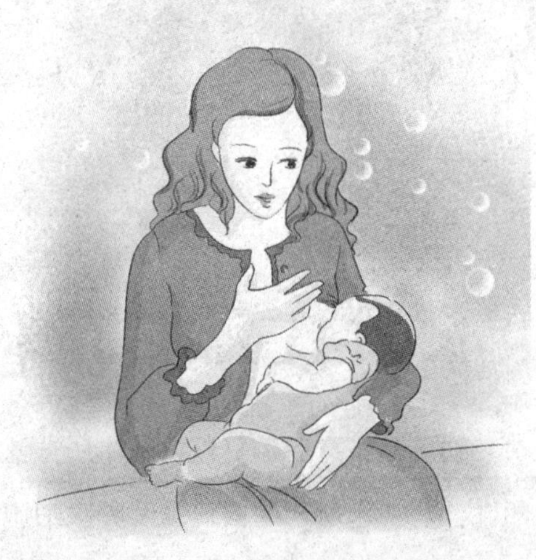

初乳的抗病抗体

初乳，一般指的是产后7天内所分泌的乳汁。产后头两天初乳略稀薄，量也少。许多家长认为乳汁又稀又少不够婴儿吃，急于喂牛奶、糖水或其他代乳品。甚至有的家长认为初乳很脏，不能给婴儿吃，这些观念都是不科学的。初乳看上去稀而少，脂肪和糖含量低，但蛋白质含量很高，特别是抗感染的免疫球蛋白，即抗病抗体含量很高。免疫球蛋白对多种细菌、病毒具有抵抗作用，因而初乳的量虽然不多，但却可使新生儿获得大量球蛋白，增强了新生儿的抗病能力，大大减少了婴儿肺炎、肠炎、腹泻的发生率。

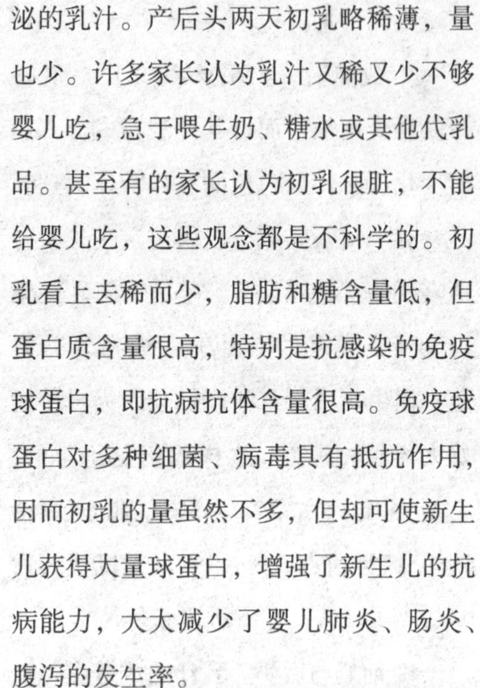

初乳太稀该喂宝宝吗

初乳一般的状态是较稠、色微黄，现在已被专家公认为是对新生儿十分有好处的最佳营养食物。但有些人的初乳，尤其是最开头时的初乳，会显得过稀，甚至像水似的。这样的初乳可以给新生儿哺喂吗?

民间的习惯是将这样的初乳挤出扔掉，认为是不洁的东西。其实不然，现在科学研究已表明，初乳不管外观怎样，其中都含有很多后来母乳中不包含的珍贵的营养成分和抗体，等于是大自然母亲专给新生儿设计的第一道营养大餐和防病抗病屏障，所以不应挤了扔掉。

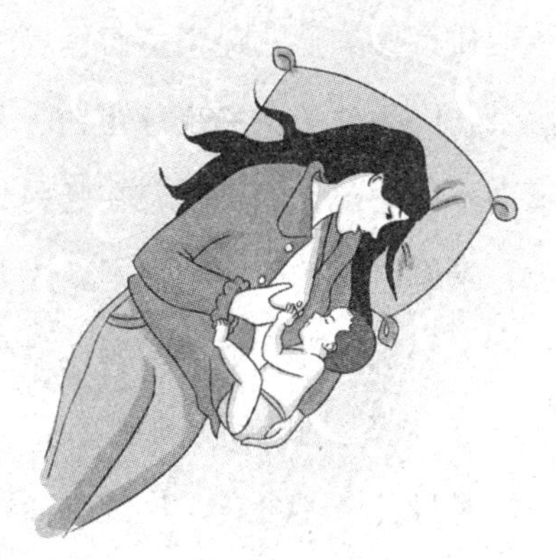

现在国外都提倡产妇生产后马上让新生儿吸吮乳头，这样可让新生儿将母亲初乳的每一滴都吸进肚里，事实也证明，吃了全部初乳的新生儿，身体的抵抗力就是比不吃初乳的强。

专家们发现，过稀的初乳主要是产妇体内水分含量有差别所致，对新生儿仍是最有营养而无任何害处的食物，所以产妇不必担心喂了会对新生儿有什么不好。

母乳喂养有哪些好处

母乳是最好的婴儿食品，母乳喂养有很多优点。对宝宝的好处：

1. 母乳的营养能够随着婴儿的生长发育而改变其成分和分泌量，这是其他任何乳类制品所无法比拟的。母乳是儿童健康和发育的基础，吸吮肌肉的运动有助于婴儿面部正常发育，而且可以预防由奶瓶喂养引起的龋齿。

2. 母乳含有婴儿所需的全部营养，易消化；蛋白多，蛋白质、脂肪和碳水化合物的比例适合，游离氨基酸较牛乳高，其中半胱氨酸与甲硫氨酸之比较大，可满足新生儿在这方面的营养需求。母乳所含的各种营养物质最适合婴儿的消化吸收，且具有最高的生物利用率。由于人乳蛋白质凝块小，含有不饱和脂肪酸较多，故脂肪颗粒也较小，且含有多种消化酶，有助于脂肪的消化及营养物质的吸收。母乳中的乳糖能够促进肠道生成乳酸杆菌，从而抑制大肠杆菌的繁殖，减少婴儿腹泻的机会。同时母乳中的钙、磷比例适宜（2:1），使钙比较容易吸收，所以母乳喂养的婴儿很少发生低钙抽搐和佝偻病。

3. 母乳有利于婴儿脑细胞的发育和智能发育。母乳所含营养成分如优质蛋白质，必需脂肪酸及乳糖较高，有利于婴儿大脑的迅速发育。在哺乳过程中，母亲声音、气味和肌肤的接触能刺激婴儿的大脑，促进婴儿各种感觉器官的发育。实验证实：母乳喂养的婴儿出生后1周就能够区别其母亲与别人的乳罩气味，生后10天就能够区别其母亲与有牛奶味的乳罩来，嗅觉能力较高；另外，母乳中的脂肪浓度、干燥成分和pH值都会上升，这些变化必然引起婴儿的味觉反应，促进味觉的发展。除此之外，母乳喂养还能够促进婴儿触觉、听觉、视觉的发展，促进婴儿早期智力的开发。最近有研究证明，母乳喂养与高智商相关。人乳中的磷脂含有卵磷脂及鞘磷脂，它们对婴儿中枢神经系统发育极为重要，人乳中的牛黄酸能使人脑神经细胞总数增加，促进神经细胞核酸的合成，并能够加速神经细胞间网络的形成及延长神经细胞存活的时间。对于婴儿来说，母乳是其所需牛黄酸的唯一来源，而用配制食品喂养的婴儿则极易发生牛黄酸缺乏症，这将对其大脑的发育产生相当不利的影响。

4. 母乳含有免疫抗体，其中有人乳特有的乳铁蛋白、各种免疫球蛋白如IgA、IgG、IgM、IgE等，尤以分泌型免疫球蛋白IgA含量最多，也最为重要。分泌型免疫球蛋白IgA、溶菌酶等抗感染蛋白质可保护婴儿免于患腹泻、呼吸道感染，因为分泌型免疫球蛋白IgA在肠道内不被消化，能够附着在肠黏膜的表面，抵御感染，从而增强了新生儿的抗病能力。所以母乳喂养的婴儿发生腹泻、呼吸道及皮肤感染的概率要少很多。同时母乳中还含有免疫细胞如中性粒细胞、T和B淋巴细胞、浆细胞及巨噬细胞，尤以巨噬细胞为多。

5. 母乳为婴儿的生理食品，不易引起婴儿过敏。国外有人对1378名儿童进行了调查，发现其中有过敏反应家族史的儿童，婴儿时期未经母乳喂养的有3.5%患过敏性疾病，而经母乳喂养6个月以上者则无一例发生此病。有过敏反应家族史的儿童，未经母乳喂养的有12%曾患过敏反应性疾病，而经母乳喂养者患病率只有6.5%。专家们研究后认为，这是由于母乳中含有大量婴儿必需的营养成分，可使婴儿消化系统和免疫系统健康发育，有利于抵御过敏反应源的干扰，所以不易患过敏反应性疾病。而牛乳中含有牛的异性蛋白，容易发生变态反应，引起肠道少量出血和婴儿湿疹。为此，预防医学专家们指出：婴儿尤其是有变态反应家族史的婴儿，最好进行母乳喂养。

6. 用母乳喂养大的儿童患肥胖症的可能性相对较小。德国学者在调查了德国巴伐利亚地区的9350名儿童以后发现，在出生后的头3~5个月中完全接受母乳喂养的宝宝长到学龄阶段时，患肥胖症的可能性比未接受母乳喂养的同龄儿童要低35%左右。研究还显示，宝宝接受母乳喂养的时间越长，到学龄阶段后患肥胖症的可能性越小。

7. 母乳喂养能有效地预防婴儿患病毒性肝炎。医学研究人员发现，人工喂养的婴儿，往往容易患一种虽不多见但能严重威胁患儿生命的"婴儿代谢性肝病"。究其原因，是由于这些婴儿体内缺乏一种叫甲种抗胰蛋白酶的蛋白质。这种蛋白酶只存在于母乳内，牛奶及代乳粉中都不含这种酶类蛋白质。同时，母乳中还含有多种抗病毒的抗体。因此，以母乳喂养宝宝能有效地预防其罹患病毒性肝炎。

8. 母乳喂养还可以减少婴儿患坏死性结肠炎的危险，减少婴儿猝死综合征的发生，还可降低婴儿糖尿病及儿童淋巴腺癌的发生率。

9. 母乳几乎无菌，直接喂哺不易污染，无须消毒。母乳温度适宜，吸吮速度及吸吮量又可随需要增减，十分方便经济。

10. 母乳喂养有利于婴儿的心理健康；婴儿频繁地与母亲皮肤接触，受照料，有利于促进心理与社会适应性的发育。母乳喂养最大的优点是增加了母子间的感情，通过抚摸、拥抱、对视等使婴儿获得满足感和安全感。

喂母乳能提高宝宝的智力吗

来自美国的一项研究表明，在奶制品中适量加入两种特殊的脂肪酸，能够有效地促进婴儿大脑发育，提高儿童智商。科学家们早就注意到，用母乳喂养的婴儿通常在智力上比那些食用母乳代用品的婴儿发育得更好，因此，尽管科学家还没有找到影响智力发育的人类基因，但他们一直主张年轻的母亲们尽量

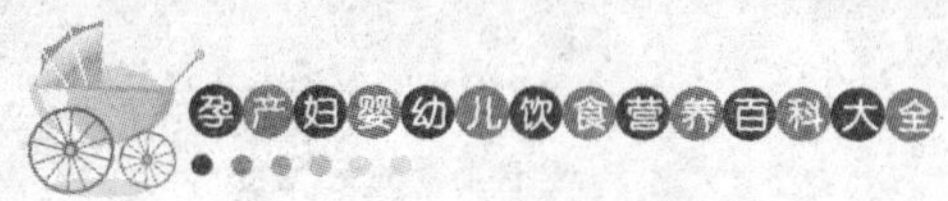

用母乳喂养自己的宝宝。现在，新的发现终于使专家们可以部分证实他们的建议是有理论根据的。这两种在医学上被称为 DHA 和 AA 的脂肪酸都存在于人乳之中，而在牛、羊等动物的乳汁中却基本上寻不到踪影。

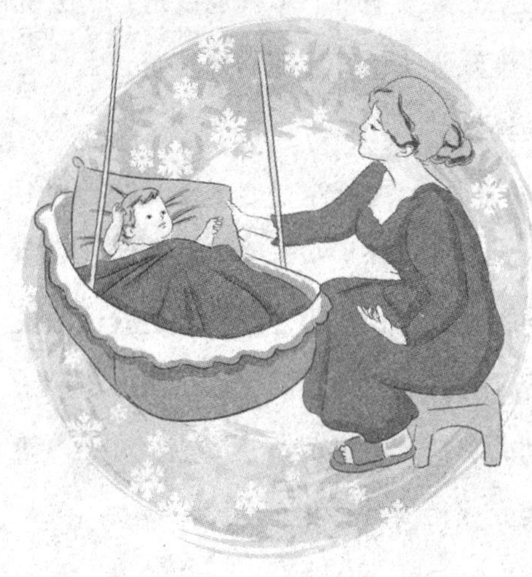

研究人员选择了 56 名新生婴儿，将他们分为 3 组，分别用不同配方配制的母乳代用品喂养他们 4 个月。其中第一组食用的是市售标准配方的奶制品，没有放入任何添加剂，第二组的配方里加入了适量的 DHA，第三组食用的奶制品中按比例加入了 DHA 和 AA 两种脂肪酸。待婴儿长到 18 个月后，研究人员用一种称为“贝蕾指数”的儿童发育测试标准对他们进行综合测评，结果发现，同时接受两种脂肪酸的宝宝，平均智商达到 105.6，与完全用母乳喂养长大的婴儿的智商非常接近，而该项指标的美国国家标准值为 100。食用市售标准配方乳制品的那一组，平均智商指标为 98。另一组的测试结果介于前两组之间，平均值为 102。

研究小组成员伯奇说，尽管三组的差别非常明显，但还不能说宝宝长大后在智力上会存在相同的差异。因此，他们下一步准备继续对这些幼儿进行跟踪观察，以寻找早期智力差别与学龄期智商之间的关系。他认为，虽然这项研究大有前途，但是在研究人员没有得出最后结论前，年轻的母亲不要急于自作主张，往宝宝的食谱中添加东西。不过，如果她们能够注意到科学家的新发现，更应该用母乳哺育自己的宝宝。

母乳喂养成功的关键

首先母亲要树立信心，相信自己能够分泌足够的乳汁哺育婴儿，这是生物繁衍的特点所决定的。多了解母乳喂养的知识和好处，认识到只有母乳才是婴儿最理想的天然食品，母乳喂养是婴儿健康成长的重要保证，它不仅使婴儿体格健壮，而且可促进婴儿的心理行为健康发展。要想母乳充足，早吸吮、早接触、早开奶是必不可少的。母乳喂养对4个月内的婴儿来讲，是不需加水的。喝水就会影响吃奶，尤其喝糖水后还易发生腹胀。橡皮奶头对母乳喂养的宝宝来说也不需要，因为橡皮奶头易使婴儿产生“乳头错觉”，习惯于人工奶嘴而拒绝吸吮妈妈的奶头。乳母膳食营养也很重要，可多喝些清蒸鱼汤、猪蹄汤等，多食营养丰富易消化吸收的食品。另外，保持心情愉快，保证充足的睡眠，都会使你的宝宝获得足够的奶水。

另外，有的母亲担心喂奶后身体变形，如乳房下垂、身体发胖等，其实，这些担心是多余的。乳房下垂与乳房本身的形态及遗传有关，与哺乳无关，有些女性从未哺过乳，乳房却下垂得很明显。当然，哺乳时也应采取一些预防措施，可穿戴大小合适的乳罩，将乳房托起，以免韧带松弛导致下垂。

身体发胖与营养过度、缺乏锻炼有关。乳母吸收的营养很丰富，可还要从乳汁流失一部分。经常哺喂宝宝，也是一种锻炼。乳母还可以在产后6周开始做产后恢复操，这样对体形的恢复有很大的帮助。

坚持母乳喂养还与家庭的支持与帮助分不开。作为丈夫应多分担家务，帮助照料宝宝，并且要体贴理解妻子，鼓励妻子坚持母乳喂养。由于长期以来受人工喂养的影响，不论初为父母者，还是上一代老人，总是莫名其妙地担心母乳不够宝宝吃。光看见宝宝吸吮，没看见一瓶奶下肚，所以宝宝一哭，便立刻说：“奶不够吃，赶紧加牛奶吧！”“干脆改奶粉吧！”人们往往禁不起广告的诱惑，于是你一言我一语，因此导致了母乳喂养失败。

哺乳前的准备

1. 母亲哺乳前要洗净双手，用毛巾蘸清水擦净乳头及乳晕，然后开始哺乳。

2. 产妇要选择吸汗、宽松的衣服，这样才方便哺乳。擦洗乳房的毛巾、水盆要专用。备一个稍矮的椅子，供产妇哺乳时用。母婴用品要绝对分开使用，以免交叉感染。

另外，要准备吸奶器，以备母乳过

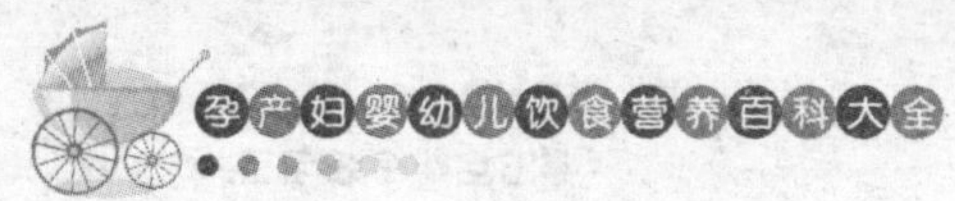

多，在婴儿吃饱后，吸出剩余乳汁，这更有利于乳汁分泌，并且不易患乳腺炎。

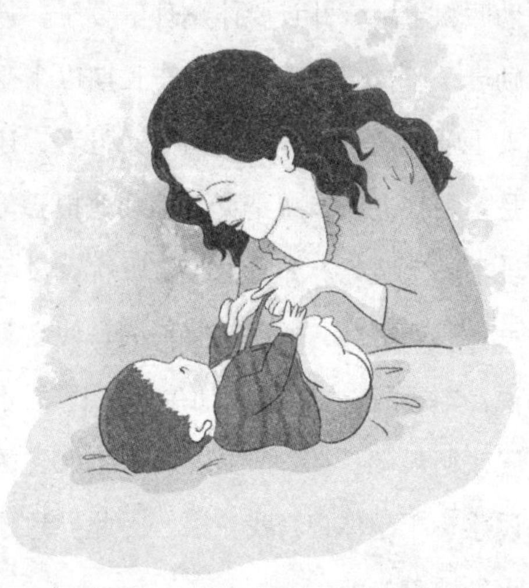

第一次哺乳宜采用侧卧位

第一次哺乳时医生会把新生儿包好，抱到妈妈身边，让新生儿的身体和脸正对着妈妈的乳房，下巴要触及妈妈的乳房，然后用手触碰新生儿的口周，新生儿会反射性地张大嘴。这时，医生会帮助妈妈把乳头及乳晕部分送入新生儿口中，新生儿就会努力地开始吸吮。第一次哺乳，妈妈一般还没有下奶，有的新生儿可能吸吮力气会很大，如果之前妈妈的乳房还比较娇嫩，这时会感觉有些疼痛，这是一种正常现象，过几天随着乳汁分泌的开始和吸吮次数的增多，疼痛的感觉会很快消失，妈妈和宝宝都会有一种生理和心理上的满足感。

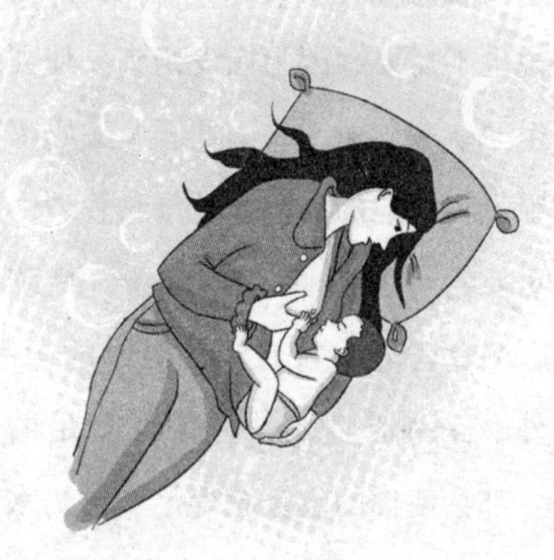

让新生儿正确含接乳头

有的妈妈在宝宝吸吮时痛感特别强烈，这可能是因为宝宝只含住了妈妈的乳头，而没有把整个乳晕部分都含住，必须加以纠正。因为如果宝宝只吸吮妈妈的乳头，不仅会造成乳头疼痛、受伤，而且不利于乳汁的分泌。

乳头长时间受新生儿唾液浸泡容易皲裂，因此每次喂奶时间不宜过长，一般以15～20分钟为宜，更不要让新生儿含着乳头睡觉。新生儿吃饱了或吮吸累了会自动松开妈妈的乳头，但有时新生儿还会咬住乳头，这时要注意不要硬拉，否则会拉伤乳头。正确的方法是：用手指轻轻压一下新生儿的下巴或下嘴唇，也可将食指伸进新生儿的嘴角，慢慢地让他把嘴松开，这样再抽出乳头就比较容易了。哺乳结束后滴几滴奶涂在乳头上，让其自然干燥，这样可以减少乳头皲裂发生的机会。这里强调一下，乳头皲裂不单是喂奶时疼痛，它还是感染乳腺、引起炎症的一个通道。因此，如果乳头发生皲裂应及时治疗，防止感染。皲裂时最好暂停哺乳，待皲裂伤口愈合后再哺乳。

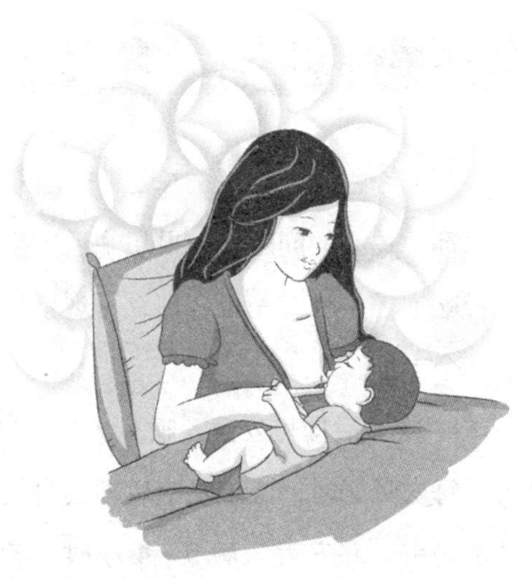

有些产妇的乳房可能有这样、那样的缺陷，如有的乳头扁平，有的向内凹陷，有的向内翻入，导致婴儿无法含住乳头，不能吸吮，造成哺乳困难。乳汁分泌旺盛的容易造成乳汁淤积，导致乳腺炎。对于乳头扁平或内陷的乳房，应该在妊娠期内就注意矫正，可在平时清洗乳房时用手夹住乳头向外牵引，时间长了乳头有可能会向外凸出；乳头内翻的应进行手术矫正。如果产后乳头仍旧扁平或内陷，可用吸乳器的玻璃乳头罩罩住乳头，不断用力一捏一松橡皮头，靠吸力将乳头向外吸出。

用两侧乳房哺乳

从第一次给新生儿哺乳时就要注意用两侧乳房哺乳，因为新生儿的吸吮可以有效地刺激妈妈尽快下奶。如果只刺激一侧，另一侧下奶的时间很可能会滞后，或因为未及时清空乳房而发生阻塞。

妈妈下奶后更要注意每次哺乳都要让宝宝吸空一侧乳房，然后再吸另一侧，这种方法可使乳腺保持畅通，减少宿乳淤滞，有效防止乳腺管壅堵，避免乳腺炎的发生。而且，尽量让一侧乳房先被吸空是最好的促使乳汁分泌充足的办法。如果一次只吃掉乳房内一半乳汁，下次乳房就会只分泌一半乳汁，经常这样会使乳汁分泌越来越少，甚至全部消失，还会使妈妈的乳房变得一大一小。

每次哺乳开始时分泌的奶是前奶，呈淡绿色，较稀，内含丰富的蛋白质、乳糖、维生素、矿物质和水分；每次哺乳结束时分泌的奶是后奶，外观较前奶白，富含脂肪，它提供的能量占乳汁总能量的 50% 以上。有些妈妈在宝宝未吸完一侧乳房时就让他吸另一侧乳房，宝宝吃到了太多的前奶，而后奶则吃得不够，导致能量不足。

有些新生儿食量小，可能吃了一侧乳房就满足了，这时一定要注意把另一侧乳房的奶用吸奶器吸出，下次哺喂时让新生儿先吸上次未吃一侧的乳房。如果新生儿不习惯吸另一侧乳房，妈妈可以换一下抱的方式，使新生儿觉得还和他最习惯的一侧乳房一样。

不要怕乳房肿胀

在产后的 3～4 天，妈妈会感到乳房肿胀，这是因为乳汁分泌刚刚多起来而造成的，是一种正常现象。在喂奶前稍微做一些热敷：用消毒过的热毛巾把乳房全部覆盖，使乳房发热，以促进血液循环。毛巾凉后再换热的，换 2～3 次。在湿热毛巾覆盖 5 分钟以后，沿乳头四周从内向外轻轻地按摩乳房，再由乳房四周从外向内对着乳头方向轻轻地按摩，每侧乳房各做 15 分钟左右。用 5 个手指压住乳晕部分，像婴儿吸吮乳房那样挤压，反复几次，让乳汁排出顺畅，并让新生儿正确吸吮。这段时间，妈妈在睡觉或抱宝宝的时候不要挤压到乳房，避免形成乳块。再有，在两次喂奶之间，可适当用凉毛巾做冷敷，以减轻肿胀感。

怎么知道宝宝是否吃饱了

“宝宝吃饱了吗？”这是每位新手妈妈都会关心的问题。如果想知道宝宝是否吃饱了，喂养是否合理，可观察以下几个方面：

1. 吃完后即可安静入睡

每次喂奶时，宝宝吃饱后即会自动吐出奶头，并安静入睡 3～4 小时。若宝宝在每次喂奶后，入睡仅一小时左右即醒来哭闹，喂奶后又安静入睡，反反复复，说明宝宝没有吃饱。

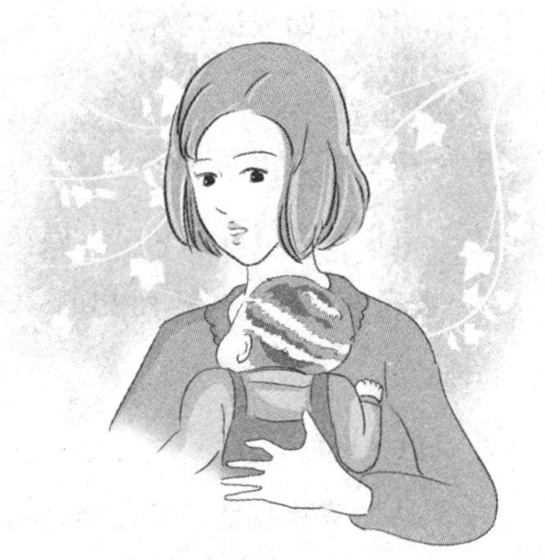

2. 妈妈乳房的变化

妈妈在喂奶前乳房丰满、充盈，皮肤表面的静脉清晰可见，喂奶后乳房缩小、变软，证明宝宝已吃饱。

3. 从宝宝的吞咽声判断

喂奶时能听到宝宝的吞咽声，妈妈有下奶的紧缩感，宝宝吸吮动作从容而有力。

4. 体重是否有规律地增加

婴儿体重的增加是有规律的，出生后12天内，即使吃奶正常体重也会不升反降，因为宝宝出生后要排出胎粪，全身水分也会减少，而且吃得较少、消化功能尚差。12天之后体重回升，一般满月时可增重0.6～1.2千克。体重增长与否是衡量喂养是否合理的标志之一。

5. 大便是否正常

吃母乳的婴儿在出生后40天内每天大便约3次，同时体重增长良好，即属正常。如果吃配方奶粉会有大便干燥，但只要一天一次都属正常。若是便稀，体重不增，应检查原因。

6. 小便次数的多少

在不添加水及其他食物的情况下，宝宝每天（24小时）小便6次以上。若小便次数较少，排除其他原因后，则表明可能是奶量不足。

7. 脸色和精神状态怎样

如果宝宝的脸色不好，精神状态也差，还啼哭，就要考虑是否有不正常的因素。在正常情况下，宝宝吃饱后精神、情绪都会很好，很少哭闹，睡得很好，睡醒后精神很愉快，体重增长也好，这说明喂养得比较好。

判断母乳是否充足的方法

每次哺乳前乳房没有肿胀感；乳汁少而稀薄；新生儿吃奶时用力，但咽下的很少，听不到有规律的连续的吞咽声；有时新生儿会突然放弃奶头，大声啼哭；新生儿每次把妈妈的两个乳房都吸空后还在使劲吸；喂完奶后不到1小时新生儿又在找奶吃或哭闹；新生儿大便次数较多，但量较少，尿少，生理性体重下降多，不恢复，皮肤弹性差，烦躁或不精神……如果有上述症状，表明母乳量不够，应尽快采取措施。

在补充其他代乳品前，不要轻易判定是母乳不足，否则会影响哺乳妈妈的哺乳信心和情绪，导致母乳喂养失败。若产后发现奶量不足，可每隔半小时至1小时挤一次，夜间每隔3小时挤一次，几天后乳汁就会增多。

母乳不足的常见原因及应对

1. 气虚

气虚的人身体各系统功能较弱，容易乳汁分泌不足。

2. 血虚胃弱

血虚胃弱的人营养吸收较差，身体易弱，乳汁分泌也会不足。

3. 产时失血过多

分娩时难产或会阴严重撕裂而失血过多的产妇，一时身体营养不足，体力恢复较慢，容易影响乳汁分泌。

4. 产妇年龄较大

年过40岁血气渐衰的高龄产妇，由于身体机能开始衰退会有乳汁分泌不足的现象。

5. 痰气壅盛以致乳滞不多

有些身体壮实显胖的女子会因痰气太盛造成营养运送不畅而出现乳汁稀少。

6. 过食咸味

中医认为咸味收敛，会让哺乳妈妈少乳，还会发生咳嗽痰堵，影响泌乳。

因为以上原因造成的母乳不足都可以通过调养和中药治疗得到改善，并成功实现母乳喂养。比如因一时气堵造成的母乳不足，可用丝瓜5两或莲子5两烧灰研末，用绍兴酒调服，再盖被安睡，出汗就可通乳。血虚、产时失血过多、严重营养不足、40岁以上血气渐衰的，可多吃猪蹄炖汤、黑芝麻红糖水，同时加强饮食营养。气血两亏的产妇，身体会过于虚弱，最好暂不实行母乳喂养，待身体调理一段时间后看情况再决定是否母乳喂养。如果身体实在太差，经过中医和饮食调理仍然乳少，则只能选择人工喂养了。

影响母乳分泌的原因是什么

影响母乳分泌的原因一般有以下几个：

1. 饮食：如果产妇饮食量不足，乳液中脂肪和蛋白质的含量都会较低。产妇饮食内蛋白质太低，可首先使乳量减少。钙供给量太少时，产妇的牙齿、骨骼有脱钙松动甚至脱落的危害。足量B族维生素的应用，据一般经验，有增多乳汁的作用。饮食太少，热能和营养含量就会减少。若食欲旺盛、饮食均衡、营养正常，每日乳汁成分便没有太大的差异。应当注意，乳液内维生素多由饮食供给。所以一定要注意足够的饮食量，有些产妇怕发胖、体形变丑，不敢吃，不愿多吃，尤其是不敢吃肉蛋类食品，这会严重影响泌乳量，也会对自己的身体造成危害。另外，吸烟与饮酒都应禁忌，它们也会严重影响泌乳。

2. 精神因素：精神方面的刺激足以影响乳汁的质和量。惊恐、忧虑、疲乏等都能使乳汁的分泌大受影响，甚至可使婴儿出现消化不良。所以乳儿的母亲必须保持精神愉快、有适当的休息、轻度运动与有节制而自然的生活，才能喂哺成功。

3. 药品与毒物：乳母常吸烟且量过大者，可使乳汁分泌明显减少。乳母所摄入的药物，一般都可从乳汁中排出，但各种药物在乳汁中的比例及对乳儿的毒性不同，可分为乳母禁用、慎用、暂停哺乳及短期可应用的正常剂量几大类，产妇用药不可不慎重。抗癌药（如环磷酰胺、氨甲喋等）、海洛因、可卡因、尼古丁等毒品毒素都是哺乳母亲必须禁用的药物，否则会通过乳汁直接危害到婴儿，此类药也会严重影响到泌乳量。安定、氯丙嗪、氯霉素、胃复安、灭滴灵、苯巴比妥、阿司匹林等是哺乳母亲该慎用的药物，它们都会减少泌乳并影响婴儿健康。镇痛药（如溴化物，水合氯醛等）、苯妥英钠、氨茶碱、四环素、磺胺、甾体激素、雌激素、链霉素、红霉素、卡那霉素、异烟肼、喹宁、硫氧嘧啶、扩大容量的泻药、双香豆素、抗组织胺药、地高辛、氯噻嗪、维生素 B_1、维生素 B_2、维生素 B_6、维生素 B_{12}、叶酸等药物，可用正常剂量。但乳母若用量过多，或长期应用，有些药物可使乳儿发生中毒症状，也会减少泌乳。

4. 急性疾病：妈妈轻度患病会使乳液减少。有些疾病还要使脂肪减低而蛋白质增高。患某些败血症的母亲，乳内可有致病的细菌。所以哺乳母亲有病时，是否还可以哺乳，最好请医生指导。

5. 月经：月经对于乳液的影响因人不同。一般女性往往在经期内乳液成分会略有变化，所含脂肪会减少而蛋白质会增多。因此，婴儿有时会发生消化不良。但经期过后，乳汁又会恢复正常。一般地说，月经恢复过早，乳汁分泌会减少，而如果婴儿吮乳频繁，则会有刺激乳汁增加分泌作用，可预防月经过早来潮。除此，还会有以下日常因素影响乳汁分泌：有的产妇害怕产后喂奶使自己体形变胖、乳房变下垂，所以不愿给宝宝哺乳，这种心态会使乳汁逐渐减少。其实，哺乳能减少产妇体内的热能及脂肪的存积，有利于产妇体形的恢复。

有的产妇认为自己的乳房小，怕奶水不够，担心宝宝挨饿，就频繁地无规律地喂奶。实际上，乳房的大小不影响哺乳及乳汁分泌的多少。现在大多数产妇都是初产妇，由于缺乏哺乳的经验，担心自己没有哺乳能力。长时间的精神压力，会使神经和内分泌系统的调节失常，导致乳汁分泌减少。现在产假只有4个月，产妇上班后再给宝宝喂奶会有困难，工作和生活规律改变了“月子”里的“时钟”。由于产妇喂宝宝的机会减少，喂奶的时间又有变化，工作忙，一天都听不到宝宝的哭声，又长时间无吮吸乳头的刺激，产妇泌乳条件反射的机会减少，乳汁也就随之减少分泌了。环境不适宜，噪声过大、污染过重以及人多，年轻妈妈不好意思在这种环境下给宝宝喂奶，心情的不安定也会影响乳汁的分泌。

哺乳妈妈要注意休息

专家们发现，母乳分泌的多少和质量的好坏不仅与妈妈自身的营养有关，也与妈妈休息得好坏有关。妈妈精神紧张、有忧郁症，造成睡眠不好；或者忙于家务或工作，体力消耗过多，都会影响乳汁的分泌，造成乳汁减少或营养欠缺，过度的疲劳和睡眠缺乏甚至会造成回乳。

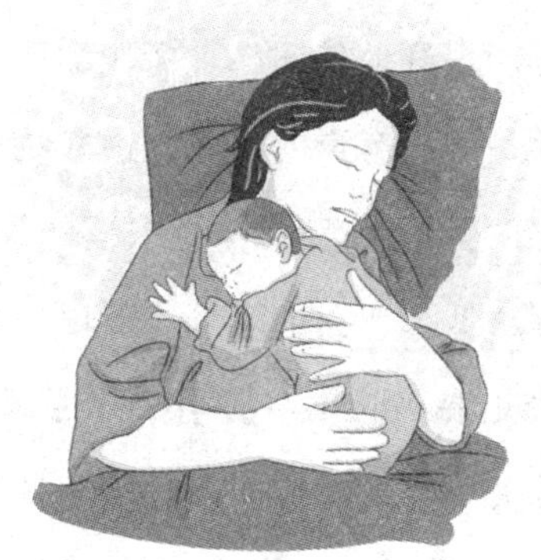

宝宝出生后，由于需要哺喂或换尿布的间隔时间很短，妈妈往往在夜间得不到很好的休息，白天还得时不时地料理宝宝的吃喝拉撒，有些妈妈此时会觉得精疲力竭，甚至到了难以应对或支撑不下去的地步。此时亲友们也会纷纷上门来探视新生儿和新妈妈，妈妈会非常劳累，体力的透支现象会很严重。所以要特别注意这一点，产后3个月内妈妈最好能减除其他事务，专心于宝宝的哺喂和料理，并尽量找时间休息。宝宝睡时妈妈马上跟着睡，亲友探视能让家人接待就让家人接待，能推掉的就推掉，这样可以使自己获得较充分的睡眠时间，对保持乳汁充足、营养稳定非常重要。

哺乳妈妈要有个好心情

产后女性体内激素的分泌会有较大变化，怀胎十月身体消耗也很大，需要迅速补充营养，此时又要哺乳，处理宝宝的大小便，往往会使妈妈精疲力竭、心情郁闷。这种情绪不仅对妈妈身体康复不利，也会严重影响泌乳。心宽体松，泌乳不仅质量好，量也会大增。所以此时的心情调适很重要，除了家人要适当给予细心的呵护和安慰、多帮助料理新生儿外，妈妈自己也要平衡好情绪，早做心理调适：

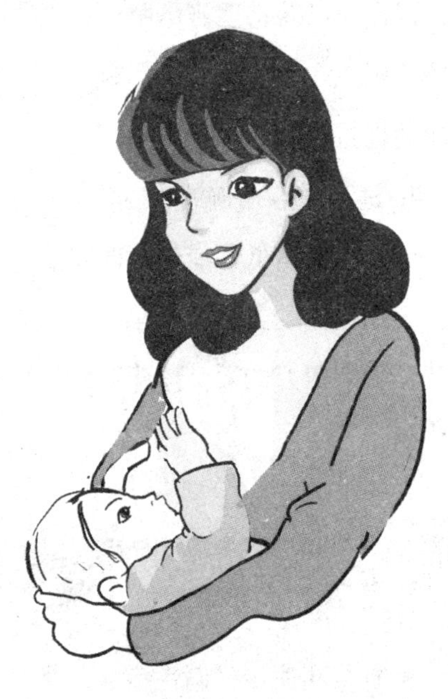

1. 要有吃苦耐劳的精神

养育新生儿不是一件轻松的事，对这一点妈妈要有心理准备。

2. 要多关注宝宝可爱的一面

多关注新生儿稚拙的动作，睡梦中的微笑，闪闪发亮的眼睛，奇异的酷似父母的长相，等等；尽量少关注新生儿不时哭闹、间隔很短的大小便、晚上让人不得安睡等烦人之处，这样心情就会好得多。

3. 忧郁时多向丈夫或家人倾诉

需要帮助时不要闷在心里不吭气，要主动寻求解决办法。睡眠不够而心情烦躁时可请求家人晚上帮助照看新生儿，以使自己获得适当的睡眠，调整好心情。家人在此时也要多照顾产妇，努力使她保持愉快、轻松的心情。

4. 适当学点瑜伽放松术

劳累、情绪低落或烦躁时学会暗示自己，用瑜伽的方法放松精神和身体各部位，会有很好的缓解紧张和烦躁情绪的作用。

有些新生儿不能吃母乳

患有某些遗传代谢性疾病，如半乳糖血症的婴儿是绝对不能吃母乳的。半乳糖血症是因一种先天性酶缺乏而引起的代谢性疾病，由于缺乏酶，人乳中的乳糖不能很好地代谢，乳糖代谢不完全的产物是一些有毒的物质，这些物质聚集在体内会影响宝宝神经中枢的发育，造成智力低下、白内障等。所以，如果给新生儿喂奶时出现拒乳、严重呕吐、肝脏肿大等表现时应当及时请儿科医生诊治。新生儿有白内障时要高度怀疑此病。一旦怀疑是半乳糖血症就要停止喂乳类食物，改用大豆制品喂养婴儿。

另外还有两种不能完全用母乳喂养的疾病，一种是苯丙酮尿症，另一种叫枫糖尿症。这两种病都是氨基酸代谢异常的疾病，如果全部用母乳或动物乳汁喂养，新生儿会出现智力障碍。预防智

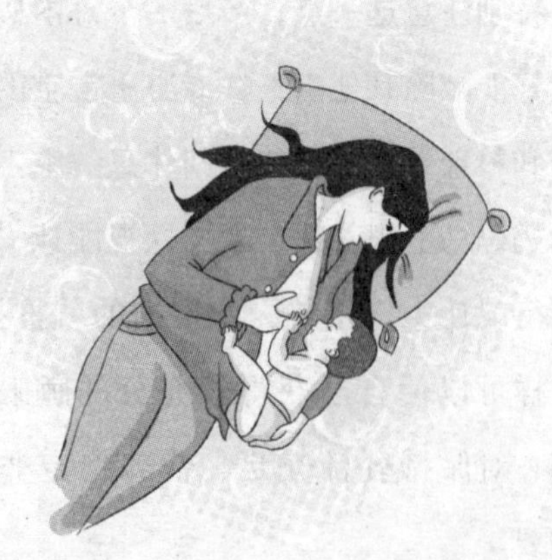

力障碍的方法就是调整饮食中的氨基酸含量，减少母乳喂养，给予治疗食物。患这两种病的新生儿小便中有很特殊的气味，婴儿还会出现喂养困难、反应差等表现。

新生儿拒绝母乳的原因

有时新生儿会拒绝吃妈妈的奶，原因一般有以下几种：

1. 新生儿没有吸吮能力

出生体重少于1.8千克的新生儿可能没有吸母乳的能力。解决办法是帮助妈妈挤出母乳，并用杯子将挤出的乳汁喂给新生儿，直至新生儿有能力自己吸吮。

2. 新生儿可能生病了

如果新生儿患感冒，鼻子会堵塞，鼻子堵塞会妨碍新生儿吸吮母乳。解决办法是妈妈在每次哺乳前先用消毒棉签将新生儿鼻子里的分泌物清理干净，如果分泌物太干燥，可将棉签用水浸湿。

鹅口疮等造成的口腔疼痛会使新生儿不思母乳。解决办法是用紫药水涂抹新生儿的口腔，一日3次，直至鹅口疮消失，其间可先挤出母乳用小勺喂新生儿。

3. 新生儿用过奶瓶

如果新生儿已习惯了奶瓶喂养，可能会拒绝吸吮妈妈的乳房，因为吸奶瓶比吸妈妈的乳房更省力。所以要先查看一下新生儿在开始母乳喂养前是否用过奶瓶，遇到这种情况只有一点点耐心地喂，直至新生儿习惯母乳喂养。

4. 新生儿和妈妈分开过

如果新生儿在出生后没能及时吸吮妈妈的乳房，或妈妈因生病或其他原因离开过新生儿，他可能会拒绝母乳喂养。如果新生儿是因为这种情况拒绝母乳喂养，只有妈妈改进自己，多与新生儿相处并坚持母乳喂养，新生儿会慢慢习惯吃母乳的。

5. 妈妈限制哺乳次数

妈妈对哺乳的限制也有可能导致喂养的失败，如妈妈每天只喂固定的次数而拒绝新生儿的额外需求，每次喂了一定的时间就停止哺乳，新生儿想吃奶的时候妈妈让其等候的时间过长。解决办法是妈妈改进自己的喂养办法，让新生儿逐渐喜欢母乳喂养的方式。

6. 妈妈做了让新生儿不开心的事

家庭常规被打扰，如外出访友或搬

家，妈妈没有时间给新生儿哺乳；妈妈在吃了蒜或用了新型的香皂或香水后，身体有异味；在妈妈患病、月经来潮或患乳腺炎时，新生儿也可能拒绝母乳喂养。妈妈是否贴身抱宝宝，且显得与宝宝在一起很愉快，这些也很重要。有时新生儿拒绝母乳喂养是因为他觉得妈妈不温情。

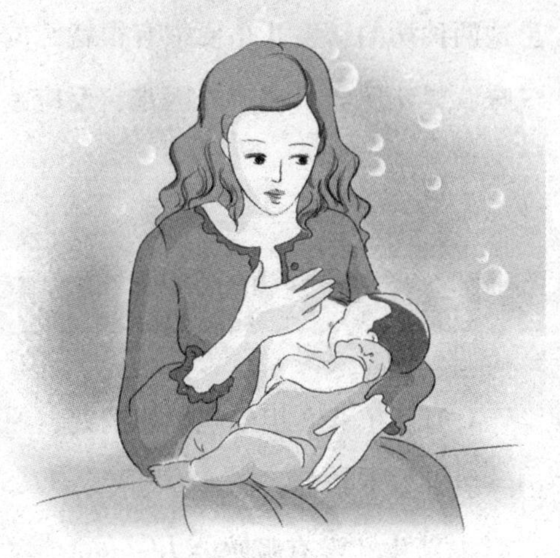

母乳能同时喂养双胎儿吗

近年来，随着辅助生殖技术的广泛应用，双胎的出生率明显增高，双胎儿的喂养逐渐成为许多年轻的父母关心的话题。

长期以来，人们都固守着一个观念认为母亲哺喂双胎儿是不可能的事，所以通常的做法是只给其中一个喂母乳，另一个则是人工喂养，或者给两个婴儿都采用混合喂养，以为母亲的奶水只能够维持一个宝宝需要。其实，这种观念低估了母亲的生理本能。

乳房是个奇妙的器官，它是根据实际需要分泌乳汁的，而且婴儿越勤吸奶，奶水分泌越多。专家们研究证实，单胎的母亲每天大约泌乳汁 800 ~ 1500 毫升；双胎儿母亲每天能分泌乳汁 2500 毫升，可满足她的两个宝宝的需要。因此，母亲完全有能力同时哺喂两个宝宝。

给双胞胎进行哺乳时可采用抱球式哺乳法。母亲坐在床上，在腰部左右侧各放一枕头或垫被，将两个宝宝分别放在两侧枕头上，让宝宝身体朝向母亲。母亲双手托着宝宝的头、肩部，使宝宝的脸对着乳房，按照正确含接方法，帮助宝宝含住乳头和大部分乳晕。这样，就可以同时对双胎儿进行哺乳了。

唇、腭裂新生儿如何母乳喂养

正常情况下，乳汁是通过婴儿口腔

的吸吮以及母亲乳房的喷乳反射将乳汁喷入新生儿的口腔内的。而唇、腭裂的新生儿吸吮时口腔内负压不够，导致吸吮力不强，有时乳汁可误入气道或鼻腔，甚至发生窒息。

喂养唇腭裂新生儿的方法是应让新生儿垂直坐在母亲的大腿上，母亲可用手挤压乳房促进喷乳反射。如系唇裂，患儿母亲可用手指压住唇裂处，这样能增加新生儿的吸吮力。由于唇、腭裂患儿吸吮力的低下，每次吃进的乳汁可能相对较少，不一定能满足新生儿生长发育的需要，故在每次哺乳后应用手挤空乳房中的乳汁，然后再用小勺子或滴管喂给新生儿吃，使得新生儿能够健康地成长。由于患有唇、腭裂的婴儿有反复呼吸道感染的潜在因素，而母乳中又含有多种免疫物质及溶菌酶等，可增加新生儿的抗病能力。所以，对于唇、腭裂新生儿，更应采取正常的母乳喂养。

母乳喂养的时间怎么安排好

正常足月新生儿出生后半小时内就可让母亲喂奶，这样既可防止新生儿低血糖又可促进母乳分泌。乳汁分泌一般在哺乳后30分钟达到高峰，尤以夜间哺乳为高，可见睡眠会有利于促进乳汁分泌。在最初几日母乳分泌量较少时，要坚持按需喂母乳，最好产后母婴同室，受婴儿依偎、吸吮刺激，产妇乳量会逐渐增多，所以记住一定不要过早加喂牛奶或乳制品。第一二个月不需定时喂哺，可按婴儿需要随时喂。此后根据小儿睡眠规律可每隔2～3小时喂1次，并逐渐延长到3～4小时1次，夜间逐渐可停1次，一昼夜共6～7次。4～5个月后哺喂可减至5次，每次哺乳约15～20分钟，以吃饱为准。

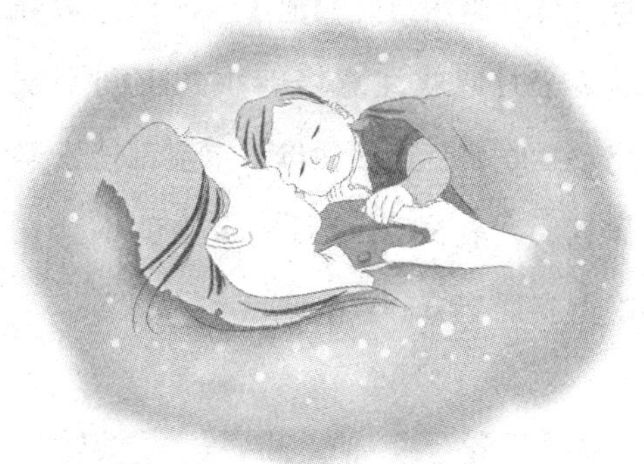

婴儿出生56天之后可以逐步由3小时喂奶一次，改为4小时哺喂一次，大致是上午8时、12时，下午4时、8时，夜间12时，共可喂5次。这样的哺喂时间安排，对职业女性比较合适。如果休产假在家或是全职太太，可按早

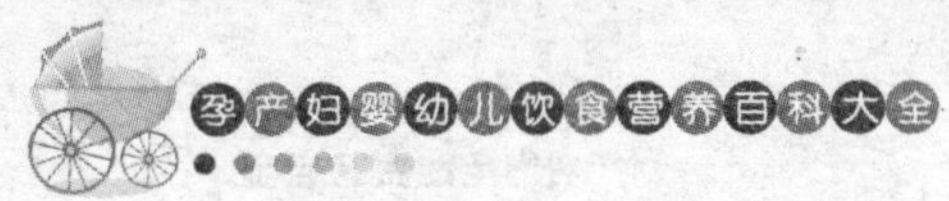

晨6时、上午10时、下午2时、6时及晚上10时来进行。要培养婴儿良好的定时吃奶的习惯，这样有利于婴儿健康，也有利于母子休息。具体如何安排好，可以根据母亲的个人情况而定。

婴儿一般吃足了，睡觉就会踏实，睡的时间也会长些，所以月子里的妈妈如要培养婴儿晚上睡长觉、少醒来哭闹的习惯，可在晚上睡前每次哺喂时注意给婴儿喂饱一些，夜间最好不要再额外哺乳。如果宝宝已养成晚上频繁哺乳的习惯，到时候就想吃奶，不喂他就会啼哭不休，吵得大人和宝宝自己都不得休息，母亲当然只好喂他了。所以，最好从2个月起就注意培养小儿夜间不吃奶、少吃奶，这样父母、宝宝都能安静休息。一般5~6个月的宝宝就不会在晚上要奶吃了。

按需哺乳需要注意的问题

开始哺乳时不需要固定时间，也不必限制次数，应实行按需哺乳，即宝宝什么时候饿了，什么时候吃奶，没有次数和时间的限制。一般情况下，出生后头几天，每天可喂奶7~10次。经常性频繁的吸吮，可刺激催乳素的分泌，使乳汁分泌得早且多，使产妇保持有足够的母乳。这样做也可预防妈妈乳房胀痛，增加母子感情。待乳量增多，宝宝吸乳量增加、睡眠时间延长后，每天的哺乳次数可相应减少，并可逐步培养宝宝按时吃奶的习惯。

乳头凹陷时的母乳喂养

孕妇如发现自己乳头凹陷，在孕晚期，也就是从孕32周后起就应在每日清洗乳房的同时，轻轻地牵拉乳头，并且可在乳头上涂抹一些润滑油，使乳头变得突起且不易日后哺乳时被婴儿吸吮而裂伤。只要每日坚持，乳头凹陷是可

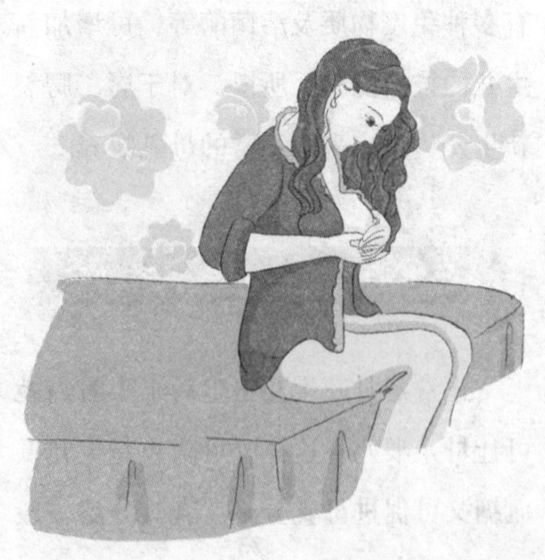

以纠正的。但一定要切记，如有阴道流血或先兆早产的孕妇则不宜进行。

如婴儿出生后，乳头凹陷仍未得到纠正，母亲喂奶的时候，可先用食指和拇指在乳头旁将乳头提起，尽量将乳头及乳晕一起送入婴儿的口中，直到婴儿吸住乳头后再松手。也可用吸奶器将乳汁吸出，再用奶瓶喂给婴儿。多次有效的吸吮及吸奶器负压的吸引，就会将内陷的乳头逐渐吸出，可以正常哺乳。

乳头破裂时的母乳喂养

乳头破裂多半是因为喂奶过程中哺喂姿势不正确引起的。哺喂时一定要将乳头和乳晕一起送入婴儿的口中，特别是乳头凹陷刚刚纠正的母亲，娇嫩的乳头表面被婴儿频繁的吸吮和湿润的口腔浸泡，很容易发生乳头破裂。一旦乳头裂伤，喂奶时疼痛难忍，甚至可能会出血，而且破裂的乳头易被细菌侵入，引起乳腺炎。这样一来，许多母亲就会丧失母乳喂养的信心。因此要学会正确的哺乳姿势，每次喂奶时可先喂没有破裂的乳房，后喂破裂的。也可将乳汁挤在消毒奶瓶中，再喂婴儿。每次哺乳前要做乳房按摩，用温开水清洗乳房，哺乳后可挤出一滴乳汁涂在破裂乳头的表面，或用熟的植物油涂抹（将花生油开锅后置于干净小瓶内，用时以棉签蘸少许涂抹乳头），可使破裂乳头很快愈合。

患乳腺炎时的母乳喂养

发生乳腺炎的主要原因是乳腺导管不通畅，乳汁郁积，从而引起细菌侵袭导致感染。当有乳房肿胀、乳核形成时，仍可让婴儿继续吃奶，因为婴儿的有力吸吮可以起到疏通乳腺导管的作用。每次喂奶时，应先吸患侧，再吸健侧。如果炎症很厉害，甚至发生脓肿时，可暂停哺乳，应将乳汁挤出或用吸

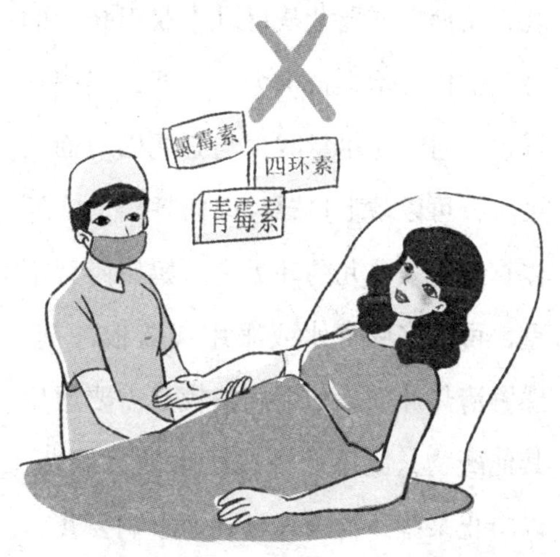

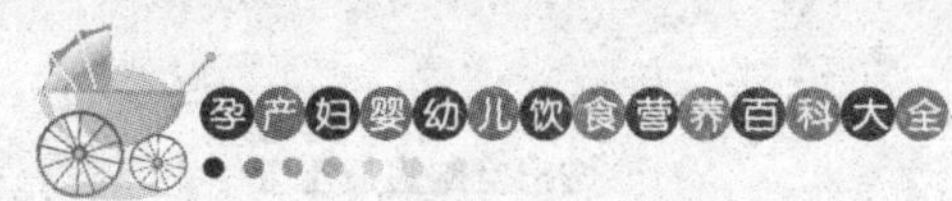

奶器吸出，经消毒后仍可喂给婴儿。在选择使用抗生素时，一定要选用那些不经乳汁排泄，对婴儿无害的药物。实际上只要认真坚持母乳喂养，乳腺炎的发生会大大降低。一旦发生乳腺炎也不必轻易回奶，而应请医生诊治，继续哺乳。

患感冒时的母乳喂养

妈妈患上感冒还能喂奶吗？回答是肯定的。这令许多父母困惑。其实，上呼吸道感染是很常见的疾病，空气中有许多致病菌，当我们的抵抗力下降时，就会得病。妈妈患感冒时，早已通过接触把病原带给了宝宝，即便是停止哺乳也可能会使婴儿得病。相反，坚持哺乳，反而会使婴儿从母乳中获得相应的抗病抗体，增强抵抗力。当然，妈妈感冒很重时，应尽量减少与婴儿面对面的接触，可以戴上口罩，以防呼出的病原体直接进入婴儿的呼吸道。妈妈感冒不重，可以多喝开水或服用板蓝根冲剂、感冒清热冲剂。如果病情较重需要服用其他药物，应该严格按医生处方服药，以防止某些药物进入母乳而影响婴儿。

妈妈“三阳”能喂奶吗

妈妈澳抗阳性，即乙肝表面抗原阳性。它在人群中的比例至少为10%，近年还有增长的趋势。妈妈澳抗阳性能不能哺乳，就成了许多人关心的问题。首先，我们要知道单纯的澳抗阳性是不具有传染性的，自然也不存在会传染给婴儿的问题，可以放心地进行母乳喂养。如果妈妈澳抗阳性，e抗原也为阳性，这就具备了传染性，即使妈妈不哺乳，在密切接触婴儿的过程中，妈妈的病毒也可能会污染宝宝的奶瓶、奶嘴、

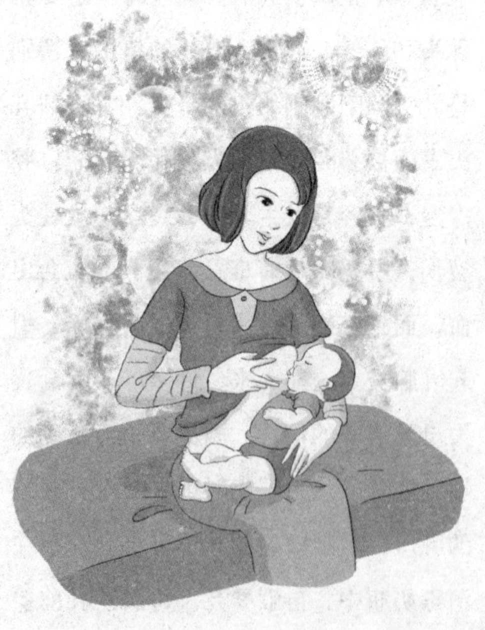

食物、衣物，还有小手，这些都会通过婴儿的口进入体内。所以，要避免婴儿被传染，最有效的方法是接种乙肝疫苗。尤其是“双阳”妈妈生的婴儿，要尽早地（出生后2小时内）接受疫苗注射，使婴儿产生抗体，这样妈妈就可以放心地进行母乳喂养了。

什么是母乳性黄疸

母乳性黄疸是指与母乳喂养有关的特发性黄疸。在新生儿出生后2～3天，由于新生儿胆红素代谢的特点，排除各种致病因素的存在，无临床症状，血清未结合胆红素增高在一定范围内（<204μmol/L），面部及躯干皮肤出现黄疸。但随着日龄的增加，皮肤黄疸在出生后7～10天逐渐消退，称为生理性黄疸。在临床上有些母乳喂养的婴儿黄疸持续不退，1周后逐渐加重，2～3周达到高峰，可持续数周到数月，但婴儿一般情况良好，体重、身长正常增长。黄疸程度以轻度（血清胆红素<205μmol/L）至中度（205～342μmol/L）为主，重度（≥342μmol/L）较少见，以未结合胆红素升高为主，肝脏不大，肝功能正常，HBSAg（－），血红蛋白及红细胞值正常，停喂母乳48～72小时黄疸即明显减轻，再吃母乳黄疸有反复，但不会达到原来的程度，临床上称母乳性黄疸。

母乳性黄疸的病因至今尚未明确，近年有人认为与新生儿胆红素的肝—肠循环增加有关。母乳性黄疸确诊后无须特殊治疗（轻中度者），有人认为适当增加哺乳次数，每次量不宜多，密切观察胆红素升高情况。当胆红素升至216～273μmol/L时，暂停母乳喂养48小时，改为配方奶。停母乳后使胆红素水平降至安全范围，可恢复喂母乳，此时胆红素浓度可轻度升高，而后逐渐下降。停母乳期间要定时将母亲乳房内的乳汁吸出，以维持母乳分泌。

对于重度母乳性黄疸的婴儿，建议停母乳改喂配方奶并进行蓝光治疗，同时可以服中药退黄汤，或住院对症治疗。

混合喂养比人工喂养好

混合喂养就是在母乳量不足的情况

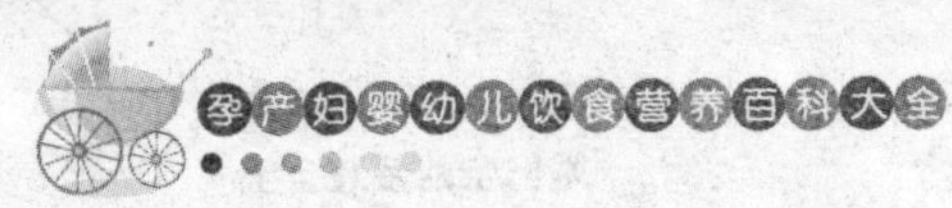

下，将缺少部分添加其他奶，或添加代乳食品，添加时必须根据婴儿的月龄和母奶量缺少的情况，如2~3个月的婴儿缺少部分可用配方奶。补充配方奶时应先喂母乳，因为奶瓶的孔较大易吮出，婴儿往往一下吃了半饱，再换母乳，他可能不愿再吃。对6~7个月的婴儿可以添加辅食，如稀粥、煮挂面、蛋羹、菜泥等。

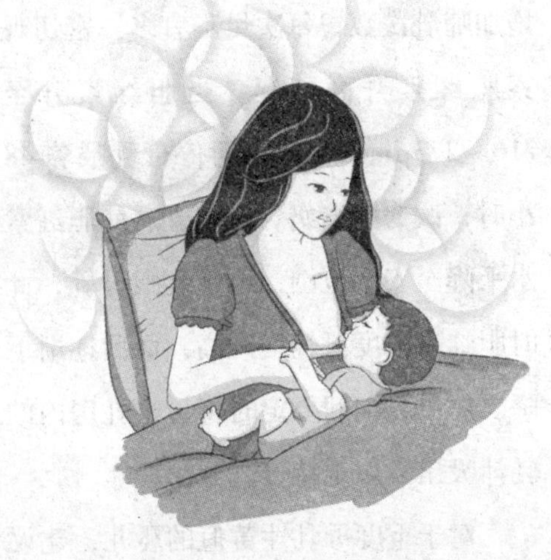

不要急着给新生儿加奶粉

初乳量虽然少，但对正常的新生儿来说已经足够了。妈妈不要怕新生儿吃不饱，急着给新生儿加喂奶粉。因为喝奶粉比吸吮母乳更省劲儿，而且新生儿不再饥饿、口渴，可能就不愿意再吸妈妈的乳房，也就得不到初乳，很可能增加患腹泻和其他感染的可能性，特别当人工喂养的食物受到污染时。更为严重的是，用奶瓶喂养会使新生儿产生乳头错觉，变得不会吸妈妈乳房中的乳汁。新生儿吸吮不够，妈妈的乳房缺少刺激，需要更长的时间才能下奶，或下奶后乳房因未被吸空而肿胀或患乳腺炎，因此导致母乳喂养失败。

母亲无奶或有病可人工喂养

人工喂养是一种不得已的办法。只有母亲确实无奶或因病（如结核病、急慢性传染病或患严重贫血症等）不能喂奶时，才能采用人工喂养。

1. 代乳品的选择

人工喂养一般通用的代乳品是配方奶粉，配方奶粉即将牛奶经过制备，改良其中蛋白质、脂肪、糖的成分，使其与人乳的成分接近；并加入多种维生素、铁及微量元素，使其更适应婴儿的消化功能及营养需要。如果当地产有奶粉，在包装的口袋或罐上都有其配方、用法、保存期限、出厂日期等的说明，

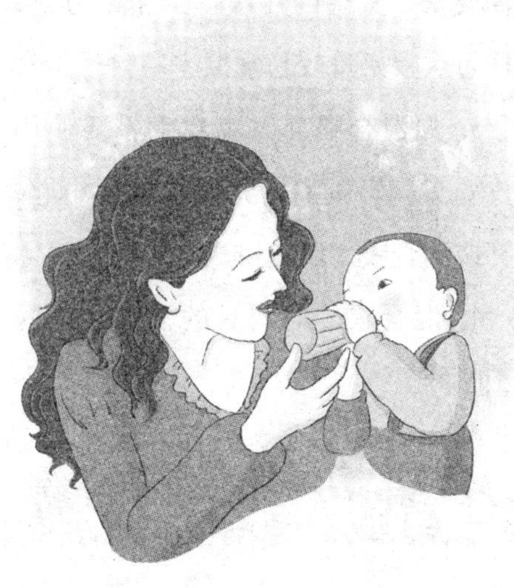

可以按其说明使用。

2. 人工喂养中几个应注意的问题

（1）注意用具的清洁和消毒。所有人工喂养的用具，每天都要洗刷干净后煮沸或放在消毒锅中消毒。

（2）注意奶嘴的孔不宜过大也不宜过小。孔的大小可随婴儿的月龄增长和吸吮能力的强度而定，新生婴儿吸吮的孔不宜过大，随月龄增加乳头孔可以加大一些。每次喂奶最好让宝宝在10～15分钟内喝完，目的是使每分钟进入胃内的奶量比较适当，这样，奶与胃液充分调和起来，容易消化。如果孔过小，吸起来很费力，婴儿就不愿意吸奶瓶了；孔过大，容易吃呛，所以奶嘴孔的大小要合适。

（3）注意喂奶时手持奶瓶的姿势要正确。要让奶嘴中灌满奶液，这样可以避免空气吸入。若持瓶姿势不正确，婴儿吸奶时连同空气一起吸入，会引起小儿胃部膨胀，易导致溢奶，影响婴儿生长发育。

（4）逐步养成定时定量喂养的习惯。定时定量喂养能使婴儿养成良好的生活习惯，有利于生长发育，也有利于父母的工作。定时和定量是相对的，一般两个月以上的婴儿可以3～4小时喂一次奶，定时并不是差一分钟也不行；定量，根据婴儿的月龄对奶量有一定的要求，但这仅供参考，多数婴儿可以这样做，但个体总有差异，量的大小不可能完全一致，还有少数婴儿生长过快或过慢就不能按此而行，还应视具体情况而定。

混合喂养的方法

混合喂养是指如母乳分泌不足或因工作原因白天不能哺乳，需加用其他乳品或代乳品的一种喂养方法。它虽然比不上纯母乳喂养，但还是优于人工喂养，尤其是在产后的几天内，不能因母

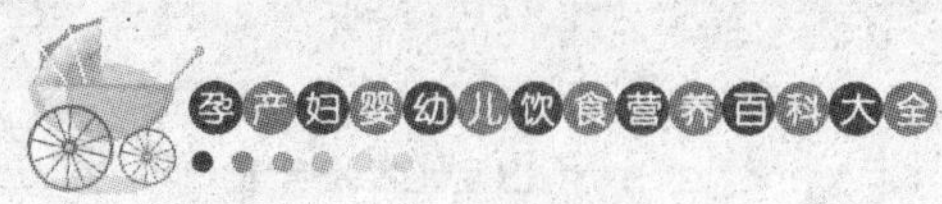

乳不足而放弃。

1. 混合喂养时，应每天按时母乳喂养，即先喂母乳，再喂其他乳品，这样可以保证母乳分泌。但其缺点是因母乳量少，婴儿吸吮时间长，易疲劳，可能没吃饱就睡着了，或者总是不停地哭闹，这样每次喂奶量就不易掌握。除了定时母乳喂养外，每次哺乳时间不应超过10分钟，然后喂其他乳品。注意观察婴儿能否坚持到下一次喂养时间，是否真正达到定时喂养。

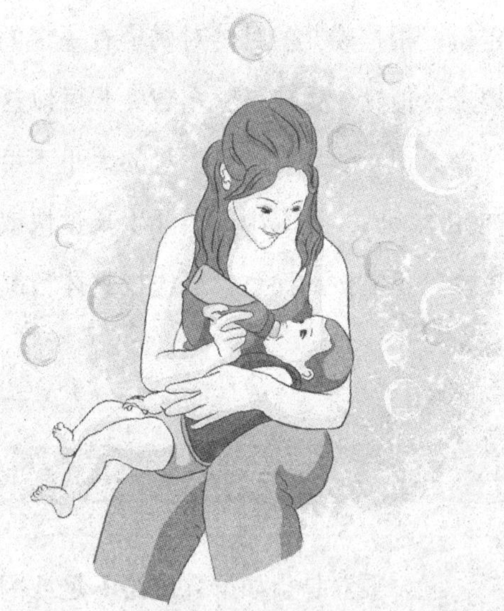

2. 如母亲因工作原因，不能白天哺乳，加之乳汁分泌不足，可在每日特定时间哺喂，一般不少于3次，这样既保证母乳充分分泌，又可满足婴儿每次的需要量。其余的几次可给予配方奶，这样每次喂奶量较易掌握。

3. 如混合喂养，应注意不要使用橡皮奶头、奶瓶喂婴儿，应使用小匙、小杯或滴管喂，以免造成乳头错觉。

4. 混合喂养时奶具的消毒办法同人工喂养。

宝宝的奶瓶该怎样消毒

奶瓶喂养比较方便，但应注意奶瓶、水瓶的消毒和保存。选择奶瓶的原则是内壁光滑，容易清洗干净，煮沸消毒不易变色或变形，带奶瓶帽。奶瓶的个数最好与宝宝每日喂奶、喂水的总次数相等。因为对于小宝宝来讲，奶瓶、奶嘴的彻底清洁与消毒很重要，若准备的奶瓶、奶嘴太少，每用过一个、两个就需要彻底消毒准备下次用，这样一天就要消毒许多次奶瓶。多备几个奶瓶、奶嘴就可以减少许多麻烦，并可集中彻底煮沸消毒。

在对奶瓶进行消毒前，应先用冷水冲掉残留在奶瓶、奶嘴里的奶，再把奶瓶、奶嘴放在温水中用奶瓶刷将其内部刷洗干净，然后，使刷毛位于奶瓶口

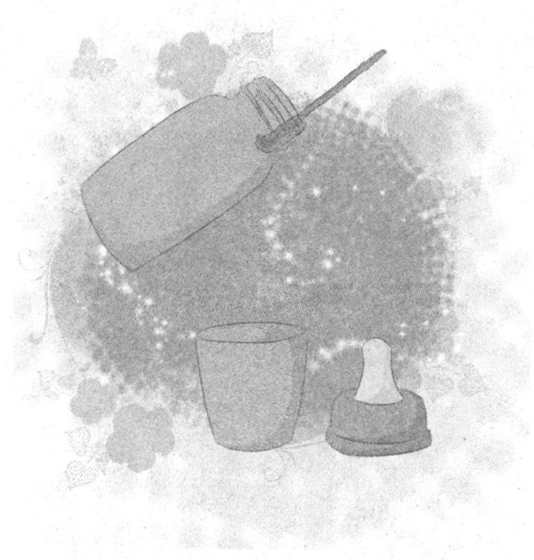

处，旋转刷子，彻底刷洗瓶子内口；然后抽出刷子，洗刷瓶口外部螺纹处和奶嘴盖的螺纹部；最后，用毛刷尖部清洗奶嘴上边的狭窄部分。把洗过的奶瓶、奶嘴用清水冲洗干净，放入消毒锅内蒸5分钟左右备用。有条件的家庭可把备用的奶具放在消毒柜中。

防止新生儿打嗝、吐奶

新生儿在喂奶前哭闹，或吃奶时常常会把空气吸进胃里，所以在喂奶后经常打嗝，有时随着嗝会把奶带出来。为避免这种情况，在喂奶前尽量不要让新生儿哭太长时间，吃奶时乳头或奶嘴要填满新生儿的口腔，避免新生儿吸入太多的空气。喂奶后还要帮助新生儿打出嗝，将胃里的空气排出。

具体方法是：妈妈用一只手托住新生儿的头及后颈，另一只手搂住新生儿的后腰及屁股，让新生儿趴在妈妈的身上，头扶靠着妈妈的肩。这时候，托新生儿头的手就可往下移至新生儿的后背，用手掌轻轻拍新生儿的后背，直到新生儿打出嗝。需要注意的是，妈妈给新生儿拍嗝的手后掌部不要离开新生儿，以防新生儿后倾。

新生儿的胃呈水平状，贲门松弛，喂奶后稍稍活动就会出现吐奶、溢奶的情况。所以，喂奶后除拍嗝外尽量不要让新生儿过多地活动，如洗澡、换尿布等都应在喂奶前完成。为避免发生意外情况，喂奶后最好让新生儿右侧卧位睡觉，便于胃内容物从右侧的幽门进入十二指肠，也可以防止吐奶或溢奶呛入气管或流入耳道。可在新生儿背后垫上一个枕头或小被子固定其体位。

母乳喂养儿需要喂水吗

完全吃母乳的婴儿，如果体重增长良好，情绪饱满，不用喂水，因为母乳中含有 70% ~80% 的水分，已足够婴儿机体一般情况下的需求。如果天气热，室温过高，婴儿出汗多，并伴有烦躁不安，经常哭闹，这时可以适当喂一些水。

早产儿的喂养

妊娠 28 ~37 周娩出的新生儿为早产儿，体重为 1.0 ~2.49 千克。我国大约有 5% ~15% 的新生儿属于早产儿。早产儿身体的各个器官发育不够健全，非常羸弱。大约 15% 的早产儿夭折于新生儿期，即或存活下来也容易产生很多健康问题。

1. 母乳是早产儿的最佳选择

对早产儿最好进行母乳喂养，因为早产妈妈的乳汁中所含的各种营养物质和氨基酸较足月分娩的妈妈多，能充分满足早产儿的营养需求，更利于早产儿的消化吸收。早产儿吃母乳不容易发生腹泻和消化不良等疾病，还能提高免疫力，对抗感染有很大帮助。

2. 把握好开始喂奶的时间

一般在生后 6 ~12 小时开始喂糖水，24 小时开始喂奶。

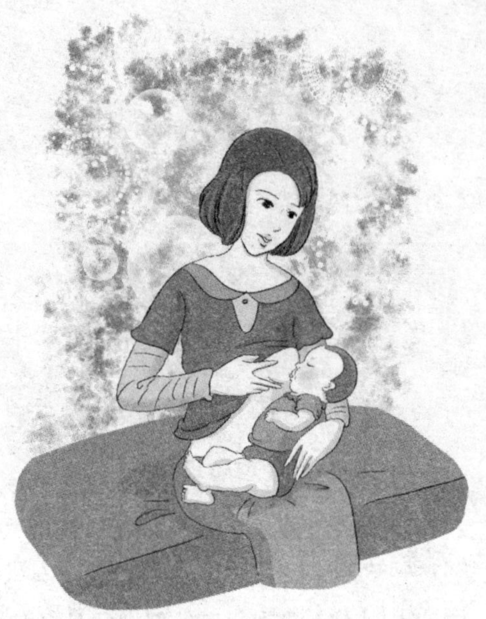

3. 掌握正确的喂养方法

早产儿除了消化和吸收能力不如足月新生儿以外，吸吮和吞咽能力也差，常常无力吃奶或不会吃奶。早产儿的胃容量极小，有时多喂儿口奶就会因漾奶呛入肺中而夺去脆弱的生命。因此，喂养早产儿要十分细心，掌握科学的方法非常重要。

有吸奶能力、体重在 1.5 千克以上的早产儿，如果一般情况好可以直接吃母乳。一开始每天吃 1 ~2 次，每次 5 ~10分钟，第一次喂 2 ~3 分钟。若早产儿无疲劳现象，可以逐渐增加喂奶时间和次数。吸吮能力差的早产儿，可把母乳挤到奶瓶里，用奶瓶、小勺或滴管喂。

不要让早产儿平躺着吃奶，应采取侧卧位，左右交替侧卧，这样可以使早产儿两侧肺部都能很好地扩张，还可以通过变换体位改善血液循环。更重要的是，婴儿侧卧位吐奶时不容易呛咳，能避免呕吐物吸入气管，引起吸入性肺炎或窒息。

对于无法进行母乳喂养的早产儿，一定要选择专门设计的早产儿配方奶粉。这样的配方奶粉总蛋白低，乳清蛋白和酪蛋白的比例为70:30，而总热量比一般的配方奶粉要高，有利于早产儿消化吸收和增加体重。当早产儿的体重达到2.5千克时应更换婴儿配方奶粉。体重2千克左右的早产儿可以每3小时喂一次奶，体重2千克以下的早产儿每2小时喂一次奶。

计算奶量可以参考下列公式：

最初10天以内：每日喂奶量（毫升）=（婴儿出生实足天数+10）×体重（千克）/100。出生10天以后：每日喂养量（毫升）=1/5～1/4体重（千克）。

怎样喂养早产儿

怎样喂养早产儿是很多早产妈妈非常关心的一个问题，到底早产儿能不能用母乳喂养，应该怎样喂养都是人们关心的话题。

实际上，用母乳喂养早产儿不但是可能的，而且是十分必要的。早产儿因为过早地离开母体来到人间，各方面的发育均未成熟，出生后必须加快生长发育，才能赶上正常足月产婴儿。早产儿的大脑发育较足月产儿迅速，体重增长也比足月产儿快。当足月产儿满12个月时，体重增长才是出生体重的3倍，而早产儿在6个月时体重已达到同样水平。为满足身体发育的需要，早产儿应

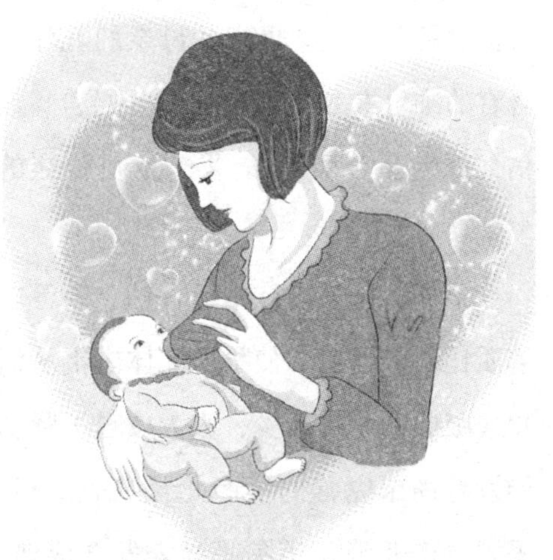

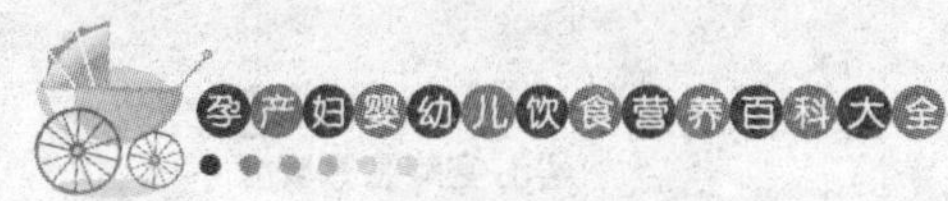

摄取更多的营养。那么营养从何而来呢?

母乳的营养成分和分泌量不仅随婴儿不同月龄的生理需要而改变，同时对不同胎龄的婴儿其营养成分也有所不同。早产儿的母亲会本能地分泌特殊的乳汁来满足其过早出世婴儿的需求。为保证早产儿快速生长发育，其母亲乳汁中所含蛋白质要比足月儿母亲乳汁中蛋白质的含量高 80%，而且蛋白质为溶解状态的乳清蛋白，妈妈的乳汁中还含有帮助消化的蛋白酶，所以早产儿吃妈妈的奶，蛋白质最容易被消化、吸收和利用。

早产儿母亲乳汁所含的不饱和脂肪酸、乳糖和牛黄酸等大脑发育所必需的原料都比配方奶粉高，为早产儿大脑发育提供营养保证。早产儿母亲的乳汁所含有的维生素 E 的量也比配方奶粉高数倍，维生素 E 可减少早产儿硬肿症的发生。

早产儿母亲乳汁中所含钠、钾等电解质比例较适当，使早产儿体内不易消化、吸收的废物较少，大大减轻了肾功能发育尚未完善的早产儿肾脏的负担。另外早产儿消化道黏膜尚未发育成熟，对奶粉很容易发生过敏现象，母乳则无此弊端，由此可见早产儿唯有吃自己母亲的乳汁才能获取生长发育所需要的全部的、最适宜的营养。这种乳汁优于足月儿母亲的乳汁，更优于牛奶。可惜的是过去人们都不了解早产儿乳母乳汁的优越性，常以各种借口不让母亲哺喂自己的早产儿，如早产儿吸吮能力差，体温过低，易患病，需要与母亲分开进行特护等。因此，早产儿往往吃不到母乳。

不过，目前这种观念已经发生了明显的变化，在医院里，医护人员会千方百计地让早产儿吃上自己母亲的奶。当早产儿不会吸奶时，在尽量刺激其吸吮反射的同时可以将母亲的乳汁挤出来，用滴管或鼻饲管喂给早产儿吃。一旦早产儿有了吸吮能力，就应该尽量让早产儿吸吮母乳。

哪些早产儿要延迟开奶

我们知道，尽早给早产儿喂奶，可以防止低血糖，缩短生理性体重下降的时间，并且促进胃肠道成熟。但是，有些情况是不适合早期喂养的，比如：

1. 新生儿曾有过宫内窘迫和窒息；

2. 新生儿呼吸困难；

3. 新生儿正在使用呼吸机、有可能导致缺血和缺氧。

这样的情况下，可能出现胃肠道功能障碍，食物不易消化，容易引起肠道感染和坏死性小肠结肠炎。

还有些情况也不宜早期喂养，如动脉导管未闭，使用消炎痛药物时，患有败血症时，还有脐动脉插管及换血术后24小时内都应该控制喂奶。

对于这类情况，父母也不必担心，医院可以采用肠道外营养，也就是静脉高营养法，可以将早产儿所需的营养物质，直接从静脉注入体内，以满足所需的营养素，如葡萄糖、氨基酸、脂肪乳以及维生素类等。待这些并发症缓解后，可以开始或继续喂养。

为什么早产儿会喂养不耐受

喂养不耐受是早产儿最常见的喂养问题，也称喂养困难。早产儿出生前，其营养素的来源完全依赖母体输送，出生后情况转变，必须通过自己的胃肠道摄取了，但早产儿的胃肠动力的发育与胃肠的消化、吸收功能可能还暂时不能适应这一转变。妊娠25～30周的早产儿肠蠕动的幅度较低，无规则节律、压力杂乱；妊娠35周才会形成能推进食物的复合波群，并且这种波群是随胎龄的增加而增加的。

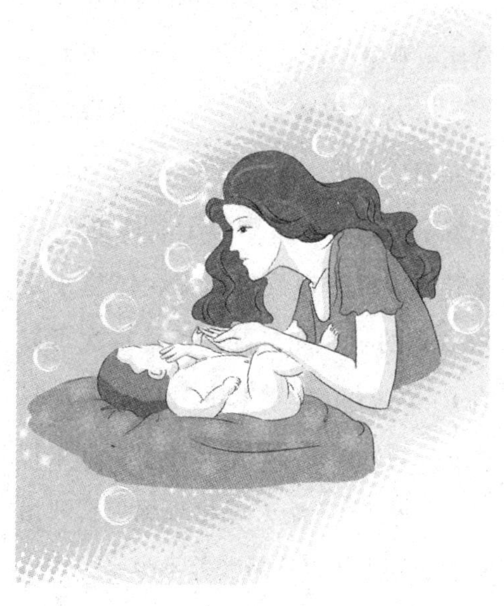

早产儿，尤其伴有窒息、硬肿症、感染的早产儿都可导致胃肠动力障碍，出现喂养不耐受。所以，母亲在给早产儿进行喂奶时应该密切观察有无不耐受喂养的情况。早发现、早处理，不仅可以防止早产儿营养缺乏症，还可以防止胃肠道的严重并发症如坏死性小肠炎的发生。

如何判断早产儿喂养是否耐受

早产儿是否能耐受喂养，是早产儿喂养中的重要问题，只有正确判断喂养出现的问题，才能保证早产儿的营养和生长发育。所以，在早产儿喂养中应非常注意观察，主要察看以下几个方面：

1. 观察胃残留量：对于用胃饲管喂养的早产儿，每次喂养前要先抽取胃中残余奶量，正常为每千克体重 0 ~2 毫升。正常的胃残留量是，体重小于 1200 克的早产儿，胃残留量每次可以有 1 ~2 毫升；体重 1200 ~1500 克的早产儿，胃残留量可以有 2 毫升。如果胃残留量在 2 ~3 毫升或出现绿色胃残留物时，还不足以诊断喂养不耐受，可以继续喂养。若胃残留量大于上次喂奶量的 25%，则要考虑减少奶量。超过正常量时，应减量或停喂一次。

2. 频繁呕吐（每天大于 3 次），要开始将喂奶时间延迟，或者酌情不增奶量、减少奶量（超过 3 天）。

3. 观察腹胀：判断腹胀，可以用测量腹围的办法，但要固定测量部位和时间。一般当腹围增加 1.5 厘米时，应减量或停喂一次。

4. 血便或大便潜血，提示有肠道感染或坏死性小肠结肠炎，应停止胃肠喂养。

如何防治早产儿喂养不耐受

凡是影响胃肠动力的因素均可造成早产儿喂养不耐受，喂养不耐受不仅会影响胃肠喂养，还可能妨碍早产儿的生长发育。早产儿消化道动力不仅与妊周有关，也有个体差异，所以应根据个人情况调整喂养方案，使消化道动力处于最佳状态，以避免喂养不耐受发生，主要措施有：

1. 合理喂养：一般早产儿体重越小，越容易出现喂养不耐受，体重在 1000 克以下的早产儿，如果没有合并症，尽可能不要禁食，可采用肠道微量喂养法。少量的奶汁喂养，对胃肠道有生物刺激作用，可提高早产儿的胃排空率，改善对喂养的耐受性，要尽可能在短时间内达到完全肠内喂养。

可每次从 1 毫升开始，每小时 1 次，如胃里没有残留奶后，可以加奶，加奶量也是从 1 毫升开始加起，这种方法虽然不能给足早产儿所需的全部营养素，但可以促进胃肠的发育，增加胃肠道的耐受，比让他完全禁食要好。

2. 母乳喂养：尤其是早产儿的母乳，比早产儿的配方奶更容易被消化和吸收，选用母乳可以减轻早产儿的喂养不耐受。

3. 根据呕吐、腹胀、胃残留奶情况，调整喂养方案：当胃内残留奶量约为上次喂奶量的1/3时，则将残奶液再注回胃内，再将奶量补至预计给予量。可待病情稳定，腹胀减轻后，再恢复喂养；如症状不缓解，可以禁食，禁食期间可以用静脉补充营养，当早产儿不耐受症状减轻后，可逐渐增加奶量。

4. 注意奶汁浓度：乳汁浓度对早产儿的胃肠道动力有一定的影响，高浓度的奶和高热卡对肠道动力有抑制作用，早期喂养早产儿，可采用2:1或3:1的奶喂养，随出生的日龄增加，早产儿胃肠道适应后，再改为全奶。

5. 进行抚触按摩：腹部的抚触按摩可增加早产儿胃肠动力，加速胃肠排空，诱发胃肠激素的分泌，促进消化道动力，有利于提高早产儿喂养耐受性，促进早产儿的生长。非营养性吸吮也可加快早产儿吸吮反射的成熟，调节胃肠肽水平，增加胃动力。可以让宝宝吸吮空奶头，以促进胃肠发育。

6. 适当使用药物：促进胃动力的药物也可以帮助促进早产儿的喂养耐受，如多潘立酮（马丁啉）为多巴胺受体拮抗剂，可促进胃排空，增强胃十二指肠运动，协调幽门收缩，增强食管蠕动和下食管括约肌的张力。但早产儿的血脑屏障发育不成熟，多潘立酮可能会引起锥体外系症状，应在医师指导下使用，使用剂量不宜过大。

7. 斜坡俯卧位：采取头高脚低，呈20度角的斜坡式俯卧位。这种体位可以促进胃排空，能改善早产儿消化功能，但如不注意看护，容易引起早产儿窒息。

8. 仔细观察合并症：对于有合并症的早产儿，如窒息、硬肿症、心肺疾病、使用过呼吸机，更容易出现喂养不耐受，所以对这样的早产儿进行喂养时应慎重，可以从微量喂养开始并注意观察，一旦有喂养不耐受表现，应马上禁食。

早产儿每日需要多少奶量

早产儿胃容量较小，胃肠功能较弱，但对营养的要求比较高，了解他每日每次吃多少奶比较重要，因为一次喂奶量太多，容易引起呕吐或消化不良；如果喂奶量太少，能量不足会影响其生长发育。那么，作为父母应该知道多少奶量才适合自己的宝宝呢？

1. 首先要知道自己的宝宝每日需要多少热量，还要了解所用的奶中所含的热卡大约是多少。可根据宝宝的体重，计算出所需的奶量，如早产儿生后第一天，每千克体重一般需要热卡 50 卡，也就是至少应每千克体重 50 卡，才能维持生命。如果早产儿配方奶每 100 毫升含有 80 卡，那么，2000 克的早产儿应喂多少奶呢？计算结果表明：2000 克（2 千克）的早产儿，每日至少需要 100 卡热量，由此推算出早产儿每日需要 125 毫升的奶量。

2. 根据早产儿的正常胃容量，计算所需的奶量：体重 1 千克的婴儿，胃容量约有 5 毫升，体重 2. 5 千克婴儿的胃容量可达到 12 ~ 15 毫升。按千克体重计算，开始奶量可为每千克体重每次 2 ~ 4 毫升，以后每天每次每 1000 克体重增加 1 ~ 2 毫升，那么，生后第 3 天，总奶量在 110 ~ 120 毫升，以后可控制在 130 ~ 140 毫升。

3. 可以直接参考一些他人的喂养经验。

4. 按公式可以计算出出生 10 天内早产儿每日哺乳量（毫升）为（婴儿出生实足天数 + 10） × 体重(克/100)，10 天后每日哺乳量（毫升） = 1/5 ~ 1/4体重（克）。

5. 一般情况下每日加奶 5 ~ 10 毫升，每日增加奶量不超过 20 毫升。

6. 如果按上述规定的奶量不能一次吃完，或者新生儿胃内有奶的残留，应根据情况调整喂奶量。若宝宝喂奶总量小于 1/2，或者胃残留量大于所需量的一半，就有可能会出现脱水现象，长期喂养不足，可能导致新生儿营养不良，应予胃肠外补液。

7. 每个早产儿有一定的个体差异，而且还会伴有不同的合并症，同时奶量也是随着体重不断增长而不断增加的，所以，任何方法计算出的奶量都是理论上的，母亲要考虑宝宝实际能吸收消化多少奶，不足的部分，应该尽量用其他方法补充。

什么样的牛奶浓度适合早产儿

奶的浓度对于早产儿的吸收也是很重要的，并不是浓度越高，营养价值越高。高浓度的奶，虽然蛋白质含量高，但不容易消化，而且成高渗状态，容易引起坏死性小肠结肠炎。市售的全脂奶粉或强化奶粉均含有较多钠离子，如不适当稀释，可使钠摄入量增高，给新生儿血管增加负担，使血压上升，可引起毛细血管破裂出血、抽风、昏迷等危险症状。强化奶粉补充了加工制作中损失的维生素与牛奶中容易缺少的一些营养元素，但更应加以稀释，才能适用于早产儿食用。一般新生儿年龄越小，奶浓度应该越低。

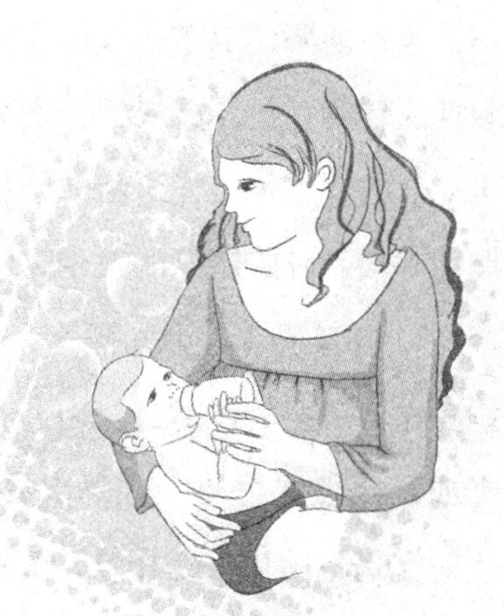

每天应该给早产儿喂多少次奶

虽然早产儿吸吮力差，吞咽功能与呼吸功能不协调，乳品喂养过早容易引起吸入性肺炎甚至是窒息，但早期开始喂养，可减少蛋白质分解代谢，缩短生理性体重下降的时间，还可以防止患低血糖症、高胆红素血症。早期胃肠喂养也可以增进早产儿的胃肠发育，增加胃肠道蠕动，促进食物的消化和吸收。

1. 开始喂养时间：大多数早产儿出生后 24 小时内如出现肠鸣音，表明肠蠕动已开始，便可以开始肠道喂养。采用早期喂养，一般在生后 2～6 小时开奶，但如有窒息、使用呼吸机、腹主动脉插管、动脉导管未闭和败血症等情况，可适当推迟喂养时间。

2. 为适应早产儿胃容量小，而营养需要量又多的矛盾，喂奶应遵循少量多次的原则，体重越小，哺乳次数宜越多，一般体重在 1500 克以下，每小时喂 1 次；1501～2000 克每 2 小时喂 1

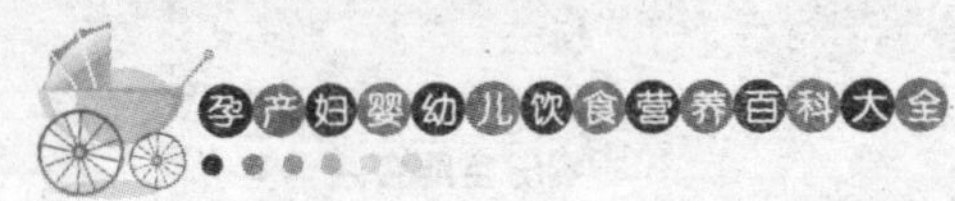

次；体重在2001～2500克，每3小时喂1次。一般初生3～4天，每次喂奶的量不宜太多；在最初几天或几周，新生儿肠道可逐渐增加耐受力，随着喂奶量的逐渐增加，肠道外营养可以逐渐减少。

人工喂养早产儿如何进行

所谓的人工喂养，就是除了母乳喂养的其他喂养方法，早产儿的人工喂养方式可有多种，一般要根据早产儿的出生体重及吸吮、吞咽能力来确定，合理选择喂养方式也是保证营养的重要环节。如吸吮、吞咽不协调的早产儿，过早选择经口喂养，容易引起呛咳、呕吐以及胃反流；如果有能力自己吃奶，而选择胃管喂养，可能会影响宝宝的吃奶的本能。所以喂养方法最好根据早产儿不断发育的胃肠道功能，来进行转变。那么，该如何喂养没有母乳的早产儿呢？

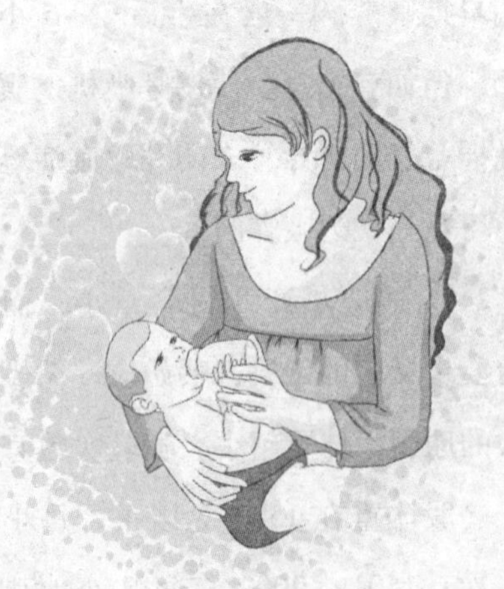

1. 经口喂养：体重2000～2500克的患儿，吸吮、吞咽不协调的宝宝，应尽量选择经口喂养，如用小勺、量杯、奶瓶或滴管进行喂养。暂时没有母乳，临时选择经口喂养，尽量不要用奶瓶喂奶，最好采用带有刻度的量杯或滴管进行喂养，因为奶瓶喂养，可以给宝宝造成乳头错觉，而小勺喂养又不容易准确计算奶量。

2. 间歇胃管喂养：小于1500～2000克的早产儿，吸吮和吞咽功能尚不成熟，也不能协调工作，可以经口腔或鼻腔插入胃管。但经鼻喂养，常会影响新生儿通气，增加其气道阻力，易导致周期性呼吸和呼吸暂停的发生，因而常选择经口胃管喂养。可间隔1～2小时喂奶一次。喂奶的注射器要用高压灭菌消毒或一次性注射器，且每次更换，每次注射完奶，用0.5毫升温开水冲洗胃管，防止留于胃管的奶汁变质，引起肠内感染。当患儿吸吮和吞咽能力成熟后，应尽早改为经口喂养，拔管前可先经口试喂1~2次。

3. 持续胃管喂养：这种喂养方式适用于1500克以下，反应能力较差，无吞咽、吸吮能力，胃中容易有奶残留的患儿，或间歇喂养易出现呼吸困难或有缺氧表现的患儿。可用10毫升注射器按需要量取奶汁，放置到输液泵上，通过连接导管接入胃管输奶，每小时为1~5毫升。每天的奶量要均匀滴入，每8小时换一次奶瓶，24小时更换一次输液器。当患儿反应能力及病情好转，无胃反流或潴留现象时，可改为间歇胃管。

4. 肠内微量喂养：这种喂养方法有助于促进新生儿肠动力成熟，并能改善对喂养的耐受，可以促进其胃肠动力的成熟。早产儿在生后24小时内可给予间断管饲喂养。奶量：体重小于1500克的，开始每次1毫升，每2小时1次，每次增加1~2毫升；体重大于1500克的，开始每次2毫升，每2小时1次，每次增加2~3毫升。对腹胀、呕吐、胃内残留超过上次奶量1/3者，要停喂1次。

5. 胃肠道外营养：也称静脉高营养，就是通过静脉将全部营养素供给宝宝，这种方法主要针对体重在1000克以下的极低体重儿，吮吸力差，吮吸与吞咽功能不协调，咽反射差，胃食管括约肌功能不全，肠道酶浓度低、肠蠕动弱，胃容量小等不能耐受胃肠喂养的新生儿。注意待胃肠道功能成熟后，要改为胃肠道喂养。

早产儿喂养的注意事项

刚出生的早产儿生存能力很差，需要进行特殊护理，由于早产儿的吸吮能力较差，故需用鼻胃管进行喂养，如仍有困难，可改用全静脉或部分静脉高营养液。

早产儿第2周时，生活能力有了较大的提高，而出生体重较重的早产儿，此时喂养已经不会有困难了。早产儿最好用母乳喂养，如果母亲的乳汁已经很少或几乎没有了，则母乳喂养就会有一定的难度，不过妈妈还是不要放弃，不要丧失信心，坚持让宝宝吸吮，经过努力许多妈妈的乳汁是可以增多的。对于母乳一时不能满足宝宝的情况下，可以采取混合喂养，然后过渡到母乳喂养。如果由于种种原因，的确不能母乳喂养的，只好采用人工喂养。此时的早产儿每天每千克体重需要能量100千卡，第2周的早产儿仍然要喂2:1的稀释牛奶，同时要对牛奶进行消毒、加糖和稀释，奶具的消毒更应该特别注意。早产儿满1周、最迟2周后，应添加维生素A、维生素D（浓缩鱼肝油），主要是为了促进钙的吸收，一般的鱼肝油滴剂，每日可滴4滴，也可以选用维生素AD混合胶囊。

从第3周到满月，早产儿每天每千克体重需要能量120～140千卡，这个时期的早产儿可以继续喂早产儿配方奶粉。

满月后的早产儿，如能存活下来，则基本上不会再有喂养的困难了。但早产儿应额外补充更多的维生素制剂和铁剂，因为早产儿更容易引起各种维生素的缺乏和贫血等营养性疾病。人工喂养的早产儿应经常调整牛奶的进食量，以满足宝宝的需要，有条件的，可在儿童保健医生的指导下进行喂养。

如何发现早产儿喂养问题

早产儿喂养的问题也是由于其胃肠功能不成熟所致，常发生在喂养的前后，如呛奶、吐奶、腹胀、胃残留等，这些问题的早期发现和及时处理，可以减少新生儿喂养不耐受的发生，促进其生长发育。

1. 喂奶时首先要注意有无呛奶和吐奶，早产儿生后3～6小时，开始喂奶前，可以先喂点温开水或5%葡萄糖水，如1～2次后，发现吮吸有力，无呛奶、吐奶、腹胀，即可开始喂奶。

2. 判断喂养是否足够。一般来讲，新生儿体重不增，表明喂养不足，所以应该给早产儿每日测定体重。早产儿的吸吮能力和胃容量均有限，直接母乳喂养的早产儿，摄入奶量是否足够不易估计，可按需哺乳，应该定时测体重。体重较低的早产儿应每日或隔日测体重以计算摄入量，并根据体重增长来判断摄入奶量是否足够。

3. 喂养前后要观察腹部情况，一般喂奶前后新生儿腹部会有一定的变化，喂奶后腹部会隆起。但要注意喂奶前腹部如有明显的隆起，要测腹围，确定是否有腹胀，如果腹围较前增加15厘米，就表明有腹胀，应更改喂养计划。出现这种情况要详细查体，若体检正常，首先要更改喂养计划，可暂时停喂1~3小时；如果下次喂奶时仍有这种情况，需拍腹部平片，观察胃管位置，并排除坏死性小肠结肠炎的可能性。若腹平片正常，则可继续喂养，但奶量要相应减少。

4. 胃残留：用胃管喂养的早产儿，每次注奶前，应回抽胃液，观察是否有胃残留，并根据胃残留的情况，调节下次注奶量。

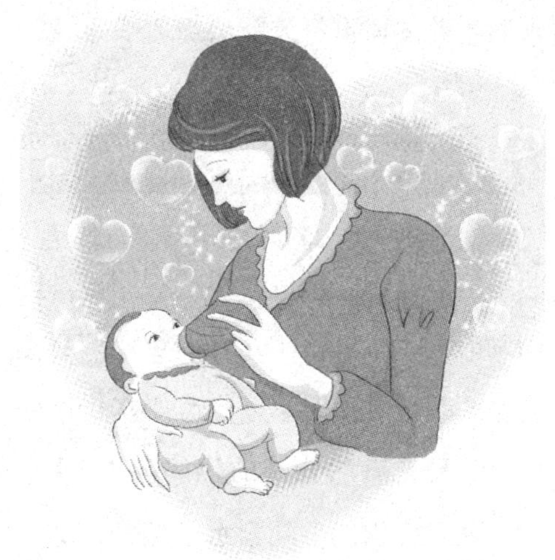

足月低体重儿的喂养

合理喂养是提高低出生体重儿存活率的关键，合理喂养可以不影响低出生体重儿体格及智力的发育，防止新生儿发生低血糖、低血钙及高胆红素血症，减少新生儿自身蛋白分解和酮尿症发生的机会，缩短新生儿生理性体重下降的时间。

母乳是低出生体重儿的最佳营养来源，尤其是早期足量的喂养。一般是在出生后4~6小时开始试喂，以随饿随喂为原则。

出生体重在2千克以上的新生儿，一般可以直接喂母乳或用奶瓶喂养；出生体重不足2千克或有其他问题的要用鼻饲。

若因母乳不足或某种原因不能喂母乳，需混合喂养或人工喂养时，代乳品的选择是很重要的。最好选用专门为低出生体重儿及早产儿配制的配方奶粉，注意蛋白质要以乳清蛋白为主，能减少代谢性酸中毒或乳凝块儿；脂肪中要以长链或中链脂肪酸为主，以便能适合低体重儿低胆盐的消化功能；渗透压不应过高，若过高，则易发生坏死性小肠结肠炎。

人工喂养的奶量一般是100~160毫升/日/千克，但新生儿的个体差异很大，不能千篇一律，要根据低出生体重儿自身的需要量及耐受情况而定，以保证新生儿的体重每天能增加25～30克。

剖宫产婴儿的喂养

研究发现，剖宫产术后产妇泌乳的始动时间，也就是胎儿娩出至产妇自觉乳胀、挤压乳房时第一次有奶水排出的时间，要比自然分娩的妈妈晚近10小时，而且体内的催乳素水平偏低，加之术后的体位限制、疼痛、心理因素等，所以，产后母乳喂养失败的风险高于自然分娩的妈妈。那么，剖宫产的妈妈如何成功进行母乳喂养呢？

1. 尽早给新生儿哺乳

泌乳是一个复杂的生理过程，催乳素在泌乳的启动和维持乳汁分泌中起重要作用，频繁吸吮乳头及乳房的排空，是促进催乳素分泌的重要因素。初乳中能够抵御外界病毒、细菌的侵袭的免疫蛋白含量最高，以后逐渐下降，所以产后尽早哺乳是促进新生儿生长发育和保障母乳喂养成功的关键。

新生儿出生后20～50分钟吸吮反射最强，如能在此期间充分有效地实施“三贴”，即产妇与新生儿胸贴胸、腹贴腹、新生儿口腔贴产妇乳房，以及“三早”，即早接触、早吸吮、早开奶，不仅可巩固新生儿的吸吮反射，还可以刺激妈妈的乳头神经末梢，从而引起催乳素的释放，使乳汁提前分泌，提高泌乳量。因此，剖宫产的妈妈应积极采取早接触、早吸吮等催乳措施，及早开奶。

2. 减轻剖宫产切口的疼痛

剖宫产术后疼痛不仅影响产妇的休息和睡眠，而且可能抑制泌乳。特别是术后3天内，腹部切口疼痛是最突出的，会严重影响产妇的活动。这直接导致哺乳姿势受限，影响新生儿对乳头的含接，会使妈妈感到力不从心，甚至失去哺乳的信心。因此，剖宫产的妈妈可以要求医院提供硬膜外镇痛泵。研究表明，术后镇痛对产妇和新生儿都没有不良影响，乳汁中检测不到麻醉药物，因此是安全可行的，对成功喂养有很大的帮助。

3. 缓解紧张情绪

刚刚生完宝宝，产妇几乎都存在不同程度的焦虑、不安、抑郁、恐惧等心理方面的问题。剖宫产的产妇对于手术本身就存在紧张情绪，加之术后疼痛、行动不便及睡眠欠佳、疲劳的影响，以及对于产后角色转换的不适应，心理问题更加突出，更易情绪低落、不知所措，对成功哺乳没有足够的信心。而人体神经内分泌的变化很大程度受到心理因素的调控，不良心理因素会影响垂体分泌催乳素，进而影响乳汁分泌。家人应该给予更多的关心、照顾和鼓励，注意产妇的情绪变化，通过安慰的话语和实际行动帮助产妇解除顾虑，使她感受到初为人母的喜悦，这样有助于乳汁分泌。

4. 选择合适的哺乳姿势

妈妈哺乳时的体位直接影响新生儿口腔含接乳头的姿势，平卧位时乳房显得较平坦，乳头及周围乳晕不易凸出，新生儿不易含住乳头及大部分乳晕，侧卧位也不利于形成好的含接姿势。新生儿的含接姿势不好容易造成妈妈乳头疼痛及皲裂等问题。

坐位哺乳是最佳体位，但剖宫产的妈妈最初几天因腹部切口疼痛，或切口受压和摩擦，多采用半坐卧位哺乳姿势。其实，有一种环抱式坐位哺乳方法比较适合剖宫产的妈妈，不仅舒适方便，而且可以使新生儿有效吸吮。

总之，只要能保持良好的心态，及早哺乳，适当镇痛，采取合适的体位，任何一位剖宫产的妈妈都可以成功进行母乳喂养。

2~3个月

调整哺乳时间

母乳的成分是随着婴儿月龄的增加而不断变化的，一般产后15~30天后母乳进入分泌旺盛期，成分由原来的富含抗体、蛋白质和矿物质转变为富含脂肪，分泌量也由原来的每次18~45毫升、每日总量250~300毫升增加到每日总量500~800毫升，3个月后甚至可达1000毫升。

相应地，随着婴儿胃容量的增加，

即每次摄入量的增加，婴儿出生56天之后可以逐步由每3小时哺喂1次减为每4小时哺喂1次，大致是上午8时、12时，下午4时、8时，夜间12时，共5次。哺喂时间的调整可以让妈妈得到更好的休息，会更有利于泌乳，对职业妈妈也有利，因为可以适当安排一些工作了。

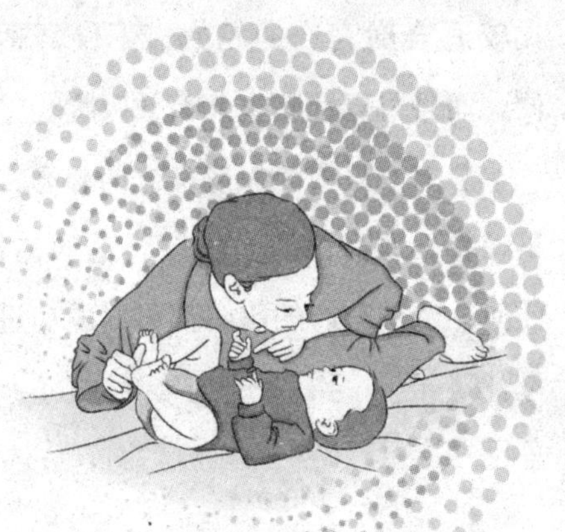

如果产假在家或是全职妈妈，可按早晨6时，上午10时，下午2时、6时，晚上10时的时间安排定时哺乳，这样可以培养婴儿定时睡觉、定时醒来、定时吃奶的好习惯，有利于妈妈休息和自己的生活安排。当然，具体实施时妈妈还可以根据自己和婴儿的具体情况进行调整。另外，妈妈要注意减少晚上哺喂的次数，渐渐地改为到晚上不用喂、让婴儿能一觉睡到天亮，这样母子都可安睡一夜，有利于母子健康。如果婴儿已养成晚上吃奶的习惯，他到时就会醒来哭闹着要求吃奶，不喂他无法再入睡，妈妈就只好起来喂奶。所以最好从2~3个月起就开始逐渐减少夜间哺喂次数，以培养婴儿夜间不吃奶的习惯，以使母子、家人都能安静地睡一整夜。

为什么哺乳时妈妈还得注意自己的饮食

为了能获得足够的热量，妈妈的早餐要丰盛，可吃鸡蛋、稀饭和可口的面包或点心，或吃些鲜奶、豆浆等。要吃含钙、磷丰富的食品，还要吃含蛋白质丰富的食品（蛋、鱼、肉、豆制品等），并多吃含维生素的水果和含矿物质多的蔬菜增加乳汁的分泌。妈妈不但需要大量热量，还需要大量的水分，因为母乳中70%~80%是水分，所以如果可能每天增加一定量的流质食品，这对增加奶量是有好处的。比如，若每天能喝3升流质食品，其中1升最好是奶；一般情况下吃营养食品要注意到荤素搭配，主食要粗细搭配，饮食要多样化，这样可保持乳母、婴儿每日营养的平衡。哺乳的妈妈还应注意以下几点：

不吃带刺激性的食品，如很辣的辣椒、大蒜及洋葱，含过浓的醋的食物等。对带有刺激性又能使人兴奋的饮料、食物，如咖啡、酒、烟等，要有节制，不宜过量，最好避开不吃。乳母遇便秘时，不宜吃泻剂，否则会影响婴儿的消化功能，最好多吃些蔬菜、水果或蜂蜜等以增进肠蠕动、通便。

哺乳妈妈还应关注这样一个问题，就是：哺乳期间，妈妈自己吃什么，宝宝也会吃到该食物中的大部分成分，并有相应的身体反应，如母亲吃青菜大便变软，宝宝也会因吃母乳而大便发软，母亲青菜吃多了，宝宝甚至会拉稀。所以母亲要细心关注宝宝的健康，如发现宝宝拉稀或有内热几天不排大便，便要检查一下自己的饮食，适当予以调整。母亲要注意自己的营养平衡，不要一味只关注饮食中的肉蛋鱼类营养，也要注意荤素平衡，以便使宝宝的机体能得到均衡的养料。

现在大多数人的生活水平提高了，有的母亲在生了宝宝后开始过分关注宝宝的营养，说多吃核桃对宝宝的大脑发育有好处，便每日使劲吃核桃仁；听说鸽子肉有利于宝宝长肌肉，便每日炖吃一只鸽子。其实科学的饮食和营养讲究的是一个平衡，什么东西再有营养，吃多了，破坏了人机体的平衡，效果就适得其反了。而青菜萝卜、粗茶淡饭，只要取之天然，自然也有人体必需的营养在内，也是不可偏废的。饮食多样、注意平衡，才是对宝宝最有好处的。

职场妈妈怎样哺乳

根据我国的政策，一般女性产后应该有 4 个月的产假。但由于社会节奏加快，有些业务紧张的公司会只给两个月假。而对婴儿来说，母乳喂养最好能坚持 10 个月至 1 年，这就势必产生母乳喂养与妈妈工作时间安排上的矛盾。这个矛盾在小城镇较容易解决，因为城市小，路途不远，妈妈可在工作期间或午休时回家哺乳，或由家人抱婴儿到工作场所哺乳。对自由职业妈妈来说也容易解决，因为她可自行调整时间安排。但在大城市的大多数上班族妈妈，从家到单位往返往往要一两个小时，这样做就不可能了。如果这种情况，妈妈要继续

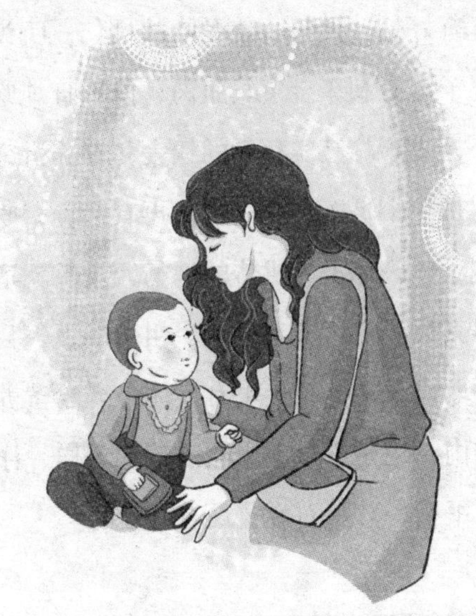

母乳喂养可采取以下措施：

1. 早上出门前和傍晚回家后给婴儿各哺喂1次母乳。

2. 说服单位领导给予方便，尽量不安排须提前到达单位或下班后须延时滞留单位做的工作，尽量不要安排出差、长时间开会等工作。

3. 上午、中午、下午各挤1次奶，装入奶瓶，并设法在单位或附近找到存放奶瓶的冰箱。

4. 下班后将存奶放在保温瓶内带回家，存入冰箱，第二天白天分3次温热后喂给婴儿。

5. 晚上争取能再喂婴儿1次母乳。

6. 为防止溢奶浸湿衣服，要带几块防溢乳垫，几小时后换1块，以保持清洁。

7. 动员家人密切配合，晚上帮助照料婴儿，以使妈妈获得更多的休息，保证泌乳充足。

8. 打算去工作前妈妈仍要坚持母乳喂养，并要打消一些顾虑，例如“我在两个月后不得不去工作，所以我现在应开始用奶瓶喂养”，这是不必要的，完全可以等到工作前的最后一两天再改换奶瓶喂养。

谨慎对待牛初乳制品

正常饲养的、无传染病和乳房炎症的健康母牛分娩后72小时内所挤出的乳汁称为“牛初乳”。初乳有许多重要功能，因而有人期望通过添加牛初乳提高婴儿的抗感染能力。然而即使是牛初乳，其成分也是很复杂的，经低温真空干燥提炼的牛初乳能否直接食用要审慎思考。医学卫生学认为：只有未曾滥用过抗生素、在饲料中不曾添加激素、有完整、正常的健康记录、产犊3头以上的奶牛所分泌的初乳，经过特殊加工工艺处理后才可以供人直接食用。牛初乳毕竟是母牛产犊后3天内的奶，其蛋白质含量及构成、矿物质和维生素含量并不符合婴儿需要，因此不能直接用来作为婴儿的日常主食乳品。但也不排除将牛初乳作为辅食，与普通奶粉配合使用，牛初乳中某些活性成分得以发挥其功能的可能性。此外，有人宣传可用牛初乳替代人乳，并期望用牛乳或配方奶粉取代人乳，这是违反医学常识的，因为人乳所特有的抗病原体的作用是任何人工加工产物所无法替代的。

什么时候给早产儿换奶最合适

尽管早产儿配方奶是早产儿早期很理想的主食，但在适当的时候应该换成普通婴儿奶粉，这不仅是因为早产儿奶粉价格较高，或者购买不方便，而且还

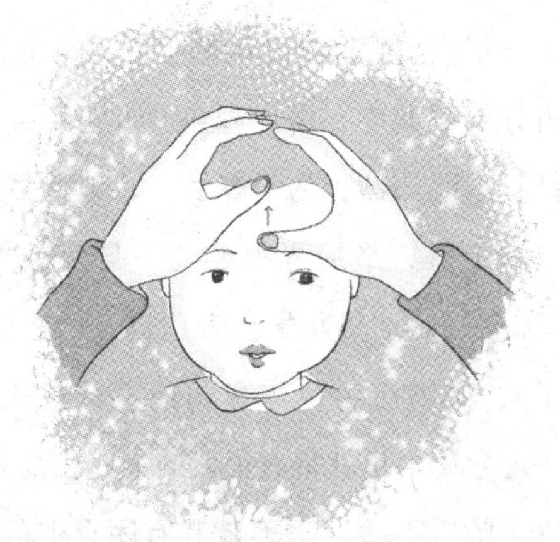

因为随着早产儿的胃肠道功能已趋于成熟，婴幼儿奶粉更有助于宝宝获得全面营养并使胃肠道正常发育。

1. 当早产儿的体重达到3000克以上，其矫正月龄达到了正常足月时，其胃肠消化吸收的功能也已健全，此时可以逐渐给他换喂一般正常婴儿的奶粉。

2. 早产儿换奶过程应渐进和缓慢，每次换一点，约在两周内完全改换过来。这种缓慢的改换过程是早产儿胃肠道适应的过程。换奶的第一天，可先减少一小匙早产儿奶粉，换一小匙新的婴儿奶粉；若两天内宝宝的胃肠没有不良反应，则第三天即可再进行第二小匙的更换，反之若有腹泻，则应立即回复到原来的冲调状况。以如此的速度换奶，约一两周即可完全改换过来了。

3. 在更换奶品的过程中，宝宝可以出现胃肠不适，表现为腹泻，大多是由于奶粉的冲泡浓度不当，一般轻度腹泻，调节一下奶粉的比例即可；如有严重的腹泻，可能会丢失大量的水分和营养素，导致脱水和营养不良，要马上纠正，使宝宝肠胃恢复正常。更换奶粉时，也要注意宝宝有无身体过敏，如身体出现红疹、呼吸道过敏、气管发炎、

咳嗽等现象，如有应停止再喂养这种婴儿奶粉。

4. 有些早产儿，虽然体重已达3000克以上，但仍可能存在慢性肺部病变、心脏功能不佳、胃肠消化不良等后遗症，此时继续喂食早产儿配方奶也是有益的，主要是要关注让早产儿有好消化吸收、含高热量的营养食品，所以换奶时要注意具体情况，不要操之过急。

婴儿为什么会厌奶

很多婴儿都经历过类似的情况，突然间不爱吃奶了，持续的时间有长有短，一般在半个月到1个月之间，也有持续两个月的，这就是我们所说的“厌奶”。厌奶的原因是多种多样的，生病、使用抗生素、内热体质或者是气候（夏季湿热、秋冬上火等）都会导致厌奶，家长要辩证对待，不能一概而论。疾病导致的厌奶称为“病理性厌奶”，要及时治疗疾病，病好了婴儿的饮食也就恢复正常了。

除了疾病之外，导致厌奶的另一个重要原因是婴儿的肠胃在适应新的营养需求，处于吸收转型期，称之为“生理性厌奶”，无须治疗。婴儿3个月前主要以消化吸收奶里的脂肪为主，身高、体重增长很快，这一时期的体形被称为“婴儿肥”；3个月以后，婴儿的身体自动调整，增加吸收奶里的蛋白质和矿物质的比例，这个时候就可以添加铁、锌和维生素丰富的食物了。这样的转型时间段分别是3个月、6个月、12个月，随着时间和吸收营养素比例的逐渐改变，小婴儿会脱去“婴儿肥”，进入幼儿体形阶段，这个时候就会显得比婴儿阶段瘦一些，这属于自然规律，很正常，父母们不要过分担心。吸收转型期对婴儿小小的胃肠和肝肾都是一种挑战，最好让婴儿自己适应，这样激发出来的免疫力非常强。

1. 不要强迫婴儿吃

很多妈妈对婴儿厌奶很着急，千方百计要婴儿吃，可以越急婴儿越不吃，针管、喂药器、勺子等“十八般武器”一一上阵，最后弄得婴儿一见奶就哭（恭喜妈妈，婴儿学会表达自己的感情了），妈妈产后身体虚弱还没补过来，一着急奶水里就带有很大的火气，婴儿吃了肠胃不适（里面就和有团火似的，难受死了），奶水甚至会因为着急上火消退了，这样更延长了婴儿的厌奶时间，得不偿失。婴儿出现生理性厌奶说明他的身体开始自我调整了！是为6个月后母体带来的抵抗力消失、启动自己的免疫力进行预演呢。所以，深呼吸，调整好心情，妈妈的温柔和耐心是对婴儿最大的鼓励和支持。

2. 应对厌奶的小妙招

（1）吃奶粉的婴儿出现厌奶可以尝试换奶粉。

（2）把奶凉凉一点，温度在35℃左右，这一点很重要，有很多有上呼吸道问题的宝宝，就是因为小的时候吃太热的奶，咽喉和口腔的黏膜受到长期刺激充血造成的。

（3）换奶嘴。聪明的婴儿嘴巴特别敏感，奶嘴软硬是否合适一尝就知道了。

（4）顺水推舟。利用婴儿酷爱吸吮的本能，趁其昏昏欲睡之际，将奶瓶塞入他的口中。别忘了，当宝宝停止吸吮或牛奶瓶空空如也时，必须将奶瓶由宝宝的口中取出，以免使宝宝吸入空气或口腔泡在奶中造成伤害。

（5）见机行事。宝宝喝奶分量不定，多半早上起来时会喝得较多，所以如果看他食欲旺盛，则不妨酌情略增其量。

（6）投其所好。配合宝宝的月龄，烹调他所喜欢的断奶食物，喂食的次数酌情递增。但要注意不要过多喂食米糊类食品，以免宝宝出现食物积滞症状，从而影响吸食母乳或牛奶。

（7）如果还不行，就看看婴儿的生长曲线，看看婴儿是不是有一段时间长得特别快，如果是这样，就是在那段时间内过量地吃奶，婴儿的内脏非常累，厌奶是在告诉妈妈“奶太多了”。建议多喂点果汁或水。千万不能急，婴儿只要生长得好就应该没有多大的问题。除非是有大问题了，一般不建议经常去医院，医院的环境过于复杂，病毒相对较多，本来婴儿没有病，去医院传染上病就不好了。

注意事项：

一旦宝宝开始嗜食断奶食品后，母亲要更为精心地研究食谱并详加配制，且尽量采用富含天然甜味的食物，避免因砂糖及养乐多等乳酸饮料的过度摄取，导致牙齿的健康受损。

不要过早给婴儿添加果汁

以前医生会建议在婴儿两三个月时就添加新鲜的果汁，因为当时配方奶粉并不普及，鲜牛奶中的维生素C含量很低，不能满足婴儿生长发育的需要，添加一些新鲜的果汁可以让婴儿多摄入一些维生素。但现在提倡至少到婴儿4~6个月再添加果汁，因为过早添加果汁容易造成过敏或消化不良，还会影响奶的摄入量。现在绝大多数婴儿都是吃母乳或配方奶，其中所含的各种维生素和矿物质完全能够满足生长发育的需要，不需要再额外添加果汁。

不要过早给婴儿添加辅食

辅食即母乳或配方奶以外的富含能量和各种营养素的泥状食物（半固体食物），它是母乳或配方奶和成人固体食物之间的过渡食物，能为婴儿的生长发育提供更丰富的营养。有些妈妈看到别人家的婴儿吃辅食了，也急着给自己的宝宝加。其实，辅食并不是加得越早、越多越好。如果辅食添加的时机掌握不好，短期内有可能对婴儿的生长发育和妈妈的身体恢复带来不利的影响。0~4个月的婴儿消化吸收系统发育尚不完善，尤其是消化酶系统功能不完善，4个月以内的婴儿唾液中淀粉酶低下，胰淀粉酶分泌少且活力低，过早添加辅食会增加婴儿胃肠道负担，出现消化不良及吸收不良，而且可能还会影响母乳喂养，甚至使婴儿在短期内出现生长发育迟缓。因此，不要过早给婴儿添加辅食。纯母乳喂养的婴儿，如果体重增长正常完全可以到6个月再加辅食，混合喂养或人工喂养的婴儿也要等到满4个月以后再加。

让婴儿习惯用勺子喝水

勺子与奶瓶不同，比较适合喂较稠的液体和半固体食物。让婴儿改变吸吮的方法，学会见勺张嘴需要一段适应过程，但要从满月后开始练习，为以后喂辅食做准备。开始用小勺时盛1/3~1/2的液体，将小勺伸进婴儿舌中部，把小勺略作倾斜，将液体倒入婴儿的嘴里，勺子仍留在舌中部，待婴儿吞咽时接住从咽部反流出的液体。婴儿要连续

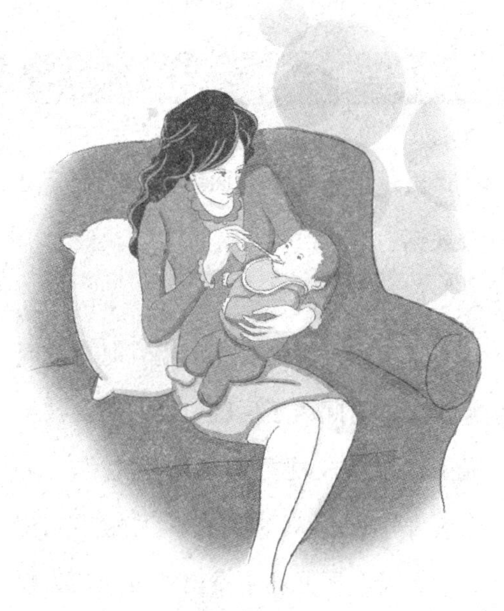

咽两三次才能将嘴里的液体全部咽下，这时再将勺子取出喂第二勺。注意不要用勺子用力压婴儿的舌中部，否则会引起呕吐。

婴儿习惯吸吮，常用吸吮的口形将唇撅起，勺子难以进入舌中部，要稍等片刻，等婴儿把嘴张开。这时最好的办法是同婴儿讲话，大人说“把嘴张开”，并做张嘴动作让婴儿模仿，婴儿张开嘴时马上将勺子放入。经过反复练习，大约到出生第三个月时婴儿就能学会见勺张嘴了，这时就好喂多了，液体也较少在吞咽时返流出来。

如何补充钙剂和维生素D

婴幼儿时期是人体生长发育最迅速的时期，尤其是骨骼增长很快，及时补充钙剂和维生素 D 对预防佝偻病的发生就显得尤为重要。那么如何补充钙片和鱼肝油滴剂呢？

根据世界卫生组织的规定，纯母乳喂养的婴儿在 4 个月时是不需添加任何营养素的（包括钙和维生素 D），认为母乳中所含的营养成分完全可以满足 4 个月内的婴儿需要。由于我们国家的饮食结构不同于西方国家，许多孕妇及乳母自身就缺钙，所以我们提倡女性在孕期和哺乳期就应注意钙的补充，多吃些含钙多的食物，如海带、虾皮、豆制品、芝麻酱等。牛奶中钙的含量也是很高的，可以每日坚持喝 500 克牛奶，也可以补充钙片，另外要多晒太阳以利钙的吸收。如果母乳不缺钙，母乳喂养儿在 3 个月内可以不吃钙剂，只需要从出生后 3 周开始补充鱼肝油，尤其是寒冷季节出生的婴儿，更应注意。

如果是人工喂养的婴儿，应在出生后 2 周就开始补充鱼肝油和钙剂。鱼肝油中含有丰富的维生素 A 和维生素 D，我们通常使用的是浓鱼肝油，开始时可每日 1 次，每次 1 滴。根据婴儿的消化状况，如果食欲、大小便等无异常改变，可逐渐增至每日 2 次，每次 1 滴。维生素 D 的补充每日应达到 400 国际单位，如果长期过量补充维生素 D 会发生中毒反应。如果是早产儿更应及时、足量补充。

1 ~6 个月的婴儿每日钙的需要量约 500 毫克，除去牛奶中的钙以外，还应适量补充钙剂（母乳喂养的婴儿可在 3 个月以后补充）。目前钙剂的种类繁多，而且钙片基本都是合成钙剂，其中钙含量是很低的，同时钙的吸收是最关键的。有的家长问：“我的宝宝一直在吃钙片，为什么一检查身体还说缺钙?”其实，钙剂的补充必须有维生素 D 的参与，即鱼肝油的补充，才易吸收。另外，补充钙剂时不应加入牛奶中服用，因为钙在牛奶中易形成不吸收的钙盐沉淀。补充钙剂可用小勺将用水化好的钙剂直接喂入。多参加户外活动，增加日光浴，无论是对孕妇、乳母还是婴儿，都是有好处的。

怎样判断婴儿是否缺钙

可从以下几个方面观察判断宝宝是否缺钙：

1. 枕秃

宝宝因汗多而头痒，躺着时喜欢磨头止痒，时间久了后脑勺处的头发被磨光了，就形成枕秃圈（医学上称“环形脱发”）。但不能说有枕秃的婴儿都缺钙，有些婴儿在夏季出汗或家长为婴儿着装过多，容易出汗，出汗过多会引起皮肤发痒。还有些婴儿头面部有湿疹，也会引起皮肤发痒。这些原因均可使婴儿在枕头上蹭头，出现枕秃。确实是因为缺钙引起的枕秃，要在医生指导下补充维生素 D 及钙制剂。

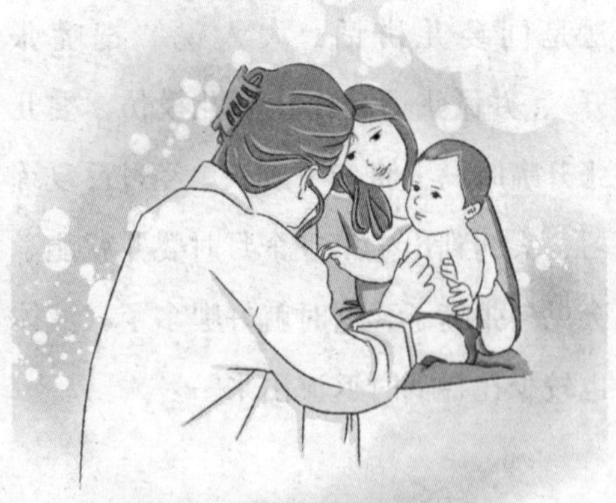

2. 精神烦躁

宝宝烦躁磨人，不听话，爱哭闹，对周围环境不感兴趣，不如以往活泼、脾气怪等。

3. 睡眠不安

宝宝不易入睡，易惊醒、夜惊、早醒，醒后哭闹难止。

4. 出牙晚

正常的婴儿应该在4～8个月时开始出牙，而有的宝宝因为缺钙到1岁半时仍未出牙。

5. 前囟门闭合晚

正常情况下，婴儿的前囟门应该在1岁半闭合，缺钙的宝宝则前囟门宽大，闭合延迟。

6. 其他骨骼异常表现

方颅、肋缘外翻，胸部肋骨上有像算盘珠子一样的隆起，医学上称作“肋骨串珠”；胸骨前凸或下缘内陷，医学上称作“鸡胸”或“漏斗胸”；当宝宝站立或行走时，由于骨头较软，身体的重力使宝宝的两腿向内或向外弯曲，就是所谓的“X”形腿或“O”形腿。

7. 免疫功能差

宝宝容易患上呼吸道感染、肺炎、腹泻等疾病。

家长如果观察到宝宝在以上项目中占了2～3项以上，就要带宝宝去医院，由医生根据宝宝出现的症状、体征及血钙化验等判断宝宝是否缺钙，以便及时治疗。

怎样为婴儿选择钙剂

为婴儿选择钙剂（包括鱼肝油）应该注意以下几个问题：

1. 重金属含量要低

国际营养协会早在2006年就出台了一项规定，要求所有的GMP认证（Good Manufacturing Practice，世界上第一部药品从原料开始直到成品出厂的全过程的质量控制法规）生产厂家必须标注其生产的钙和鱼肝油产品中的重金属含量。如果钙剂（鱼肝油）生产厂家说自己的产品完全没有重金属，这是完全不可能的！即使最高的提炼合成制剂技术也不可能做到完全没有重金属，如果厂家这样说不是技术检测不出来，就是根本就没有考虑过这样的问题。

2. 主要看钙元素的含量

当然多一点比较好，但也有个吸收

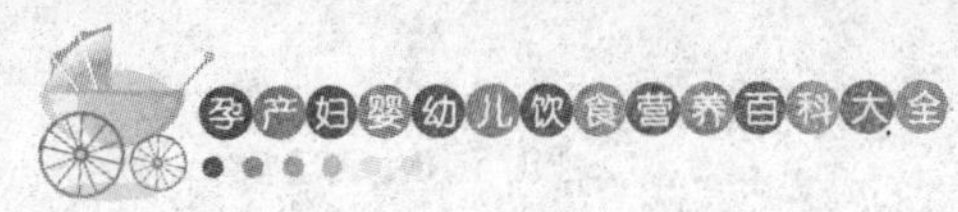

率的问题。氨基酸螯合钙的吸收率在45%～50%，但没有适合6个月以下婴儿的。其他的，比如碳酸钙（不适合婴幼儿，适合新陈代谢快的运动员，因为碳元素沉积下来很麻烦）、醋酸钙、葡萄糖酸钙等吸收率都在29%～30%左右，只是因为摄入量大、纯度高，总体吸收量就比较高而已。

3. 还要看钙磷比例

书本上的数据说：当钙磷比例是2∶1的时候，钙的沉积率和骨密度为最好。这是科学，但也是实验室里的数据，这种实验是在完全没有其他摄入和环境影响的情况下得出的结论。这种数据的弊端是直接忽略掉人类和地理环境的影响。现在，中国大部分适合人生存的地区已经划归为高磷区。为什么这样说呢？想一下，我们日常使用的是含磷洗衣粉，农作物使用的是磷肥，已经导致饮水、食物中磷含量偏高，如果再摄入比例为2∶1的钙磷制剂，很容易使婴幼儿因为骨质钙磷沉积比例不合适而影响骨骼发育，严重的甚至会影响血液凝固、酸碱平衡、神经和肌肉等正常功能。所以，有的时候尽信书不如无书，现代父母决不能把自己和宝宝变成"学知障"，任何专家、学者甚至本书作者所说的话，都希望家长们质疑，考虑一下说得对不对，为什么是对的或者是错的。

在这里纠正一下家长们容易发生混淆的概念：国内一些医生和宣传厂家直接把维生素A、维生素D滴剂叫做"鱼肝油"，这在国际上是不规范的。真正的鱼肝油包括维生素A、维生素D的同时，更主要的是含有DHA、EPA、Omega－3、维生素E等多种营养素，其中DHA、EPA、Omega－3等对大脑神经、视网神经的发育大有裨益。新手父母在购买的时候一定要看清楚成分表，如果单纯的含有维生素A、维生素D，这种营养素只能叫做维生素AD滴剂，而绝对不是鱼肝油。

还有一点需要注意：给婴幼儿吃的EPA和DHA的比例一定不能超过1∶1。国际上把鱼肝油分为给老年人、给中年人和给婴幼儿等不同类型的产品。老年人的EPA比例一般是DHA的10倍左右，婴幼儿吃了容易出现血液和心血管等诸多问题；中年人食用的一般会含有微量激素和其他不适合婴幼儿的营养素。

另外一个尖锐的问题是维生素A和维生素D中毒的情况时有发生，也就是鱼肝油服用过量（中毒）。维生素A和维生素D中毒的症状和佝偻病类似，如果宝宝长期摄入鱼肝油但还是有佝偻病症状，就要检查是否是鱼肝油过量（中毒），停药后即可缓解。鱼肝油过量（中毒）也可能导致厌食。

4～6个月

4～6个月宝宝的营养需求

这一阶段要特别注意蛋白质的摄入，因为宝宝出生第3个月时脑细胞数目的增加出现第2个高峰，并持续到1岁半，以后几乎不再增加。脑细胞数目的多少和儿童智力发育水平的高低有着密切的关系，如果这一阶段蛋白质摄入不足将严重影响宝宝的大脑发育。

4～6个月的宝宝每日约需能量460千焦（110千卡）/千克体重（非母乳喂养应该加20%）、蛋白质2～4克/千克体重、脂肪4克/千克体重（占总能量比的45%～50%）、碳水化合物12克/千克体重（人工喂养儿略高），每日应该摄入钙300毫克（如果每天喝800毫升母乳能摄入钙300毫克左右）、磷150毫克、钾500毫克、钠200毫克、镁30毫克、铁0.3毫克、碘50微克、锌1.5毫克、硒15微克、维生素A400微克当量（母乳喂养儿一般不需额外补充）、维生素D10微克、维生素$B_1$0.2毫克、维生素$B_2$0.4毫克、维生素$B_6$0.1毫克、维生素B_{12}0.4微克、维生素C40毫克（母乳喂养儿一般不需额外补充）。

4～6个月宝宝吃的本领

4～6个月的宝宝已经能很好地控制头和躯干，能伸手抓或扒取食物；将食物自动吐出来的挤压条件反射消失，开始有意识地张开小嘴巴接受食物了；

4个月时吸和吞的动作分开，食物放在舌头上可咬和吸；能够用舌头将食物移动到口腔后部，进行上下方向的咀嚼运动，并可将半固体食物吞咽下去；5个月时出现有意识的咬的动作；4~5个月的宝宝对食物的微小变化已很敏感，能区别酸、甜、苦等不同的味道，这一时期是味觉发育的关键期；消化系统已经比较成熟，能够开始消化一些淀粉类、泥糊状食物了；有部分宝宝在6个月左右开始长出第1颗乳牙，一般为下门牙。

人一生中有两副牙齿，即乳牙（共20个）和恒牙（共32个）。出生时，在颌骨中已有骨化的乳牙牙孢，但未萌出，恒牙的骨化则从新生儿期开始。新生儿时期无牙，生后4~6个月乳牙开始萌出，12个月尚未出牙可向口腔科医生进行咨询。宝宝在6个月时多数开始出现下切牙（门牙），但乳牙的萌出时间存在较大的个体差异。2岁以内牙齿数=月龄-（4~6），如宝宝6个月时的出牙数应当为6-（4~6），也就是开始出2个乳牙或未出牙。

妈妈上班后怎样母乳喂养

宝宝4个月了，有些妈妈要上班了，开始给宝宝添加辅食了。许多家长就误认为这时母乳不很重要了，完全可以用其他食品来替代，这种想法是不对的。

此时宝宝正逐渐长大，营养素的需求量也逐渐增加，增添适量辅食是必要的，但如果辅食添加不当，易引起消化不良。更何况宝宝从母体中获得的抗感染物质也逐渐消耗、减少，抗病能力下降。如果此时以牛奶或其他代乳品等完全代替母乳，就更不容易消化吸收，宝宝可能会发生胃肠功能紊乱，影响其生长发育，所以千万不要轻易放弃母乳喂养。为了宝宝的健康成长，要坚持母乳喂养。

如已上班的母亲，可以携带消毒奶瓶到单位，定时将乳汁挤出并贮存起来，供第二天白天宝宝享用，晚上仍可亲自哺乳，每天应坚持哺乳三次以上，尽量减少其他乳品及辅食的次数，这样做，宝宝安康，父母也省心。

怎样挤奶保存母乳

哺乳期的女性，有时会因多种原因不能正常哺乳，比如上班、出差外地、有病、须吃药等。为了保持奶汁的充分分泌、解除乳胀，又能及时将母乳喂给宝宝，掌握正确的挤奶方法是很重要的。

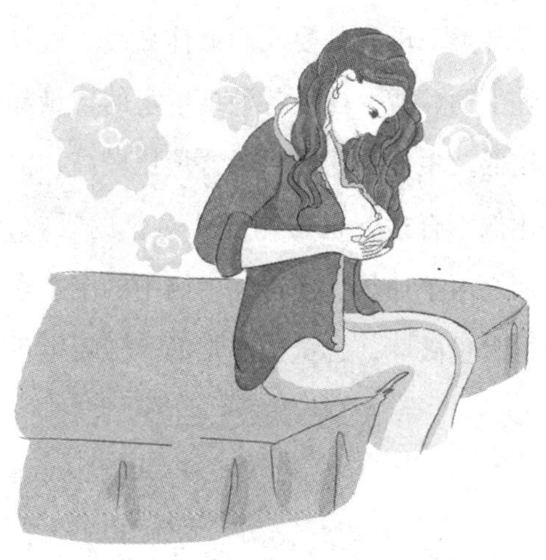

挤奶前要洗净双手，准备一个敞口的容器。如果乳胀明显，可以先进行乳房热敷，然后轻轻按摩、拍打乳房之后再挤奶。一般情况下，可直接挤奶。挤奶时，妈妈的身体略向前倾，用一只手托起乳房，另一只手大拇指和食指分开，对应地放在乳晕上下方，距乳头根部约2厘米处，这样就能挤到乳晕下方的乳窦上。然后，手指固定，不要在皮肤上滑动，而是向胸壁方向有节奏地挤压，以不引起疼痛为宜。注意不可压得太深，否则将引起乳导管阻塞。反复一压一放，这样乳汁就会出来。待乳汁流速减慢后，手指可向不同方向转动，再重复压放，完成挤奶。拇指、食指在做挤压动作时，不能滑动或有摩擦动作。挤奶持续时间以20分钟为宜，不要挤得时间太长，免得增加产妇负担。当母婴分离，或者产妇只能挤出奶汁喂不能自己吸吮的宝宝时，要做到24小时内挤奶6～8次或更多，才能保持泌乳。若产后几周发现奶量不足，可每隔半小时至1小时挤一次，夜间3小时挤一次，几天后乳汁就会增多。挤出的奶放在冰箱里冷藏可保留24小时，喂奶时可用热水复温即可，不必烧开。

宝宝光吃母乳会怎样

6个月以上的婴儿如果长期不加辅食，就会由于食入的叶酸和维生素B_{12}缺乏而致营养性贫血。维生素B_{12}和叶酸是细胞核发育必需的物质，当身体缺乏时，骨髓中幼红细胞体积增大，故又称营养性巨幼红细胞性贫血。本病常见于6个月至2岁的婴幼儿，但以9～18个月的婴幼儿更多见。因为母乳含维生素 B_{12}很少，且婴幼儿生长发育快，各种营养素的需要量也增大，如有感染性疾病，维生素 B_{12}和叶酸的吸收和代谢发生障碍，造成维生素 B_{12}和叶酸不足，也是发生巨幼红细胞性贫血的原因。本病常表现为婴幼儿不会吃东西或吃东西时舌头震颤、少哭不笑、表情痴呆、反应迟钝、舌面光滑无苔、面部虚肿如泥膏状、头发干枯稀疏、面色发黄、眼结膜苍白，体检时发现肝、脾肿大，血象检查发现贫血、红细胞体积普遍增大、血小板常常减少。治疗本病措施有：

1. 特效药物治疗。肌肉注射维生素 B_{12}500微克，一次即可。

2. 添加辅食，改进喂养方法。由于婴儿光吃母乳，没按时添加辅食，所以至今仍不会吃东西，当家长将装满食物的勺送到婴儿嘴里时，他会用舌尖把食物推出口外，不会咀嚼，也不会吞咽食物。此时，父母不要失去信心，应有耐心，要从喂米粥、菜泥、水果糊、蛋黄等食品开始，逐渐过渡到喂半固体食物；从一小口开始，逐渐一勺接一勺地喂，直到婴儿会吃食物为止。

对于本病的治疗，维生素 B_{12}和叶酸的药物治疗是治标，添加辅食是治本。预防本病的发生最有效的办法是按时添加辅食。

为什么必须添加辅食

大家都知道，婴儿时期的主要食品是乳类。母乳是婴儿的最佳食品，可母乳中钙、磷、铁及各种维生素的含量却较低。牛乳中的钙、磷含量比较高，但比例不合适，也影响婴儿对钙的吸收，加之由于加热、消毒，牛奶中的维生素被大量破坏，含量也非常低。随着宝宝

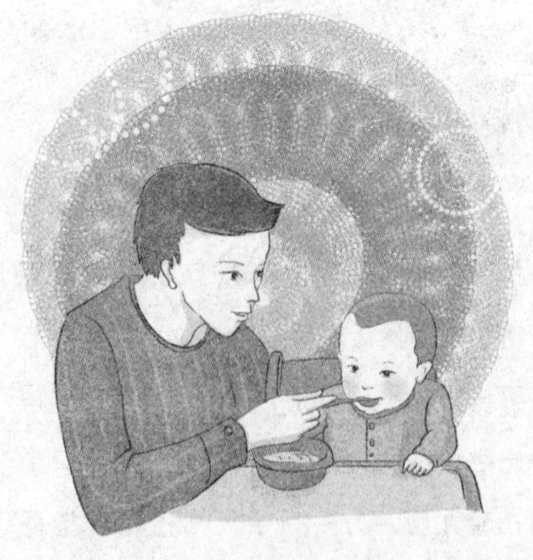

的增长，对营养素需求增加，而营养素的不足却日益明显，甚至影响到宝宝的正常发育，如缺铁性贫血和佝偻病的发生。所以，为补充这些营养素的不足，必须给婴儿添加辅食。另外，随着宝宝的增长，各种消化酶分泌有所增加。5个月的宝宝身体中淀粉酶的活力增强，可添加淀粉类辅食，以刺激胃肠道，促进消化酶的分泌，增加胃肠道的消化功能，同时还可以锻炼宝宝的咀嚼和吞咽功能，为以后断奶做好准备。

充分认识添加辅食的好处

辅食即母乳或配方奶以外的富含能量和各种营养素的泥状食物（半固体食物），它是母乳或配方奶和成人固体食物之间的过渡食物。

1. 辅食能够供给婴儿更丰富的营养

在婴儿成长的过程中，出生后的前6个月是一生中生长发育速度最快的阶段，身体和大脑迅速发育，对营养物质的需求越来越高、越来越全面，婴儿出生时从母体中储备的铁等营养素到三四个月时已基本消耗完了，母乳或配方奶所供给的能量及营养素已不能完全满足婴儿生长发育的需要了，特别是铁和维生素 D 的含量较低。因此，4～6 个月的婴儿易发生缺铁性贫血和维生素 D 缺乏性佝偻病，而及时添加辅食则可补充乳类中铁和维生素 D 的不足，确保婴儿健康成长。

2. 添加辅食能强化婴儿的消化功能

添加辅助食品可增加婴儿唾液及其他消化液的分泌量，增强消化酶的活性，促进牙齿的发育，训练婴儿的咀嚼、吞咽能力。咀嚼能力代表儿童消化功能发育的成熟，口腔阶段的咀嚼动作是婴儿食物转换所必须具备的饮食技能，只有具备了这种技能才可能扩大婴儿食物的范围和种类。咀嚼行为学习的敏感期在婴儿出生后 4～6 个月，7 个月左右可训练婴儿咬嚼指状食物、从杯中咂水，9 个月可教婴儿自己用勺子把食物送入嘴里，1 岁时可学习用杯子喝奶，到 1 岁半时就可以自己拿勺子吃粥或其他东西了，3 岁左右就可学会用正确的方法拿筷子，这些训练均有利于婴儿的口腔发育。婴儿各个器官的成熟和功能的完善都有相应的关键期，错过了这个阶段，被压抑的潜能就无法再充分挖掘，也就错过了某些器官，如胃肠道功能、咀嚼功能等发育的关键期。

3. 添加辅食能促进婴儿的智力发育

婴儿一出生就具有许多原始反射行为，他们通过视觉、嗅觉、味觉、听觉、触觉等感知觉与外界建立联系。这些与外界的联络途径需要不断完善、开发，为他们以后的生长发育打下良好的基础。科学地添加辅食可以让婴儿在学习吃的过程中促进感知觉的发育，包括人类12对脑神经中的嗅神经、视神经、动眼神经、听神经、舌咽神经等神经潜能的开发与完善。也就是说，添加辅食不仅关系到婴儿是否能摄取到充足的营养，而且对婴儿的智力发育，特别是语言发育非常有帮助。

4. 添加辅食有利于婴儿从小养成良好的饮食习惯

及时、科学地为婴儿添加辅食有助于他从小培养良好的饮食习惯，如通过尝试多种食物的味道，养成婴儿不挑食、不偏食的饮食习惯；给婴儿做辅食时少放调料，尤其是要少放盐，从小养成婴儿清淡的口味；饮食定时定量，不随意给婴儿零食吃；自己吃饭，吃饭时不说话、不看电视等，对婴儿一生的健康都非常有益。同时父母要注意自己的饮食习惯，因为父母不爱吃的食物可能给婴儿做得也少，或者流露出不爱吃食物的表情，这些都会影响婴儿。为了婴儿，也为了父母自己的健康，从婴儿添加辅食开始放弃那些不好的饮食习惯，和婴儿一起吃出营养、吃出健康。

灵活掌握添加辅食的时机

一般来说，婴儿在4个月以前如果母乳充足，完全可以不添加任何辅食。不用怕母乳营养不够或量不足而给婴儿添喂配方奶、果汁或其他婴儿食品，母乳是最好、最全面的婴儿营养食品。母乳分泌量会随婴儿生长的需要而调整，可以充分满足婴儿所需，不会欠缺。大部分妈妈甚至可以满足双胞胎婴儿或哺喂另一个婴儿的需要，因为需要量增大，母乳分泌也会相应增加。4个月后婴儿由于生长迅速，需要摄入的营养量会增加，而且许多器官迅速发育，功能不断完善，如牙齿开始萌出，面部肌肉及咀嚼肌发育迅速，胃肠道消化吸收流质、半固体食物的能力增强，淀粉酶等酶系统更为成熟，都为吃人生的第一口饭做好了准备。因此，育儿专家普遍认为婴儿4~6个月添加辅食最理想。但婴儿的成长速度各不相同，机体需求也会有相当的差异，有的婴儿纯母乳喂养到6个月时也无须添加辅食。妈妈要注意婴儿的吃奶状况，母乳够喂时就不要太早添加辅食。开始添加的时间应该不早于4个月、不晚于6个月。

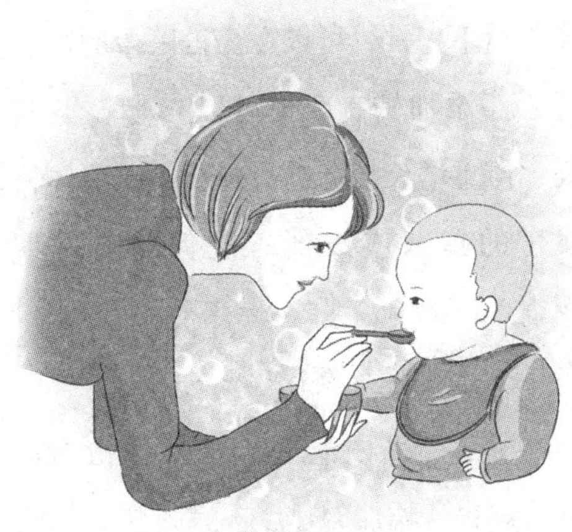

纯母乳喂养的婴儿，如果母乳供应充足，母乳的质和量都有保证，婴儿生长发育指数正常，可以在纯母乳喂养至6个月时再添加辅食，但要注意预防婴儿缺铁性贫血的出现。婴儿出现缺铁性贫血一般症状较轻，不易被发现，如脸色稍显苍白，易疲劳、烦躁等，如怀疑婴儿贫血应该到医院进一步检查确诊。哺乳期的妈妈应多吃一些含铁量较高和含维生素C较丰富的食物，以增加母乳中铁的含量，如瘦牛肉、瘦猪肉、鸭血、鸡血、鸡蛋黄、豆制品、黑豆制品、哺乳妈妈专用奶粉、鱼、虾、虾皮、海带、紫菜、苋菜、菠菜、紫洋葱、西蓝花、木耳、大枣、坚果等。

及时发现添加辅食的信号

4~6个月是一个长达两个月的时间段，自家宝宝到底应该在何时添加辅食呢？许多新妈妈都在这个问题上拿不定主意。其实，当婴儿从生理到心理都做好了吃辅食的准备时，他会向妈妈发出许多小信号，只要妈妈细心观察就会发现：

1. 婴儿吃母乳或配方奶后还有一种意犹未尽的感觉，婴儿还在哭，似乎没吃饱。相关杂志曾给出参考数据：母乳喂养的婴儿每天喂8~10次，配方奶喂养的婴儿每天的总奶量达到1000毫升，仍然表现出没吃饱的样子。

2. 婴儿开始对大人吃饭感兴趣，

大人咀嚼的时候婴儿会盯着看，有时候小嘴还会发出“吧唧”声，像只小馋猫。

3. 婴儿头部已经有一定的控制能力，可以倚东西坐稳了。

4. 喜欢将物品放到嘴里，有咀嚼的动作。当你把一小勺泥糊状食物放到他嘴边，他会张开嘴，不再将食物吐出来，而能够顺利地咽下去，不会被呛到。

5. 在你带婴儿去做每个月的例行体检时可以向医生咨询，医生会告诉你婴儿的身高、体重增长是否达标，如果婴儿身高、体重增长没达标就应该给婴儿添加辅食了。

辅食添加的基本原则

1. 添加数量要由少到多

所谓“由少到多”是指食物量的控制，因为此前婴儿还没有接受过除奶制品以外的其他食物，最初1~2周内辅食的添加只是尝一尝、试一试。比如添加米粉，最初每次只给5~10克，稀释后用小勺喂给婴儿吃。如果第一次想给婴儿添加少量鸡蛋黄，一次也只能喂1/4个煮熟的鸡蛋黄，用奶稀释或用温开水稀释后用小勺喂食，每天只添加1次，观察婴儿对新添加食物的反应，能不能消化吸收，大便有无变化，例如，辅食添加后大便次数有没有明显增加；大便中的水分有没有明显增多，甚至出现水样便；大便的颜色有没有明显变化，如大便的颜色由黄色、棕黄色变成绿色、墨绿色，甚至出现许多泡沫。有时婴儿会有腹胀感，排气比较多。以上现象均说明婴儿对添加的食物不太适应，可以减少辅食的量，如果减量后大便仍然不正常，可以在征得医生的同意后暂停添加辅食。也可以参考婴儿身高、体重增长指标进行判断，这些体格发育的指数应该到医院保健科定期测查。

2. 添加速度要循序渐进

所谓“循序渐进”是指食物添加量的进程，添加的速度不宜过快，一般可以从每日添加1次过渡到每日添加2次，每次添加的数量不变；也可以每日添加的次数不变，只改变每次添加食物的数量，使婴儿的消化系统逐渐适应新添加的食物。一般如果添加了三四天或1周左右婴儿很适应，可以考虑再添加一种新的辅食。婴儿生病时或天气太热应该延缓添加新的品种。

有的妈妈生怕婴儿营养不足影响了生长，早早开始添加辅食，而且品种多样，使劲喂，结果使婴儿积食不化，连母乳都拒绝了，这样反而会影响婴儿的生长。开始先添加稀释的配方奶，上午、下午各添半奶瓶即可，或者只在晚上入睡前添半奶瓶配方奶，其余时间仍用母乳喂养。如半瓶吃不下可适当减少。

3. 食物性状要由稀到稠

辅食的添加应由流质到半流质，然后再到半固体和固体，辅食中食物的颗粒也要有从细小到逐步增大的一个演变过程，使婴儿逐渐适应。

4. 辅食应该少糖、无盐

中国营养学会妇幼分会编写的《中国孕期、哺乳期女性和0～6岁儿童膳食指南（2007）》建议，给12个月以内的婴儿制作辅食应少糖、无盐、不加调味品。

“少糖”即在给婴儿制作食物时尽量不加糖，保持食物原有的口味，让婴儿品尝到各种食物的天然味道，同时少选择糖果、糕点等含糖高的食物作为辅食。如果婴儿从加辅食开始就较少吃到过甜的食物，就会自然而然地适应少糖的饮食；反之，如果此时婴儿的食物都加糖，他就会逐渐适应过甜饮食，以后遇到不含糖的食物自然就表现出拒绝，形成挑食的习惯，同时也为日后的肥胖埋下了隐患。吃糖过多不仅会引起肥胖，还会影响婴儿对蛋白质和脂肪的吸收和利用；引起维生素 B_1 的缺乏；还可因血糖浓度长时间维持在高水平而降低宝宝的食欲；若不及时刷牙还会增加龋齿的发生。

“无盐”即12个月以内的婴儿辅食中不用添加食盐。因为12个月以内的婴儿肾脏功能还不完善，浓缩功能较差，不能排出血中过量的钠盐，摄入盐过多将增加其肾脏负担，并养成宝宝喜食过咸食物的习惯，不愿接受淡味食物，长期下去可能会形成挑食的习惯，甚至会增加成年后患高血压的危险。12个月以内的婴儿每天所需要的盐量还不到1克，母乳、配方奶、一般食物中所含的钠足以满足婴儿的需求。给1岁以上的幼儿制作食物时可以加一点盐，但量一定要适当。因为儿童期常吃过咸的食物易导致成年期高血压发病率增加；吃盐过多还是上呼吸道感染的诱因，因为高盐饮食可能抑制黏膜上皮细胞的增

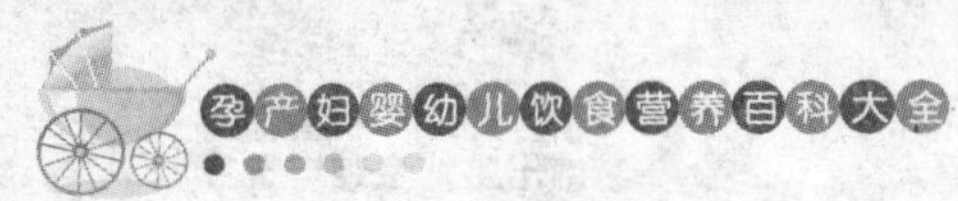

殖，使其丧失抗病能力。患有心脏病、肾炎和呼吸道感染的儿童更应严格控制饮食中的盐摄入量。需要提醒的是，酱油、鸡精等调味品以及买回来的现成食品中都含有盐。所以，如果添加了这类食品或调味品，还要再减少盐量。

5. 最好不添加味精等调味品

婴儿的辅食最好不添加味精、香精、酱油、醋、花椒、大料、桂皮、葱、姜、大蒜等调味品。因为辛辣类的调味品对婴儿的胃肠道会产生较强的刺激性，而且有些调味品（如味精）在高温状态下将分解释放出毒素，会损害处于生长发育阶段婴儿的健康。另外，浓厚的调味品味道会妨碍宝宝体验食物本身的天然香味，长期食用还可能养成挑食的不良习惯。许多妈妈担心辅食中不加调味品，婴儿会不爱吃，其实母乳或配方奶的味道都比较淡，如果从最初加辅食开始就做到少糖、无盐、不加调味品，婴儿自然会适应清淡的食物口味，因为比起母乳和配方奶，辅食的味道已经丰富多了。如果开始添加的辅食含有盐和调味品，婴儿适应了味重的食物，很可能不愿尝试清淡的食物了。3岁以后，宝宝的消化功能已发育成熟，各种消化酶发育完全，肠道吸收功能良好，基本可以耐受各种口味的食物。此时可以给婴儿吃带有调味品的食物了。即便如此，为了婴儿，也为了家庭所有成员的健康，建议仍选择少盐、少糖、适量油的饮食习惯为宜。

6. 可适量添加植物油

植物油主要供给热量，在烹调蔬菜时加油，不仅使菜肴更加美味，而且有利于蔬菜中脂溶性维生素的溶解和吸收，可酌情、适量添加。一般6～12个月每天5～10克为宜；1～3岁每天20～25克；学龄前儿童每天25～30克。各种植物油的营养特点不一样，植物油中葵花子油、豆油、花生油、玉米油必需脂肪酸的含量较高；橄榄油、茶树油、葵花子油、芝麻油、核桃油不饱和脂肪酸的含量较高，因此，应经常更换种类，食用多种植物油。

辅食添加的具体方法

1. 从含铁米粉开始添加

在过去很长一段时间，婴儿第一次添加的辅食大多是蛋黄，那时普遍认为蛋黄可以补铁。但近年研究发现，蛋黄虽然含铁量很高，但不容易被小婴儿吸收，过早为婴儿添加蛋黄容易造成过敏，表现为呕吐、皮疹，甚至是腹泻。因此，2002 年世界卫生组织提出，谷类食物应该是婴儿首先添加的辅食，最开始可以从小婴儿阶段专用的含铁米粉起步，因为在谷类食物中，米比面更不容易引起过敏，而且一般 4 个月后婴儿体内储存的铁已经逐渐消耗完了，而母乳中的铁不能完全满足婴儿生长发育的需要，此时强化铁的米粉可以弥补这方面的不足。

2. 从液体向半流质食物过渡

4 ~6 个月添加辅食的目的主要是让婴儿逐渐熟悉各种食物的味道和感觉，适应从液体向半固体食物的过渡。可添加的食物主要有：泥糊状食物，如婴儿米粉、蔬菜泥、水果泥、蛋黄泥（有过敏家族史的婴儿要到 6 个月以后再喂蛋黄）等，也可以添加一些果汁。

3. 6 个月内不宜添加肉类辅食

肉类食物，特别是瘦肉，也含有丰富的铁，但即使制作成糊状也需要咀嚼后才能咽下，而且肉类食物中含有较多的饱和脂肪酸（鱼除外），不易消化，小婴儿消化酶的数量和活性都没有发育完善，过早吃肉会增加其消化系统的负担。因此，不满 6 个月的婴儿不要添加肉类辅食。

4. 奶和奶制品仍然是婴儿的主食

开始添加辅食时仍要保证以母乳喂养为主，一般每日哺乳 5 次，每 4 小时一次。每日饮奶量应保证在 600 ~ 800 毫升，但不要超过 1000 毫升。切记不论母乳多少一定不要轻易、过早地放弃母乳喂养，此时的辅食添加一定要处于“辅助不足”这一点上。

5. 使用小勺而不是奶瓶喂食

可选择大小合适、质地较软的勺子，开始时只在勺子的前面装少许食物，轻轻地平伸，放到婴儿的舌尖上，不要让勺子进入婴儿口腔的后部或用勺子压住婴儿的舌头，否则会引起婴儿的反感。

6. 添加速度不要太快

第一次添加一两勺（每勺 3 ~5 毫升）、每日添加一次即可，婴儿消化吸收得好再逐渐加到 2 ~3 勺，观察 3 ~7 天，没有过敏反应，如呕吐、腹泻、皮疹等，再添加第 2 种。如果婴儿有过敏反应或消化吸收不好，应该立即停止添加的食物，等一周以后再试着添加。食欲好的婴儿或6个月的婴儿可一日添加两次辅食，分别安排在上午九十点钟和下午起床后。

辅食添加的顺序

随着月龄的增长，单纯的母乳或牛乳喂养已不能满足婴儿正常生长发育的需要，要及时添加各种辅助食品。6个月以后宝宝开始出牙，消化功能也逐渐增强，给他添加一些半固体、固体食物，有利于乳牙的萌出，也可以锻炼咀嚼功能，为以后吃普通饭食做准备。辅食的添加一定要合理，既有一定的原则，一定的顺序，又要因人而异。下面提供一个辅食添加的参考顺序：

1. 0～1个月：1个月内可添加鱼肝油滴剂（早产儿2周后可提早加）。

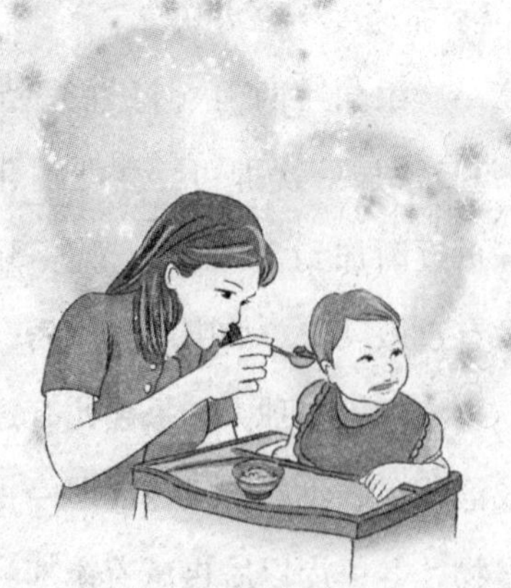

2. 2～3个月：鲜果汁（苹果、橘子、西红柿等）：添加辅食可以在两次喂奶之间添加，3个月可喂菜汤、菜泥汤、鱼汤等，但由于此时婴儿的淀粉酶分泌还不完善，所以不宜吃糖、粥、淀粉类食物。

3. 4～6个月：在此期间可以给婴儿喂食米糊、米汤了；还可以适当地喂食鸡蛋，可以先从1/4个鸡蛋开始，慢慢增加到1/2个，直至1个鸡蛋；可以用调匙给婴儿喂食苹果、香蕉等水果泥，还可以加入适当的海藻类食品，如紫菜汤、海带汤等；注意在此期间应该给婴儿适当地增加肝泥、动物血、肉汤、肉松等食品。

4. 7～9个月，这时就可以给婴儿进食饼干、烤馒头片、肉末、鱼、蛋、豆腐等辅食。

5. 10～12个月：这时婴儿就可以吃烂饭、面、馒头、面包，碎菜、鱼、肉、蛋等多种食物了。

注意事项：

1. 不宜过早（小于3个月）添加淀粉类食品。

2. 要积极引导婴儿主动地进食辅食，辅食不必过精过细，应纠正食品越昂贵越有营养的偏见。

3. 辅食要均衡，各种营养成分如脂肪、糖、蛋白质、维生素、微量元素、矿物质等缺一不可。在添加辅食过程中应注意观察婴儿的大便情况。通常大便次数会增多变稀。因为吃得多，大便间隔时间短，这是很自然的现象，只要婴儿精神好，经常发笑，体重增加，就不必担心，不必减量及更换食物。胡萝卜、青叶菜喂给婴儿后，有时会以原来的形状和颜色排出来，是正常的，不属于消化不良。

4. 在为婴儿准备食物时，必须洗净双手，食具要消毒，防止细菌性腹泻。

5. 母乳喂养的婴儿 4 个月前可以单纯只吃母乳（鱼肝油、钙片要服用），4 个月时再加辅食。但为了减少添加辅食的困难，在婴儿 2 ~ 3 个月时就可以让他尝尝各种味道。

添加辅食后，宝宝出现便秘怎么办

宝宝在接受新的食物时，容易出现便秘。因此，家长们在给宝宝添加辅食时一定要遵循由一种到多种、由少到多的原则。以婴儿营养米粉为例，对于 4 个月的宝宝来说，刚开始时喂 1 ~ 2 汤匙即可，2 周以后再增加至 4 ~ 5 匙。

另外，冲调米粉时还要注意米粉和水的比例，避免宝宝大便干燥。适当喂哺蔬菜泥及果泥等富含纤维素的食物，也可防止便秘。

为什么添加辅食对早产儿更重要

添加辅食对早产儿有以下作用：

1. 添加辅食是一种食物转换，从液态向固态食物过渡的过程，不合理的添加辅食会造成早产儿营养不良、体格发育和智力发育的迟缓，呼吸系统感染、腹泻等疾病的发生，甚至会危及其生命。婴幼儿期营养不良则会影响儿童时期的认知能力、行动能力。对早产儿的辅食添加更应该及时、充分、安全、正确；辅助食品种类要多样化、质量优化，从而改善婴幼儿营养状况，提高婴幼儿身体素质。

2. 添加辅食不仅是生长发育的需要，也是促进胃肠道发育的过程。随着早产儿的生长发育，其胃肠道的功能也不断成熟，在从流食转变到固体食物过程中，胃肠道适应这些食物的能力也不断发展。胃肠道发育不是一夜之间就成熟的，所以添加辅食也该是一个缓慢的过程，要由稀到稠，由软到硬，由少到多。辅食添加过早、过多，宝宝会出现腹泻、呕吐、腹胀，这表明他的胃肠道还不能适应这些食物。

3. 婴儿期（7～8 个月）的婴儿嗅觉较灵敏，及时添加辅食会有助于其神经系统发育，并刺激其味觉、嗅觉、触觉和视觉的发育。如果到 8 个月时尚未给予需要咀嚼的辅食，以后再给予这些食物会使婴儿拒食或偏食的发生率增加，从而增加婴儿患营养不良症的危险性。在添加辅食时也应该根据宝宝味觉和嗅觉的发育状况，不仅要注意宝宝辅食的营养成分，还应该注意这些食物是否会符合宝宝的口味。

4. 添加辅食与儿童缺铁性贫血的关系密切，缺铁性贫血是早产儿常见的营养缺乏性疾病，缺铁性贫血不仅会导致儿童生长发育迟缓，并且会影响其脑功能、精神运动功能、免疫功能、听觉功能等。尽管母乳和早产儿配方奶是早产儿最合适的主食，但在 6 个月以后，由于宝宝生长发育较快，对膳食铁的需要量增加，而母乳和牛乳含铁均很低，难以满足需要。一般调整儿童膳食，适当增加蛋、鱼摄入，可以明显降低贫血的发生率，增加其机体中铁的储备，可以达到口服铁剂的治疗效果。

如何给早产儿添加辅食

添加辅食的方法也会影响到宝宝的吸收和营养，所以不可不加注意。早产儿为了追赶生长发育，需要的营养物质较多，但胃肠道相对发育不成熟，添加辅食相对较为困难，所以，只有根据早产儿的生理特点添加辅食，才能保证做到合理。

1. 添加辅食开始的时间：应根据宝宝的营养需要、生理发育特点和母乳摄入量来确定什么时候开始添加。过早或较晚添加辅食对婴幼儿的生长发育均不利。正常足月生产的婴儿一般在满 4～6个月后，可以开始添加辅食。早产儿达到 4～6 个月的“矫正月龄”时，其体内的器官功能成熟度与正常 4～6 个月的婴儿大致相同。早产 2 个月的婴儿，要在生后6至8个月才可以开始加辅食。早产儿到了矫正月龄，但母乳仍然较多，能满足宝宝需要的，还有些早产儿有合并症，胃肠道功能发育尚不完全成熟的，添加辅食的开始时间可延长到6个月。虽然添加辅食可以补充一些母乳外的能量和营养素，但过早（4个月前）添加辅食，可以导致母乳摄入量降低，反而使能量和营养素摄入减少，甚至会导致过早断奶，这是不利于婴儿生长发育的。过晚添加辅食（6个月后）不仅会影响婴儿的体格发育，还会影响婴幼儿味觉的形成。尤其是当没有足够的母乳满足宝宝需要时，不及时添加辅食，容易导致婴幼儿营养不良、发育障碍。

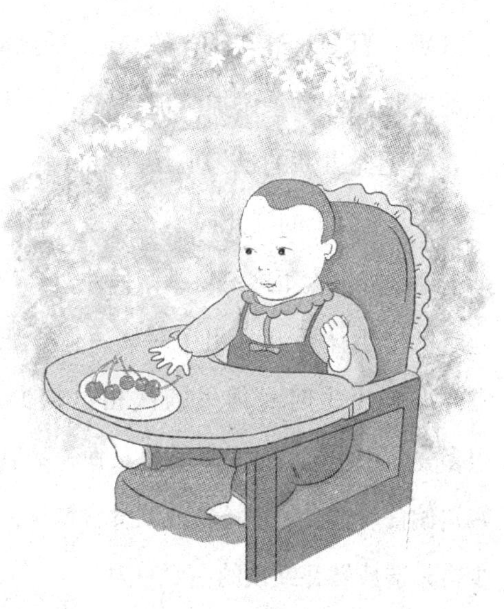

2. 添加辅食原则：任何时候开始添加辅食都应该从稀到干、由少到多、由细到粗，可从谷类开始，然后加蔬菜、水果，最后加肉类。

3. 添加辅食的种类：它与早产儿生长发育也有密切关系，不论母乳喂养与否，宝宝要成长仍需要多种辅食。婴幼儿期的辅食中，应该增加足够的蔬菜水果、动物性食物、奶类食物，这样才可降低早产儿的生长发育迟缓率。辅食的多样化有利于婴幼儿的生长发育及健康，但是多样化的食物，不仅要逐渐增加，还要合理搭配。

4. 辅食的质量：表现在食物中脂肪、蛋白质和营养素的密度。处于生长发育旺盛期的婴幼儿，所需能量相对比成人高。辅食中的脂肪为婴幼儿提供必需的脂肪酸、能量和脂溶性维生素，从而能提高总能量摄入量，还可以改善食物的口感。但是，过多摄入脂肪可能会增加儿童将来患高脂血症和心血管疾病的危险性。蛋白质和微量营养素对预防婴幼儿生长发育迟缓有重要作用，补充富含蛋白质食物的同时也要注意给宝宝补充含有大量其他营养素的食物，如含铁、锌、铜、钙以及维生素A、核黄素

和维生素 B_{12} 等被称为"容易缺乏的营养素"类食物。辅食营养素的密度可直接影响婴儿的体内微量营养素状况，营养素密度低可引起婴幼儿微量营养素缺乏性疾病，所以辅食质量应满足婴幼儿机体对"容易缺乏的营养素"的需要。医学实践表明，婴幼儿从辅食中获取足量的容易缺乏的营养素，如多吃富含铁、锌、钙等的食物，可显著改善婴幼儿的营养状况。

5. 添加辅食的频率和次数：这也会直接影响婴幼儿总能量和营养素的摄入，与早产儿在婴儿期生长发育迟缓有密切关系。早产儿也可以在添加辅食的过程中追赶正常儿童的生长。世界卫生组织认为，足月儿适宜的辅食添加的频率为：6～8 月龄，每日添加 2～3 次；9～11 月龄，每日添加 3～4 次；12～23 月龄，每日添加 3～4 次；对月龄较大的婴幼儿每天增加 1～2 次营养餐（如一小片水果、面包、薄煎饼或坚果糊等）。早产儿添加辅食的次数可以参照上述标准，但早产儿薄弱的胃肠功能也可能对某些辅食不能耐受，所以辅食添加的次数和种类也应因人而异，添加辅食后，如婴儿有腹胀、腹泻、呕吐症状，应减少辅食添加的量和次数，或更换种类。

婴儿为什么容易缺铁

缺铁性贫血是常见的全球性营养问题之一，婴幼儿、生育期女性是缺铁性贫血的高危人群。婴幼儿在出生的第一年体重增长非常迅速，身体对铁的需要量超过成人。妈妈在怀孕时将自己体内的铁通过胎盘给了胎儿，足月生产的婴儿在出生时身体里有较多的铁，可以在出生后的 4～6 个月内满足身体快速生长的需要。6 个月以后，婴儿从妈妈那里得来的铁就不够用了，此时就必须从食物中吸收铁，但这个时期的婴儿饮食仍以奶类为主，母乳所含的铁已不能够满足婴儿的需要，添加其他含铁的食品是为婴儿提供铁的最好方法。

6 个月以上的婴儿如不及时地、循序渐进地添加辅食很容易缺铁；另外，早产儿或低出生体重儿（出生时体重低于正常标准）出生时身体里的铁相对较少，很多婴儿患不同程度的缺铁性贫血；哺乳妈妈偏食、饮食习惯不良或饮食含铁量太少也是造成婴儿缺铁的主要原因。

如何判断婴儿是否缺铁

大多数缺铁的婴儿发病缓慢，易被家长忽视，等到医院就诊时多数病儿已发展为中度缺铁性贫血。因此，家长一定要注意观察婴幼儿早期贫血的表现，并定期带婴儿进行体检，以便早期发现、早期治疗。临床病例证实，医生检查出异常之前婴儿即可出现烦躁不安、对周围环境不感兴趣等表现，有的婴儿可有食欲减低、体重不增、皮肤黏膜变得苍白等表现。如果发现婴儿出现了以上异常的精神或行为表现，建议带婴儿到医院去做一下红细胞和血红蛋白的检查，看看各项指标是否正常，以明确婴儿是否存在缺铁性贫血。

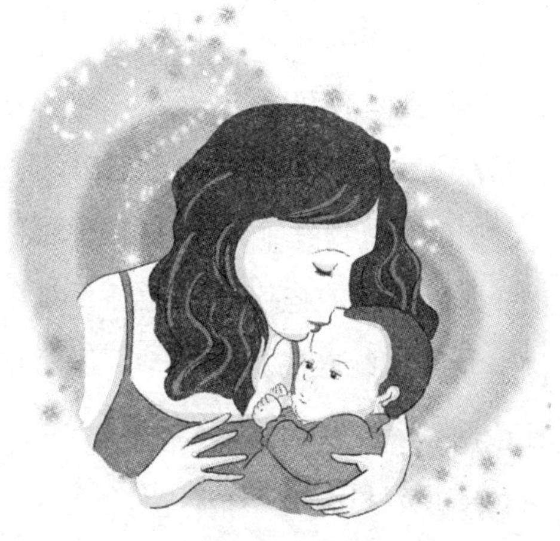

加喂蛋黄预防贫血

鸡蛋黄含有宝宝生长发育需要的很多营养素，尤其是富含铁质，且比较容易消化吸收，对预防宝宝贫血十分有效。4 个月后的婴儿从母体获得的铁质已经消耗，很容易发生贫血，所以，从 4 个月开始就应添加鸡蛋黄。刚开始每天喂 1/6 ~ 1/4 个蛋黄，喂蛋黄后要注意观察宝宝大便情况，如有腹泻、消化不良就先暂停，调整后再慢慢添加；如大便正常就可逐渐加量，可喂 1/2 个蛋黄，约 3 ~ 4 周就可喂到每日 1 个。记住不要喂鸡蛋清，因为 4 个多月的婴儿消化和免疫功能都较差，如果此时就吃蛋清易发生过敏而出现皮疹。

如何避免宝宝过敏

因为婴幼儿的肠道功能发育尚不完善，免疫机制不成熟，消化蛋白质大分子的能力较差，并容易引起食物过敏。

1. 6 个月的宝宝在熟悉了蔬菜和水果等食物以后，再逐渐添加肉、鱼、蛋类等动物性食物，就不易引起过敏反应了。

2. 有食物过敏家族史的婴儿，应推迟添加固体食物的时间，例如：牛奶、蛋白、小麦和大豆，最好在婴儿1岁以后再开始添加。

3. 当你给宝宝添加一种新的食物时，仔细观察有无红疹、胃部不适或者呼吸困难。如果宝宝出现这些症状，请迅速与儿科医生联系。

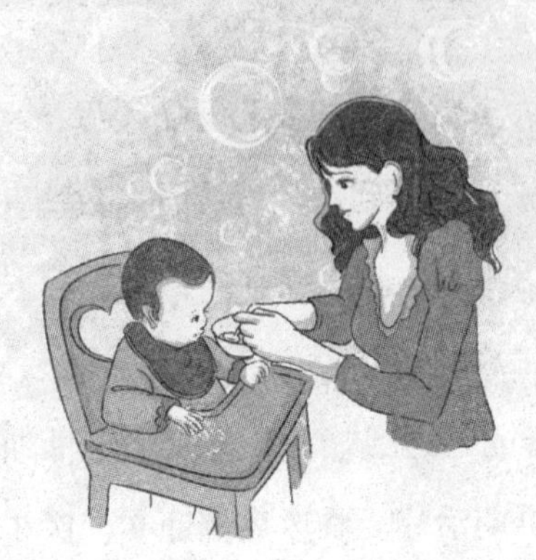

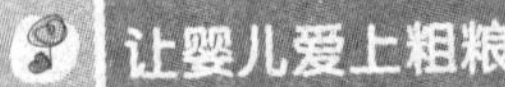

让婴儿爱上粗粮

所谓粗粮是指除精白米、富强粉或标准粉以外的谷类食物，如小米、玉米、高粱米等。婴儿从4～6个月加辅食后就可以考虑吃点粗粮了。

1. 常吃粗粮、果蔬的9个好处

（1）清洁体内环境

各种粗粮以及新鲜蔬菜和瓜果，含有大量的膳食纤维，这些植物纤维具有平衡膳食、改善消化吸收和排泄等重要生理功能，起着"体内清洁剂"的特殊作用。

（2）预防婴儿肥胖

膳食纤维能在胃肠道内吸收比自身重数倍甚至数十倍的水分，使原有的体积和重量增大几十倍，并在胃肠道中形成凝胶状物质而产生饱腹感，使婴儿进食减少，利于控制体重。

（3）预防小儿糖尿病

膳食纤维可减慢肠道吸收糖的速度，可避免餐后出现高血糖现象，提高人体耐糖的程度，利于血糖稳定。膳食纤维还可抑制增血糖素的分泌，促使胰岛素充分发挥作用。

（4）解除便秘之苦

在日常饮食中只吃细不吃粗的婴儿，因缺少植物纤维，容易引起便秘。因此，让婴儿每天适量吃点膳食纤维多的食物，可刺激肠道的蠕动，加速排便，也解除了便秘带来的痛苦。

（5）有利于减少癌症

儿童中癌症发病率上升，与不良的饮食习惯密切相关。英国剑桥大学营养学家宾汉姆等曾分析研究，食用淀粉类食物越多，大肠癌的发病率越低。

（6）保护心血管

如果经常让婴儿吃些粗粮，植物纤维可与肠道内的胆汁酸结合，降低血中胆固醇的浓度，起到预防动脉粥样硬化，保护心血管的作用。

（7）预防骨质疏松

婴儿吃肉类及甜食过多，可使体液由弱碱性变成弱酸性。为了维持人体内环境的酸碱平衡，就会消耗大量钙质，导致骨骼因脱钙而出现骨质疏松。因此，常吃些粗粮、瓜果蔬菜可使骨骼结实。

（8）有益于皮肤健美

婴儿如吃肉类及甜食过多，在胃肠道消化分解的过程中就会产生不少毒素，侵蚀皮肤。若常吃些粗粮、蔬菜，能促使毒素排出，有益于皮肤的健美。

（9）维护牙齿健康

经常吃些粗粮，不仅能促进婴儿咀嚼肌和牙床的发育，而且可将牙缝内的污垢除掉，起到清洁口腔、预防龋齿、维护牙周健康的效果。

2. 科学合理吃粗粮

（1）适量

对正处于生长发育期的婴儿，每天推荐摄入量为年龄加上 5～10 克。对肥胖、经常便秘的婴儿，可适当增加膳食纤维摄入量。有的婴儿吃粗粮后会出现一过性腹胀和过多排气等现象，这是一种正常的生理反应，逐渐适应后，胃肠会恢复正常。婴儿患有胃肠道疾病时要吃易消化的低膳食纤维饭菜，以防止发生消化不良、腹泻或腹部疼痛等症状。

（2）粗粮细做

把粗粮磨成面粉、压成泥、熬成粥或与其他食物混合加工成花样翻新的美味食品，使粗粮变得可口，增进食欲，能提高人体对粗粮营养的吸收率，满足婴儿生长发育的需要。

（3）取长补短

粗粮中的植物蛋白质因所含赖氨酸、蛋氨酸、色氨酸、苏氨酸低于动物蛋白质，所以利用率较低。弥补这一缺陷的办法是提倡食物混吃，以取长补短。如八宝稀饭、腊八粥、玉米红薯粥、小米山药粥，大豆配玉米或高粱面做的窝窝头，小麦面配玉米或红薯面蒸的花卷、馒头，由黄豆、黑豆、青豆、

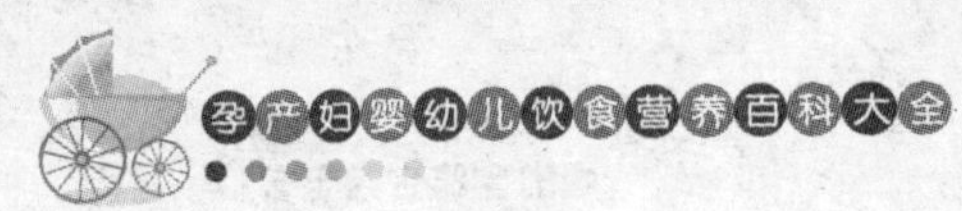

花生米、豌豆磨成的豆浆等，都是很好的混合食品，既提高了生物价，又有利于胃肠道消化吸收。

（4）均衡多样

饮食讲究的是全面、均衡、多样化，任何营养素要想发挥作用都需要多种营养素的综合作用。在日常饮食方面，应限制脂肪、糖、盐的摄入量，适当增加粗粮、蔬菜和水果的比例，并保证优质蛋白质、碳水化合物、多种维生素及矿物质的摄入，才能保证营养的均衡合理，有益于婴儿健康地生长发育。

选择市售的米粉还是自己家制的辅食

有些家长认为小宝宝吃市售的米粉和自己家制的辅食（粥、烂面条）都是一样的，其实不然。要知道宝宝在一年之内，体重会增长两倍，如此快的生长发育速度就要求提供充足的营养。4～6个月宝宝的胃容量约150毫升，辅食的添加势必造成母乳摄入量下降，所以如果辅食营养不充足就会引起某些营养素的缺乏。

家制米粥中只含有淀粉及少量的维生素，而宝宝发育所需的微量元素含量却非常少，根本不足以满足生长所需。而且，家制辅食在烹调过程中，不可避免地会丢失部分营养素。此外，我们知道，为了保证营养元素的充分吸收，营养素之间的合理搭配也很重要，例如，钙的吸收需要维生素D，铁的吸收需要一定比例的维生素C，家制的食物就很难做到各种营养素之间的比例均衡。

婴儿麦粉和婴儿米粉哪一种更好

宝宝吃婴儿麦粉就像我们大人吃面条，而吃婴儿米粉就像我们大人吃大米，营养成分当然不一样，不能说哪一种更好。但第一次给宝宝添加辅食最好选择米粉，因为米粉不容易导致过敏。

市场上营养米粉种类很多，该怎么选择

按常规，米粉是按照宝宝的月份来分阶段的：第1阶段是针对4～6个月婴儿的米粉，此阶段的米粉中添加和强化的是蔬菜和水果（有的也会添加一些蛋黄），而不是荤的食物，这样有利于小宝宝的消化；第2阶段是针对6个月以后婴儿的米粉，常常会添加一些鱼肉、肝泥、牛肉、猪肉等，营养摄入更

为广泛。妈妈选择米粉时可以按照宝宝的月份来选择。当然，除了注意月份，妈妈还可以根据自己宝宝的需要，挑选不同配方的米粉，如交替喂养胡萝卜配方和蛋黄配方的米粉等，以让宝宝吃得更均衡、全面一些。

冲调米粉，越稠越好吗

常听到一些妈妈说同样量的米粉用同样量的水冲调时，有的冲出来比较稀，有的比较稠，那是不是越稠营养越高呢？其实不是。有些品牌的米粉是采用特殊的淀粉水解生产工艺（CHE）制成的，目的就是让大分子分解成更小的分子，更容易消化吸收。因为分子小，冲出来的米粉看起来比较稀，但这样同样容积就可以溶解更多的米粉，确保宝宝有限的胃容量摄入更多的食物，以确保足够的营养。

可以用配方奶冲调米粉吗

米粉和奶粉可以混在一起冲调，冲调时先将米粉调好，调得稠一点儿，然后泡一杯配方奶，再去稀释较稠的米粉，这样冲调出来的效果比较好。

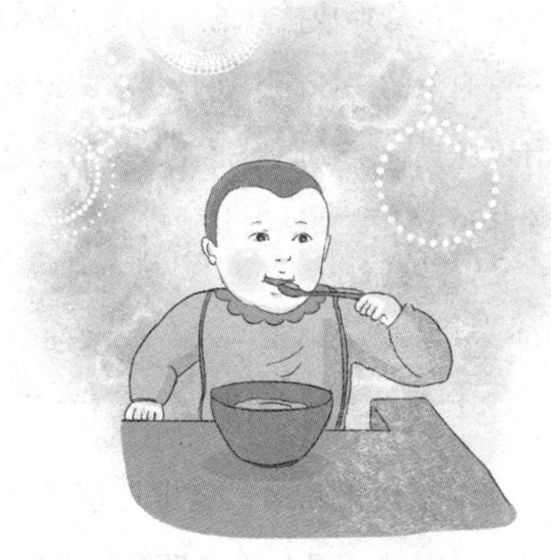

可以用果汁、菜汁或菜汤调米粉吗

现在很多米粉本身就不是纯米粉，已经添加了果汁、菜汁，味道比较新鲜，营养也丰富。而且，市售的米粉中一般都强化了钙、锌等微量元素，而菜汁中多含有植酸和草酸，常会影响米粉中钙的吸收。需要注意的是，如果妈妈用菜汤调米粉，应注意菜汤最好是不含盐分和调料的，以免宝宝未发育完善的肾脏不堪重负。

可以在米粉中添加如牛奶伴侣等其他成分吗

没必要在米粉中添加牛奶伴侣或糖

等成分，这样做并没有增加营养价值，只是加浓了口味，而这样的口味很容易使小宝宝以后形成挑食的坏习惯。我们主张吃自然的东西，牛奶是什么味道就是什么味道，米粉原来是什么味道就是什么味道，不要加糖等其他成分。

宝宝不吃米粉怎么办，为什么

刚刚添加米粉时，宝宝可能会吐出，这是宝宝心理上的“恐新”表现，是宝宝一种自我保护的行为。研究发现：小宝宝接受一种新口味往往需要尝试10次以上。家长需要耐心尝试，直到宝宝习惯新事物。

宝宝不愿意吃米粉的另一个重要的原因是爸爸妈妈过早给宝宝含糖和盐的食物。米粉一般是自然口味的，许多配方米粉不添加蔗糖，保持食物自然的甜度，有利于培养宝宝良好的饮食习惯。如果宝宝实在不肯吃，从营养角度考虑，妈妈也可以把米粉放在奶瓶里，跟奶冲调在一起让宝宝吃。或者在以米粉为营养的基础上适当加一些肉末、蔬菜、肝等来增加口感。

婴儿米粉应吃多长时间

米粉可以吃多长时间并没有具体规定。它属于泥糊状食物，是一种很好的过渡期食物，等宝宝的牙齿长出来，可以吃粥和面条时就可以不吃米粉了。

米汤类辅食制作方法

♨ 大米汤、小米汤

所需食材：大米或小米少许。

制作方法：将大米用清水淘洗两遍，加水煮成稍稠的粥，凉温后取津汤（米粥上的清液）约30～40毫升，试

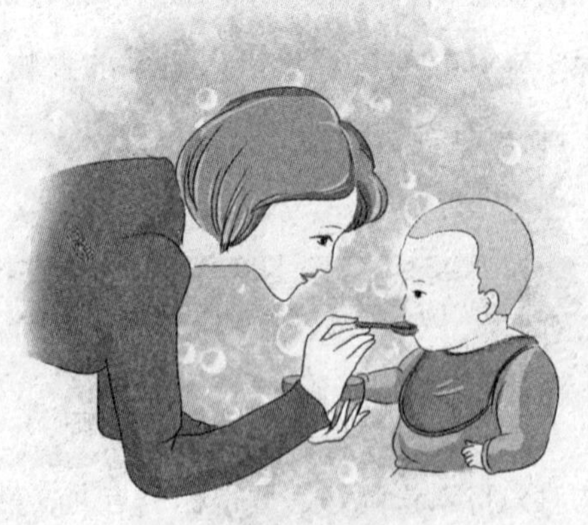

喂之。

营养点评：大米汤具有补脾、和胃、清肺等功效；小米不需精制，保存了许多的维生素和矿物质，有清热解渴、健胃除湿、和胃安眠等功效。

♨ 小米＋玉米渣汤

所需食材：小米和细玉米渣少许。

制作方法：将小米和细玉米渣用清水淘洗两遍，加水煮成粥，凉温后取适量津汤喂婴儿。

营养点评：玉米又名苞谷、棒子、玉蜀黍，是粗粮中的保健佳品，对人体健康颇为有利。经测定，每100克玉米能提供近300毫克的钙，几乎与乳制品中所含的钙差不多；多吃玉米还能刺激大脑细胞，增强脑力和记忆力。

♨ 小米＋薏米汤

所需食材：小米和薏米少许。

制作方法：将薏米提前3小时用温水浸软，然后与小米一同煮成粥，取适量津汤喂婴儿。

营养点评：薏米营养价值很高，其蛋白质、脂肪、维生素 B_1 的含量远远高于大米，具有利水渗湿、健脾胃、清肺热、止泻等作用，但多食易引起大便干燥，婴儿应适量而食。

♨ 小米＋大枣汤

所需食材：干品大红枣5枚，小米少许。

制作方法：将干品大红枣浸软洗净，掰开后与淘洗干净的小米一起加水煮成稠粥，按需取津汤喂食。

营养点评：干红枣产热量极高，每100克红枣可产热约1200～1300千焦，而且富含蛋白质、果糖、果胶、钙、磷、核黄素、尼克酸等营养素。药理研究发现，红枣能促进白细胞的生成，降低血清胆固醇，提高人体的免疫力，还可以抗过敏、安心宁神、益智健脑、增强食欲。

汤汁类辅食制作方法

添加汤汁类辅食主要是为了给婴儿补充水分、少量矿物质、维生素和食物粗纤维，让婴儿品尝食物的多种味道，给婴儿多种感知觉的刺激。对于6个月以内的婴儿来说，鲜榨的蔬菜汁和果汁一定要用温开水稀释，否则婴儿不容易消化吸收，易导致胀气或腹泻。另外，每天添加的量不要超过120~180毫升，以免影响奶及其他食物的摄入。

♨ 西红柿汁

所需食材：新鲜西红柿1个。

制作方法：将西红柿洗净，放入一个较深的容器中，用开水淋浇，但不要一次淋得太多，这样容易把皮烫破。1~2分钟之后将其取出，放入另一个容器中，换用凉开水淋浇，使其慢慢降温。一两分钟之后，等到西红柿不再烫手了将其取出，这样皮就可以轻而易举地剥掉了。然后切碎，挤/榨取汁。加入2倍于西红柿汁的温水，当做饮品喂食。要强调现吃现挤/榨，以防止维生素过多丢失。

营养点评：据营养学家测定，一个中等大小的番茄维生素C含量与半个柚子相等，维生素A的含量是人体每日所需的1/3，此外还含有钾、磷、镁及钙等微量元素。

♨ 胡萝卜汁

所需食材：新鲜胡萝卜1根。

制作方法：将胡萝卜洗净、去皮，切成条状或片状；锅内放入清水，水煮开后放入胡萝卜条或片，煮沸5~8分钟，凉温饮之，无须额外兑水，现煮现饮。

营养点评：胡萝卜被誉为“东方小人参”，所含的β-胡萝卜素比白萝卜及其他蔬菜高出30~40倍。β-胡萝卜素进入人体后能转化为维生素A，然后被身体吸收利用，具有促进机体生长、防止呼吸道感染与保持视力正常等功能。

♨ 苹果汁

所需食材：新鲜苹果1/2个。

制作方法：可以煮苹果水喝，也可以榨苹果汁，再兑些温水给婴儿喝，应视婴儿的月龄和他们的消化功能而定。(1) 取应季新鲜苹果一个，洗净，去皮，切片，放入开水中煮沸5分钟，凉温后即可给婴儿饮用，随饮随煮。(2) 取应季的新鲜苹果一个，洗净，去皮，切块放入榨汁机，榨出鲜果汁，兑入2倍于果汁的温水，给婴儿喝，随吃随榨。

营养点评：苹果含有丰富的碳水化合物、维生素和微量元素，尤其是维生素A和胡萝卜素的含量较高；苹果的含钙量比一般水果丰富得多，有助于代谢掉体内多余的盐分。苹果中含有丰富的水溶性食物纤维——果胶，有保护肠壁、活化肠内有用的细菌、调整胃肠功能的作用，空腹吃苹果能消除便秘；果胶还能促进胃肠道中的铅、汞、锰的排放。苹果的酸味中的苹果酸和柠檬酸能够提高胃液的分泌，促进消化。苹果汁有很强的杀灭传染性病毒的作用，爱吃苹果的人不容易得感冒。多给婴儿吃苹果可改善呼吸系统和肺功能，保护肺部免受污染和烟尘的影响。

♨ 小白菜叶汁

所需食材：新鲜小白菜3~4棵。

制作方法：将小白菜浸泡、洗净，取叶子部分放入开水中焯2~3分钟，然后弃去焯菜的水，再放入新的开水中煮5~10分钟，凉温后给宝宝喝，现饮现煮。其他蔬菜的叶子，如卷心菜叶、大白菜叶、生菜叶、苋菜叶、菠菜叶等也可以这样做。

营养点评：小白菜是蔬菜中含矿物质和维生素最丰富的菜，含有丰富的钙、磷、铁、胡萝卜素和维生素C，有助于增强免疫力。食少、便秘、腹胀的宝宝可以多吃小白菜汁，但大便溏薄的宝宝不宜多食小白菜。

♨ 冬瓜汁

所需食材：新鲜冬瓜3~4片。

制作方法：冬瓜去皮、去瓤，切片后放入水中煮10~15分钟，取清汤饮之，现饮现煮。

营养点评：冬瓜是营养价值很高的蔬菜，营养学家研究发现，每100克冬瓜含有蛋白质0.4克、碳水化合物1.9克、钙19毫克、磷12毫克、铁0.2毫克及多种维生素，特别是维生素C的含量较高，每100克含有18毫克，是西红柿的1.2倍。冬瓜有良好的清热解暑功效，夏季多吃些冬瓜不但解渴、清暑、利尿，还可使人免生疔疮。

♨ 白萝卜汁

所需食材：新鲜白萝卜1/4个。

制作方法：将白萝卜洗净、去皮、切片，放入开水中煮10~15分钟，凉温后随时饮之，现饮现煮。青萝卜、水萝卜都可以这样做。

营养点评：白萝卜含有丰富的维生

素C和微量元素锌，有助于增强机体的免疫功能，提高抗病能力；白萝卜中的芥子油能促进肠胃蠕动，增加食欲，帮助消化；白萝卜中的淀粉酶能分解食物中的淀粉、脂肪，使之得到充分吸收。白萝卜还是一味中药，其性凉味辛甘，可消积滞、化痰清热、下气宽中、解毒，有“冬吃萝卜夏吃姜，一年四季保安康”的说法。但白萝卜忌与胡萝卜、橘子、柿子、人参、西洋参同食。

♨ 桃汁

所需食材：应季鲜桃1个。

制作方法：将成熟的桃子洗净、去皮，切成小块儿，放入开水中煮沸5分钟，凉温后即可给宝宝饮用，随饮随煮；也可以用榨汁机榨出鲜果汁，兑入2倍于果汁的温水，给宝宝喝，随吃随榨。

营养点评：桃是一种营养价值很高的水果，含有蛋白质、脂肪、糖、钙、磷、铁和维生素B、维生素C等营养成分，特别是含铁量较高，在水果中几乎占据首位，故吃桃有助于防治贫血。桃富含果胶，经常食用可预防便秘。中医认为，桃味甘酸，性微温，具有补气养血、养阴生津、止咳杀虫等功效。桃虽好吃，但不可多食。李时珍曾说：“生桃多食令人膨胀及生痈疽”。

♨ 梨汁

所需食材：鲜梨1/2个。

制作方法：将梨洗净、去皮，切成小块儿，放入开水中煮沸5分钟，凉温后即可给宝宝饮用，随饮随煮；也可以用榨汁机榨出鲜果汁，兑入2倍于果汁的温水，给宝宝喝，随吃随榨。

营养点评：梨被称为“百果之宗”，营养丰富，在每100克可食部分中约含钙5毫克、磷6毫克、铁0.2毫克、维生素C4毫克。此外，梨还含有一定量的蛋白质、脂肪、胡萝卜素、维生素B_1、维生素B_2及苹果酸等。因其鲜嫩多汁、酸甜适口，又有“天然矿泉水”之称。中医认为梨有生津、润燥、清热、化痰等功效。

♨ 橙汁

所需食材：橙子1个。

制作方法：橙子洗净、去皮，切成小块儿，放入开水中煮沸5分钟，凉温后即可给宝宝饮用，随饮随煮；也可以将橙子带皮从中间切开，取其中一半反扣在榨汁器上榨出鲜果汁，兑入2倍于果汁的温水，给宝宝喝，随吃随榨。

营养点评：橙子几乎已经成为维生素C的代名词，它的维生素C含量丰富，能增强人体抵抗力；橙子中所含的纤维素和果胶可促进肠道蠕动，有利于清肠通便，排除体内的有害物质。中医认为，橙子味甘酸，性凉，具有生津止渴、开胃下气的功效。

泥糊类辅食制作方法

♨ 蛋黄泥

所需食材：生鸡蛋1个。

制作方法：鸡蛋煮熟后立即剥掉蛋清，按哺喂量取蛋黄（第一次添加取1/8个即可），加入少许母乳或配方奶粉或温开水，碾成糊状，用小勺喂食。

营养点评：每100克蛋黄含蛋白质7克、脂肪15克、钙67毫克、磷266毫克、铁3.5毫克，蛋黄中还含有大量的胆碱、卵磷脂、胆固醇和丰富的维生素以及多种微量元素，这些营养素有助于增进神经系统的功能，所以蛋黄是很好的健脑益智食物。

♨ 香蕉泥

所需食材：新鲜香蕉1/2个。

制作方法：剥开香蕉皮，用小勺直接刮取果肉给婴儿吃即可。第一次给婴儿吃要适量，只喂一小勺（大约5～10克）即可。

营养点评：香蕉富含碳水化合物等营养素，据分析，每100克果肉中含碳水化合物20克、蛋白质1.23克、脂肪0.66克、粗纤维0.9克；水分占70%，并含有维生素A原（胡萝卜素）、维生素B_1、维生素B_2、维生素C等多种维生素，此外，还有人体所需要的钙、磷、铁等矿物质。中医认为，香蕉味甘、性寒，具有清热、生津止渴、润肺滑肠的功效。

♨ 鸡汁豆腐泥

所需食材：鸡汤适量，北豆腐一块。

制作方法：将北豆腐切成小块儿，加入鸡肉汤中煮熟，取一块板栗大小的煮熟的豆腐碾碎喂婴儿吃。初次尝试时不宜多吃，且在婴儿月龄满5个月时再

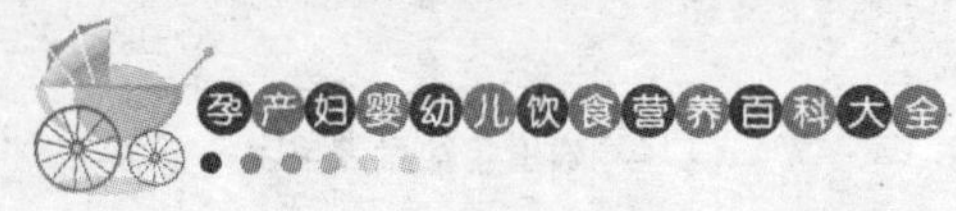

吃，以免婴儿出现腹胀。

营养点评：豆腐及豆腐制品的蛋白质含量丰富，而且属于优质蛋白，不仅含有人体必需的8种氨基酸，而且比例也接近人体需要，营养价值较高。丰富的大豆卵磷脂有益于神经、血管、大脑的生长发育。豆腐还含有铁、钙、磷、镁等人体必需的多种微量元素，对牙齿、骨骼的生长发育也颇为有益，两小块豆腐即可满足一个人一天钙的需要量，在造血功能中还可增加血液中铁的含量。

♨ 木瓜泥

所需食材：新鲜、成熟的木瓜1/2个。

制作方法：将木瓜皮剥开，用小勺直接刮取果肉给宝宝吃即可。

营养点评：木瓜中含有大量水分、碳水化合物、蛋白质、脂肪、多种维生素以及铁、钙等矿物质，特别是β－胡萝卜素和维生素C含量极高；含有多种人体必需的氨基酸，可有效补充人体的养分，增强机体的抗病能力。现代医学发现，木瓜中含有一种酵素，能消化蛋白质，有利于人体对食物进行消化和吸收，故有健脾消食之功。木瓜中的番木瓜碱和木瓜蛋白酶具有抗结核杆菌及寄生虫的作用，如绦虫、蛔虫、鞭虫、阿米巴原虫，故有助于杀虫、抗痨。

♨ 胡萝卜泥

所需食材：新鲜胡萝卜1/2根。

制作方法：将胡萝卜洗净、去皮、切片，上锅蒸或煮烂，压成泥，取1个板栗大小的量，直接用小勺喂宝宝吃；也可用母乳或配方奶粉调制后用小勺喂之。

♨ 红小豆泥

所需食材：红小豆适量。

制作方法：将红小豆提前1天用温水浸泡，然后放入水中煮烂、去皮，碾成泥状，取1平茶匙，用小勺喂宝宝吃（最好在宝宝满5个月后再添加）。

营养点评：红小豆又名赤豆、赤小豆、红豆，是人们生活中不可缺少的高营养、多功能的小杂粮。它富含淀粉，因此又被人们称为“饭豆”；含有较多的皂角甙，可刺激肠道，有良好的利尿作用；含有较多的膳食纤维，具有良好的润肠通便的作用。

鸡蛋黄的制作方法

1. 蛋黄泥　将鸡蛋放入冷水中煮，等水开后再煮5分钟，取出蛋黄可直接用少量水或米汤，也可用熟牛奶把蛋黄捣成泥状，用小勺喂食。

2. 蛋黄粥　大米2汤匙洗净加水120毫升，浸泡1～2小时，然后用微火煮40～50分钟，再把适量蛋黄研磨后加入粥锅内，再煮10分钟左右即可食用。此方法适用于5个月后的宝宝喂养。

蛋羹类辅食制作方法

这类辅食主要是补充优质蛋白、脂类、碳水化合物、矿物质（尤其是其中的有机铁，利于婴儿吸收利用）、少量维生素等营养素。

♨ 家常蛋羹

所需食材：生鸡蛋1个。

制作方法：取蛋黄1个，打匀，加入适量凉开水，稍微搅拌一下，上锅蒸10～15分钟，凉温后按应添加量用小勺喂之（其中也可以加几滴香油或葱花，但不加盐）。

♨ 薯泥蛋羹

所需食材：生鸡蛋1个，红薯、土豆、山药、芋头中的1种适量。

制作方法：取蛋黄1个，打匀，加入适量凉开水，稍微搅拌一下；再加入少许已煮熟的红薯泥、土豆泥、山药泥、芋头泥中的一种，搅匀后上锅蒸10～15分钟，按应食用量喂之。

营养点评：红薯含有多种人体需要的营养物质，一个约1两重的小红薯即可满足人体每天所需的维生素A，一个约2两重的小红薯可提供人体每天所需维生素C的1/3和约50微克的叶酸。

♨ 水果蛋羹

所需食材：蛋黄1个，应季水果适量。

制作方法：取蛋黄1只，打匀，加入适量凉开水，稍微搅拌一下；加少许应季水果泥，打匀后上锅蒸，按应食用量喂之。或先将蛋黄蛋羹蒸熟后，刮一些新鲜水果的果泥摆放在熟蛋羹的表面上，且可堆成各种图形，甚是诱人！

色、香、味、形俱佳，婴儿自然乐于接受。

♨ 菜泥蛋羹

所需食材：生鸡蛋1个，绿叶蔬菜少许或胡萝卜1/4根。

制作方法：取蛋黄1个，打匀；将绿菜叶或胡萝卜切成细末，放入蛋黄中，加凉开水稍微搅拌一下；上锅蒸10~15分钟，凉温后按量用小勺喂之。

菜泥、肝泥和鱼泥制作方法

1. 菜泥　将蔬菜水果洗净切碎，加少量水煮至软烂，捣成泥状，可将粗纤维渣去除。

2. 肝泥　将猪肝剁碎，放少许水煮烂，捣成泥状，可加少许盐或调料煮，用小勺喂食，或放入烂粥、烂面条中混合喂食。

3. 鱼泥　将收拾干净的鱼放入开水中，煮后剥去鱼皮，除去鱼刺后把鱼肉研碎，然后用干净的布包起来，挤去水分。将鱼肉放入锅内，加入白糖、精盐搅匀，再加入开水（100克净鱼肉加200克开水），直至将鱼肉煮软即可。

粥类辅食制作方法

♨ 二米粥

所需食材：大米、小米或细玉米渣适量。

制作方法：大米+小米或大米+细玉米渣、小米+细玉米渣，用清水淘洗两遍，煮成粥，用勺喂之。最初每次食用量约1汤勺，宝宝适应后再逐渐加量。

♨ 牛奶麦片粥

所需食材：配方奶、麦片适量。

制作方法：锅内放少许水煮开，放入原味麦片少许，煮至麦片熟软，放入调好的配方奶，用勺喂食。对于这一阶段的宝宝来说，麦片稍显粗糙，应煮得烂软一些，且一次食用量不宜过多。

营养点评：燕麦即莜麦，俗称“油麦”、“玉麦”，是一种低糖、高蛋白、低脂肪、高能量食品。它含有的钙、磷、铁、锌等矿物质有预防骨质疏松、促进伤口愈合、防止贫血的功效，是补钙佳品。

♨ 枣泥粥

所需食材：干品大枣 3～5 枚，大米、小米适量。

制作方法：先将干品大枣泡软，上锅蒸熟，凉凉后剥去枣皮，去掉枣核，将枣肉用小勺碾成枣泥，再加入已煮好的二米粥或牛奶麦片粥，调匀喂之。

♨ 山药粥

所需食材：山药 1/2 根，大米或小米适量。

制作方法：将山药洗净、去皮，切成小方块儿，与小米一起煮成粥后将山药块儿用勺碾碎，用勺喂之。

营养点评：山药的营养价值非常高，含有大量淀粉及蛋白质、B 族维生素、维生素 C、维生素 E、葡萄糖、粗蛋白氨基酸、胆汁碱、尿囊素等，可促使机体 T 淋巴细胞增殖，增强免疫功能，延缓细胞衰老。

♨ 蔬菜粥

所需食材：取叶类蔬菜 1 种，菜叶的颜色可用紫色、绿色等；大米或小米适量。

制作方法：若选中菠菜或苋菜等应先焯后用，将菜叶剁成碎末，与各种米组合在一起煮粥。

♨ 紫菜粥

所需食材：上好的干紫菜，大米或小米适量。

制作方法：将干紫菜搓成末儿，放入煮好的粥内，一起喂宝宝吃。

营养点评：紫菜营养丰富，其蛋白质含量超过海带，并含有较多的胡萝卜素和核黄素，每 100 克紫菜中含核黄素 2～3 毫克，居各种藻类之冠，故紫菜又有“营养宝库”的美称；对人体有很好保健作用的不饱和脂肪酸——亚油酸、亚麻酸或十八碳四烯酸含量较多，被人们喻为“脑黄金”的二十碳五烯酸含量高达 30%；紫菜中还含有多种维生素，B 族维生素，特别是在陆生植物中几乎不存在的维生素 B_{12} 的含量很高，与鱼肉相近；维生素 C 的含量也很高；同时含有较多的矿物质，如钙、铁、锌等。如宝宝对海产品过敏应慎用。

7～9 个月

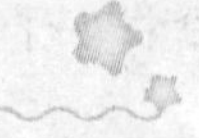

7～9 个月婴儿的营养需求

这个月婴儿开始学习爬行了，活动量日益增大，热量需要明显增加。婴儿能消化的食物种类日益增多，辅食的添加品种可以多一些了，但乳类及乳制品仍是婴儿阶段主要的营养来源。谷物中钙与磷的比例不合适，要重视钙剂的适量补充。应鼓励婴儿自己动手吃，学吃是一个必经的过程。婴儿的食物不可太碎，教他学习咀嚼有利于语言的发育、吞咽功能的训练和舌头灵活性及搅拌功能的完善。

人工喂养的婴儿开始换Ⅱ段奶粉

6～12 个月的婴儿应选择蛋白质含量较高的婴儿配方奶粉Ⅱ段。6 个月以后，婴儿自母体中带来的先天免疫力会逐渐消失，提高婴儿自身的免疫力刻不容缓。选择配方奶粉时要注意补充β－胡萝卜素，增强婴儿对疾病的抵抗力。

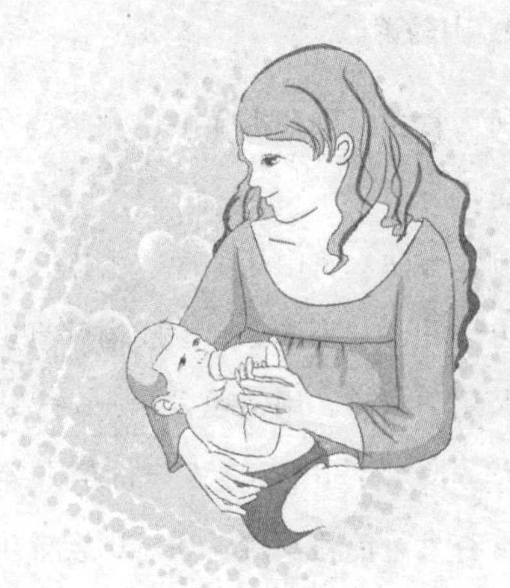

让婴儿练习咀嚼

出生后 6～12 个月要让婴儿学会咀嚼，接受固体食物，这样才有利于婴儿的成长。让婴儿练习咀嚼可使其牙龈得到锻炼，利于乳牙萌出。1 岁前未学会咀嚼固体食物的婴儿牙龈发育不良，咀嚼能力不足，未养成吃固体食物的习惯，就会拒绝吃干的东西。如果所有淀粉类都弄成糊吃，不经咀嚼便咽下，一来未经口腔唾液淀粉酶的消化，二来半固体食物占去胃的容量，会使奶类的摄入量减少，不利于婴儿生长发育。

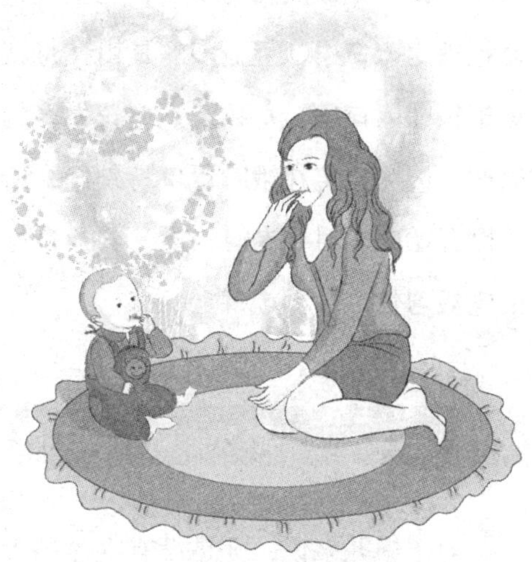

给婴儿1个手指饼干，妈妈自己也拿1个，用牙咬去一点儿，慢慢咀嚼。妈妈的动作会引起婴儿模仿，婴儿也会咬一小口，学着用牙龈去咀嚼。婴儿即使未萌出乳牙，或只有下面两颗小门牙，但他的牙龈有咀嚼能力，能将饼干嚼碎咽下。有些婴儿虽不会咀嚼，咬下饼干后会用唾液浸泡软后直接咽下。有时由于浸泡不均，部分未泡软的饼干会引起呛噎，妈妈要时刻关注婴儿的举动。妈妈可多次示范，用夸张的咀嚼动作引起婴儿的兴趣，使婴儿学会咀嚼。

以辅食为主的早、中、晚餐

从9个月起，母乳开始减少，有些母亲奶量虽没有减少，但质量已经下降，所以喂奶次数可以逐渐从3次减到2次，也可以增加一次配方牛奶，而辅食要逐渐增加，早、中、晚餐可以辅食为主，为断奶作好准备。婴儿一天的食物中仍应包括谷薯类，肉、禽、蛋、豆类，蔬菜、水果类和奶类，营养搭配要适当。宝宝从8个月起，消化蛋白质的胃液已经充分发挥作用了，9个月时宝宝可多吃一些蛋白质食物。宝宝吃的肉末，必须是新鲜瘦肉，可剁碎后加少量调味品蒸烂吃。增加一些土豆、白薯类含糖较多的根茎类食物，还应增加一些粗纤维的食物，但应把粗的、老的部分去掉。9个月的宝宝已经长牙，有咀嚼能力，可以让他啃硬一点的食物。尽量使宝宝从一日三餐的辅助食物中摄取所需营养的三分之二，其他用新鲜牛奶或配方奶补充。

应该注意，增加辅食时应每次只增

加一种，当宝宝已经适应了，并且没有什么不良反应时，再增加另外一种。尽管宝宝饮食品种已与普通饮食近似，但仍要注意以细、软为主，调味尽量淡，色泽和形状上尽可能多作变化以引起宝宝的食欲。

养成良好的吃饭习惯

9 个月的宝宝能够坐得很稳，而且大多数可以独坐了。因此让宝宝坐在有东西支撑的地方喂饭是件容易的事，也可用宝宝专用的前面有托盘的餐椅。总之，宝宝每次吃饭的地方要固定，让宝宝明白，坐在这个地方就是为了吃饭。宝宝一到吃饭的时候，就坐在自己的饭桌前，高兴地等待香甜的饭菜，久而久之，坐在一处吃饭的良好习惯就养成了。

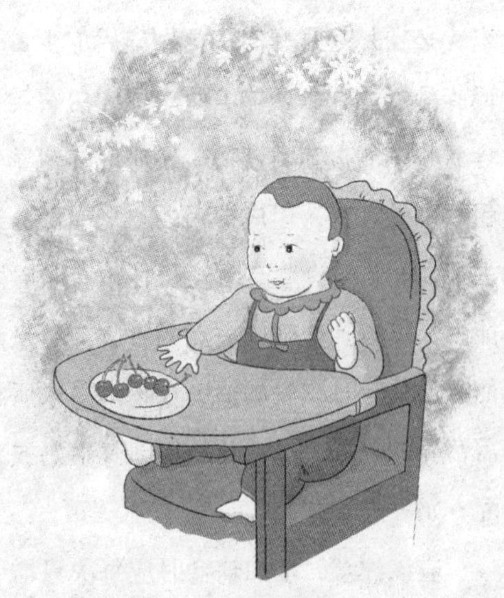

9 个月的宝宝总想自己动手，因此可以手把手地训练宝宝自己吃饭。家长要与宝宝共持勺，先让宝宝拿着勺，然后家长帮助把饭放在勺子上，让宝宝自己把饭送入口中，但更多的是由父母帮助把饭喂入口中。每顿饭不应花太多的时间，因为宝宝在饿时胃口特别好，所以刚开始吃饭时要专心致志，养成良好的吃饭习惯。

不要错过婴儿味觉发育的敏感期

对于婴儿来说，凡是没有吃过的食物都是新鲜的、好奇的，他们并不会天生就有什么成见。婴儿的味觉、嗅觉在6 个月到 1 岁这一阶段最灵敏，此阶段是添加辅食的最佳时机。婴儿通过品尝各种食物，可促进对很多食物味觉、嗅觉及口感的形成和发育，也是婴儿从流食—半流食—固体食物的适应过程。经过这一阶段，在 1 岁左右时，婴儿已经能够接受多种口味及口感的食物，顺利断奶。在给婴儿添加辅食的过程中，如

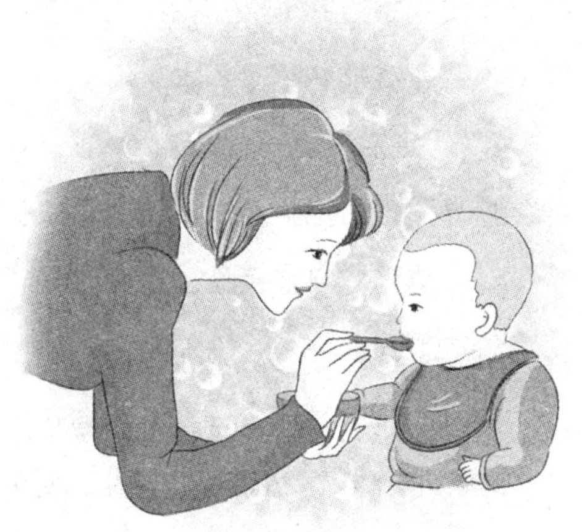

果家长一看到婴儿不愿吃或稍有不适就马上心疼地停下来，不再让婴儿吃，这样便使婴儿错过了味觉、嗅觉及口感的最佳形成和发育机会，不仅造成断奶困难，而且容易导致日后挑食或厌食。

辅食多样化

人类的食物有成千上万种，但就其主要成分而论，为蛋白质、脂肪、碳水化合物、维生素、矿物质和水六种，这是维持人类生存繁衍的六大营养物质。每种营养素各有不同的功用，每一种食物都是由各种营养素组成的。由于各种食物含的营养素并不相同，所以每种食物的营养价值也不相同，例如大米含淀粉多，它的主要营养功能是供给热量。由于任何一种天然食物都不能提供婴儿所需的全部营养素，因此，吃大米饭的同时，还要吃其他的食物，如菜、肉、蛋、盐、油等，即要吃混合膳食。只有多种食物组成的混合膳食，才能满足婴儿各种营养素的需要，达到合理营养、促进健康的目的。

多样化食物包括四大类食品：谷类和薯类；肉、鱼、禽、蛋、大豆类；奶及奶制品；蔬菜和水果类。在每天每餐膳食中最好都包括以上四类食品，同一类食物的品种轮流选用，注意多样化，各种食物都要吃，还要把几种不同功用的食物搭配得当、制作适宜。其中要注意动植物食品搭配，荤素菜搭配，粗细粮搭配，干稀搭配，生熟搭配，以及注意食物的色、香、味。

要根据婴儿的年龄大小选择食物，例如随着消化能力的增强，8 个月的婴儿除大米粥及烂面条以外，还可加些玉米面或小米等杂粮制作的粥；烤馒头片、饼干及面包片为乳牙的萌出和口腔的成熟提供重要的发展机会；肉类食品（鱼泥、肝泥、鸡肉馅、猪肉末以及质量好的肉松）均可拌入饭中给婴儿喂食。婴儿每天还应吃一个鸡蛋及适量的水果泥、菜汤、果汁。

添加新的食品和增加食物的数量很值得注意，每当添加一种新食品时，应当诱导婴儿对它有一个好胃口。随着食品种类的增多，用量的增大，多样化食物将会给婴儿提供机体所需的营养素和能量，满足其生长和发育的需要。

怎样才能让宝宝吃更多的食物

1. 宝宝感觉饿的时候或想吃的时候，再给他尝试新食物。

2. 可以从一些传统的食物开始（比如胡萝卜泥，南瓜泥，苹果泥和香蕉泥），然后添加其他新食物。

3. 最好逐个地添加新食物，连续观察3～5天，不要同时添加多种新食物，以便观察过敏情况。多次尝试后，宝宝才会喜欢那些蔬菜和水果。

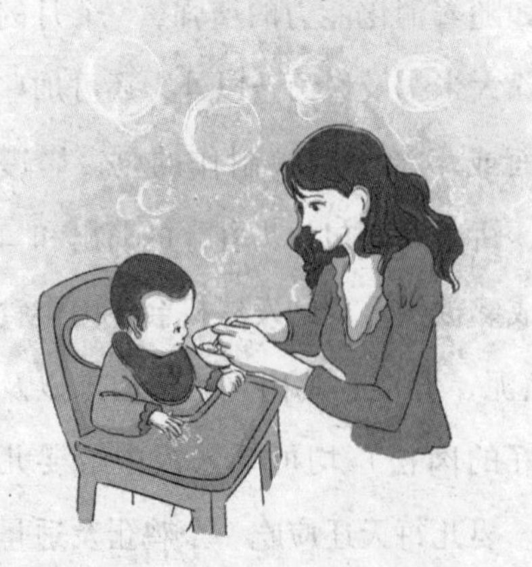

4. 当宝宝接触一个新食物时，通常会感觉紧张而拒绝尝试，这时，家长需要耐心地等待宝宝接受。还可以将新食物与熟悉的食物一起添加。

5. 让宝宝保持坐姿并与家长面对而坐，这样更有利于喂食和防止噎住。使用较长柄小勺，避免过近带来的紧张。

6. 尊重宝宝的个人喜好。不必为了接受一种新的蔬菜或水果而破坏宝宝对食物的兴趣。家长需要给宝宝多次尝试的机会，以便于接受新食物。

7. 根据宝宝喜欢的速度喂食，如果宝宝想用手摸食物，家长可以让他摸，这样能让宝宝更容易接受新食物。

8. 建议家长花更多的时间帮助宝宝接受食物。市售瓶装的婴儿食品方便、安全、易于携带和富有营养，是家长的好选择。

9. 每天给宝宝喂5种或更多种不同颜色的蔬菜和水果，品种越多越好。

7～9个月可以添加的辅食

7～9个月的婴儿舌头能够前后、

上下运动，可以用舌头把不太硬的颗粒状食物捣碎。此时的食物仍然是以母乳为主、配以辅食。每天的喂奶次数可以减少1~2次，而添加辅食的次数则可以增加1~2次。辅食的种类也更丰富，新添加了烂面条/面包、馒头、豆腐、肝、鱼、虾和全蛋；辅食的性状也发生了变化，从汤粥糊类发展为稠面条、面包、馒头，从菜泥、肉泥变成了菜末、肉末。由于肉末比蛋黄泥、肝泥和鱼泥更不易被婴儿消化，所以最好到婴儿8~10个月后再喂。

7~9个月的婴儿肠道上皮发育尚未完全成熟，故此阶段婴儿吃鸡蛋时可以不吃蛋清，以防引起过敏性皮肤疾患，若婴儿已经添加了鸡蛋清，又无引起不适，可以继续吃。这以后要添加的是米糊、软面条、米饭等，以便婴儿逐渐过渡到辅食为主食，1周岁后与成人一样吃饭。

这个阶段，婴儿见到食物会很兴奋，会有伸手抓东西的欲望。可以给婴儿准备一些手指状的食物（如小饼干等），让婴儿拿着吃。

给婴儿添加肉末

取一小块儿猪里脊肉或羊肉、鸡肉，用刀在案板上剁碎成泥后放碗里，入蒸锅蒸至熟透即可。也可从炖烂的鸡肉或猪肉中取一小块儿，放案板上切碎。将蒸熟的肉末或切碎的熟肉末取一些放入米中煮成肉粥，或将熟肉末加入已煮好的米粥中，用小勺喂婴儿。

开始喂肉末时妈妈要仔细观察，注意婴儿的大便和食欲情况，看有无不消化或积食现象，有积食可先暂停喂食肉末。

添加含蛋白质多的食物

蛋白质是构成人体的重要物质，身体中各种组织——肌肉、骨骼、皮肤、神经等都含有蛋白质。生长的物质基础是蛋白质，因此，要多给宝宝添加含蛋白质丰富的食品。

含蛋白质多的食物包括：动物的奶，如牛奶、羊奶、马奶等；畜肉，如牛、羊、猪、狗肉等；禽肉，如鸡、鸭、鹅、鹌鹑、鸵鸟肉等；蛋类，如鸡蛋、鸭蛋、鹌鹑蛋等；水产类，如鱼、虾、蟹等；还有大豆类，如黄豆、大青豆和黑豆等，其中以黄豆的营养价值最高，它是婴幼儿食品中优质的蛋白质来源；此外像芝麻、瓜子、核桃、杏仁、松子等干果类的蛋白质含量均较高。由于各种食物中氨基酸的含量、所含氨基酸的种类各异，且其他营养素（脂肪、糖、矿物质、维生素等）含量也不相同，因此，给婴儿添加辅食时，以上食品都是可供选择的。还可以根据当地的特产，因地制宜地为宝宝提供蛋白质高的食物。

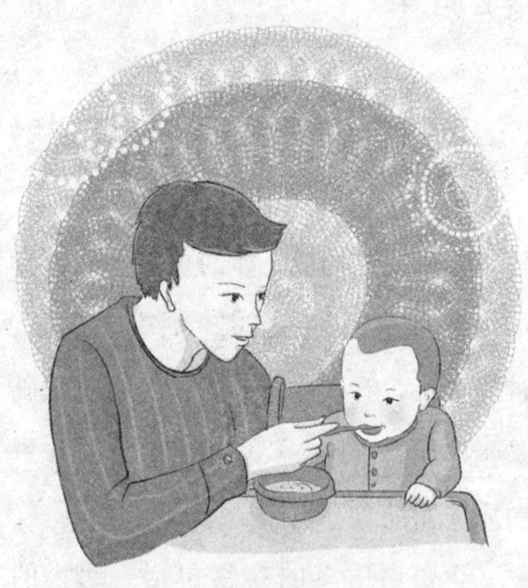

蛋白质食品价格均较贵，家长可以利用几种廉价的食物混合在一起，提高蛋白质在身体里的利用率，例如，单纯食用玉米的生物价值为60%、小麦为67%、黄豆为64%，若把这三种食物按比例混合后食用，则蛋白质的利用率可达77%。

添加固体食物

婴儿从出生到第5个月，由于无牙齿，消化能力弱，仅能靠吸吮吃流食。婴儿到第6个月时，口腔唾液淀粉酶的分泌功能日趋完善，神经系统和肌肉控制等发育已较为成熟，而且舌头的排解反应消失，可以掌握吞咽动作，表示这个月龄的婴儿消化能力又比以前强了。

6～7个月的婴儿，大部分长有两颗牙，咀嚼能力提高了，可以吃一些固体食物。并且此时婴儿手已经可以抓住食物自己往嘴里塞，虽然掉的食物比吃进嘴里的要多，但是，这也表明婴儿可以享用面包、饼干等固体食物了，这时正是给婴儿吃条形饼干、条形面包或馒头干的时机。唾液能将固体食物泡软而利于婴儿下咽。

在乳牙萌出逐渐增多时，要逐渐增加固体辅助食品，这可以训练婴儿咀嚼动作、咀嚼能力，并且可以通过咀嚼刺激唾液分泌，促进牙齿的生长。婴儿从吸吮乳汁到用碗、勺吃半流质食物，直到咀嚼固体食物，食物的质和饮食行为都在变化，这对婴儿提高食欲是大有益处的，同时对婴儿掌握吃的本领也是个学习和适应的过程。家长需要逐一加以训练，使婴儿养成吃固体食物的习惯。

增加含铁量高的食物

婴儿体内储存的铁只能满足出生后4个月以内生长发育的需要，而4～6个月的婴儿体重和身高仍在迅猛增长，血容量增加很快。这个时期婴儿活动量增加，对营养素的需求也相对增加，尤其是铁的需要量也相对增加，如不能及时供应足量的铁，就会发生缺铁性贫血。铁是制造血色素的原料，但由于婴儿是以含铁量较低的乳类食品为主，如不能及时添加含铁高的辅助食品，婴儿将摄取不到充足的铁质，造成体内缺铁。7～9个月的婴儿，免疫功能尚未发育成熟，抵抗力差，容易引发感染，特别是消化系统感染，引起腹泻、呕吐，会影响铁和其他营养成分的吸收，也会导致体内铁量不足。因此，这个阶段的婴儿，随着消化能力的逐渐增强、乳牙的萌出，应继续增加含铁丰富的辅食，以补充机体内所需的铁，预防缺铁性贫血的发生。

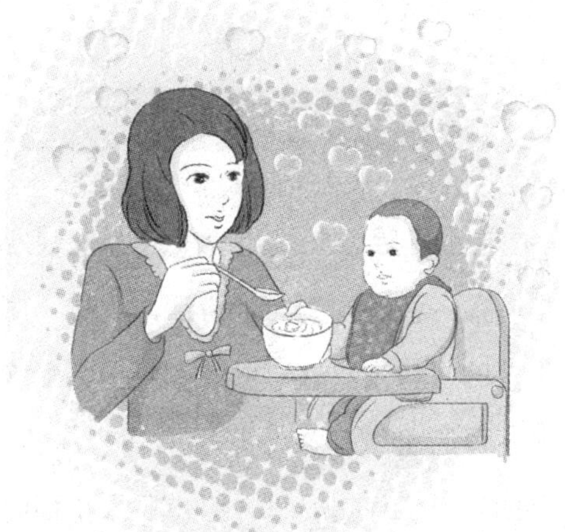

含铁较丰富的食物有动物性食物和植物性食物两大类。动物性食物中的铁易于吸收，如动物血（猪血、鸡血）、猪肝、羊肝、牛肉等不仅含铁量高，而且吸收率可高达20%以上，家长应给宝宝补充动物血、肝泥、鱼泥、蛋黄等食品，每周2～3次。植物性食物中的绿叶蔬菜、豆类和有色水果含铁都较多，但吸收率较低，只能吸收含铁量的1%左右。而水果和蔬菜中含有丰富的维生素C，维生素C有助于铁的吸收，因此，家长也应给宝宝补充含铁量较高的蔬菜和水果。

对由于各种原因未能按时添加辅食的婴儿，或添加辅食较少的婴儿，家长应注意给宝宝补充经国家卫生部认可的铁强化食品，以满足婴儿对铁的需要。

晚上睡前可加一次米粉

6 个月后可在婴儿晚上入睡前喂小半碗稀一些的掺奶的米粉糊，或掺半个蛋黄的米粉糊，这样可使婴儿一整个晚上不再因饥饿醒来，尿也会适当减少，有助于母子休息安睡。但初喂米粉糊时要注意观察婴儿是否有较长时间不思母乳的现象，如果有，可适当减少米粉糊的喂量或稠度，不要因此影响了母乳的摄入。

肝泥、鱼泥和虾泥的制作要领

选质地细致、肉多刺少的鱼类，如鲫鱼、鲤鱼、鲳鱼等。先将鱼洗净煮熟，去鱼皮，并取鱼刺少肉多的部分，去掉鱼刺，将去皮去刺的鱼肉放入碗里用勺捣碎，再将鱼肉放入粥中或米糊中，即可喂婴儿。一般开始时可先每日喂 1/4 勺试试。

由于鱼泥比蛋黄泥和肝泥更不易被婴儿消化，所以最好等婴儿 7 个月以后再考虑喂食，过早或过多喂婴儿鱼泥会导致消化不良和积食。

怎样为宝宝挑选动物肝脏

动物肝脏是铁的良好来源，但是由于肝脏是解毒器官，有可能会受到污染，所以挑选健康的肝脏是很重要的。建议挑选色泽鲜活、有光泽且匀称、没有结节、没有污点、触手柔软而富有弹性的肝脏。

学习捧杯喝水

让婴儿练习用杯子喝水，提高自理

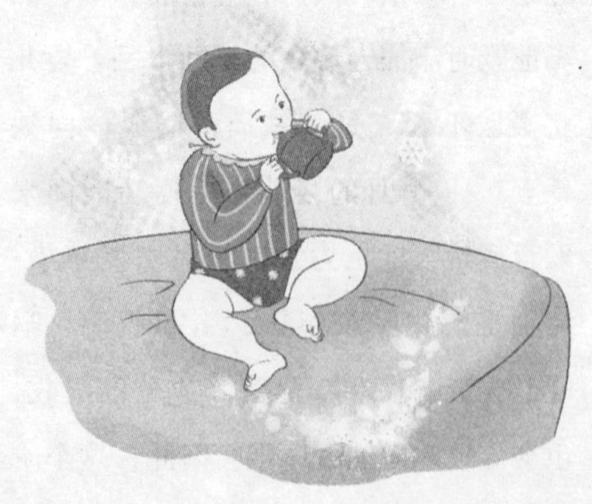

能力，为将来用杯子喝奶打基础。用高的纸杯或有两个把手的杯，杯底放少许凉开水，由大人托着杯底，让婴儿双手捧着杯的两侧练习喝水。

让婴儿学会拿勺子

9个月的婴儿喜欢伸手去抓勺子，平时喂辅食时可以让婴儿自己拿一个勺子，让他随便在碗中搅动，有时婴儿能将食物盛入勺中并送入嘴里。要鼓励婴儿自己动手吃东西，自己用手把食物拿稳，为拿勺子自己吃饭做准备。婴儿从8个月起学拿勺子，到1周岁时可以自己拿勺子吃几勺饭，到1岁3个月~1岁半时就能完全独立吃饭了。

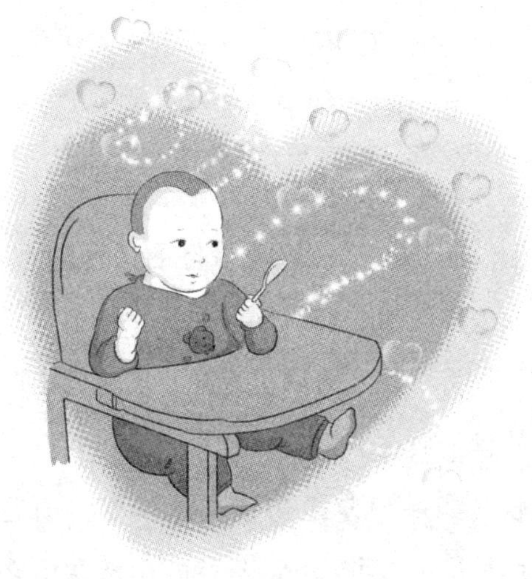

婴儿出牙晚是缺钙吗

出牙延迟最常见的原因是缺钙，但缺钙不是出牙晚的唯一原因。通常，婴儿出牙早晚与妈妈有密切关系。如果妈妈在怀孕期间缺钙，婴儿出生后就会比不缺钙的妈妈生的宝宝出牙晚；如果父母在儿时出牙晚，通常宝宝出牙也比较晚。另外，出生后一直以流食喂养为主的婴儿，也会造成出牙晚。不要因婴儿不长牙就延迟吃比较硬的食物的时间，应该有意识地给婴儿吃一些较硬的食物，让婴儿磨磨牙，促使乳牙萌出。

泥糊类辅食制作方法

♨ 牛奶香蕉糊

所需食材：配方奶、玉米面适量，香蕉1/2根。

制作方法：将配方奶与煮熟的玉米面混匀，温凉后加入香蕉泥（或苹果泥、鲜樱桃末、鲜草莓末）搅匀食之。

营养点评：牛奶为优质蛋白，玉米面内含有少量锌、铁、铜、钙，新鲜水果内含有类胡萝卜素、核黄素、维生素C及铁等。

♨ 蜜汁胡萝卜

所需食材：胡萝卜50克，蜂蜜、黄油各适量。

制作方法：先把胡萝卜清洗干净、切碎片；锅中少加一些开水，文火煮胡萝卜、蜂蜜和黄油；待胡萝卜软烂成泥即可。

营养点评：胡萝卜中富含维生素B_2，这种做法会使胡萝卜变得甜软、颜色艳丽，能赚足小宝宝的口水。单煮胡萝卜泥拌奶油的效果也相当好，都可以促进身体对胡萝卜素的吸收。

♨ 蛋黄豌豆糊

所需食材：生鸡蛋1个，嫩豌豆适量。

制作方法：取鲜豌豆蒸熟、去皮，入搅拌器搅成泥状后均匀铺在小瓷盘上；再将熟蛋黄泥做成有趣图形贴在豌豆泥上，即可食之。

营养点评：豌豆含蛋白质及少量脂肪、碳水化合物，亦含少许钙、铁、锌、硒、胡萝卜素及核黄素等；蛋黄中含有蛋白质饱和及不饱和脂肪酸、铁、钙、各种氨基酸和维生素等。

粥类辅食制作方法

♨ 芋头粥

所需食材：芋头少许，小米适量。

制作方法：先将芋头去皮、切丁，与小米（或玉米渣、大米、荞麦、麦片等）一起煮成粥喝。

营养点评：此阶段奶制品仍是婴儿的主要营养来源，但粮食对宝宝生长发育也特别重要。粮食进入人体后将分解为葡萄糖，而葡萄糖能为婴儿生长发育提供能量，并支持大脑的各项生理活动。

♨ 山药枣泥粥

所需食材：山药、枣泥适量。

制作方法：选质量好的山药适量，削去皮洗净，切成小段儿，平摊在盘子里；将水倒入蒸锅里烧开，把装着山药的盘子放在蒸锅里蒸，蒸到山药完全变软（如果想使山药快点熟就要将山药切得小一点儿）；将蒸好的山药拿出来稍微凉一下，用饭勺把它全部压烂成泥状，也可以放在保鲜袋里用擀面杖擀压成泥；先将煮熟的山药泥铺在小盘子上，约1厘米厚，然后把做熟的大枣泥做成花朵样或图形贴在山药泥上即可喂食。

营养点评：山药属食、药两用植物，含皂甙、黏液质、精氨酸、淀粉酶，治脾虚泄泻、可增强免疫功能；大枣含生物碱及多种氨基酸、糖类、铁、钙、磷等。

♨ 鱼泥粥

所需食材：新鲜的海鱼肉少许，大米适量。

制作方法：将熟鱼（最好是海鱼，如黄花鱼、平鱼、带鱼、鳕鱼、鲑鱼等）剔去刺、切碎，放入已经煮好的粥中，再一次将粥煮沸，温凉后喂婴儿吃。

营养点评：鱼肉为优质蛋白质，尤其海鱼中含有少量DHA及微量元素锌、铁、钙及碘元素等，上述几种海鱼鱼刺比较少，容易挑干净。

♨ 菠菜大米粥

所需食材：大米50克，菠菜1棵。

制作方法：大米淘好，加水泡10分钟；菠菜择好，洗净，放开水中煮熟，凉凉后切碎；另取一只锅，加水后放入大米熬粥，待大火煮开后放入切碎的菠菜，然后改小火慢慢煮，煮至黏稠状即可。

营养点评：菠菜含有大量的胡萝卜素，此外，菠菜内的维生素 B_2、维生素C、钙和镁的含量也都很丰富，是补充这些营养物质非常好的选择。

♨ 香菇鸡肉粥

所需食材：新鲜香菇1朵，鸡胸脯肉50克，大米、麦片适量。

制作方法：将香菇洗净、切成小粒，熟鸡肉切成小丁，与大米、麦片（或小米、玉米等）一起熬粥，温凉后喂食。

营养点评：香菇中含有多种氨基酸，如异亮氨酸、赖氨酸、苯丙氨酸、蛋氨酸等十余种，还含有钙、铁及B族维生素、维生素D等。

♨ 红薯粥

所需食材：红薯1/2个，玉米渣适量。

制作方法：将红薯去皮，切成丁

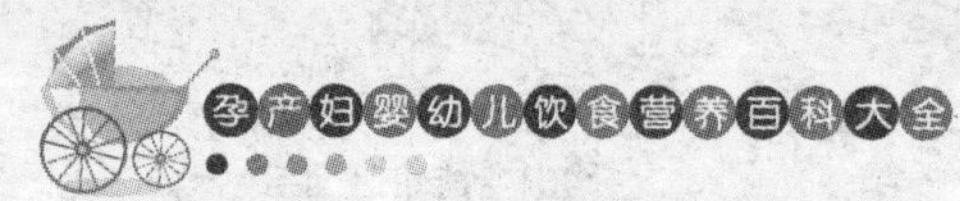

儿，与玉米糙（或大米、小米、红豆、麦片等）一起煮熟，温凉后即可食用。

营养点评：红薯中含有膳食粗纤维、糖类、胡萝卜素及丰富的维生素 B_1、维生素 B_2、维生素 C 和维生素 E，还含有矿物质铁、铜、钙、钾等，尤其是含有人体自身不能合成的赖氨酸，它可以帮助人体提高对蛋白质的吸收和利用。适当吃些红薯有利于改善宝宝的营养状况，促进生长，增强体质，帮助通便。

♨ 鸡肉木耳粥

所需食材：婴幼儿鸡肉粉 1 包，水发黑木耳 50 克，白粥 1 小碗，食盐少许。

制作方法：木耳用清水泡发后，择洗干净，切碎；锅内白粥煮开后，放入木耳，中火煮熟；加入婴幼儿鸡肉粉，调匀即可。

营养点评：鸡肉有很高的营养价值，含有丰富的优质蛋白质，能增强宝宝体质。

♨ 芝麻酱粥

所需食材：大米和小米适量，芝麻酱少许。

制作方法：先将大米和小米一起（或加麦片、玉米渣等）煮成粥，再将用温水调好的芝麻酱撒在粥的上面，或将芝麻酱与粥调匀，食用。

营养点评：芝麻酱中含有不饱和脂肪酸和蛋白质，其蛋白质含量高于瘦肉；铁的含量也较高，每 100 克芝麻酱中含铁约 50 毫克，但吸收利用率不及猪肝和鸡肝；每 100 克芝麻酱含钙量高达 1170 毫克。不过，芝麻酱虽好，但宝宝不宜多吃，以免引起便秘。

♨ 花生酱粥

所需食材：大米和小米适量，花生酱少许。

制作方法：先将大米与小米混合煮成粥，再将少许非颗粒型花生酱与粥调匀，给宝宝食用。

营养点评：花生酱中含有多种不饱和脂肪酸，如花生四烯酸等，也含有一定量的铁和钙。

♨ 虾粒粥

所需食材：新鲜的基围虾 3 只，大米和小米适量。

制作方法：挑选新鲜的基围虾，去

掉虾头、虾背部的虾线和虾壳，清洗干净；将锅里放入水，锅置火上，水煮开后放入虾仁，煮5分钟左右，虾肉颜色由透明变成肉白色即可捞出；将煮熟的基围虾虾仁切成小粒，与大米和小米放在一起煮，温凉后即可喂食。

营养点评：基围虾为优质蛋白，很适合宝宝生长发育阶段体格和智力发育的需要；还含有少量钙、铁、锌等矿物质。大米、小米中有多种氨基酸和糖分，有利于宝宝生长发育和日常活动所需热量的供给。

♨ 桂花红薯粥

所需食材：红薯、玉米渣适量，糖腌桂花少许。

制作方法：将红薯块儿（或土豆块儿、南瓜块儿、芋头块儿、山药块儿等）放入已放好大米、玉米渣的粥锅中，加入适量水煮熟，加入一点点糖腌桂花（可在食品店买到），调匀，温凉后喂宝宝。

营养点评：红薯中含有蛋白质、淀粉、食物粗纤维、β－胡萝卜素以及少许铜和铁，利于通便；桂花酱香甜，非常诱人，可增加宝宝食欲。

蛋羹类辅食制作方法

♨ 蔬菜蛋羹

所需食材：生鸡蛋1个，应季蔬菜1种。

制作方法：取以下蔬菜中的1种：新鲜蔬菜叶、根茎（红薯、土豆、藕）、果实（西红柿、南瓜）切碎，加入蛋黄和少许凉白开水，打匀，上锅蒸熟后按需要量给宝宝吃。

营养点评：吃这种蔬菜蛋羹可以从小养成宝宝吃菜的好习惯，蔬菜中会有许多食物粗纤维、各种水溶性维生素和铁、钙等矿物质，还可以初步训练宝宝的咀嚼功能。

♨ 肉粒蛋羹

所需食材：生鸡蛋1个，瘦猪肉50克。

制作方法：将瘦猪肉切成小粒，炒熟，加入蛋黄和凉白开水，打匀，上锅蒸熟后按宝宝需要量给宝宝吃。

营养点评：瘦肉属动物性优质蛋白，并含有少量铁、钙、锌；蛋黄中含有饱和脂肪酸、不饱和脂肪酸、多种氨基酸、B族维生素、维生素E和铁等营养成分。

♨ 鱼粒（或鱼泥）蛋羹

所需食材：生鸡蛋1个，肉嫩刺少的海鱼1种。

制作方法：取熟鱼肉少许，挑净刺儿，切成小粒儿或碾成泥，加入蛋黄和适量温开水，打匀，上锅蒸熟即可食用。

营养点评：鱼类所含的蛋白质是优质蛋白质，其中氨基酸组成更适合婴幼儿的营养需要，消化吸收率高，含有较多的不饱和脂肪酸，并含有钙、磷、钾等营养成分。

♨ 鲜虾鸡蛋羹

所需食材：野生北极虾粉，生鸡蛋1个，少许生抽。

制作方法：蒸锅里加比较多的水烧开，将鸡蛋敲在碗里，打散。另取一只碗，放相当于鸡蛋量3倍的凉开水，放少许生抽搅匀，慢慢地分几次加入鸡蛋碗里，拌匀，将野生北极虾粉撒在蛋液上，放入蒸锅，大火蒸1分钟，转小火15分钟左右，即成。

营养点评：野生北极虾粉，多精选生长于纯净无污染的北大西洋和北冰洋深海水域的野生北极虾制成，不仅富含天然锌，还有人体必需的8种氨基酸、不饱和脂肪酸等营养成分，营养丰富，口感鲜美。

♨ 肝粒蛋羹

所需食材：生鸡蛋1个，鸭肝或鸡肝50克。

制作方法：将买回来的生肝放在自来水龙头下冲洗10分钟，然后放在水中浸泡30分钟，清洗干净，切成小片儿上锅蒸。为了消灭残存在肝里的寄生虫卵或病菌，烹调时间不能太短，应使肝完全变成灰褐色、看不到血丝才好，将已蒸熟的鸡肝或鸭肝切成小粒备用。将生鸡蛋去壳，滤出蛋清，加少许水打匀，上锅蒸熟，然后加入肝粒，喂给宝宝吃。

营养点评：此年龄段是宝宝缺铁性贫血的高发期，肝脏为补铁佳品，鸭肝、鸡肝中除含有蛋白质和脂肪等营养素外，还含有丰富的铁元素，且易于宝宝吸收利用，其中鸭肝含铁、含钙量高于鸡肝和鹅肝。

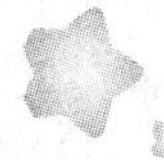

10～12个月

10～12个月婴儿的营养要求

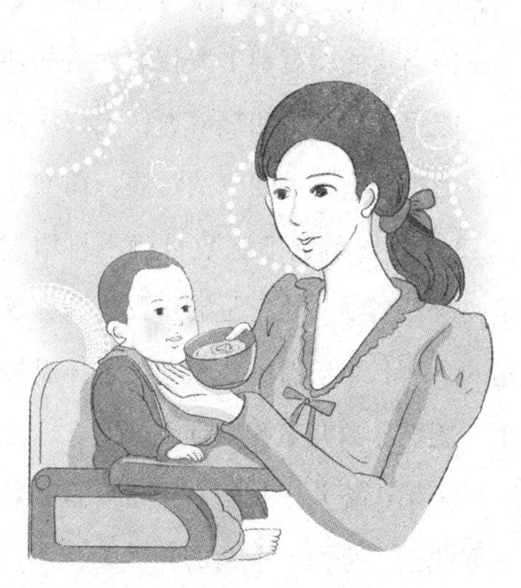

营养素对于人体是很重要的，尤其是生长发育迅速的婴儿，更是重要。营养素是生长发育的物质基础，由于婴儿处于生长时期，体内各组织的生长都离不开营养素，需要比成人相对更多的营养素以建立自身的组织；营养素又是人体进行新陈代谢所需要的物质，由于细胞的衰老、破坏和死亡，各组织必须更新和重建。婴儿期的新陈代谢过程是人体一生中最旺盛的阶段，因此，需要更多的营养素才能完成这一过程。

世界上的食物可能有成千上万种，但就其主要营养成分而论，不外蛋白质、脂肪、糖（碳水化合物）、维生素、无机盐和水六大类。

不同食物所含营养素不同，即使所含营养素种类相同，其含量也是不同的。其中蛋白质、脂肪和糖类，称为三大营养物质，它们通过消化系统的消化作用，蛋白质消化成为各种氨基酸，脂肪分解成脂肪酸和甘油，糖类物质变成葡萄糖或果糖，然后吸收入血液；其他三类，即维生素、无机盐和水也是人类生存不可缺少的，均可以直接吸收，未被吸收的食物残渣通过大便排出体外。进入血液的各种营养素，在人体这座高级化工厂里，通过体内一系列复杂的化学变化，最终将它们转化成热能和废物，使营养物质最终满足人体能量的需要和身体增长的需要。因此，父母要从宝宝对营养物质的需要出发，千方百计满足宝宝对营养素的需求。当营养素缺乏时，会影响宝宝各种组织的生长。研究表明，食物的卵磷脂参与中枢神经系统的传导功能，有利于大脑的兴奋和抑制，能提高记忆力和理解力；蛋白质是组成大脑细胞不可缺少的物质，而婴儿在12个月以后脑细胞数目就不再增加了，所以当婴儿缺乏足够蛋白质和卵磷脂的食物，不仅造成体重不增，体型矮小，还能导致儿童智力低下。

为了让婴儿生长发育正常，就必须让婴儿摄入全面、平衡的营养素，蛋白质、脂肪与碳水化合物供应量的比例要保持1:1.5:4，不能失调。婴儿在断奶后，在照顾消化能力的前提下，膳食构成应做到数量充足、质量高、品种多、营养全。

10~12个月可以添加的辅食

10个月以后，婴儿的舌头不仅能够前后、上下运动，而且能够左右运动，可以将较大的食物用前牙咬住并推到牙床磨碎。这个阶段35%~40%的营养来自于母乳，60%~65%的营养可从其他食物中获取。辅食的种类更丰富，新添加了软饭、饺子等带馅的食物。辅食的性状也发生了变化，从菜末、肉末变成了碎菜、碎肉。

10~12个月不宜添加的食品

这个阶段的婴儿已经能吃很多食品，但下列食品最好不要喂食：

1. 刺激性太强的食品。酒、咖啡、浓茶、可乐等饮品不应饮用，以免影响神经系统的正常发育；碳酸饮料等一旦喝上瘾就不肯放嘴，一直想喝，容易造成食欲不振；辣椒、胡椒、大葱、大蒜、生姜、酸菜等食物，极易损害宝宝娇嫩的口腔、食道、胃黏膜，不应食用。

2. 含脂肪和糖太多的食品。巧克力、麦乳精都是含热量很高的精制食品，长期多吃易致肥胖。

3. 不易消化的食品。章鱼、墨鱼、竹笋和牛蒡之类均不易消化，不应给婴儿食用。

4. 太咸、太腻的食品。咸菜、酱

油煮的海虾、肥肉，煎炒、油炸食品，食后极易引起呕吐、消化不良，不宜食用。

5. 小粒食品。花生米、黄豆、核桃仁、瓜子极易误吸入气管，应研磨后供婴儿食用。

6. 带壳、有渣的食品。鱼刺、虾的硬皮、排骨的骨渣均可卡在宝宝的喉头或误入气管，必须认真检查后方可食用。

7. 未经卫生部门检查的自制食品。糖葫芦、棉花糖、花生糖、爆米花，因制作不卫生，食后易造成消化道感染，对婴儿健康有害。

8. 易产气胀肚的食物。洋葱、生萝卜、白薯、豆类等，只宜少量食用。

变辅食为主食

近1岁的宝宝很快就可以断奶了，饮食也已固定为早、中、晚一日三餐，主要营养的摄取已由奶转为辅助食物，即宝宝的饮食已不靠母乳（或乳制品）而主要由辅助食品来替代。

这个月的宝宝，乳牙已增加到6颗，咀嚼能力更强了，在喂养上应注意改变食物的形态，以适应机体的变化。稀粥可由稠粥、软饭代替，烂面条可过渡到挂面、面包和馒头。肉末不必太细，碎肉、碎菜较适合。用作辅助食物的种类可增加，如软饭、面包、面条、通心粉、薯类；蛋、肉、鱼、肝和豆腐、乳酪；四季蔬菜、水果，特别要多吃红、黄、绿色的；紫菜、海带、黄油、花生油、核桃等。每日三餐应变换花样，使宝宝有食欲。关于每餐的食量，要因人而异，大多数婴儿每餐可吃软饭一小碗，鸡蛋半个，蔬菜和肉末各两匙。一日三餐中总有一餐吃得多些，一餐吃得少些，这是正常现象，父母不要担心。因为10个月以后的婴儿生长发育较以前减慢，所以食欲也较以前下降，只要一日摄入的总量不明显减少，体重继续增加即可。

从第四个月添加辅食至第十个月时，婴儿对淀粉的消化吸收已经适应，但对鱼和肉类蛋白质还不能完全适应，吃的量少，生长发育所需的物质尤其是蛋白质还是要依靠牛奶的供应，因此，婴儿周岁前每日牛奶量应保持在500～600毫升。

膳食的合理烹调

要保证婴儿获得足够的热量和各种营养素，就要照顾到婴儿的进食和消化能力，在食物烹调上下工夫。

婴儿对周围的事物充满了好奇，并对食物的色彩和形状感兴趣，例如，一个外形做得像一只小兔子的糖包就比一个普通的糖包能引起宝宝的食欲。所以膳食制作要小巧，不论是馒头还是包子，一定要小巧。巧，就是要让宝宝感到好奇、喜欢。当食物的外形美观、花样翻新、气味诱人时，会通过视觉、嗅觉等感官传导至宝宝大脑的食物神经中枢，引起反射，从而刺激食欲，促进消化液的分泌，增加消化吸收功能。

婴幼儿消化系统的功能尚未发育完善，所吃食物必须做到细、软、烂。面食以发面为好，面条要软、烂，米应做成粥或软饭，肉、菜要切碎，花生、栗子、核桃、瓜子要制成泥或酱，鱼、鸡、鸭要去骨、去刺，切碎后再食用，瓜果类均应去皮、去核后喂。

烹调要讲科学。蔬菜要新鲜，做到先洗后切，急火快炒，以避免维生素C的丢失，例如蔬菜烫洗后，可使维生素C损失90%以上；蒸或焖米饭要比捞饭少损失蛋白质5%及维生素$B_1$8.7%；熬粥时放碱，会破坏食物中的水溶性维生素；油炸的食物其内含的维生素B_1及维生素B_2大量被破坏；肉汤中含有脂溶性维生素，既吃肉而又注意喝汤，才会获得肉食的各种营养素。

此外，不新鲜的瓜果，陈旧发霉的谷类，腐败变质的鱼、肉，不仅失去了原来所含的营养素，还含有各种对人体有害的物质，食后会引起食物中毒。因此，这类食物在婴幼儿膳食中，应是绝对禁食的。

精米精食＆宝宝视力发育

很多妈妈经常给宝宝吃精米精面，但近来营养学研究表明，长期吃过于精细的食物，不仅会减少B族维生素的摄入，影响儿童的神经系统发育，而且还会损失过多的铬元素，同时影响视力发育，成为近视眼的重要成因。铬与人体内一种重要的激素有关，如果在体内不足就会使胰岛素的活性减退，调节血糖的能力下降，致使食物中的糖分不能正常代谢，滞留于血液之中，最终导致眼睛的屈光度改变，形成近视眼。

营养学家建议，加工过的精米精面会丢失 80% 的铬，因此妈咪在饮食安排上，要注意给宝宝适当进食一些粗粮或糙米，以保证铬元素的摄取。

宝宝有一双健康而明亮的眼睛是聪明的标志，而眼睛的健康来自有益于视力发育的营养素，如钙、锌、维生素A、胡萝卜素等。因此，妈妈在饮食上要注意为宝宝安排富含这些营养素的美食呦！

与父母同桌进餐

到了这个阶段，婴儿对食物的接受能力强了，几乎成人能吃的食物，婴儿都可以吃，但要比成人吃得软些、烂些，味道稍淡些。这时宝宝咀嚼能力进一步加强，手指也可以抓住食物往嘴里塞，尽管他吃一半撒一半，但这也是一大进步。这个阶段的宝宝也正是模仿大人动作的时候，看到父母吃饭时，他会不由自主地吧嗒着嘴唇，明亮的双眼盯着饭桌和家长，还会伸出双手，一副馋嘴相。看到宝宝这种表现，父母可以抓住时机，在宝宝面前也放一份饭菜，让他和父母同桌进餐，他会高兴地吃。这种愉快的进餐环境对提高宝宝食欲是大有益处的。

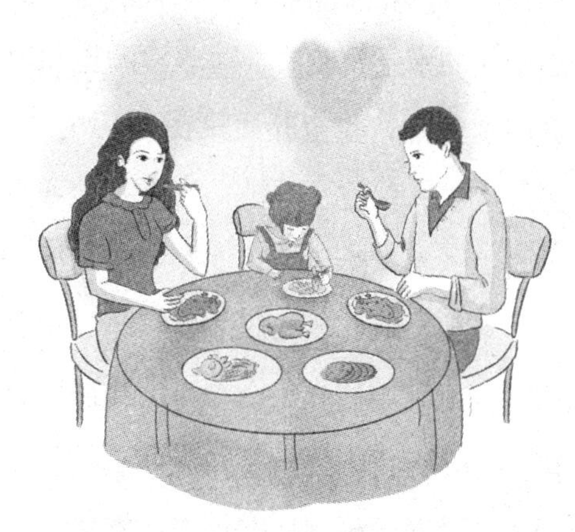

宝宝和父母一起进餐时，桌上色香味俱全的菜肴，可以让宝宝都尝一尝，如尝酸味的时候，告诉他“这是酸的”。通过宝宝视、听、嗅、味的感觉信息，经过大脑的活动有效地进行组合，使宝宝增加了对食物的认识和兴趣。注意不能因为宝宝想吃，于是大家就你一勺、他一筷地喂宝宝吃各种食品，还是尽量让妈妈去喂。此时可以手把手地训练宝宝自己吃饭，这样做既满足了宝宝总想自己动手的愿望，还能进一步培养他使用餐具的能力。

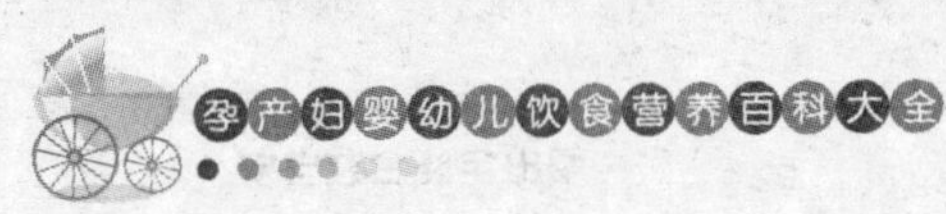

让婴儿尝试自己吃饭

这个阶段的宝宝已经可以享受固体食物了。他现在能够用手指头拿起切成小块儿的水果、蔬菜，他非常渴望能够自己拿着吃，甚至开始试图使用勺子。父母应该抓住这个时机，让婴儿学习自己吃饭。可以给婴儿一把专用的勺子和一些切成小块儿或捣碎的食物，让他自己吃。刚开始他肯定会弄得满身满脸满地都是，可以事先给婴儿穿好围裙，让他坐在儿童餐椅上，并铺上小餐垫。

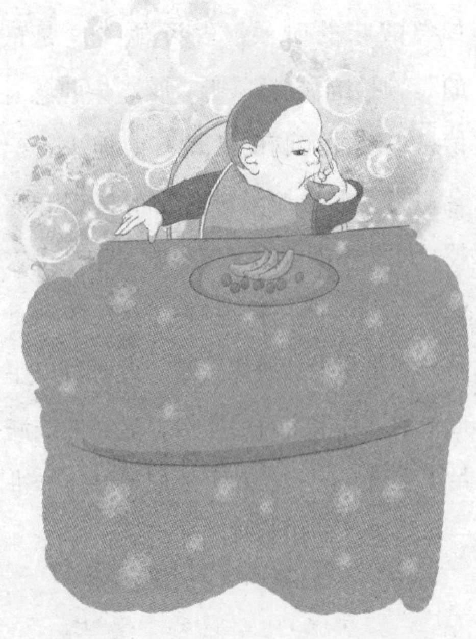

不要因为怕婴儿吃不好而阻止他自己吃的行为，顺应并辅助婴儿的内在要求会使他的某种能力在敏感期内得到迅速的发展和进步，当一个敏感期过去后，另一个敏感期会自然到来，这样就会促进婴儿的发展。据美国婴儿能力发展中心的研究发现，那些被顺应了需求的婴儿在1岁时已经能很好地自己用勺吃饭了，同时发展起来的不只是自理能力，还有手眼协调性和自信心。

不要强迫婴儿进食

辅食开始全面转为主食之后，婴儿的口味需要有一个适应过程。对某些他已熟悉又口感平和的口味，如牛奶、米糊、粥、苹果、青菜等会喜欢，不熟悉的口味，如芹菜、青椒、胡萝卜等可能会因不适应而拒食。妈妈担心婴儿有些食物不吃会影响营养均衡，强行让婴儿吃不喜欢的食物，反而造成婴儿厌食、拒食，影响其肠胃功能。有些婴儿会因此呕吐、腹泻、积食不化，影响婴儿的生长发育。所以，妈妈千万不要硬来。可以把婴儿不爱吃的东西和其爱吃的东西放在一起做，不爱吃的东西少放一些，或采用剁碎了掺到肉末里或煮到粥里的办法，让婴儿一点点地接受。

经常可以看到：父母为了让宝宝多吃一口，不顾宝宝的拒绝，填鸭式地喂。这样的结果不仅会让宝宝失去对吃饭的兴趣，导致厌食，弄不好还会喂出营养过剩的肥胖儿。婴儿其实比我们想象的更能干，科学家们做过这样一个实验：把几个婴儿放在不同的食物面前，让他们自由选取，结果令人不可思议的事情发生了——婴儿们每次的选择都不尽相同，而且，每个婴儿的选择都是近乎理想的健康饮食搭配。这给我们一种启示：我们应该相信宝宝，给他更多选择的机会和权利，这样宝宝会吃得更快乐。

进入断奶过渡期

婴儿10个月左右时已长出门牙，肠胃中消化各类食物的酶分泌已大大增加，消化其他食物的能力大有提高。随着开始直立并学习行走和说话，身体的活动量也大增，对营养的需求也就更多，而此时母乳分泌已不足以应付婴儿身体迅猛生长的需要，其中易缺乏的钙、磷、铁和维生素也会影响婴儿的进一步成长，所以该考虑给婴儿断奶了。断奶的准备可从以下几方面入手：

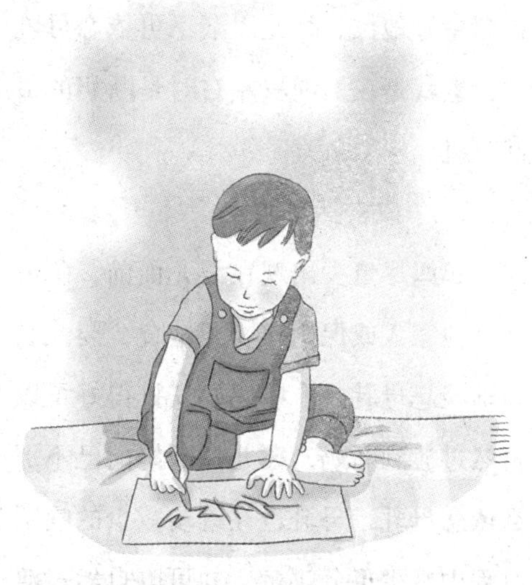

1. 逐步以辅食代替母乳

断奶不要太突然，10个月左右可作为过渡期，逐步给婴儿添加更多的辅食，让他适应更多品种的辅食。适当减少母乳喂养量和次数，以辅食补足量。可通过辅食浓度、稠度的增加而延长间隔时间，争取过渡到一日三餐两点的进餐模式，三餐以辅食为主，中间以母乳或点心作辅助。10个月后可增加一次米粉糊喂养，并可在米粉糊中加入一些碎肉末、鱼肉末、胡萝卜泥等，也可适当喂小半碗烂面条。配方奶上午、下午可各喂一奶瓶，此时的母乳营养已渐渐不足，可适当减少几次母乳喂养（如上午、下午各减一次），以后随月龄的增加渐次减少母乳喂养次数。当辅食已占据主导地位、婴儿逐渐不再依恋母乳时，也就是在1周岁左右时是断奶的最好时机。

2. 争取自然过渡

妈妈尽量少出现在婴儿面前，争取让其他家人或保姆喂婴儿辅食，婴儿会渐渐淡忘母乳。有些妈妈安排得好可以自然过渡到断奶，婴儿在断奶前已不那么依恋母乳，母乳也在逐步减少的哺喂过程中减少了分泌量，并可以自然过渡到回乳、无乳阶段。

宝宝什么时候断奶为宜

母乳虽好，但也不能无限制地喂下去，否则不仅会影响母亲的健康，而且会导致宝宝过多依赖母乳使其他辅食的补充受到限制，从而影响其生长发育，所以母乳喂养到一定的时候就要及时断奶。随着婴儿月龄的增长，生长发育所需的营养不断增加，仅以母乳喂养已不能满足婴儿生长的需要。因此，出生4个月后就应适当给婴儿添加辅食，并逐渐增加辅食的品种和数量，一方面可以补充营养，另一方面可以慢慢改变婴儿的进食习惯，让其逐步适应半固体、固体食物，以锻炼咀嚼功能和吞咽较稠的食物，为完全断奶做好准备。

目前认为，宝宝长到10个月，就应开始断奶，最迟不超过1周岁，因为此时的母乳质量已发生变化，不能满足婴儿生长发育的需要，如果再继续喂养，就会出现体重不再增加，或营养不良和贫血等症状。

断奶的时间应选择在早春和晚秋为宜，春秋两季是最适宜的断奶季节，天气温和宜人，食物品种也比较丰富，无论是物质还是环境都有利于宝宝。宝宝患病期间不宜断奶。另外，在某些特殊情况下，如母亲人工流产、身体虚弱有病、奶水不足，婴儿整天哭闹消瘦时，应及时断奶，否则会直接影响母子健康。

婴儿断奶忌太晚

一般来说，给婴儿断奶的时间最好是在婴儿出生后的8～12个月时。过早断奶，婴儿的消化功能还不强，尚不适应添加过多的辅食，会引起消化不良、腹泻，容易影响婴儿的健康；过晚断奶，因母乳逐渐变得稀薄，即母乳量及所含的营养物质都逐渐减少，已不能满足婴儿生长发育的需要，因而导致婴儿消瘦，发生各种营养缺乏症，体弱多病。而母亲长期喂奶，会引起夜间睡眠不良，精神不佳，食欲减退，消瘦无力，甚至引起月经不调、闭经、子宫萎缩等。因此，为了婴儿和母亲的健康，婴儿断奶不宜太晚。

婴儿在4~6个月时，应添加辅食，使他养成习惯吃母乳（或牛乳）以外的食物。经过一段适应过程，逐步地用辅食代替母乳，大约半年的时间，婴儿由吃母乳（或牛乳）转成吃饭，逐渐完成断奶。假如不作好给婴儿断奶的准备，认定断奶时间到了，就突然不给婴儿吃奶，这种说断奶就断奶的做法，会使婴儿感到不愉快，影响情绪，容易引起疾病。

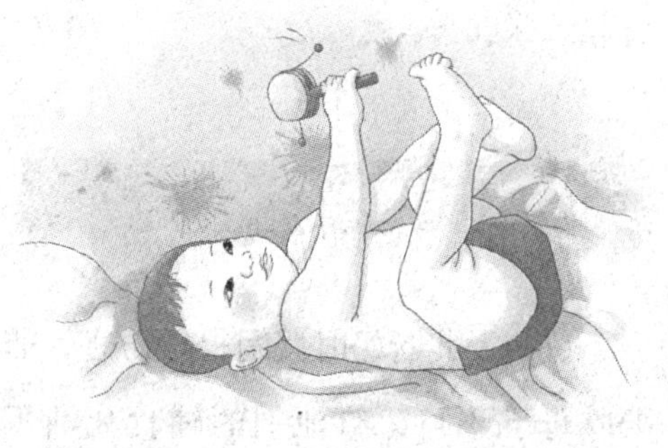

夏季不宜断奶

婴儿出生后10个月，便可以断奶了，但是遇到炎热的夏季，就应推迟断奶时间，待天气凉爽后再断奶。

夏季，特别是七八月份，天气炎热，人体为了散发热量，保持体温恒定，就会多出汗，汗液中除水分外，还有相当数量的氯化钠。由于出汗多，氯化钠的丢失也相应增加，氯化钠中的氯离子是组成胃酸必不可少的物质，大量的氯离子随汗液排出，使体内氯离子减少，胃酸的生成相对不足。胃酸减少后，不但影响食物消化，导致婴儿食欲减退，而且会使食物中的细菌相应增多，出现消化道感染。

夏季气温高，会使机体新陈代谢加快，体内各种酶的消耗量增加，消化酶也会因此而减少，由于神经系统支配的消化腺分泌功能减退，消化液的分泌量也会因此而减少，最终导致食欲下降，饮食量减少，从而也影响了营养素的吸收，使婴儿身体抵抗力减弱。另外，高温有利于细菌的繁衍，这增加了胃肠道传染病的发生机会，容易出现腹泻，因而影响婴儿健康，所以夏季不宜断奶。

怎样给宝宝断奶

断奶，指的是断母乳，而不是叫宝宝离开所有的奶制品。1岁以前的婴儿饮食应以奶制品为主，如果少吃或不吃母乳了，就应该以配方奶代替，所以有的专家把断奶期称为转奶期，就是这个道理。

断母乳是一个渐进的过程，要持续一段时间。在这段时间里宝宝对母乳的需求越来越少，直至能够完全适应母乳以外的食物，宝宝的断奶才算完成。当然，如果母亲奶水充足，在不影响添加各类辅食的情况下，也可以让婴儿多吃些母乳。断奶，对宝宝来说是完成自身饮食的转换过程，也是成长历程中的重要一环，家长应予以足够的重视，帮助宝宝走好这一步。

首先，断奶初期，可先给宝宝少喂一次母乳，由牛奶等代替。产妇应帮助宝宝适应其他奶类食品，如牛乳因它的味道与母乳不同，为了防止不被接受，可以在宝宝最饿的时候给宝宝喂食，因为宝宝和成人一样，在饥饿状况下最容易接受新味道的食物。等宝宝慢慢适应以后，配方奶的量就可以逐渐增加，1岁左右的宝宝一天即可进食1000毫升。其他的食物如米粉糊、鸡蛋黄、蔬菜泥、水果泥、稀粥等也都要循序渐进地加上去。经过2～3个月的交替喂养，逐渐减少母乳次数，宝宝的胃肠消化功能适应新的食物，就可以完全断奶了。

另外，宝宝由于断奶一般都会在情绪上产生一定的波动，表现为脾气不好，哭闹增多。这时，父母应给他们更多的关爱。不要采用在乳头上涂紫药水、黄连水或抹辣椒面的方法吓唬断奶的宝宝，这样，会使他们原本就不佳的心情变得更坏，严重时还会影响宝宝的心理发育。刚断奶时，有的母亲会有乳房胀疼的感觉，这时应用吸奶器把奶吸出来，切不可忍着。否则，时间长了会引起乳腺发炎。

断奶时哭闹怎么办

有些婴儿断奶时哭闹得很厉害，非要吃母乳不可，给他别的辅食死活不吃，很让家人犯愁。这种情况多数是因为妈妈平时太溺爱宝宝，让他养成了依恋母乳的习惯，再加上断奶又太突然，中间没有一个渐变的过渡期所致。

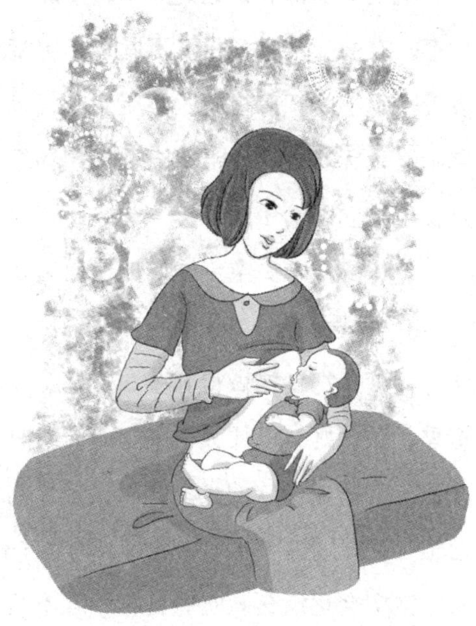

有些妈妈太爱宝宝，平时喂奶时婴儿吃饱了、睡着了还舍不得从他嘴中抽出乳头；有的妈妈则是把乳头当做安慰工具，婴儿一哭马上塞入乳头做安慰，婴儿晚上入睡也让其含着乳头。久而久之，形成了婴儿对妈妈乳汁和乳房的依恋，不仅是食欲上的依恋，还养成了心理上的依恋。这样的婴儿在断奶时很容易发生困难，哭闹不已。

妈妈应在断奶前两个月逐渐改变婴儿的饮食习惯，让辅食逐步替代母乳，使母乳逐步由主要食物转为辅助性食物，并在婴儿不知不觉中渐渐淡出。如果断奶时婴儿哭闹不已，妈妈最好能避开一些，让家里其他人给婴儿喂食，用唱歌、讲故事等方法吸引婴儿的注意，让他忘记母乳。给婴儿的食物要尽量做得可口些、精致些，选他平时爱吃的辅食来喂，这样可早日过渡到完全断奶。

断奶后的科学喂养

多数婴儿都在满周岁时断母乳，开始适应新食物的阶段。有些家庭错误地认为断奶就是停掉一切奶类，连配方奶都断掉，只吃主食、少量的肉类和蔬菜。实际上，1 周岁左右的婴儿胃肠道还不能完全消化吸收新食物，完全断掉乳类食物会使婴儿体重不增，生长发育受影响。所以，婴儿周岁后仍应该保留每日喝 2 次奶（500 毫升）的习惯，一是可以增加水分的摄入。辅食变成主食之后，婴儿的水分摄入会减少，喝奶可以使他多获得一些水分。二是可以补充钙、蛋白质等必需营养素，以及一些其他食物中易缺乏、能促进生长的活性物质，有利于婴儿的生长发育。缓慢增加辅食，使胃肠道的消化和吸收能力逐渐增强，才能保证体重按月增加。婴儿断母乳后，其食物构成就要发生变化，要注意科学喂养。

1. 选择食物要得当。食物的营养应保证全面和充分，除了瘦肉、蛋、鱼、豆浆外，还要有蔬菜和水果。断奶初期最好要保证每天饮用一定量的牛奶。食品应变换花样，巧妙搭配。

2. 烹调要合适。要求食物色香味俱全，易于消化，以便满足婴儿的营养，适应婴儿的消化能力，并引起食欲。

3. 饮食要定时定量。刚断母乳的婴儿，每天要吃5餐，早、中、晚餐时间可与家长统一起来，但在两餐之间应加牛奶、点心和水果。

4. 添加辅食要循序渐进，即由稀到干、由细到粗、由少到多。由少到多含有两层意思，其一是品种由少到多，其二是食物量由少到多。

5. 注意饮食卫生。食物应新鲜、卫生，冷热适宜。

6. 断奶有适应期。有些宝宝断奶后可能很不适应，因而喂食时要有耐心，让宝宝慢慢咀嚼。

宝宝恋母乳怎么办

给宝宝断母乳是妈妈颇感棘手的一件事。有的宝宝只恋母乳不吃饭，宝宝天天吵闹不休，搞得妈妈心绪不宁，宝宝则终日无精打采。出现这种情况时，家长应该立即给予纠正。

首先，应减少宝宝吃奶的次数。在宝宝有饥饿表现时，让他吃些粥、烂面条等辅食，把食物做得软些、烂些、味道香、颜色好，以便吸引宝宝。开始时应让宝宝适应稀软的食物，以代替长期习惯了的母乳。每天要坚持，时间一长，宝宝会逐渐喜欢吃些食物，就不会只恋母乳了。

其次，不能用吸吮母乳的方式使宝宝闭目安静下来。宝宝在半岁以后，开始懂得了母亲是自己最亲近的人，母亲舒适的怀抱，暖暖的乳汁，使宝宝感到安全温暖，情感上得到极大的满足。特别当宝宝情绪急躁、哭闹时，母亲的乳汁是安慰剂。久而久之，宝宝不仅饿了吃奶，在情绪不安时也要寻求母乳，从而加剧了宝宝对母乳的依赖。纠正的办法是依靠母亲的决心和家人的协助。例如，训练宝宝到睡眠时间，愿意自己躺在床上，不能养成家人抱着入睡或含着母亲乳头入睡的坏习惯；宝宝入睡时，母亲可以守候在他的床边，让宝宝不担心与母亲分离，使宝宝心里更踏实，能安安稳稳地入睡，渐渐淡化宝宝对母乳的依恋。

体重增长慢是病吗

众所周知，婴儿期是人的一生中生长发育最迅速的阶段。在6个月之前，婴儿每月平均增长800克；7～12个月，婴儿每月平均增长500克。但有的婴儿在断奶前后，即8～12个月时，体重增长慢，其原因大多由喂养不当造成。

婴儿出生后由母乳（或牛乳）喂养，乳类食品是含蛋白质丰富的食品，其中，母乳的蛋白质有利于肠道食物的消化、吸收，因此，只要母乳充足，婴儿出生头半年体重增长迅速。但添加辅食后，7～8个月的婴儿，每天用两次辅食代替牛奶，9个月的婴儿，一日三餐辅食代替奶，此时婴儿吃奶量更少。父母误认为宝宝同成人一样，一日三餐已吃饱了，不喂牛奶也行了，其实，并非如此。宝宝辅食以淀粉类食物为主，蛋白质和钙、磷等矿物质含量不足，况且，宝宝消化系统对蛋白质的消化、吸收能力仍较差，此时，如奶量供应不足，会导致宝宝体内蛋白质缺乏，直接影响他的生长发育。

婴儿断奶前后一日三餐食物的质量如果不符合营养学要求，也会影响婴儿体重的增加。当一日三餐从辅食变为主食后，首先要注意添加肉、蛋黄、肝泥、豆腐等含有丰富蛋白质的食物，这是婴儿身体发育所必需的营养素；米粥、面片、龙须面、小饺子、面包等主食，都是补充所需热量的来源；补充维生素和矿物质，依靠蔬菜和水果的供给，粗纤维可以促进肠道蠕动，缩短粪便在肠内的时间。因此，各种营养素的供应既要充足，又要均衡。

当婴儿的生活无规律时，如没有固定的进餐时间，睡眠不定时，甚至白天睡觉，夜间两点还不睡觉，更没有充足的时间进行户外活动，致使吃饭不香，睡眠不实，必然食欲不振，体重增长慢。

因此，儿科专家提醒家长，8～12个月的婴儿，每天要进食牛奶600毫升左右，以保证生长发育的需要；注意膳食的营养素质量，养成婴儿良好的生活习惯，特别是饮食、睡眠要有规律；增加室内及室外活动量，这样，婴儿体重才会正常增长。

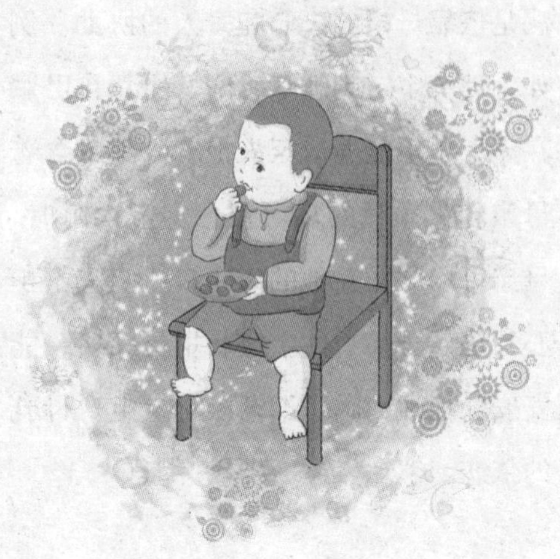

便秘的防治

婴幼儿的大便如果又干又硬，排便次数减少，排大便时费力，就叫便秘。用配方奶喂养的婴儿，由于牛乳中的酪蛋白含量多，可使大便干燥；婴幼儿由于食物摄入量不足或食物过精，含纤维素少，造成消化后残渣少，粪便减少，不能对肠道形成足够的排便刺激，以致粪便在肠管内停留时间过久也可形成便秘；生活不规律或未养成定时排便的习惯，都可以发生便秘；某些疾病，如肛门狭窄、肛裂、先天巨结肠、发烧等全身疾病时均可以发生便秘。

如果宝宝已经两天没有大便，而且表现出哭闹、烦躁，家长可以将肥皂削成长约3厘米、铅笔粗细的肥皂头（尖端要细一些），塞入宝宝肛门，或用“开塞露”塞入宝宝肛门后将药水挤入肛门，取出塑料管后，轻轻捏住肛门口，以免在药水尚未发挥作用时，由于直肠内压力过高，将肥皂头或开塞露药液喷出。此种办法通便效果好，但不要常用。更简单的方法是家长的小指戴上橡皮指套，涂上润滑油，伸入宝宝肛门，通过机械性刺激引起排便。但家长不能随便给婴幼儿服用泻药，因为用泻药后可能导致腹泻。

预防便秘比治疗便秘更重要。如果是人工喂养的婴儿，注意给宝宝吃些新鲜果汁、蔬菜水、菜泥，另外宝宝的食物不宜过精，吃一些纤维素较多的食物，像圆白菜、玉米、莴苣等，便于形成大便。要训练宝宝定时排便的良好习惯，有了这种习惯，即使粪便不多，时间因素作为一种刺激也会产生排便行为。

主食类辅食的制作方法

虽然10～12个月的宝宝已经可以和大人一起吃3餐饭了，但宝宝的磨牙还没长出，不能吃大人吃的那种硬度的食物，主食类辅食还是应该软一些。

♨ 肉末软饭

所需食材：肉末（鸡肉或小里脊肉），熟米饭，油菜叶末。

制作方法：将炒锅内放入植物油，油热后放入肉末煸炒至熟；加入适量的米饭炒匀，再加入油菜末翻炒数分钟，起锅。

营养点评：米饭是宝宝热量的重要来源，米饭中的淀粉最终转化为葡萄糖，为宝宝成长发育和日常运动提供能量；鸡肉是优质蛋白的供给者；瘦肉中含有钙、铁、锌；油菜中含有食物粗纤维和维生素C、B族维生素和少量钠离子等营养素。这道菜肴有利于训练宝宝的咀嚼功能。

♨ 家常饺子

所需食材：标准面粉250克，叶菜、瓜类、藕、萝卜（白萝卜、胡萝卜）选其中一种，猪肉馅、植物油适量。

制作方法：将叶菜、瓜类、藕、萝卜（白萝卜、胡萝卜）中的一种切碎与肉馅一起拌匀，加入适量植物油。将和好的面擀成饺子皮，包成饺子。饺子制作的原则是饺子馅应以多菜、少肉为好。

营养点评：培养婴儿从小爱吃蔬菜的习惯；培养均衡饮食的习惯；锻炼婴儿的咀嚼能力；使婴儿获取更多的食物粗纤维，矿物质钙、铁、锌及B族维生素、维生素C等。

♨ 胡萝卜青菜饺子

所需食材：标准面粉250克，胡萝卜300克，猪肉馅（占1/3）、青菜（占2/3）、植物油各适量。

制作方法：将胡萝卜洗净、去皮，切成条榨汁；把榨好的胡萝卜汁加入面粉中，用手揉匀；将青菜用热水烫过后捞起，用冷水冷却后切碎与肉馅一起拌匀，加入适量植物油。将和好的面擀成饺子皮，包成饺子。

♨ 摊鸡蛋饼

所需食材：油菜叶或大白菜叶或胡萝卜末少许，生鸡蛋1个。

制作方法：将鸡蛋打散放在一个瓷碗内，加入菜末，打匀；炒锅内放入极少量油，使薄薄的一层油铺在锅底，油热后将鸡蛋液均匀平铺在锅底成薄饼状；小火将小薄蛋饼烤熟一面，再翻过来烤另一面；烤熟后切成1~2厘米×2~3厘米的小条放在小盘内，让宝宝自己用手抓着吃，锻炼手眼协调能力。

营养点评：婴儿自己抓食物吃到嘴里会有一种新奇感，锻炼了婴儿的手眼、手嘴的协调能力，可以培养婴儿的自理能力。

♨ 烤薯饼

所需食材：熟的土豆泥或红薯泥或山药泥的1种，生鸡蛋1个。

制作方法：将土豆泥（或红薯泥或山药泥均可）中调入1个生鸡蛋，用饼铛把熟的土豆泥做成1厘米×4厘米的小条烤熟，放在小盘内，让宝宝自取、自咬、自吃、自乐。

营养点评：土豆中含有蛋白质且质量好，接近动物性蛋白质，含有人体必需的8种氨基酸；同时还含有多种维生素，尤其是维生素C，可以经常给宝宝食用。

♨ 柳叶面片

所需食材：标准面粉适量。

制作方法：将和好的标准面团揉好、揉匀，取一块儿约猕猴桃大小的面团，擀成大薄片，横向切成1厘米宽的小条，再斜着切成2厘米长的斜条。这样，每个小面片就成了大致的平行四边形了，即可取一些给宝宝煮柳叶面片吃了。其余的面片晾干后放入能封闭的专用食品袋内，放入冰箱冷冻室内以备食用。可以做些西红柿鸡蛋卤或肉末香菇茄子卤拌起来给宝宝吃。

营养点评：自制的柳叶面片是用标准粉，含有较多的食物粗纤维、钙、锌、B族维生素等，营养较丰富；在制作过程中不会添加防腐剂、增白剂等，吃起来安全、放心。

♨ 自制布丁

所需食材：全麦面包屑、鸡蛋黄、

水果丁、沙拉油、配方奶各适量。

制作方法：将生鸡蛋黄在碗内打匀，加入面包屑、水果丁、适量配方奶后充分搅匀，取2～3个内壁光滑的小碗或小杯，杯内壁涂一层厚厚的沙拉油，倒入上述搅匀的麦屑团（装得不可太满，2/3杯即可），上锅蒸10～15分钟；起锅后将小杯中的布丁倒置扣入一个小盘中，温凉后即可食用。

营养点评：全麦面包屑中含食物粗纤维及维生素、矿物质，牛奶、鸡蛋中含有丰富的蛋白质。

♨ 什蔬饼

所需食材：西葫芦、胡萝卜、西红柿、面粉各适量，生鸡蛋1个。

制作方法：将西葫芦、胡萝卜洗净，去皮，擦成丝，西红柿去皮切成丁儿备用；准备50克面粉，加入1个生鸡蛋调成糊状；将西葫芦丝、胡萝卜丝、西红柿丁儿倒入面糊中混合均匀，然后倒入有少许油的热锅中烙熟。

营养点评：西葫芦皮薄、肉厚、汁多，可荤可素、可菜可馅，有清热利尿、除烦止渴、润肺止咳的功能。

♨ 鲜肉馄饨

所需食材：鲜肉末1勺，小馄饨皮6片，肉汤1/2杯，紫菜、植物油少许。

制作方法：将肉末中放入适量植物油拌成肉馅，把肉馅包在馄饨皮内；用肉汤煮馄饨，出锅前撒上紫菜。

营养点评：紫菜可口，易消化，营养价值也高，蛋白质含量超过海带，并含有较多的胡萝卜素和核黄素。

炒菜类辅食的制作方法

♨ 红烧豆腐

所需食材：北豆腐1块，植物油、水淀粉适量。

制作方法：先将北豆腐切成小块儿，用开水焯一下，沥去水分；炒锅内放植物油，油热后煸炒豆腐；加少许水焖透；加入调配好的水淀粉，大火片刻，炒匀起锅。

营养点评：此道菜也可以加些鸡肉末与豆腐同炒，使之既有动物优质蛋白，又有植物优质蛋白。该道菜肴中虽然没有加盐，但是使用了铁强化酱油，酱油内有盐，同时强化了铁元素，是考虑到该年龄段婴儿易发生缺铁性贫血的情况。

♨ 红烧血豆腐

所需食材：鸡血或鸭血（俗称“血豆腐”）1 块，植物油、水淀粉适量。

制作方法：将鸡血或鸭血（俗称“血豆腐”）洗净，用清水浸泡，在水中放少许食盐，将其中的有害物质尽量泡出来；然后沥干水分，切成小块儿，放入开水中煮沸 20 分钟，注意一定要彻底熟透才能出锅；炒锅中加入植物油，油热后放入血豆腐煸炒片刻，加适量水淀粉至浓汁，起锅。

营养点评：此道菜肴为宝宝补血佳品，血豆腐中的蛋白质易消化吸收、含铁量高，而且此种铁是与血红色素结合的铁，易吸收。猪血浆蛋白被人体消化吸收后能分解出一种解毒和滑肠的物质，这种物质与侵入胃、肠道中的粉尘及有害金属微粒发生化学反应，随同大便迅速排出体外，从而可以有力地消除尘毒对人体的危害。

♨ 胡萝卜丝虾皮汤

所需食材：胡萝卜 1/2 根，干虾皮、香菜末少许。

制作方法：先将虾皮用温水浸泡 20 分钟，沥去水分；锅置火上，炒锅中放少许植物油，煸炒已经处理好的虾皮，至虾皮颜色变黄；加入胡萝卜丝翻炒；加水 150 ~ 200 毫升，盖上锅盖焖 3 ~ 5 分钟；不加盐，放少许香菜末起锅。

营养点评：胡萝卜中含有丰富的 β－胡萝卜素，β－胡萝卜素又称为“维生素 A 原”，它在体内可以转化为维生素 A。维生素 A 可以参与人体眼视网膜内视紫质的合成，参与体内各种上皮组织的维护和骨骼代谢等。维生素 A 为脂溶性，因此胡萝卜最好炒熟或炖熟吃。

♨ 紫菜虾汤

所需食材：基围虾 2 ~ 3 只，干紫菜、香菜、植物油各适量。

制作方法：将虾去皮、去头，去除背部的沙线，切成粒状；炒锅内加植物油，油热后放入虾粒煸炒，然后放入

200 毫升水，焖煮 5 ~ 6 分钟；待虾肉熟透后加入紫菜，汤水再沸后加一点点香菜，起锅即可食用。

营养点评：虾肉富含优质蛋白，紫菜也富含植物蛋白质、胡萝卜素、硫胺素和各种 B 族维生素，特别是维生素 B_{12}，还含有较多的核黄素、钾、锌、硒、铜、钙、铁、碘、胶质等，应该经常给宝宝食用。

♨ 胡萝卜豆腐汤

所需食材：北豆腐 1 块，胡萝卜 1/2 根，植物油适量。

制作方法：将北豆腐切成小块儿，用开水焯一下；将胡萝卜切成丝；炒锅中加入植物油，油热后加入胡萝卜丝煸炒，再加入焯过的豆腐继续翻炒，加少量水，煮 5 ~ 10 分钟起锅。

营养点评：豆腐属优质植物蛋白，含有钙、铁、锌和少量的维生素。宝宝一次食用量不宜过多，以免产生腹胀。

♨ 炒三丁

所需食材：鸡胸脯肉 50 克，茄子 1 个，豆腐 1 块，水淀粉、植物油、香菜末各适量。

制作方法：备好鸡肉丁（或肉末）、茄子丁、豆腐丁，将鸡肉丁（或肉末）用水淀粉抓匀；炒锅内加入植物油，油热后先将鸡肉丁炒热，然后加入茄子丁、豆腐丁翻炒片刻，加少许水焖透；放入香菜末，起锅。

营养点评：鸡肉属于高蛋白、低脂肪的食物，易被人体吸收利用；维生素 A 的含量比牛肉和猪肉高许多。茄子含有蛋白质、脂肪、碳水化合物、维生素以及钙、磷、铁等多种营养成分，可清热解毒，对于易长痱子、生疮疖的宝宝尤为适宜。

第二章 1~2岁，良好饮食习惯的培养期

1~2岁幼儿的营养需求

1. 能量

由于活动范围增大，1岁以后，幼儿所需要的能量明显增多。每日总能量需求4393千焦（1050千卡），其中蛋白质占12%～15%，脂肪占30%～35%，碳水化合物占50%～60%，即每日每千克体重需要蛋白质2.5～3.0克、脂肪2.5～3.0克、碳水化合物10克。

2. 主要矿物质

钙：600毫克/天。

铁：12毫克/天。

锌：9毫克/天。

碘：50微克/天。

3. 主要维生素

维生素A：500微克视黄醇当量/天；

维生素D：10微克/天；

维生素B_1：0.6毫克/天；

维生素B_2：0.6毫克/天；

维生素C：60毫克/天。

4. 每日每千克体重应摄入水120毫升

教宝宝使用餐具

经过一段时间的练习，宝宝已经能够用勺盛食物，并能准确地送食物进嘴，此时，正是培养宝宝使用餐具和独

立吃饭的好时机。

家长可以在宝宝的饭碗中盛小半碗饭，上面放一些菜，放在宝宝的饭桌上，让宝宝一手扶碗，一手拿勺吃饭；告诉宝宝每次用勺盛饭量应少，让勺中的饭菜都能吃进嘴里，鼓励宝宝自己完成进餐，家长不要包办代替。经过几个月的训练之后，两周岁时，就可以学会自己扶碗吃饭，尽管把饭菜撒在桌上，甚至会弄脏脸和衣服，但他已经初步掌握进餐技能。在此基础上，可以把饭盛在饭碗里，菜盛在菜盘里，让宝宝练习吃一口饭，再吃一口菜。在进餐的过程中及进餐后，要教宝宝养成用餐巾擦嘴、擦手的卫生习惯，还要不断向宝宝强化餐具的名称，如饭碗、盘、勺子等，以丰富宝宝的认知能力和语言表达能力。有些宝宝一开始学习时吃得太慢，撒得太多，家长可以在一旁喂一些，以免他自己吃不饱，慢慢地宝宝就可以自己吃饱了。

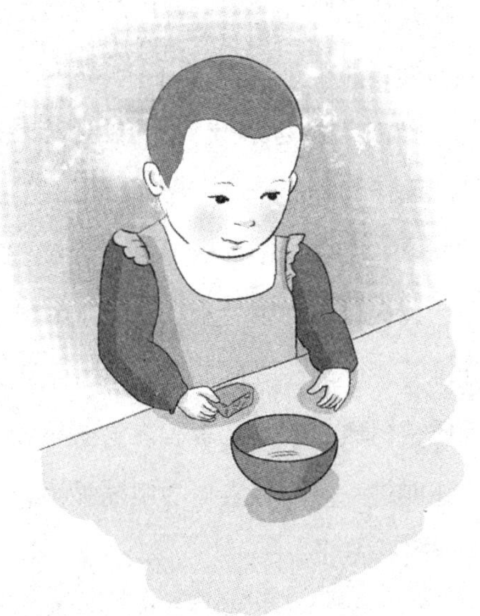

用杯子或碗代替奶瓶

幼儿用杯子和碗喝水的技巧已更加熟练，较少洒漏，可以用碗喝奶而不用奶瓶了。先从白天开始，每次倒 1/4 ~ 1/3 杯奶，不必倒满，喝完再添。早晨、午睡后到晚上睡前都改用碗或杯子喝奶，使幼儿觉得像大人一样，似乎长大了。杯、碗都易于清洗，奶瓶和奶嘴易滋生细菌不易洗净。如果幼儿有含奶嘴入睡的习惯要尽快改掉，一来奶中的糖分会使龋齿形成，二来含奶嘴入睡会影响门牙的咬合、使上颌拱起，影响容貌。

一岁以后的宝宝需要哪些营养素

在“母乳喂养”期间，母乳中有足够的宝宝所需的各种营养物质，而对于1岁以后的宝宝，我们要强调平衡膳食。要做到平衡膳食，就得先对宝宝所需要的营养素有个初步的了解。宝宝需要的营养素包括：蛋白质、脂肪、碳水化合物、元素、维生素、膳食纤维和水。蛋白质、脂肪和碳水化合物在体内代谢后释放能量，我们又称之为产能营养素。能量对宝宝很重要，维持生命活动、保证生长发育，能量是必不可少的。除了产生能量，蛋白质还有构成组织细胞的主要功能，是生长发育必备的原材料。脂肪的其他生理作用还有保暖、促进大脑发育等重要作用。碳水化合物除提供能量外，还参与许多生理活动。

元素也被称作矿物质或无机盐，根据元素在身体内的含量分为宏量元素和微量元素。顾名思义宏量元素就是含量多的元素，微量元素就是含量少的元素。人体内的宏量级元素有钙、磷、钠、钾、氯等，微量元素有铁、铜、锌、硒、氟等。各种元素都有其重要的生理作用，比如钙是构成骨骼的重要物质，铁参与红细胞的组成等。

维生素包括维生素A、维生素D、维生素E、维生素B、维生素C等，维生素A、维生素D、维生素E常常和脂类结合在一起，又被称为脂溶性维生素，B族维生素、维生素C就叫做水溶性维生素，维生素参与许多生命物质的组成和代谢。

膳食纤维在保持肠道的正常运动与功能中发挥着重要作用。水是最为重要的营养素，所有的生理活动都需要水的参与。各种营养素均由每日的膳食提供，天然的食物，没有哪一种食物能够为人体提供全面的营养素，将多种食物合理搭配，是一门很有讲究的学问。宝宝处于长身体、长智力的时候，合理、平衡的膳食更为重要。

以前已经添加的食品仍然可以喂给宝宝，但在此期间，可以将食物做得更大块、更好吃一些。1岁以后可以添加的辅助食品有：软饭，面条，面包，碎菜，碎肉，容易消化的豆制品等。软饭、面条和面包等食物可以增加能量、矿物质、膳食纤维等营养素；碎菜可以为宝宝提供多种维生素、矿物质、膳食纤维等；碎肉、豆制品可以为宝宝提供优质蛋白质、微量元素等。这些辅助食品还能进一步训练宝宝的咀嚼能力，为断母乳作准备。

1~2岁的幼儿每日所需的各种营养

素如下：蛋白质35～40克，脂肪30～40克，碳水化合物140～170克，钙600毫克，铁10毫克，锌10毫克，碘70毫克，维生素A0.4～0.7毫克，维生素$B_1$0.6～0.7毫克，维生素$B_2$0.6～0.7毫克，维生素C30～35毫克，维生素D400国际单位，水每千克体重120毫升。

怎样保存食物中的营养素

烹饪中怎样能减少营养素的损失？我们平时大多数能量及营养素都是通过进食得到的。幼儿胃容量小，进食量少，但所需要的营养素相对地比成人要多，以满足成长的需要，这就是个矛盾。因此，讲究烹调方法，最大限度地保存食物中的营养素，减少不必要的损失是很重要的。主要可以从下面几点予以注意：

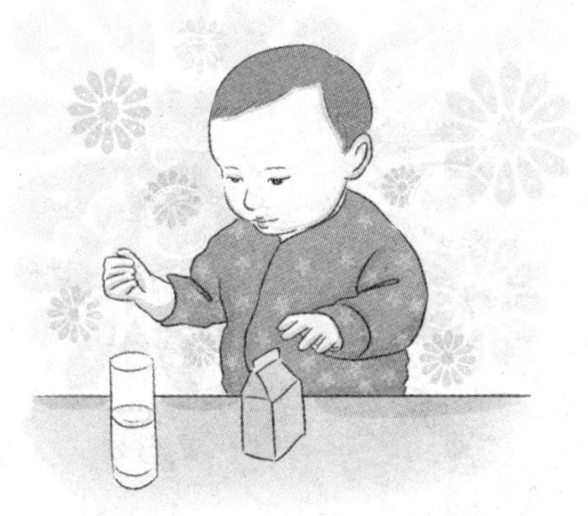

1. 蔬菜要先洗后切，以防水溶性维生素溶解在水中，使营养素大大损失。

2. 水果要吃时再削皮，不要在空气中暴露时间过长，以防止维生素在空气中的氧化。

3. 用容器蒸或焖米饭，和捞米饭相比前者维生素B_1和维生素B_2保存率高。

4. 蔬菜最好旺火急炒或慢火煮，这样维生素C的损失少。

5. 合理使用调料，如醋可起到保护蔬菜中B族维生素和维生素C的作用。有人研究，西红柿炒鸡蛋的维生素C损失率为44.03%；糖醋圆白菜的维生素C损失率为14.13%，较前者的损失减少。

6. 在做鱼和炖排骨时，加入适量醋，可促使骨骼中的钙质在汤中溶解，有利于人体吸收。

7. 食物尽量不要油炸或减少油炸时间，因为高温对维生素有破坏作用。

8. 用白菜做馅蒸包子或饺子时，

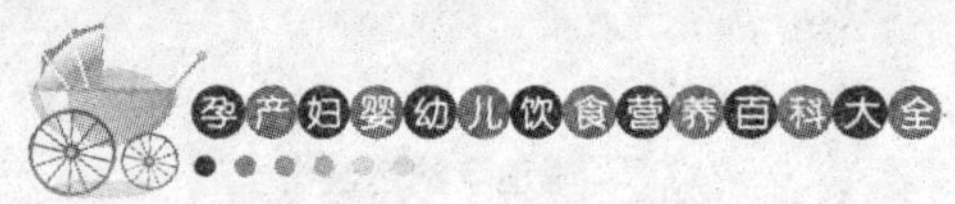

将白菜中压出来的水，加些白水煮开，加入少许盐及香油喝下可防止维生素及矿物质白白丢掉。

每天保证喝一定量的奶

乳类食物依然是2岁以下幼儿最重要的日常食物，有条件的母乳喂养可以持续到2岁。除了母乳以外，应鼓励幼儿喝配方奶粉，而不是牛奶。因为牛奶中含有过多的钠、钾等矿物质，会加重幼儿的肾负荷；牛奶中的蛋白以乳酪蛋白为主，不利于幼儿消化吸收。优质的配方奶粉以母乳为标准，去除动物乳中的部分酪蛋白、大部分饱和脂肪酸，降低了钙等矿物质的含量，以减轻幼儿的肾脏负担；增加了GA（神经节苷脂）、乳清蛋白、二十二碳六烯酸（DHA）、花生四烯酸（AA）、唾液酸（SA）、乳糖、微量元素、维生素以及某些氨基酸等，营养成分和含量均接近母乳。1～2岁的幼儿每天仍然需要喝母乳或配方奶2～3次，每次150～240毫升。

什么叫平衡膳食

1. 热量平衡　每个人每天需要多少热量（或称热卡），才能维持正常人的生理需要呢？年龄不同，需要也不同。但是需要并不是无限度的，而是有一定范围，热卡过高或过低都是造成不健康的因素。

热能（即热卡）是营养素在体内代谢作用的总表现，摄入的膳食能量在人体内的释放和转化，称为人体的能量代谢。当人体利用摄入营养素合成生命所必需的物质时，要吸收能量，当人体从膳食中摄入的能量不能满足人体的消耗时，当人体自身的组织分解超过合成或完全不能合成生命所必需的物质时，人的生命就会告终。

为保持人体的健康，每天所摄入的能量就不能过少，也不宜过多。正常的成年人所吃进的食物应该能补偿每天生

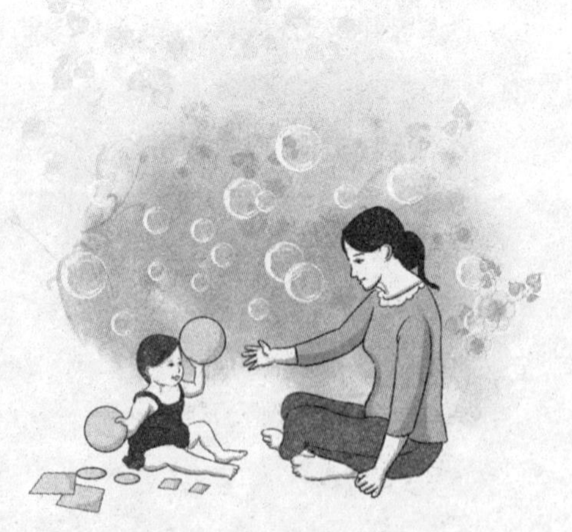

活和劳动所消耗的能量，体重能维持在健康不变的水平上，体重的恒定是人体能量平衡的结果。正常的成人维持摄入能量和消耗能量之间的平衡很重要，它是人体健康的基础。而正在生长发育的儿童摄入的能量则应超过消耗的能量，尤其婴幼儿，这样才能维持能量的正平衡，以保证身高和体重按正常速度增长。

2. 产生热卡的物质平衡　产生人体热卡的动力，主要来自膳食中的糖、脂肪和蛋白质三种营养素。人体的体温要维持正常，需要把食物“燃烧”（或称代谢）以产生能量，这三种营养素就是产生热的物质，亦称它为产能的营养素，人体有了它们，就能维持生命所必需的各种生理活动和人体正常体温，保证人们从事各种生产劳动。平衡营养，就是使所必需的营养素在人体内所占的比例合理。在热能中蛋白质供给的能量约占总能量的10%～15%，脂肪占15%～25%，糖为60%～75%，一个人一天需吃的能量是2500大卡左右，那么每天需吃蛋白质60～90克，脂肪50～70克，糖360～450克。要有这些比例的营养素，才能满足一个成年人的需要。而小儿与成人不同，例如蛋白质要占一天热卡总量的多少呢？正常情况下一个儿童每天最好是12%～15%，而成人则需10%～12%就够了。

3. 产热物质要与非产热物质之间保持平衡　我们吃进人体内的物质不都是产热的，像维生素一类物质是非产热的营养素，但是它与产热的糖类保持平衡很重要。例如糖类吃多了，维生素$B_1B_2B_5$（尼克酸）要相应增加，因为在体内消化糖需要这些维生素的配合，否则糖的消化和代谢不好，就会影响糖在人体内的消化作用。如果长期处于不平衡状态就会生病，如小儿长期吃糖类食物，缺少了维生素B_1就会得“脚气病”，缺少了B_2就会得口角炎，缺少了B_3就会得癞皮病等。

4. 矿物质之间也要平衡　矿物质是人体组织和生理功能不可缺少的物质，就以钙、铁、碘和锌四种重要元素为例，钙是牙和骨骼的主要成分（但它必须在维生素D的作用下才能沉着于骨骼），对血液凝固、肌肉收缩、神经兴奋和传导都起着重要的作用。铁是造血的主要原料。碘是组成甲状腺的主要成分，甲状腺不能调节新陈代谢。锌

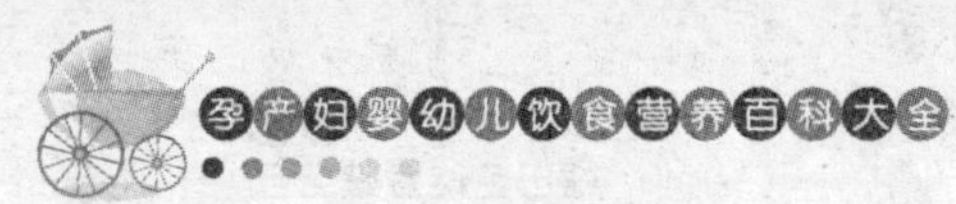

是人体内多种酶的成分，与蛋白质，核糖核酸的合成关系密切，并能促进婴幼儿生长发育。这些微量元素在人体内都有一定的比例。就拿钙来说吧，小儿每天摄入 60～80 毫克的钙就可以了，但在不少地区吃入的钙大大地超过了需要量，有的母亲说：我宝宝钙可吃了不少，还是得佝偻病，什么道理？这主要是维生素 D 不足引起的佝偻病，而不是单纯地大量吃钙就能不得佝偻病，相反地由于吃进的钙过多，还会影响其他元素的吸收，如锌的吸收就受到影响。锌元素小儿每天摄入 5～10 毫克即可，然而许多家长将自己宝宝个子长得不高、食欲不振等都归罪于锌，于是将锌糖浆拿给宝宝当糖水吃，市场上也出现许多含锌食品，如含锌巧克力、饼干、面包等，以为吃多了就解决了锌的缺乏。其实锌吃得过多，会影响铁的吸收，这样会发生贫血。又如缺碘可得"大脖子"病，其实一天只需 0.003 克碘就可以了，但没有却不行。这就告诉我们人体中的矿物质各种含量，是按人体的生理需要而定的，并且相互有影响，多了会中毒，少了会得病，只有保持身体内各种微量元素的适当比例，才能达到平衡。

5. 水是维持生命不可缺少的物质　人体中的水约占体重 65%，占幼儿体重的 70%～75%。水的功能是帮助人体内各系统新陈代谢，调节体温，构成全身组织，帮助各种食物吸收、运转及排泄等。人体缺水，代谢就发生障碍。因此，小儿缺了水，就长不壮。

6. 营养物质自身的平衡　每种营养物质内部都存在平衡。因此，营养物质自身的平衡对儿童吸收利用这种物质至关重要。而一些强化食品，往往与小儿生理需要不相符合。例如蛋白质的基本物质是氨基酸，这些氨基酸之间也要按人体需要而比例适当、平衡。有些地区因以大米为主食，大米中的氨基酸不够，就出现了什么食品都加氨基酸的情况，如氨基酸强化饼干、面包、糖丸等，甚至氨基酸强化牛奶，以致闹出笑话，因为牛奶本身就含有较多的氨基酸，再加氨基酸强化会引起反作用，所以并不是每种食品都可以随便强化的。脂肪有脂肪酸的平衡；糖也有砂糖、果糖、淀粉糖类，有它们之间的平衡，如果老吃砂糖，就会引起糖类内部的不平衡。

以上所谈的几个方面，主要是指膳食平衡，家长要注意让幼儿有全面营养，包括谷类食品、奶类、肉禽蛋类、蔬菜水果类以及油类，每天都要摄入齐全，才能达到膳食平衡。人体需要各种营养，而它们之间是彼此密切联系着的。只有使各种营养比例合适，才能促进儿童健康成长，否则会因比例失调而致病。膳食平衡就是使儿童得到平衡的营养。

幼儿的平衡膳食

营养平衡亦称为合理膳食，就是进入人体的膳食所含的营养，是符合儿童生长发育、发展的需要，不但有利于生理上的健康发育，而且还有利于身心功能上的发展。关于健康，世界卫生组织有过这样的定义："健康不但是没有身体上的缺陷和疾病，还要有完整的生理、心理状态和适应社会的能力。"所以营养就是要为健康需要服务。也许有的父母会这样想，只要吃得下，听说什么"好"就给宝宝吃什么，于是对宝宝采取了种种手段：有的填鸭式地给孩子"填进去"，有的采用威胁方法，使宝宝一到饭桌就产生害怕心理。前者因营养过剩而成了肥胖儿，后者产生营养不良，变得消瘦或成豆芽菜形。这二者产生的原因都是家长对膳食平衡没有认识，望子成龙，适得其反。

怎样做到膳食平衡

幼儿期营养来源，主食是米、面、粗粮等的搭配。为什么要粗细搭配呢？因为粗粮的营养比细粮（精白米、面）要好，它所保存的营养较全面，而细粮经过加工，其中所含的维生素及矿物质有许多流失了。除主食外，如果一些含有丰富营养的辅食吃得很少，尤其是食物单调，就会造成各种营养缺乏症（如锌、铁、维生素 A、维生素 B、维生素 C、维生素 D 等）。所以合理调配膳食，保证儿童能有足够的营养是个重要问题。一方面要满足小儿生长发育的需要，另一方面要补充他们活动量加大的消耗，因而，要根据幼儿发育情况，给予必需的营养，并注意定量定时，建立幼儿食谱。

建立幼儿食谱时，必须根据幼儿年龄，安排与其相适应的食品，注意间隔时间，还要根据不同季节蔬菜的特点，进行多样化的搭配。

断奶以后1~2周岁的食谱：

早饭：豆浆或牛奶100~150毫升，鸡蛋1个（或适量的豆腐）。

午饭：蔬菜100克或荤汤加蔬菜、豆腐，肉末或鱼肉半两至1两。

点心：下午3时，牛奶（或豆浆）100毫升，加饼干或馒头2~3片，此外给水果适量。

晚饭：稀饭1小碗，鸡蛋1个（煮或蒸鸡蛋羹）、煮烂的南瓜、马铃薯（土豆）或加馒头片。

饮食要注意以下几个问题：

1. 饮食的花样可根据当地具体条件而定，如南方以大米为主食，可给一些其他食品；北方以面粉和杂粮居多，可以面粉为主食。两岁以上的幼儿，消化力增强，可渐渐地增加杂粮。

2. 摄入的食物成分随着季节的改变会有所改变，蔬菜中含有各种维生素，它是促进生长的重要物质，尽可能地要多吃新鲜蔬菜，但北方冬季青菜较少，户外活动也较少，必要时可给小儿补充些维生素A、维生素B、维生素C。

3. 全面搭配，就是将谷类食品、肉禽蛋类、蔬菜水果类及油类等调配，全面营养不能忽视。

4. 幼儿也和成人一样，老吃一种东西会影响食欲，故要经常变换花样，以促进食欲。当发现幼儿食欲不振时，应查明原因，如食欲增加时，也不宜暴饮暴食。如在食物改变花样后仍食欲不振，身体消瘦，精神委靡，应当进一步查明原因，必要时就医诊治。

5. 不要养成吃零食和偏食的习惯。吃零食过多，往往是造成食欲不振的主要原因之一。从小应当养成定时吃饭的习惯，并且要一次吃完。有的家长发现小儿不好好吃饭，不但不去纠正不良习惯，反而还去迁就宝宝，宝宝想吃什么就给什么，甚至想什么时候吃，就什么时候吃。这种坏习惯常常引起消化不良，食欲不振，身体瘦弱多病，甚至身体发育也受影响。另一种不良习惯是偏食。幼儿常常受父母的影响，对有些食品产生厌恶的情绪，而对另一些食品却特别爱吃，专挑爱吃的食品，这种坏习惯会对幼儿的营养与健康产生不良影响，因此家长要注意从小合理喂养，防止偏食。

怎样喂养幼儿期的宝宝

宝宝1~3岁称为幼儿期，这时宝宝的生长发育又进入了一个新的阶段，各个方面的发育，与婴儿期都有着明显的差别，不论是体格发育还是智力发育，都需要丰富的营养。这时候孩子与周围环境的接触越来越多，大脑皮层的活动增强，第二信号系统迅速发育，母体带给宝宝的抗体逐渐消失，自动免疫力逐渐产生，但抗病能力仍较差，必须注意体格锻炼，户外活动。由于宝宝年龄的增长，活动量的加大，相对的体力消耗增加，所以必须补充适合于正常生长发育所需的营养，才能补偿消耗，让宝宝健康成长。

培养良好的饮食习惯

1. 在餐桌就餐

幼儿应养成在餐桌就餐的习惯，同时家长要以身示范遵守用餐规矩，如吃饭时不说话、不看电视。尽管可能会撒一些饭菜，但要鼓励宝宝自己动手吃饭，决不要求着宝宝吃饭或拿着碗追着喂饭。

2. 定餐定量

根据幼儿的年龄，结合能量及营养素的需要，制定出相应的定量食谱，安排好正餐、餐间点心以及少量点心。膳食花样应有设计，让幼儿有新鲜感，以促进食欲。所用定量食谱应有弹性，即在一定时间范围内控制总的膳食量，而不必计较某一两顿饭量。所定食谱是否合理，应以幼儿体重及健康状况为评价参考，而不是家长的感受。

3. 愉快进餐

家长应始终采取循循善诱的态度，营造良好的进餐气氛，避免因为吃饭的问题哄骗、强制或打骂幼儿。

4. 以身作则

家长在进餐时做到不挑食、不偏食，不表述或暗示对食物的倾向性，鼓励幼儿多吃蔬菜及豆类。

养成吃饭专心的好习惯

第三届亚洲儿科营养大会媒体论坛公布的数据显示，1/4的1~2岁幼儿的家庭和1/3的2~3岁幼儿的家庭有吃饭看电视的习惯。对于生长发育中的幼儿来说，吃饭是一件需要专心做的事情。因为吃饭的过程不仅是将营养素吃进去，还要让营养素充分吸收，精力分散不利于胃肠的正常蠕动和消化液的分泌。进食虽是本能，吃饭却是个需要学习的事情，因为对于宝宝来说，吃饭还是一个学会咀嚼、学会使用餐具、学会享受美味、学会餐桌礼仪的过程。因此，对于处于培养良好饮食习惯关键期的幼儿来说专心进餐很重要。家长要从自身做起，和幼儿一起专心吃饭；也要告诉家庭中照顾幼儿的其他成员，比如幼儿的爷爷、奶奶、外公、外婆、保姆等，要和幼儿一起专心吃饭，不允许幼儿边吃饭边看电视。

注意饮食安全和卫生

1. 注意饮食安全

给幼儿吃花生、果仁等食品时一定要捣碎，避免幼儿吸入气管。

2. 注意饮食卫生

（1）整个制作和喂养过程中都要保持双手的清洁，特别注意宝宝如厕、接触动物之后要让他洗手。

（2）生肉和海产品与其他食物分开，并使用专用的刀、菜板等用品处理，避免生食和制备好的食物相接触。

（3）彻底烹调食物，尤其是猪肉、禽肉、蛋和海产品、煮沸带汤的食物或炖煮的食物。

（4）为幼儿准备的食物都应该是现做的，并且应该在制备好后的1小时内食用。室温下保存烹调好的食物不能超过2小时。冰箱保存的乳品应该当天饮用。

（5）幼儿饮用的水都要经过煮沸，烧开的水不能储存48小时以上。

让宝宝自己吃饭

1岁以后，幼儿的饮食量不断增加，对各类食物的适应能力逐渐增强，咀嚼功能逐步完善，对食物的色香味有一定的辨别能力，这时宝宝就能自己吃饭了。家长应鼓励宝宝自己吃，并且尊重宝宝对食物的喜好，让宝宝自己决定吃什么、吃多少，使宝宝感到吃饭是一件快乐的事。

生活中，有许多父母给宝宝喂饭，无非是想让不肯好好吃饭的宝宝多吃一点，怕宝宝饿着。但从医学的角度分析

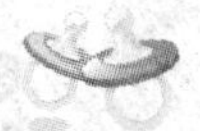

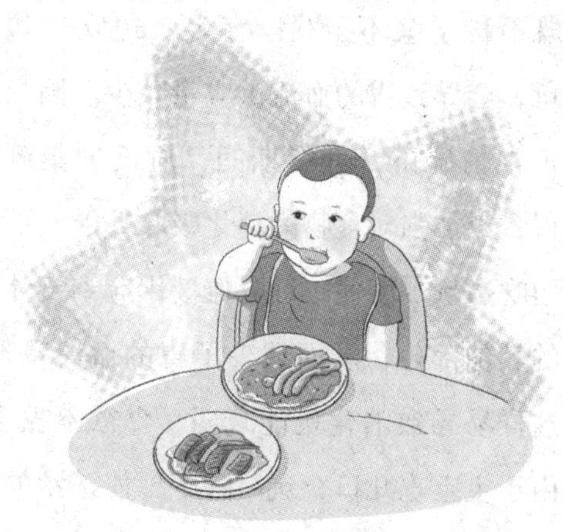

这不是一种科学的办法，若是长期这样还会影响宝宝的身心健康和智力发育：

1. 父母给宝宝喂饭易导致宝宝不能将食物充分咀嚼，从而影响宝宝牙齿和脸部肌肉的正常发育，同时也会影响宝宝的消化吸收功能。

2. 父母一边喂饭一边催促宝宝快吃，长时间下去会使宝宝把吃饭当成一种负担，甚至对吃饭有抵触情绪，出现厌食，挑食，边吃边玩。时间长了会造成宝宝注意力不集中，从而影响宝宝的自制力，影响今后的学习。

3. 也有的家长对宝宝不吃饭讲一些条件，有的说“宝宝吃饭，饭后妈妈给你买一个玩具”，这样会使宝宝认为通过不吃饭可获得他想要的东西。

4. 有时宝宝已经吃不下了，但家长还是想方设法让宝宝多吃，甚至应用填鸭式喂养，过量喂养有可能使宝宝的胃容量增加，易出现儿童肥胖症。

5. 与其喂宝宝吃饭，不如在饭菜的品种上下工夫，做到色香味美，激发宝宝的食欲。对一些贪玩的宝宝最好是固定就餐时间，不要饱一顿、饿一顿。给宝宝固定进餐的位置，饭前不吃零食，不能让宝宝边吃边看电视。注意宝宝的饮食习惯，观察宝宝对什么食物更感兴趣，看宝宝喜欢吃什么不喜欢吃什么，不断调整饮食方案，促进宝宝的食欲。

让宝宝愉快就餐

这个时期的宝宝，虽然掌握了几个常用的词汇，但是语言能力的发展还处在萌芽阶段；能自己动手做些事，如坐便盆，用勺吃饭，尽管做得很不成功，但还是要显示自己的能力，是自我意识的萌芽时期。当宝宝的某种要求得不到满足，又不能用语言表达自己的意愿时，他就会哭闹不安，这也时常反映在餐桌上。有的宝宝在餐桌上喜笑颜开，有的则愁眉苦脸，不停地哭闹。

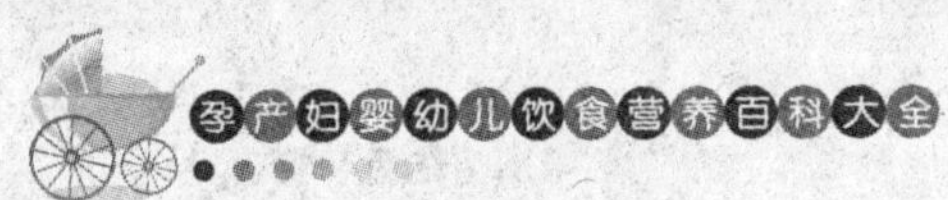

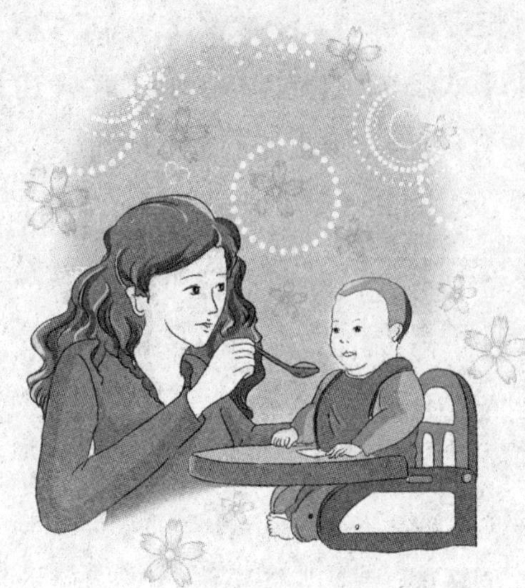

其实，就餐时，中枢神经和副交感神经适度兴奋，消化液开始分泌，胃肠就开始蠕动，有饥饿感，为接受食物做准备，接着完成对食物的吸收、利用，有益于小儿的生长发育。情绪的好坏对中枢神经系统有直接的影响，当宝宝生气、发脾气时，易造成食欲不振，消化功能紊乱。而且宝宝因哭闹和发怒失去了就餐时与父母交流的乐趣，父母制作的美餐，既没满足宝宝的心理要求，也达不到营养的目的，因此，家长要创造一个良好的就餐环境，让宝宝愉快地就餐。

边吃边玩害处多

边吃边玩是一种很坏的饮食习惯，既不科学又不卫生。宝宝一边吃一边玩，会导致胃的血流供应量减少。因为正常情况下，进餐期间，血液聚集到胃，以加强对食物的消化吸收功能，而边吃边玩，就使一部分血液供应到身体的其他部位，从而减少了胃的血流量，这样易导致消化机能减弱，食欲不振；由于宝宝吃几口，玩一阵子，使正常的进餐时间延长，饭菜变凉，还容易被污染，影响胃肠道的消化功能，会加重厌食。这不仅损害了宝宝的身体健康，也使宝宝从小养成做事不专心、不认真的坏习惯，长大后往往学习不专心，边玩边学，上课时注意力不集中。

边吃边玩主要因父母对宝宝的溺爱和缺乏正确的教养经验所致，纠正的关键在于父母应认识其危害，并做到以下几方面：养成定时、定地点吃饭的饮食习惯；饭前 1 小时内不吃零食，平时零食不能吃得过多，热量不能过高；不能进食过多凉食、冷饮，防伤脾胃，以保护肠胃功能；吃饭定量，不强迫进食；吃饭时忌看电视、书及手持玩具；饭菜花样经常更新，引起宝宝食欲。

吃多吃少因人而异

一般来说，人是没有固定的饭量“标准”的，以成人为例，有的人每顿吃100克，有的人每顿吃200克；同样是一个人，今天吃得多些，明天又少吃了一些，这种事很普通，没有人觉得奇怪。但若发生在宝宝身上，父母总要多问几个为什么？只要发现自己的宝宝比别的宝宝吃得少，就担心宝宝缺乏营养，长不高，其实完全没有必要，食量的多少因人而异。

宝宝满周岁之后，饮食有较明显的变化，个体差异也越来越明显，正如成人无论吃多吃少都能正常上班工作，身体健康一样，宝宝吃多吃少都不能影响他的健康成长，这是因为各个宝宝的自身需要不同，存在个体差异的缘故。至于宝宝某顿饭吃得少一些时，家长更不能强迫他吃，只要宝宝的饮食在一周内或一段时间内是均衡的就行了。如果长期饮食过少并失去平衡，就应该去找医生做营养咨询。

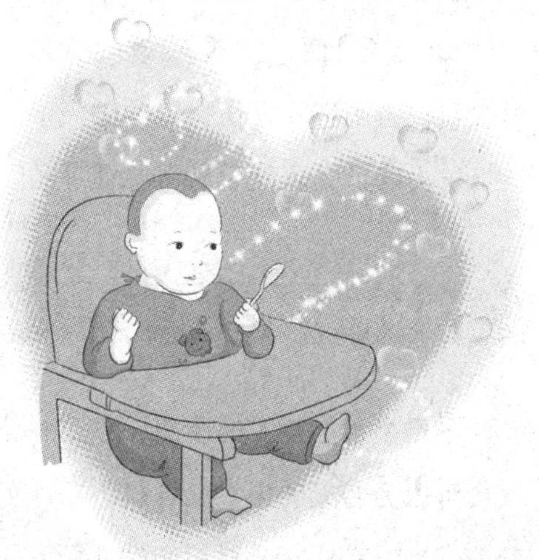

无论宝宝吃多吃少，父母必须保证他摄取丰富的营养，尤其注重蛋白质的供应，合理安排膳食，让宝宝茁壮成长。

夏季饮食要则

1. 饮食宜清淡

夏天气温高，幼儿的消化酶分泌较少，容易引起消化不良或感染性肠炎等肠道传染病，需要适当地为幼儿增加食物量，以保证足够的营养摄入。最好吃一些清淡、易消化、少油腻的食物，如黄瓜、番茄、莴笋、扁豆等含有丰富维生素C、胡萝卜素和无机盐等营养素的食物。可用这些蔬菜做些凉菜、在菜中加点蒜泥，既清凉可口，又有助于预防肠道传染病。

2. 白开水是夏季最好的饮料

夏天幼儿出汗多，体内的水分流失也多，幼儿对缺水的耐受性比成人差，有口渴的感觉时体内的细胞已有脱水的现象了，脱水严重还会导致发热。幼儿每日从奶和食物中获得的水分约800毫升，但夏季应摄入1100～1500毫升水。因此，多给幼儿喝白开水非常重要，可起到解暑与缓解便秘的双重作用。

3. 夏季要注意补盐

天热多汗，体内大量盐分随之排出体外，缺盐使渗透压失衡，影响代谢，人易出现乏力、厌食，所以夏季饮食可较以往稍咸一点。

4. 冷饮不可多吃

夏天幼儿最贪吃冷饮，这时爸爸妈妈要立场坚定。冷饮吃得过多会冲淡胃液，影响消化，并刺激肠道，使蠕动亢进，缩短食物在小肠内停留的时间，影响幼儿对食物中营养成分的吸收。特别是幼儿，胃肠道功能尚未发育健全，黏膜、血管及有关器官对冷饮的刺激尚不适应，多食冷饮会引起腹泻、腹痛、咽痛及咳嗽等症状，甚至诱发扁桃体炎。

秋季饮食要则

秋天是幼儿体重增长的最佳季节，同时也是上呼吸道易感染时期，所以应润肺利湿去燥，多食萝卜排骨汤、梨、枸杞子、菊花等能够润燥生津、清热解毒以及助消化的食物。按照中医的传统养生观点，秋季的饮食应该以润燥益气为原则，以健脾补肝清肺为主，既要营养滋补，又应考虑到容易消化吸收。

在初秋，饮食应遵循增酸减辛以助肝气的原则，少吃一些辛辣的食物，如姜、葱、蒜等辛辣之物，多食用一些具有酸味和润肺润燥的水果和蔬菜。如甘蔗、香蕉、柿子等各类水果，胡萝卜、冬瓜、银耳、莲藕等蔬菜，以及各种豆类及豆制品，以润肺生津。其中，柚子是最佳果品，可以防止秋季最容易出现的口干、皮肤粗糙、大便干结等秋燥现象。

秋季不宜再多食用冷饮，还要谨防“秋瓜坏肚”。西瓜或香瓜等瓜类都不要多吃，否则容易损伤脾胃的阳气，导致抵抗力降低，入秋后易得感冒等病。

冬季饮食要则

冬季是蓄势待发的季节，冬季科学饮食可以为春天的生长发育打下坚实的营养基础。有些家长总担心幼儿营养不够，尤其是冬季，天气冷，幼儿食欲一般较好，家长就天天给幼儿吃高蛋白、高脂肪的食物，以为这样可以加强营养，这种做法并不科学。因为，宝宝娇嫩的肠胃往往不能胜任额外的负担，容易发生胃肠功能紊乱，即老人常说的“积食”。如此一来，不仅不能达到积蓄营养的目的，反而会使幼儿的抵抗力下降，招致更多疾病的侵袭。那么，怎样安排冬季饮食才能让宝宝安然过冬且健康强壮呢？

1. 饮食要均衡

无论什么季节，粮谷、蔬菜、豆制品、水果、禽畜肉、蛋、水产和奶制品都应当出现在宝宝的餐桌上，哪一样都不可缺少。要适当用植物蛋白（豆浆、豆腐、豆花以及各种杂豆类食物）替代部分动物蛋白，帮助平衡蛋白质的种类，促进蛋白质吸收，增加膳食纤维，避免积食。

2. 保证摄入充足的热量

冬季身体的热量散失会比较多，饮食需要相应增加热能。增加热量的摄入不等于添加过多的高蛋白、高脂肪食物，如肉、蛋、海鲜等，要让主食和土豆、红薯、芋头、山药等根茎类蔬菜占主导地位，同时可适量增加核桃、芝麻、花生等植物油脂类食物，以储存热量。

3. 多吃应季蔬菜和水果

冬季幼儿容易得呼吸道感染等疾病，如果能摄入足够的维生素，就能有效增强免疫力。多选择新鲜的冬季果蔬给宝宝吃，特别是南瓜、红薯、藕、冬笋、胡萝卜、萝卜、番茄、青菜、大白菜、卷心菜、苹果、大枣、柑橘、香蕉、柚子、木瓜等。这些果蔬经过低温考验后，糖、维生素及钾、镁等无机盐的含量都非常丰富，可提供丰富的热量和微量营养素。已经过季的水果如西瓜、桃子、樱桃等最好不要给宝宝吃了，这些果蔬往往在成熟前就被采摘、或者采用了催熟方法，营养素含量相对较低。如果遇上是冷库存放的产品，还有可能因不新鲜而吃坏了肚子。

动物肝脏、紫菜、海带、海鱼海虾（特别是深海鱼）等海产品也应该给宝宝多吃一些。最好每周能给幼儿吃上1～2次猪肝。家长可采用猪肝与其他动物食品混煮，如猪肝丁和咸肉丁、鲜肉丁、蛋块混烧或猪肝炒肉片等。将猪肝制成白切猪肝片或卤肝片，在幼儿还未进餐的时候，洗净手一片一片拿着吃也是个好方法。

4. 多炖煮少生冷

冬季，食物的烹调要避免油炸、凉拌或煮后冷食，应以煲菜类、烩菜类、炖菜类、蒸菜类或汤菜等为主。冬季要避免吃、喝温度偏低的食品或饮品，宝宝的食品或饮品最好在40℃以上，不让低温刺激宝宝娇嫩的胃肠黏膜，引发消化道疾病。

由于低温使菜肴的热量散发较快，因此，在冬季恰当使用勾芡的方法可以帮助菜肴保温，如羹糊类菜肴。

5. 多吃润燥食物

冬季气候干燥，多吃些润燥食品对幼儿身体健康有好处。萝卜具有很强的行气功能，还能止咳化痰、润喉清嗓、降气开胃、除燥生津、清凉解毒。俗话说“冬吃萝卜夏吃姜，不劳医生开药方”，就是说萝卜有很好的保健功能。吃萝卜的花样很多，可生吃、凉拌、炒菜，也可做汤。冬瓜味甘性凉，有清热止渴、利水消肿等功效，可用于咳嗽痰多、心神烦乱等。另外，蘑菇、苦瓜、白木耳等也有润燥的作用。

幼儿为什么会偏食

幼儿正处于生长发育的高峰期，营养需求大，食欲旺盛，借助口感的经验及愉悦的回忆，经常选择自己爱吃的食物。这是人的本能，家长既要保护又要引导，因为幼儿并不知道多种成分组成的食物对健康的重要性。偏食常见的表现是只吃某一种或仅吃某几种食物，不喜欢的食物就搁置一边，这是受环境影响养成的一种不好的习惯，最主要的原因是直接照看幼儿的人教育方法（语言、行为等）不当。

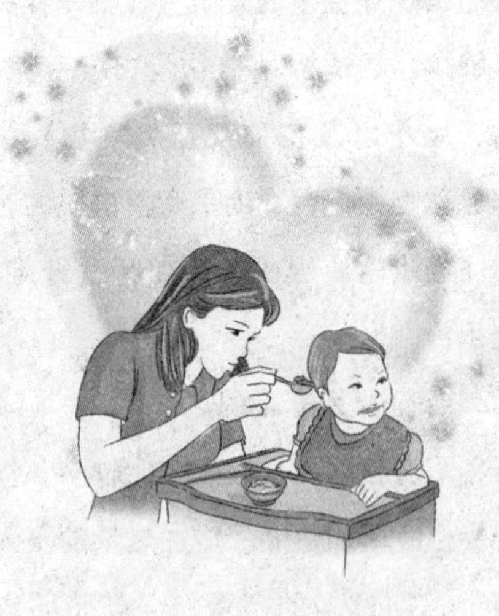

幼儿偏食的应对方法

要想改变幼儿偏食的习惯，首先要改变直接照看幼儿的人对食物的偏见，改变教育方法，以身作则耐心解说引导，使幼儿正确对待各种食物。同时注意烹调方法，变更食物花样和味道，鼓励幼儿尝试进食各种食物并肯定其微小的进步，以培养幼儿良好的进食习惯。下面介绍几种合理而又可行的纠正幼儿偏食的方法：

1. 家长态度要坚决

如果发现幼儿不喜欢某种食物，家长要避免使其“合法化”。因为家长的默许或承认会造成幼儿心理上的偏执，把自己不喜欢的食物越来越排斥在饮食范围之外。挑食常常是在幼儿患病、不舒服、发脾气、节日的时候开始的，如果允许挑食会逐渐养成其随心所欲的习惯。

2. 家长要为幼儿做表率

一般来说，生活在不同环境中的人群有不同的食物口味偏好，父母的饮食习惯对宝宝影响非常大，所以父母不要在宝宝面前议论哪种菜好吃，哪种菜不好吃；不要说自己爱吃什么，不爱吃什么；更不能因自己不喜欢吃某种食物，就不让宝宝吃，或不买、少买。父母应改变和调整自己的饮食习惯，努力让自己的宝宝吃到各种各样的食品，以保证宝宝生长发育所需营养素的摄入量。

3. 培养幼儿对多种食物的兴趣

每当给幼儿一种食物的时候都要用其能听懂的语言把这一食物夸奖一番，鼓励宝宝尝试。家长自己最好先津津有味地吃起来，幼儿善于模仿，一看家长吃得很香，自己也就愿意尝试了。

4. 设法增进幼儿的食欲

食欲是由食物、情绪和进食环境等综合因素促成的。除了食物的搭配、调换和色、香、味的良好刺激外，还需要进食时的和悦气氛和精神愉快。与其在幼儿不高兴时拿食物来哄他，不如等到幼儿高兴以后再让其吃。幼儿进食的时候要避免强迫、训斥和说教。

5. 寻找相同营养素的替代品或变换食物花样

妈妈绝不能因宝宝不吃某种食物，以后就不再做，而是要想办法逐渐予以纠正，可用与这种食物营养成分相似的食品代替，或过一段时间再让宝宝吃，还可以在烹饪上下工夫，如宝宝不吃胡萝卜，可把胡萝卜掺在宝宝喜欢吃的肉里面，做成丸子或做成饺子馅，逐渐让宝宝适应。妈妈要特别注意不能强迫宝宝进食，或者大声责骂，这样一旦形成了条件反射，反而会起到相反的作用。

当然，以上几种方法的先决条件，是家长善于在平衡膳食的基础上调理幼儿的主副食内容。

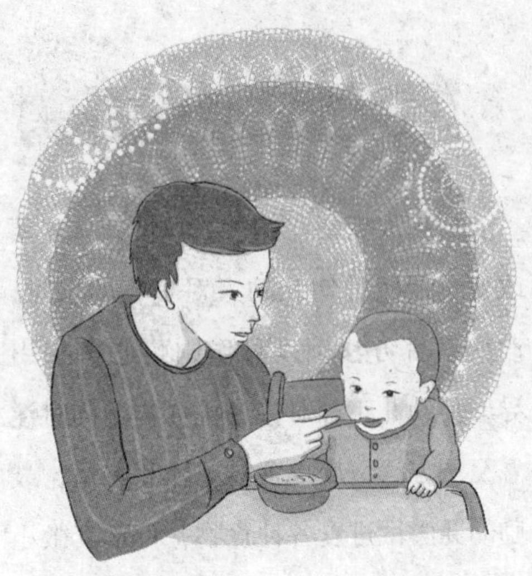

幼儿为什么会挑食

有一些宝宝不爱吃这、不爱吃那，让父母苦恼不已："怎么能让他吃得好、吃得香?""会不会营养不良啊?""我该怎么做呢?"挑食看起来是宝宝的原因，但与父母的喂养行为关系很大。首先，在宝宝需要添加辅食的月龄，没有及时让宝宝熟悉各种味道，过了味觉发育的敏感期；再有，父母若是不喜欢某种食物，自己都很少吃，宝宝也会模仿家长，不吃此类食物。此外，微量元素缺乏、维生素缺乏或过量、患局部或全身疾病及环境心理因素也可能造成幼儿挑食。

1. 甜食影响食欲

甜食是大多数幼儿喜爱的，有些高热量的食物虽好吃却不能补充必需的蛋白质，而且严重影响幼儿的食欲。此外，食欲不振的幼儿中大多数很少喝白开水，他们只喝各种饮料，如橘子汁、果汁、糖水、蜂蜜水等，使大量的糖分摄入体内，无疑使糖浓度升高，血糖达到一定的水平，会兴奋饱食中枢，抑制摄食中枢。因此，这些幼儿难得有饥饿感，也就没有进食的欲望了。

此外，夏季各种冷饮上市，同样会造成幼儿缺乏饥饿感。这里面有两个原因：第一是冷饮中含糖量颇高，使幼儿甜食过量；第二是幼儿的胃肠道功能还比较薄弱，常常由此造成胃肠道功能紊乱，食欲自然就下降了。

2. 缺锌引起味觉改变

临床发现，厌食、异食癖与体内缺锌有关。通过检查，头发中锌含量低于正常值的幼儿，其味觉，即对酸甜苦辣等味道的敏感度比健康幼儿差，而味觉敏感度的下降会造成食欲减退。

3. 心理因素不容忽视

家长应当允许宝宝的胃肠功能有自行调节的机会，可是许多家长往往不懂这个道理，总是勉强宝宝吃，甚至有的采取惩罚手段强迫宝宝吃，长此以往，这种强迫进食带来的病态心理也会影响幼儿的食欲。另外，有些家长爱挑选那些他们认为最好的最有营养的食物给宝宝吃，这种挑挑拣拣的做法给宝宝留下深刻的印象，宝宝自然就会趋向于那些所谓好的食物，而对所谓不好吃的就少吃甚至不吃。

纠正挑食的有效方法

1. 饭菜花样翻新

长期不变地吃某一种食物会使幼儿产生厌烦情绪，故家长应编排合理的食谱，不断地变换花样，还要讲究烹调方法。这样既可使幼儿摄取到各种营养，又能引起新奇感，吸引他们的兴趣，刺激其食欲，使之喜欢并多吃。把幼儿不喜欢吃的食物弄碎，放在他喜欢吃的食物里。有的幼儿只喜欢吃瘦肉，不吃肥肉，可将肥肉掺在瘦肉中剁成肉糜，做成肉圆或包饺子、馄饨，也可塞入油豆腐、油面筋等食物中煮给幼儿吃，使其不厌肉、不挑食。不喜欢吃青菜可以把青菜剁碎，做成菜粥、馄饨等。

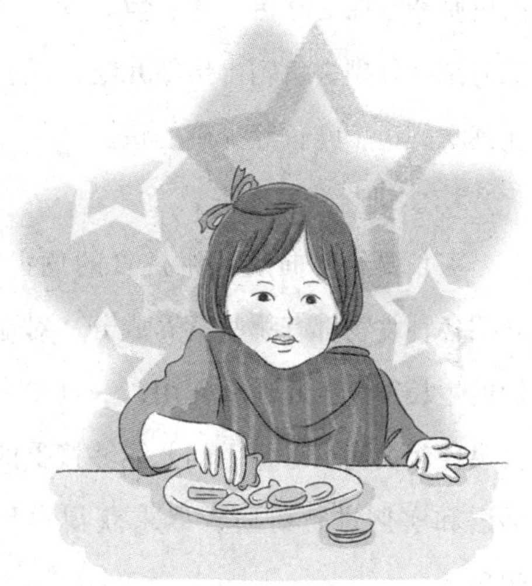

2. 让幼儿多尝试几次

要让幼儿由少到多尝试几次，同时大人也做出津津有味的样子吃给幼儿看，慢慢幼儿就会接受，习惯了幼儿就会吃。

3. 控制幼儿的零食量

以定时、定量的“供给制”代替

想吃就给的“放任制”。可以给幼儿安排适当的活动，让幼儿在饭前有饥饿感，这样他就会“饥不择食”了。

4. 增强幼儿吃的本领

有的幼儿不会食用某种食物，就逐渐对其失去信心和兴趣，形成挑食。譬如吃面条，幼儿不会拿筷子，家长应手把手地教给方法给予帮助，幼儿尝到鲜美之味，自然会高兴地吃。有些幼儿害怕鱼刺鲠喉而对吃鱼存在恐惧心理，家长应帮助其剔去鱼刺再给幼儿吃，或者让其吃鲤鱼、鳝鱼等少刺的鱼。

5. 多进行营养知识教育

家长要经常向幼儿讲挑食的危害，介绍各种食物都有哪些营养成分，对他们的生长发育各起什么作用，一旦缺少会患什么疾病。尽量用幼儿能够接受的话语和实例进行讲解，以求获得最佳效果。

6. 及时鼓励和表扬

幼儿喜欢“戴高帽”，纠正挑食应以表扬为主。一旦发现幼儿不吃某种食物，经劝说后若能少量进食时即应表扬鼓励，使之坚持下去，逐渐改掉挑食的不良习惯。家长最了解子女，当发现幼儿不吃某种食物时，可以暂时停止他们认为最感兴趣的某种活动进行“惩罚”，促使幼儿不再挑食，达到矫正挑食的目的，但是切忌打骂训斥。

7. 中药、食疗小妙方

另外，中药、食疗和捏脊的方法也可以让幼儿胃口好起来。中药：如健脾口服液、四蘑汤口服液等。食疗：山楂、山药、薏米、红枣、莲子等熬粥服用。捏脊：从幼儿的尾骶开始沿脊柱两旁向颈部拿捏。来回 5 次，一天一次。按摩方法：在幼儿的脐部周围顺时针按摩，一天两次，每次 20 分钟，饭后半小时进行。

如果幼儿严重挑食就得去医院查查，贫血、缺锌等原因都会影响孩子的口味。

幼儿为什么会厌食

厌食可有多方面的原因：

1. 疾病因素

由于局部或全身性疾病影响消化系统功能，如肝炎、慢性肠炎等都是食欲减退的常见原因，发热、上呼吸道感染等也有厌食症状。也有的是家长为了给宝宝增加营养，准备了大量宝宝爱吃的

“有营养”的食品，如巧克力、奶油点心、膨化小食品等。另外一些家长则为宝宝配置了大量补品，如麦乳精、人参蜂王浆，甚至鹿血、鹿茸等，在诱导和强制宝宝进食这些东西后造成宝宝进食紊乱、营养失衡、热能不足或负荷过重，继而发生机能性甚至器质性疾患。

2. 心理因素

儿童大脑——中枢神经系统受内外环境各种刺激的影响，使消化功能的调节失去平衡。如当宝宝犯了过错受到家长严厉的责骂时，另外，气候炎热也会妨碍消化酶的活力。有的幼儿以拒食为要挟家长的手段，从而达到自己的目的或满足某种欲望。

3. 不良饮食习惯

这是当前幼儿、学龄前儿童乃至少数青少年厌食的主要原因。由于直接照看宝宝的人教育方法不当，不考虑儿童心理和精神发育特点，采取哄骗、强制、恐吓或在进食时打骂等办法，造成对儿童有害的环境气氛和压力，使儿童的逆反心理和进食联系在一起，形成负性的条件联系，从而对进食从厌烦、恐惧发展到完全拒绝。

4. 微量元素缺乏

如膳食中铁、锌不足或摄入量不足等。铁在体内参与能量代谢过程半数以上环节的生理活动，铁不足会出现全身多方面功能降低、贫血乃至智能发育方面的迟滞；在消化道则可出现黏膜萎缩、功能低下和食欲不振。锌在体内参与多种酶代谢活动，尤其和蛋白质代谢有关。锌参与味觉素的组成，缺锌时口腔黏膜上皮细胞增生并易于脱落而阻塞味蕾小孔，出现味觉下降，不仅“食而不知其味”，而且由于味觉异常会出现异食癖。

5. 维生素缺乏或过量

维生素在多方面参与肌体代谢过程，维生素长期不足终会影响食欲。有的家长认为鱼肝油或维生素 A、维生素 D 是保健补品，多食无妨，以致造成儿童慢性中毒，也是儿童厌食的原因之一。

幼儿厌食的应对方法

厌食如果长期得不到纠正会引起营养不良，妨碍幼儿的正常生长发育。但是，也不能过分机械地要求幼儿定量进食。遇到他们食量有变化时，如果营养状况正常，没有病态，不应视为厌食，可观察几天再说。总的来说，健康儿童的进食行为是生理活动，只要从添加辅食开始就注意培养进食的良好习惯，特别是及时添加各种蔬菜，一般不会因进食问题引起营养障碍。有时幼儿会拒绝吃饭，多数情况下这只是一时的现象，家长不必太担心。家长要做的事是为幼儿选择合乎平衡膳食原则的食品，在一天时间内能吃下去就可以了，或者在几天时间内总的水平达到平衡也可以，而不必强制幼儿在某个时间内必须吃多少。如果幼儿有一顿吃得少点，甚至闹情绪一顿两顿不吃，家长不必为此担心，也不要表现出来。如果家长哄骗、答应幼儿的要求或央求幼儿吃饭，就会助长幼儿扭曲的心理，下一步进食就会更麻烦。在进食问题上要坚持原则，但短时间内一顿甚至一天完全不吃饭不会出现健康问题，这顿不吃，下顿幼儿就会自我纠正、按需吃饭。

孩子和大人一样，愿意心情愉快地进食，又由于模仿性强，大人对吃饭的态度和进食习惯直接影响儿童的心情和行为。因此，当儿童出现进食紊乱时，首先要追溯家长尤其是直接照看儿童的人的精神心理根源。通过学习基本营养知识，家长自身改变对儿童喂养的认识和掌握合理方法后，完全可能在自己家里恢复儿童正常的食欲及进食规律，而不必求助于医生和药物。这包括调配儿童膳食，合理搭配食物成分，提高烹调技艺水平，为儿童设计所需的平衡膳食食谱。当然，对确有疾病的儿童应由医生进行检查及调理。

食欲不佳并不等于厌食

宝宝的饮食问题是家长最为关心的，只要宝宝稍微有点吃得不好，家长立即就会担心。宝宝一时的食欲不佳不能认为是厌食，更谈不上是患了厌食症。宝宝出现饮食问题主要责任人并不是宝宝，而是家长自己，家长应该重新审视一下自己在喂养宝宝时是否存在问题。医学上对幼儿厌食症的诊断有一个标准：

1. 厌食时间：6个月以上（含6个月）。

2. 食量：蛋白质、热能的摄入量不足供给标准的70%～75%；矿物质及维生素的摄入量不足供给标准的

5%；3岁以下幼儿每天谷类食物摄取量不足50克。

3. 生长发育：身高（长）、体重均低于同龄人正常平均水平（遗传因素除外）；厌食期间身高（长）、体重未增加。

4. 味觉敏锐度降低，舌菌状乳头肥大或萎缩。

让宝宝爱上蔬菜

1. 在识字、看图、看电视的时候向宝宝宣传蔬菜对健康的好处。

2. 通过激励的方法鼓励宝宝吃蔬菜。当宝宝吃了蔬菜后就给予表扬、鼓励，以增加宝宝吃蔬菜的积极性。

3. 采用适当的加工、烹调方法。家长要把菜切得细小一点，再搭配一些新鲜的肉、鱼等（不要加味精）一起烹调，并经常更换品种，使其成为色、香、味、形俱全的菜肴，才能提高宝宝吃蔬菜的兴趣。

4. 选择宝宝感兴趣的品种。如果发现宝宝对某种蔬菜感兴趣（包括形状、颜色等）就可以为宝宝做这个菜，既满足了宝宝的好奇心，又让宝宝吃了蔬菜。

5. 给宝宝吃一些生蔬菜。可以将一些质量好、没污染的西红柿、黄瓜、萝卜、甜椒等做成凉拌菜，它们常会因水分多、口感脆而被宝宝接受。

6. 吃带蔬菜的包子、馄饨、饺子。如果宝宝乐意吃面食，就在馅料中加入切细的韭菜、荠菜等蔬菜。

7. 家长带头吃蔬菜。

8. 让宝宝参与做菜。家长可以鼓励宝宝与自己一起择菜、洗菜，在吃饭时向同桌的人推荐吃宝宝动手加工的蔬菜，让宝宝有成就感，使宝宝逐渐亲近蔬菜。

适当让宝宝吃些高纤维食物

纤维性食物是饮食平衡的重要组成部分，它有助于消化食物和维持消化道的正常功能，对学步儿童非常重要。纤维性食物能锻炼宝宝的咀嚼肌，增进胃肠道的消化功能；促进肠蠕动，从而防止宝宝便秘；减少奶糖、点心类食品对牙齿及牙周的黏着，从而防止龋齿的发生；增加排便量，稀释大便中的致癌物质，减少致癌物质与肠黏膜的接触，有预防大肠癌的作用。因此宝宝应经常吃一些含纤维素的食物。纤维素不必专门寻找，只要宝宝平时经常吃面包、馒头、大米及其他谷类和水果、蔬菜就可获得足够的纤维素。有习惯性便秘的宝宝可适当多吃些水果、蔬菜等。

含纤维素多的食物可能会给宝宝娇嫩的消化道带来不必要的刺激，所以没必要在常规饮食的基础上再补加这些食物。

适当给宝宝吃些硬食

通常家长给宝宝安排饮食时只注意其营养程度，而往往忽视提供一些固体食物让其咀嚼。1～2 岁的宝宝已经能接受小块食物了，提供的固体食物也可以稍硬些，因为软食吃、咽都比较容易，不太需要咀嚼，而硬食则需要充分咀嚼。有些父母担心宝宝乳牙还没有长齐，吃不了硬东西，其实并非如此。宝宝的能力往往高于父母的估计，用硬的面包干、红薯片、馒头干，可以磨牙床，增加咀嚼力，促进咀嚼肌发育，牙周膜更结实，还会促使牙弓与颌骨的发育。

口腔中的乳牙、舌、颌骨都是辅助语言的主要器官，它们功能的实施又靠口腔肌肉的协调运动，对宝宝发音和学习说话都有重要作用。适当吃些硬食，对语言发展很有益处，对面部肌肉及视觉发育也是很有必要的。

此时，宝宝还不能吃蚕豆、核桃、松子等食品，以免发生意外。

养成饮水的习惯

水是人类和动物赖以生存的主要条件。宝宝处于生长发育时期，新陈代谢旺盛，肾的浓缩功能差，排尿量相对多，对水的需要更为突出。所以，年龄越小，需水越多，父母应注意给孩子及时补充水分。宝宝每日所需水分随年龄增加而减少，通常 1 岁宝宝每日所需水分为 120～135 毫升，两岁宝宝为 115～125 毫升。随着孩子逐渐长大，应根据需要自由喝水，此时，父母应准备水瓶和温开水，放在孩子能拿到的地方，鼓励孩子自己喝水；宝宝饮水的多少，应根据饮食和天气的变化增减。如天热、出汗多、发烧、活动量大、水分消耗多，饮食较干、过咸时，饮水量适当增加；而当天寒冷、活动量小，饮食中水分多时，饮水量便减少。为了保证孩子饮入充足的水分，每天应安排固定的饮水时间。此外，家长还应注意做到以下几点：

1. 饭前1小时之内不喝水。

2. 不能边吃饭、边饮水或吃水泡饭。

3. 睡觉前不喝水。

4. 不能用冷饮代替喝水。

5. 不能多喝糖水。因为糖水可使体内碳水化合物摄入量过多，导致肥胖；饮糖水后，不注意漱口，易发生龋齿。

婴幼儿缺水往往易被忽视，除注意补充水分、预防婴幼儿缺水之外，家长还要掌握如何判断宝宝是否缺水，主要看宝宝的小便量，如在一天内或者一个上午排尿次数特别少，并且每次尿量也不多，就应给宝宝喝水。

老想喝水是病吗

婴幼儿所需要的水量，决定于体内新陈代谢和机体对热量的需要。由于宝宝新陈代谢旺盛，热量的需要相对较多，而且其肾功能较差，尿的浓缩功能差，因此使所需水分也相应增加。由于机体的每一生命过程都需要水，所以，宝宝体内失水过多，就会出现口渴；而宝宝体内水分过多，就会产生水肿。健康的宝宝，饮水量的多少，是根据机体对水的需要量而决定的。但在某些特殊情况下，对水的需要量增加就应多饮水，例如，炎热的夏天，宝宝出汗多；高烧时，因服用退烧药，大汗淋漓；饮食过量或饮食过于干硬，饭菜过咸等。但是，当宝宝烦渴，饮水特别多，还伴有其他症状时，应高度警惕患有某种疾病。例如，尿崩症的患儿多尿、烦渴、多饮，患儿常因饮水不足致严重的体重下降和脱水，婴儿患者往往不想喝奶而只想饮清水；糖尿病患者多饮、多尿、多食、易饥、消瘦，宝宝遗尿常为早期症状；缺铁时，宝宝可出现顽固的喝水，这是一种特殊的异食癖。当遇有以上情况，要及时去医院检查，早期诊断和治疗。

幼儿菜肴烹制方法

适合宝宝膳食常用的方法主要有：

蒸、炒、烧、熬、氽、熘、煮等。

1. 蒸菜法

蒸出的菜肴松软、易于消化、原汁流失少、营养素保存率较高，如蒸丸子，维生素 B_1 保存率为53%，维生素 B_2 保存率为 85%，烟酸保存率为 74%。

2. 炒菜法

蔬菜、肉切成丝、片、丁、碎末等形状和蛋类、鱼、虾类等食物用旺火急炒，炒透入味勾芡能减少营养素的损失，如炒小白菜，维生素 C 保存率为 69%，胡萝卜素保存率为 94%；炒肉丝，维生素 B_1 保存率为 86%，维生素 B_2 保存率为 79%，烟酸保存率为 66%；炒鸡蛋，维生素 B_1 保存率为 80%，维生素 B_2 保存率为 95%，烟酸保存率为 100%。

3. 烧菜法

将菜肴原料切成丁或块等形状，然后，热锅中放适量油，将原料煸炒并加入调料炒匀，加入适量水用旺火烧开、温火烧透入味，色泽红润，如烧鸡块、烧土豆丁等。

4. 熬菜法

将炒锅放入适量油烧热，用调料炝锅，投入菜肴原料炒片刻后，添适量水烧开并加入少许盐熬熟，如白菜熬豆腐、熬豆角等。

5. 氽菜法

将菜肴原料投入开水锅内，烧熟后加入调味品即可。一般用于汤菜。如牛肉氽丸子、萝卜细粉丝汤、鱼肉氽丸子、菠菜汤等。

6. 熘菜法

将菜肴原料挂糊或上浆后，投入热油内氽熟捞出，放入炒锅内并加入调料及适量水烧开勾芡或倒入提前兑好的调料汁迅速炒透即可，如焦熘豆腐丸子、熘肉片等。

7. 煮菜法

将食物用开水烧熟的一种方法，如煮鸡蛋、煮五香花生等。

烹调蛋白质食物小常识

蛋白质食物的烹调方法很多，如炸、炒、蒸、煮等，但都会由于烹调方式的不同而损失一些营养。一般来讲，煮或炒时营养素损失得要少一些，炸着吃则使营养素损失得较多。

鱼或肉在红烧、清炖时，可使糖类及蛋白质发生水解反应，进而使水溶性维生素和矿物质溶解于汤里。因此，给宝宝吃红烧或清炖的肉及鱼时，最好连汤带肉一同吃。另外，用急火爆炒肉食，其中的营养素丢失得最少，所以肉食要尽量炒着吃。不妨偶尔也给宝宝尝一点油炸鱼或肉，但在烹调时最好在食物表面挂糊，这样可避免食物与温度很高的油接触，在一定程度上使营养素受到保护，从而减少损失。

1~2 岁幼儿主菜制作方法

♨ 蘑菇炒油菜

所需食材：蘑菇（草菇、平菇、干香菇、口蘑、松蘑、冬菇等）、新鲜油菜、葱末、姜末、料酒、精盐、白糖、植物油各适量。

制作方法：蘑菇洗净，切成丁；油菜先浸泡片刻，洗净切碎（最好取叶子多的部分）；炒锅烧热，加入植物油，油热后加入葱末、姜末煸香，加入蘑菇丁炒透，再放碎油菜叶，加入料酒、精盐、白糖，翻炒片刻出锅。

营养点评：油菜中含有丰富的钙、铁和维生素 C，胡萝卜素也很丰富，是人体黏膜及上皮组织维持生长的重要营养源，还含有能促进眼睛视紫质合成的物质，有明目的作用。很多蘑菇中都含有胡萝卜素，在人体中可转变成维生素 A，因此蘑菇还有“维生素 A 宝库”之称；一般的新鲜蔬菜和水果都不含维生素 D，蘑菇却是个例外，并且维生素 D 含量非常丰富，能够很好地促进钙的吸收，有利于骨骼健康。蘑菇中的纤维素含量远远超过一般蔬菜，可以防止便秘。还具有解毒作用，帮助如铅、砷、苯等有害物质排出体外。

♨ 清炒多彩丁

所需食材：鲜虾丁、鲜豌豆（或鲜毛豆）、香菇丁、芹菜丁、胡萝卜丁、水淀粉、生鸡蛋清、葱花、姜末、植物油、精盐、高汤各适量。

制作方法：将洗净的鲜虾丁用鸡蛋清、水淀粉抓匀，炒熟备用；香菇丁、鲜豌豆、芹菜丁、胡萝卜丁焯熟备用；炒锅烧热，放入植物油，油热炒香葱花、姜末，加入各种丁；放入少许高汤，加盖焖 3 ~ 4 分钟，再加入少许精盐（约 0.2 ~ 0.5 克），翻炒匀，起锅，入盘即可。

♨ 奶味鸡肝

所需食材：鸡肝25克，奶油1/4杯，番茄沙司半杯，面包1片。

制作方法：将鸡肝切小块，面包去掉外面的硬皮；鸡肝块中加入奶油、搅拌均匀，均匀撒在面包片上，上笼蒸20分钟左右，取出后淋上番茄沙司即可食用。

营养点评：这道菜肴吃到嘴里就化，很好消化吸收，而且富含多种营养素。

♨ 肉末番茄

所需食材：鲜小里脊肉50克，西红柿1个，葱末、精盐、植物油各适量。

制作方法：将鲜里脊肉洗净、剁成肉末，用水淀粉抓匀；番茄洗净，用开水烫一下，去皮去子切块儿，现炒现切；炒锅烧热，加入植物油，油热后放葱末及肉末，煸炒至肉末变成白色，淋少许水，加盖焖熟肉末；加入切好的番茄翻炒，小火焖3分钟，加入少许精盐，起锅。

营养点评：瘦肉为完全蛋白质，其所含人体必需氨基酸较多，易被人体吸收利用，同时还含有铁、锌、铜等矿物质；西红柿中含有丰富的番茄红素，具有抗氧化功能，炒熟后更易被人体吸收，同时还含有B族维生素、维生素C及钙、铁、锌、硒等营养素。

♨ 蛋皮鱼卷

所需食材：鱼泥60克，鸡蛋2个，葱末、姜汁、盐各适量。

制作方法：在鱼泥中加入葱末、姜汁及少许盐调味；鸡蛋搅匀；平锅小火烧热，涂一层油，倒入蛋液摊鸡蛋饼，将熟之际把鱼泥放在蛋皮上，摊平；小心卷成蛋卷，边卷边淋蛋液，出锅后切小段，装盘即可。

营养点评：这道美味的蛋白质含量很高，且质地细嫩，富含多种营养成分，特别适合宝宝食用。

♨ 肉末炒茄丁

所需食材：鲜里脊肉50克，茄子1个（长、圆均可），葱花、含铁酱油、水淀粉、植物油各适量。

制作方法：将茄子洗净，去皮，切成丁；鲜里脊肉洗净切成丁，用水淀粉抓匀；炒锅烧热，放入植物油，油热后将茄丁炒黄，取出备用；锅底留少许油，炒香葱花，再放入里脊肉丁，翻炒至肉丁颜色发白；加入熟茄丁和少许水，小火焖3分钟，加入少许含铁酱油，炒匀，起锅。

营养点评：茄子是为数不多的紫色蔬菜之一，在它的紫皮中含有丰富的维生素E和维生素PP，可软化微细血管，防止小血管出血；茄子纤维中所含的维生素C和皂角甙具有降低胆固醇的功效；此外，茄子所含的B族维生素对慢性胃炎及肾炎水肿等也有一定的辅助治疗作用。

1~2岁幼儿主食制作方法

杂粮小馒头

所需食材：小米面+标准粉，或玉米面+标准粉，或黄豆面+玉米粉+标准粉，或荞麦面+标准粉等。

制作方法：上述混合面粉选一种发酵后揉成面团，将面团捏成动物形状，如小乌龟、小鸭子、小猪等，每次只做一种形状，上蒸锅蒸熟，做主食食用。

营养点评：杂粮中含有多种矿物质，如钙、铁、锌、铜及B族维生素，还含有食物粗纤维，且各种杂粮的氨基酸种类不同，各种不同的谷类联合食用可起到氨基酸互相补充的作用，更利于宝宝的生长发育。

红豆大米软饭

所需食材：红豆30克，大米50克。

制作方法：红豆泡1小时后，与淘净的大米一起放入锅内；锅内加上比平时煮饭多一倍的水，大火煮开后，转入小火慢慢熬至米汤收尽、红豆酥软即可。

营养点评：红豆富含维生素B_1、维生素B_2、蛋白质及多种矿物质，既能给宝宝补充B族维生素，还可以补血、利尿。加之红豆饭糯香可口，宝宝一般都会很喜欢。

奶香玉米饼

所需食材：面粉100克，新鲜玉米2根，奶油40克，蛋黄2只，芝麻3克，瓜子仁2克，盐2克或糖5克，红色菜粉1包。

制作方法：将玉米粒与上述材料拌匀成糊状，如果玉米的水分不多，可加适量水搅成糊状；糊倒在平底锅里，上面撒些芝麻、瓜子仁，最后撒上红色菜粉，煎熟即可。

营养点评：鸡蛋是营养丰富的食品，玉米中所含的胡萝卜素，被人体吸收后能转化为维生素A，营养价值很高。红色蔬菜富含维生素A、维生素C，能帮助完善宝宝的胃肠道消化功能及促进视力发育。

♨ 鱼肉小饺子

所需食材：去骨刺新鲜鱼肉、黄瓜、葱末、鸡精、饺子皮（直径不超过4厘米）、番茄酱各适量。

制作方法：鱼肉洗净，先用刀背斩成蓉状，黄瓜去皮擦细丝；把鱼肉和黄瓜细丝搅拌在一起，少加上点盐及葱末、鸡精等调成馅，包成小饺子；待蒸熟或煮熟后，蘸上番茄酱食用。

♨ 水果甜香饭

所需食材：香梨粉1包，鲜橙粉1包，红肠2两，葱适量，米饭一碗。

制作方法：红肠切小丁；起油锅，先放入葱末，再放入红肠丁翻炒；将米饭加入拌匀，加少许盐，趁热撒上香梨粉和鲜橙粉拌匀即可。

营养点评：此款甜米饭香中带甜，口味独特，适合宝宝春天食用。

♨ 胡萝卜番茄饭卷

所需食材：胡萝卜半根，番茄、鸡蛋各1个，米饭1碗，植物油，葱末、盐各适量。

制作方法：胡萝卜洗净切碎；番茄用热水烫过，去皮切碎；平底锅内放一点油，将鸡蛋液倒入摊成蛋皮；另取一锅，将切碎的胡萝卜、葱末用少许油煎熟，然后放入米饭和番茄，炒均匀后，加少许盐起锅。将炒好的米饭平摊在蛋皮上，然后卷起来，再切成小卷即可。

营养点评：胡萝卜及番茄都含有丰富的维生素及钙、磷、铁、锌、碘等营养物质。而且，做成饭卷色泽鲜艳，造型特别，很容易吸引宝宝。

幼儿多钙食物制作方法

♨ 香椿芽拌豆腐

所需食材：香椿芽、盒装豆腐、精盐、香油各适量。

制作方法：选嫩香椿芽洗净后用开水烫5分钟，挤出水切成细末；把盒装豆腐倒出盛盘，加入香椿芽末、精盐、香油拌匀即成。

营养点评：此菜清香软嫩，含有丰富的大豆蛋白、钙质和胡萝卜素等营养成分，很适合幼儿食用。

♨ 虾皮紫菜蛋汤

所需食材：生鸡蛋1个，虾皮、紫菜、香菜、香油、精盐、葱花、姜末各适量。

制作方法：虾皮洗净，紫菜撕成小块，香菜择洗干净切小段；鸡蛋1个，打散备用。用姜末炝锅，下入虾皮略炒，加水适量，烧开后淋入鸡蛋液；随即放入紫菜、香菜，并加香油、精盐、葱花适量即可。

营养点评：此汤口味鲜香，含有丰富的蛋白质、钙、磷、铁、碘等营养素，对幼儿补充钙、碘非常有益。

♨ 蛋花鱼

所需食材：三文鱼半两，鸡蛋1个，豆腐100克，糖、姜丝各适量。

制作方法：将鱼蒸熟刮取半两鱼泥（注意剔除小刺），用姜丝、酱油、糖和少许植物油拌匀；鸡蛋去壳搅匀；用适量水加少许盐把豆腐煮熟，然后加入腌制好的鱼泥，略煮后撒蛋花，煮熟便成。

营养点评：这道菜肴中不仅富含钙，而且还富含不饱和脂肪及优质蛋白质，营养比例搭配合理，既有助于补钙，还可以提供更丰富均衡的营养。

♨ 虾皮炒豆腐

所需食材：虾皮50克，北豆腐1块儿，葱末、姜末、含铁酱油、糖、植物油各适量。

制作方法：将北豆腐用水焯一下，沥去水分，切碎，备用；虾皮用温水浸泡20分钟，沥去水分，切碎，备用；炒锅烧热后放入植物油，加入葱末、姜末炒香，再加入虾皮爆出香味，加入豆腐翻炒，放入少许含铁酱油、糖，小火焖2～3分钟，加入水淀粉，熟后起锅。

营养点评：虾皮含钙、碘、铁、磷及优质动物蛋白；豆腐含有钙、铁及优质植物蛋白，有利于宝宝体格的生长。

♨ 黄豆煲大骨

所需食材：猪大骨300克，泡黄豆

150克，枸杞10克，生姜10克，葱10克，盐6克，味精2克，绍酒2克，熟鸡油1克，胡椒粉少许，清汤适量。

制作方法：将猪大骨砍成块，泡黄豆洗净，枸杞泡透，生姜去皮切片，葱切段。锅内加水，待水开时投入猪大骨，用中火煮净血水，捞起洗净。烧锅，下姜片、葱段炒香，加入猪大骨、黄豆、枸杞、绍酒，注入清汤，用小火煲50分钟，去掉葱段，调入盐、味精、白糖、胡椒粉，淋入鸡油，再煲10分钟即可。

营养点评：煲出的汤汁要白，口味宜清淡。

♨ 清蒸豆腐丸子

所需食材：豆腐50克，生蛋黄1个，葱末及盐各适量。

制作方法：豆腐压成泥，生蛋黄打到碗里搅匀，混入豆腐泥；加葱末及少许盐拌匀，揉成豆腐小丸子，上锅蒸熟即成。

营养点评：豆腐不仅含钙丰富，蛋白质的含量也很高，还富含8种人体必需的氨基酸，以及动物性食物缺乏的不饱和脂肪酸、卵磷脂等。但豆腐所含的大豆蛋白缺少一种人体必需的氨基酸——蛋氨酸，单独食用时蛋白质的利用率比较低。如果与鸡蛋搭配，就可使氨基酸的配比保持平衡，营养更充分。

♨ 海带烧豆腐

所需食材：水发海带丝，北豆腐1块，熟豌豆丁适量，香油、料酒、精盐少许。

制作方法：取少许高汤煮沸，加入水发海带丝煮烂；北豆腐切成小块儿，豌豆丁入高汤锅中，上盖小火焖5分钟，滴入香油及料酒，加少许盐，起锅。

营养点评：海带含碘量很高，同时含有钙、铁、锌等矿物质及海带胶，所含热量很低；北豆腐为优质植物蛋白，含钙、铁、锌、镁。

养壮宝宝的益智美食

这个时期的宝宝基本上已经不喝乳品了，而是以食物为主食，所以妈妈要为宝宝准备美味可口的食物，以引起宝宝对食物的兴趣，如果这时做不好，宝宝有可能形成偏食的坏习惯，不利于成长发育。以下介绍一些美味的有助于宝宝智力发育的食品供妈妈们参考。

♨ 核桃仁粥

所需食材：核桃仁50克（10～15个），粳米或糯米100克。

制作方法：先将米洗净，然后放入锅内，加水后微火熬煮至半熟；将核桃仁弄碎并放入粥里，继续熬煮，直至成稠粥。

营养点评：核桃仁含丰富的蛋白质（17%～27%）、脂肪（68%～76%）以及钙、磷、锌等微量元素，有补肾益精、益肺润肠的功效，有助于宝宝及胎儿大脑发育，尤其是所含的大量不饱和脂肪酸对宝宝的大脑发育极为有益。但核桃中含油脂较多，故一次不要给宝宝吃得太多，以免损伤脾胃功能。

♨ 鱼头汤

所需食材：鳙鱼头（胖头鱼）1个，天麻15克，香菇、虾仁、鸡丁各适量。

制作方法：将鱼头去鳃、天麻切片状，洗净后放入锅内，用清水煮熟，或清蒸也可；熟后加香油、葱、姜、盐、味精等调料即可食。

营养点评：鳙鱼含丰富的蛋白质、脂肪、钙、磷、铁、维生素B及大量DHA，人类大脑的10%是DHA，DHA不仅可以增强记忆力，而且也是幼儿大脑发育的必需营养，所以对大脑的发育十分有益。

♨ 黑芝麻糊

所需食材：黑芝麻500克，糯米500克，白糖少许。

制作方法：将黑芝麻、糯米研成粉末，将粉末炒熟并搅匀加上适量白糖密封保存，随吃随取。

营养点评：黑芝麻含脂肪油、卵磷脂、维生素E、蛋白质、叶酸、芝麻素、芝麻酚、糖类及较多的钙，这些物质对脑细胞的生长组成和代谢非常重要。但要注意黑芝麻温热，煮粥时要少而稀，以防宝宝食入过量而致积食。

♨ 龙眼莲子粥

所需食材：龙眼肉15～30克，莲子15～30克，红枣5～10个，糯米30～60克，白糖适量。

制作方法：先将莲子去心，红枣去

核，洗净糯米；糯米放入锅内，加清水用微火煮，快熟时，把龙眼肉、莲子、红枣放入，并煮沸一会儿，然后加糖即成。

营养点评：龙眼、莲子含丰富的蛋白质、葡萄糖和较高的磷、钙、铁、维生素A、维生素B等，是脑细胞生长代谢所必需的物质，可作为宝宝的早餐食用。

♨ 黄瓜沙拉

所需食材：黄瓜丁、樱桃丁、沙拉酱或酸奶各适量。

制作方法：将上述蔬菜洗净，切块儿，水果放入深盘内，拌入沙拉酱或酸奶即成。

营养点评：黄瓜中含有的维生素C具有提高人体免疫功能的作用；黄瓜中的黄瓜酶有很强的生物活性，能有效地促进机体的新陈代谢；黄瓜含有维生素B_1，对改善大脑和神经系统功能有利，能安神定志。

第三章 2～3岁，像大人一样吃饭

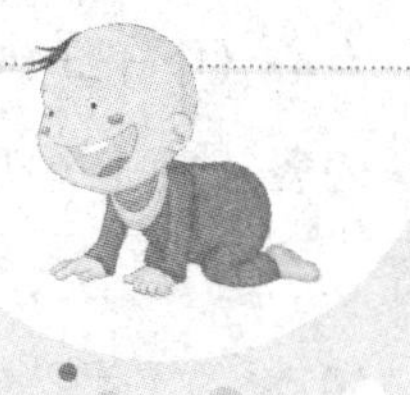

2～3岁幼儿的营养需求

1. 能量

每日总能量需求4812千焦（1150千卡），其中蛋白质占12%～15%，脂肪占30%～35%，碳水化合物占50%～60%，即每日每千克体重需要蛋白质3.0克、脂肪3.0克、碳水化合物10克。

2. 主要矿物质

钙：600毫克/天；铁：12毫克/天；锌：9毫克/天；碘：50微克/天。

3. 主要维生素

维生素A：500微克视黄醇当量/天；维生素D：10微克/天；维生素B_1：0.6毫克/天；维生素B_2：0.6毫克/天；维生素C：60毫克/天。

4. 水

每日每千克体重应摄入水110毫升。

2～3岁幼儿一日三餐搭配举例

早餐（早上7:00—7:30）：喝200毫升配方奶，一碗用25克大米做成的肉末（或南瓜、燕麦、蔬菜）粥。

点心（上午9:30）：蒸鸡蛋1个，小包子或小花卷、小馒头1个，半个水果。

午餐（中午12:00）：米饭75克，肉（猪、鸡、鱼）25克，可以做成肉丝和丸子，蔬菜50～100克。

点心（下午3:00）：1个水果。

晚餐（晚上6:00）：米饭75克或饺子、云吞75克；肉类25克；蔬菜25～50克。

睡前（晚上9:00）：喝200毫升配方奶。

最好每天吃20克豆腐或豆芽，每周保证吃1～2次动物肝类或动物血。

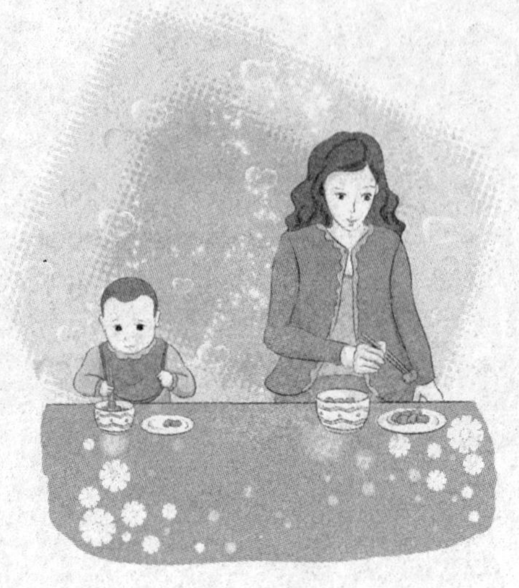

练习用筷子

筷子是中国人吃饭不可缺少的工具，一般2～3岁的孩子就可以学着用筷子吃饭，这样可以锻炼手的灵活性。近年来随着科学研究不断地深入，人们发现手的活动与脑细胞的发育有关，特别是手指的活动可以刺激脑的运动中枢，对智力发育有很大的帮助。因此，要从小让宝宝练习用筷子吃饭。

怎样让宝宝练习用筷子呢？宝宝开始拿筷子吃饭，小手动作可能不太协调，操作起来比较困难，家长可以先让宝宝做练习，方法是：家长给宝宝准备一双小巧的筷子，两个小碗作为玩具餐具，家长坐在桌子旁边和宝宝一起做“游戏”，开始让宝宝用手练习握筷子。用拇、食、中指操纵第一根筷子，用拇、中和无名指固定第二根筷子。同时家长也拿一双筷子在旁边做示范，练习用筷子夹起花生和纸包的巧克力豆。可以将花生和纸包的巧克力豆放在一个小碗里，让宝宝用筷子把它们夹在另一个小碗中，夹在碗外的不算，把夹到碗中的作为奖品，以提高宝宝练习的积极性。经过多次练习，基本熟练以后，在吃饭时给宝宝准备一双筷子，让他同爸爸妈妈一样都用筷子吃饭。但用餐时要注意，不要让宝宝拿着筷子到处跑，以免摔倒扎伤宝宝。

培养小儿进餐规矩

常听一些家长抱怨自己的孩子不好好吃饭，吃饭时孩子跑来跑去，一顿饭要追着喂很长时间。还有些孩子偏食、挑食，喜欢吃的就吃很多，不喜欢吃的，怎么劝也不吃一口。结果孩子可能出现营养不良或微量元素缺乏，爱生病。其实这些都是因为父母对独生子女过度溺爱，无原则地迁就，从小没有养成良好的饮食习惯的缘故。

要想宝宝身体好，必须从小就养成良好的饮食习惯，给他定出进餐规矩。

1. 要养成宝宝自食的习惯。从几个月大让他抱着奶瓶吃奶过渡到1岁拿杯子喝水，至1岁多就让他开始学习拿勺吃饭。自食引起宝宝极大的兴趣，是对食欲的强烈刺激。开始时宝宝拿勺吃，母亲也拿勺喂，慢慢地宝宝能自己吃饱时，就不用喂了，到2岁半以后宝宝完全可以自己吃饱。

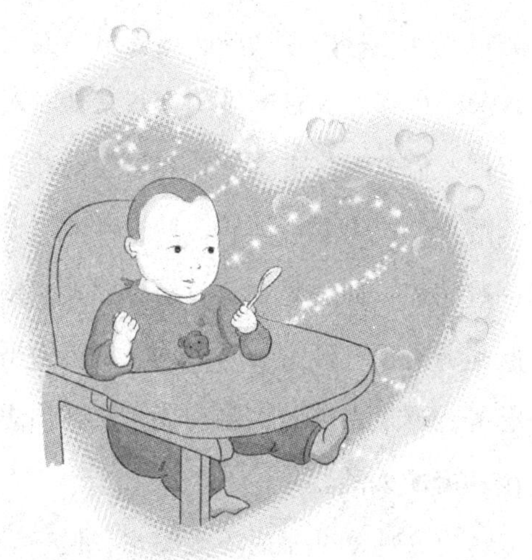

2. 一定要让宝宝坐在一个固定的位置吃饭，不能让他跑来跑去，边吃边玩，否则进餐时间过长影响消化吸收。如果在饭桌上与家长一起吃，不要让他成为全桌人注意的中心，大家都吃得很香定会感染宝宝，增加他的食欲。

3. 让宝宝少吃零食，特别在饭前1小时不能吃，因为零食营养价值低，也影响宝宝的食欲。有些宝宝只吃零食不好好吃饭，造成营养缺乏症。

4. 不许宝宝挑食、偏食，如果宝宝不爱吃什么东西，要给他讲清道理或讲一些有关的童话故事（自己编的也可以），让他明白吃的好处和不吃的坏处，但不要呵斥和强迫。家长也千万不要在饭桌上谈论自己不爱吃什么菜，这会对宝宝有很大影响。

5. 不要暴食，爱吃的东西要适量地吃，特别对食欲好的宝宝要有一定限制，否则会出现胃肠道疾病或者“吃伤了”，以后再也不吃的现象。除了以上几点以外，如果要让孩子吃好，家长还应注意宝宝的饮食质量，如果饭菜的色香味俱全会大大增加宝宝的食欲。如果嫌麻烦，每天凑合着让宝宝与家长一起吃，有些宝宝会养成对吃饭不感兴趣的毛病。

培养幼儿吃饭干净的习惯

可以用游戏或比赛的办法，提出4个指标（脸、身、桌、手），让幼儿吃饭时注意。比赛结束后可以马上用镜子对照，看看是否干净。第一次可以比赛吃饺子，吃饺子最容易保持干净，使幼儿有信心下次再比。第二次比赛吃薄饼，可以将菜卷入薄饼中，用手拿着吃。只要吃时小心一些，也不会撒落得太多。第三次比赛吃米饭，看看幼儿能否吃得干净不撒落。经过几次比赛餐桌狼藉的现象会大有好转。

幼儿的几种不良饮食习惯

幼儿时期不仅是体格和智力发育的关键时期，也是饮食行为形成的重要时期。幼儿时期形成的饮食行为，往往要保持到成年甚至一生，如果不及时进行指导和引导，幼儿的不良饮食习惯很容易形成不健康的行为和生活方式，为各种慢性病的发生种下隐患。

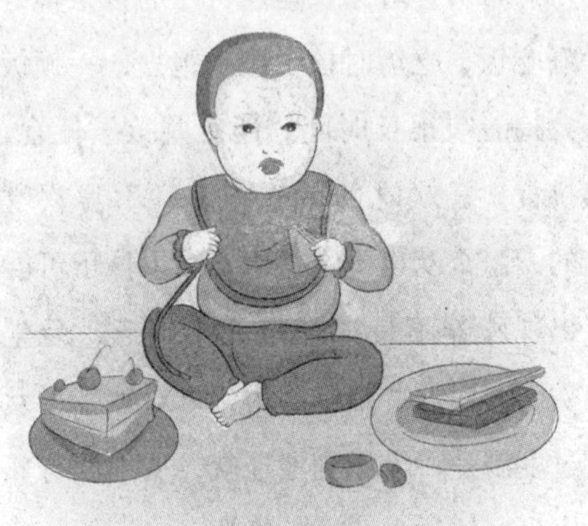

现在的洋快餐满大街到处都是，洋快餐的制作主要以油炸为主，食物中含的热量较多，对洋快餐应用成分进行分析发现，一份洋快餐所含的能量是幼儿一天所需能量的一半以上，所提供的脂肪也远远超过推荐的脂肪摄入量，而所含的维生素、膳食纤维等营养素却相对很低。倘若过多进食，则容易使幼儿体液酸化，成为酸性体质，渐进性地引发一些病症，如后足发凉、易患感冒、皮肤脆弱易损、经常哭闹不休、抵抗力下降等，严重者殃及大脑功能，表现出思维功能的紊乱。

有一些幼儿平时不爱喝水，但一到

了吃饭的时候就开始喝水，这是一种特别有害的坏毛病，对食物的消化非常不利。人的胃肠等消化器官，到吃饭的时间会反射地分泌各种消化液，如口腔分泌唾液、胃分泌胃蛋白酶和胃液等。这些消化液会与食物的碎末混合在一起，使得营养成分很容易被消化和吸收。但幼儿喝了水，就会冲淡和稀释消化液，并使胃蛋白酶的活性减弱，从而影响食物的消化和吸收。

有的幼儿很爱吃甜食，在宝宝疲劳饥饿的时候，给他们吃一点甜食是有益的，但如果经常在空腹并很快就要吃饭时吃，便会带来许多害处。首先会降低宝宝的食欲而使其不愿吃正餐。甜食主要给人体提供热量和糖，但缺乏维生素、纤维素、必需的氨基酸等，甜食中纤维素含量极少，容易使肠内的正常菌群被破坏，而这些菌群新陈代谢后能产生B族维生素和叶酸等，所以，过量的甜食很容易导致维生素缺乏症和营养不均衡。其次甜食可引起胰岛素的过度释放。宝宝空腹吃甜食会使胰岛素在血中增多，从而使大脑血管中的血糖迅速下降，甚至造成低血糖，这时体内可反射性地分泌出肾上腺素，使血糖回到正常水平，这种肾上腺素浪涌现象可使人的心率加快，宝宝的大脑比成年人更敏感，所以会出现头痛、头晕、乏力等症状。此外血中的糖会渐渐地与各种蛋白质结合，使蛋白质的分子结构改变，营养价值下降，因蛋白质聚糖的作用，还可能引起动脉粥样硬化。

饭前不要给幼儿喝水

饭前喝水是一种非常有害的习惯。消化器官到吃饭时会分泌出各种消化液，如唾液、胃液等，与食物的碎末混合在一起，使食物容易被消化吸收。如果喝了水就会冲淡和稀释消化液，并减弱胃液的活性，从而影响食物的消化吸

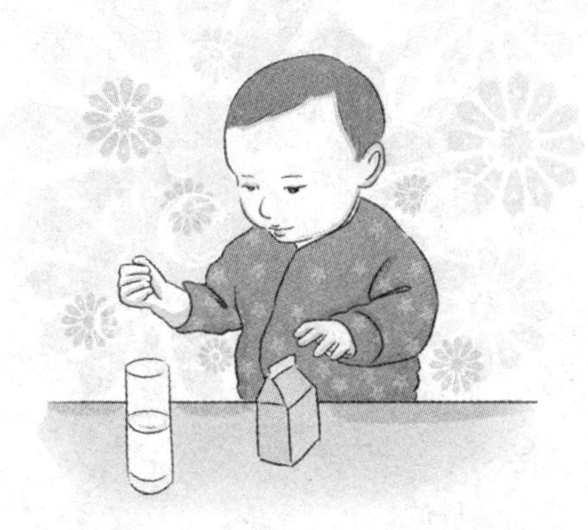

收。如果幼儿在饭前感到口渴，可先给宝宝喝一点温开水或热汤，但不要马上吃饭，最好过一会儿再吃。

2~3岁宝宝平衡膳食很重要

蛋白质、脂肪、碳水化合物、维生素、矿物质和水是人体必需的六大营养素，这些都是从食物中获取的。但是不同的食物中所含的营养素不同，其量也不同。为了取得必需的各种营养素，就要摄取多种食物，根据食物所含营养素的特点，我们可以将食物大体分为下面几类：谷物类，豆类及动物性食品（蛋、奶、畜禽肉、鱼虾等），果品类，蔬菜类，油脂类。

要使膳食搭配平衡，每天的饮食中必须有上述几类食品。谷物（米、面、杂粮、薯）是每顿的主食，是主要提供热量的食物。蛋白质主要由豆类或动物性食品提供，是小儿生长发育所必需的。人体所需的20种氨基酸主要从蛋白质中来，不同来源的蛋白质所含的氨基酸种类不同，每日膳食中豆类和不同的动物性食品要适当地搭配才能获得丰富的氨基酸。蔬菜和水果是提供矿物质和维生素的主要来源。每顿饭都要有一定量的蔬菜才能符合身体需要。水果和蔬菜是不能相互代替的。有些小儿不吃蔬菜，家长就以水果代替，这是不可取的。因为水果中所含的矿物质一般比蔬菜少，所含维生素种类也不一样。油脂是高热量食物，在我国，人们习惯使用植物油，有些植物油还含有少量脂溶性维生素，如维生素E、维生素K和胡萝卜素等。幼儿每天的饮食中也需要一定量的油脂。有些家庭早饭吃牛奶鸡蛋而没有提供热量的谷类食品，应该添加几片饼干或面包。另一些家庭早餐只吃粥、馒头、小菜，而未提供可利用的蛋白质，这也不符合幼儿生长发育的需要。只有平衡膳食才会使身体获取全面的营养，才能使小儿

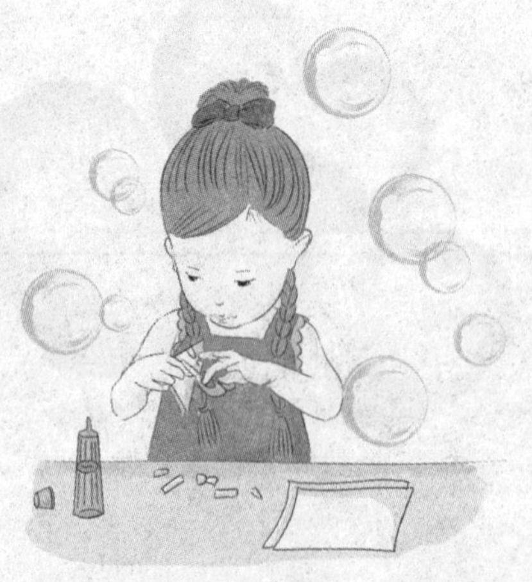

正常生长发育。

调配饮食使各种食物的营养能得到发挥并提高各种营养素的生理价值，便于吸收利用，要注意：

1. 品种多样化。粮食、豆类、鱼、肉、蛋、蔬菜、水果、油、糖等兼有，不宜偏废。

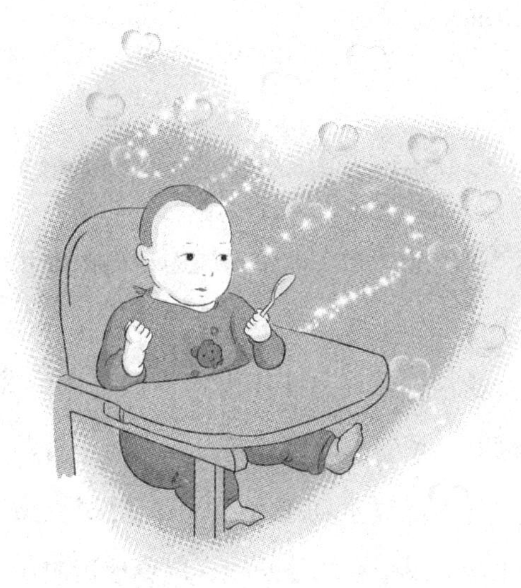

2. 比例合适。碳水化合物（粮食）提供 55% ~60% 的热量，蛋白质占 12% ~15%，脂肪占 25% ~30%。例如早餐让幼儿喝一袋奶，吃一个鸡蛋和一片面包就很好。如果吃不下宁愿吃面包而不吃鸡蛋，以免蛋白质过多而没有提供热量的碳水化合物。

3. 合理搭配。动植物搭配，即荤素搭配，粗细粮搭配，干稀搭配即有粥或汤，咸甜搭配，饭后才许可吃少量甜食。例如豆腐、红烧鱼、枣丝糕、洋白菜、紫菜虾皮汤就包括上述几种搭配。

早餐是一日膳食的关键

早餐是幼儿一日膳食中重要的一环。俗话说“一日之计在于晨”，早餐的质量关系到幼儿上午活动的能量，也直接影响到幼儿的生长发育。幼儿应定时进食早餐，而且要吃饱、吃好。然而，有的家长由于工作繁忙，供给幼儿的早餐品种单一、口味单调。有的是一瓶牛奶加一个煮鸡蛋，也有的是一包高级饼干加一瓶乳酸菌饮料，更有的幼儿手捧着两块干点心边走边吃，草草了事。这样既不卫生又缺乏营养，为了幼儿的健康生长，应设计和调配适合不同年龄幼儿的营养早餐。

1. 提供足够的热能

上午，幼儿活动消耗较大，需要的能量也较多。除了及时补充能量消耗外，幼儿的生长发育也需要大量的营养素。因此，及时提供热能充足的早餐对幼儿来说极为重要。一般幼儿早餐的热能应占一日总热能的20%。幼儿的早餐必有淀粉类的食品，如馒头、粥、蛋糕、蒸饺等主食，这样更利于其他营养素的利用和吸收，也有利于促进幼儿的生长发育。

2. 适量增加蛋白质

蛋白质是生命的物质基础，更是幼儿生长发育中最重要的营养物质之一，但人体不能储存过多的蛋白质，需要及时补充。每天早餐中可安排蛋类或肉类，也可安排豆类和豆制品，经常安排洋葱牛肉包子、胡萝卜鸡蓉馒头、肉糜酱汁黄豆、奶黄包子等，满足幼儿健康成长的基本要求。

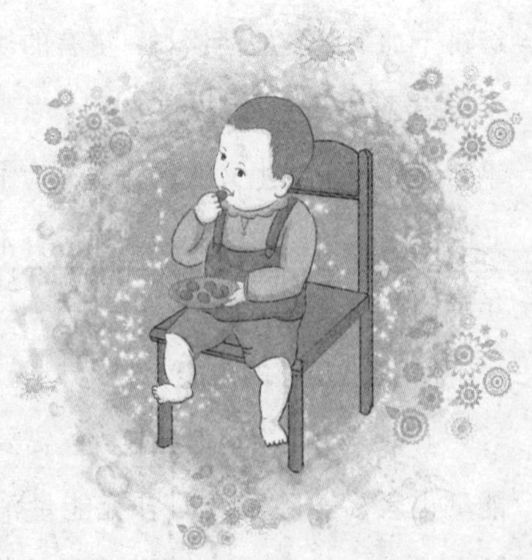

3. 合理搭配

在配制幼儿早餐时应注重各种食物的搭配，为幼儿补充水分也很重要，干稀搭配有利于食物中各种营养素的吸纳，如牛奶加水果小蛋糕、白粥加肉松和枣香包、赤豆粥加洋葱心牛肉小蒸饺、菜丝肉糜烂面加白煮鹌鹑蛋等组合，有利于幼儿的消化和吸收。

三餐两点定时定量

胃的容积会随年龄的增长而逐渐扩大，3岁时约为680毫升，一般混合性食物在胃里经过4小时左右即可排空，因此，两餐之间不要超过4小时。胃液的分泌随幼儿进食活动而有周期性变化，所以不要暴饮暴食，以养成定时定量饮食的习惯。1～3岁的幼儿每日应安排早、中、晚3次正餐，上下午再各加餐1次。一般三餐的适宜能量比为：早餐占30%，午餐占40%，晚餐占30%。

幼儿胃腺分泌的消化液含盐酸较低，消化酶的活性也比成人低，因而消化能力较弱，所以应给幼儿吃营养丰富、容易消化的食物，少吃油炸和过硬的刺激性食物；米饭要比成人的软一些；菜要切得碎一些。

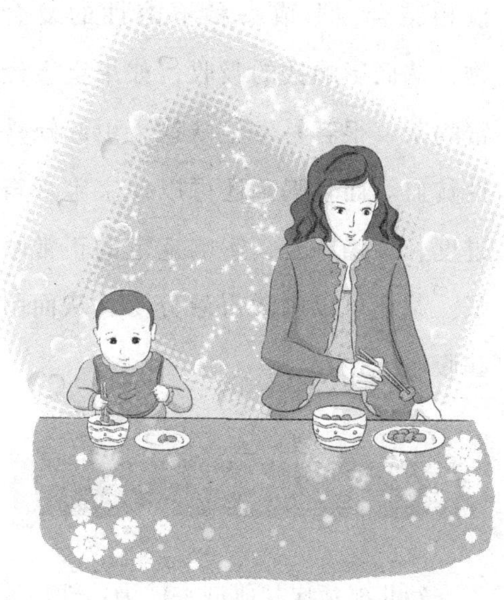

年龄越小肠的蠕动能力越差，因此，幼儿容易发生便秘，要经常给幼儿吃含有富含膳食纤维的粗粮、薯类和蔬菜、水果。粗粮宜在 2 ~3 岁时正式进入幼儿的食谱，这时幼儿的消化吸收能力已发育得相当完善，乳牙基本出齐。进食粗硬些的食物还可锻炼他们的咀嚼能力，帮助幼儿建立正常的排便规律。然而，粗粮并没有广泛地进入家庭餐桌，许多家长分不清高粱米、薏仁米，也不知道用大豆、小米和白米一起蒸饭能大大提高营养价值。其实，家中常备多种粗粮杂豆，利用煮粥、蒸饭的机会撒上一把，这是吃粗粮最简便的方法。

幼儿肾功能较差，饭菜不宜过咸，以防止钠摄入过量，降低血管弹性。

幼儿不宜常吃的食品

此时的幼儿可以吃任何一种食物了，但是有一些食品对幼儿的健康有影响，要引起父母的注意。

可乐是大多数宝宝都爱喝的饮料，但可乐饮料中含有一定量的咖啡因，咖啡因对机体中枢神经系统有较强的兴奋作用，对人体有潜在的危害，宝宝处在身体发育阶段，体内各组织器官还没有发育成熟，身体抵抗力较弱，所以喝可乐饮料产生的潜在危害可能会更严重。

宝宝也不宜吃过咸的食物，因为此类食物会引起高血压或其他心血管病的发生。腌过的食物都含有大量的二甲基亚硝酸盐，这种物质进入人体后，会转化为致癌物质，宝宝抵抗力较弱，这种致癌物对宝宝的毒害更大。

罐头食品在制作过程中都加入一定量的食品添加剂，如色素、香精、甜味剂、保鲜剂等，宝宝身体发育迅速，各组织对化学物质的解毒功能较弱，如常吃罐头，摄入食品添加剂较多，会加重各组织解毒排泄的负担，从而可能引起慢性中毒，影响生长发育。

不要给宝宝用补品，人参有促使性激素分泌的作用，食用人参食品会导致宝宝性早熟，严重影响身体的正常发育。

泡泡糖中含有增塑剂等多种添加剂，对宝宝来说都有一定的微量毒性，对身体有潜在危害，倘若宝宝吃泡泡糖的方法不卫生，还会造成肠道疾病。

茶叶中所含的单宁能与食品中的铁相结合，形成一种不溶性的复合物，从而影响铁的吸收，如果宝宝经常喝茶，很容易发生缺铁，引起缺铁性贫血。而且喝茶还可以使宝宝兴奋过度，烦躁不安，影响宝宝的正常睡眠。茶还可以刺激胃液分泌，从而引起腹胀或便秘。

幼儿偏食与孤独症

幼儿孤独症其典型表现为：性情孤僻，缺乏情感，行为迟钝，甚至语言发育障碍，胆怯恐惧，不与人交往。引起儿童孤独症的原因除封闭式住宅使儿童缺少与外界交流外，还有一个重要因素，就是酸性食物与这种病的发展密切相关。

由于现代生活水平的提高，家庭中的高脂肪、高蛋白和高糖类营养品日渐增多，而蔬菜、杂粮、水果和白开水等日趋减少。现代医学研究表明，高脂肪、高蛋白和高糖类食物中所含的磷、硫、氯等在人体内表现为酸性，故被称为“酸性食物”。蔬菜、水果等，因其富含钾、钙、钠和镁等，在人体内表现为碱性，而被称为“碱性食物”。平时幼儿的血液呈弱碱性，若长期大量摄入肉类、高糖类等酸性食物，血液会随之酸化，呈现酸性体质，使肌体内环境平衡发生紊乱，从而影响幼儿的心理发育。这种影响对身体正处于快速发育的幼儿尤为明显。轻者表现为手足发凉，易感冒受惊哭闹，皮肤易过敏和出湿疹。重者则因肌体缺乏钾、钙、镁、锌等元素，影响大脑的发育及功能，导致记忆力、思维能力减退，甚至思维紊乱，产生轻微精神异常表现。可见“酸性食物”对幼儿孤独症的发生、发展起着重要作用。为了改变这种状况，我们就要注意使宝宝偏重多吃蔬菜、水果等偏碱性食物。

宝宝不是吃得越多越好

虽然幼儿生长发育非常快速，但也并不是吃得越多越好。只要生长发育速度正常，如身高（长）、体重的增长在正常范围内，就没必要非让他过多进食，特别是那些不容易消化的油脂类食物。幼儿经常过多进食会影响智商。因为大量血液存积在胃肠道消化食物，会造成大脑相对缺血缺氧，影响脑发育。同时，过于饱食还可诱发体内产生纤维芽细胞生长因子，它也可致大脑细胞缺血缺氧，导致脑功能下降。另外，经常过食还会造成营养过剩，引起身体肥胖。这样，不仅使幼儿易患上高血压、糖尿病、高血脂等疾患，还会导致初潮过早，增大成年后患乳癌的危险性。

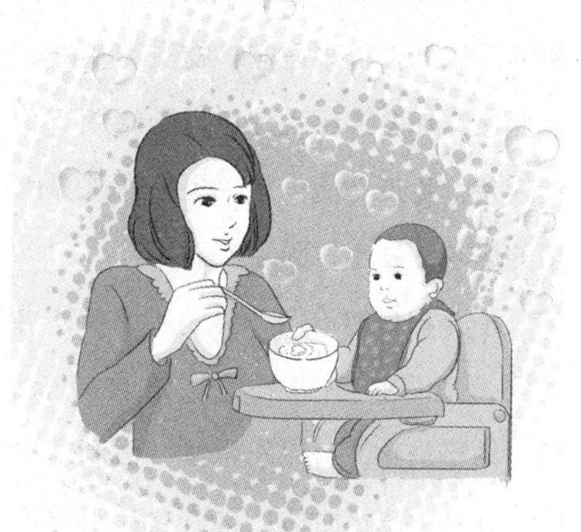

小儿忌"积食"

小儿的自我控制能力很差，只要是爱吃的食物，如糖豆、牛肉干，就不停地吃；每逢节日，亲友聚会，在丰盛的餐桌上，宝宝吃了过量油腻、生冷、过甜的饮食，胃胀得鼓鼓的，小肚子溜溜圆，从而引起消化不良，食欲减退，中医称"积食"。

小儿积食后，腹胀、不思饮食、恶心，有时吐不出来，精神不振、睡眠不安。婴幼儿消化系统的发育还没有成熟，胃酸和消化酶的分泌较少，且消化酶的活性低，很难适应食物质和量的较大变化，加之神经系统对胃肠的调节功能较差，免疫功能欠佳，极易在外界因素的影响下发生胃肠道疾病。

小儿积食的治疗，要先从调节饮食着手，适当控制进餐量，饮食应软、稀，易于消化，可以吃米汤、面汤之类的，经6~12小时后，再进食易消化的蛋白质食物。中药小儿化食丸对乳食内积所致的肚子疼、食欲不好、烦躁多啼、大便干臭，治疗效果比较好，但不能久服，病除即止；鸡内金也是一种良药。同时还要让宝宝到户外多活动，有助于消化、吸收。

因此，家长要培养婴幼儿良好的饮食习惯，每餐定时、定量，避免"积食"发生。

让宝宝不挑食的小妙招

1. 宝宝和妈咪一起去买菜，如果是豆角，回来后就给宝宝一个择豆角的机会。待饭菜做好后，宝宝会特别关注有自己参与的这顿饭，他会为自己能帮妈咪做菜感到自豪，因此主动地多吃。

2. 宝宝都喜欢搭积木，吃饭时宝宝每吃一口，妈咪就给他一块积木，这样一来等他吃完，所得到的积木便能搭一座城堡，由此调动宝宝吃饭的积极性。

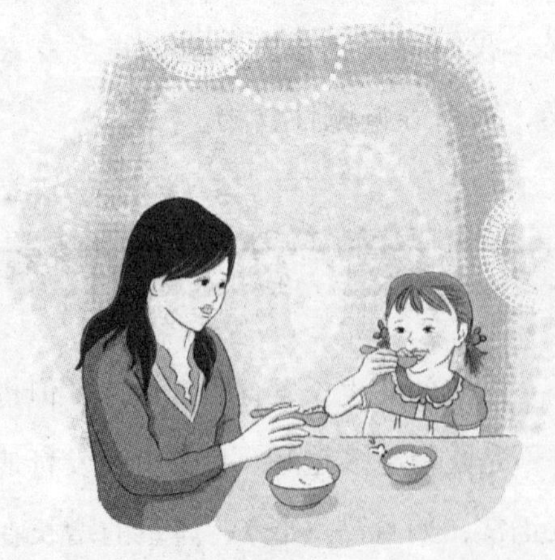

3. 妈咪可在装有宝宝不喜欢吃的饭菜盘底下，贴上一张宝宝喜欢的粘贴画，然后告诉宝宝，只有把这些饭菜吃光了你才会看到它。为了满足好奇心，尽管眼前的饭菜宝宝不喜欢，但通常也会尽力去吃。

儿童时期多吃水果可防成年后患癌

英国医学的一项研究表明，在儿童时期喜欢吃水果的人，在成年后患某些癌症的概率就会下降。这项研究是世界上首次调查儿童时期水果和蔬菜的摄入量，与成年人患癌风险之间的关联。

专家们在研究中，对数千名成年男女进行了调查。结果发现，儿童时期吃水果多的成年人，他们很少会患肺癌、肠癌及乳腺癌。因为，水果中富含可以防止细胞老化的抗氧化剂及多种维生素，这些营养物质都能防止基因发生变化，从而防止癌症发生。同时，研究专家还发现，多吃水果除了减少癌症的患病率外，还能降低各种原因引起的死亡率。但目前还没有找到任何证据表明单独的抗氧化物，如维生素 C、维生素 E 和 β－胡萝卜素等，能像水果那样具有防癌的作用。

蔬菜摄入不足 & “情绪不稳定儿童”

专家在调查中发现，不喜欢吃蔬菜的宝宝，平时总是动来动去，很难安静下来，他们将这种宝宝称为“情绪不稳定儿童”。这些宝宝大多都有偏食的习惯，而不喜欢吃蔬菜的儿童往往咬合力较弱，龋齿也较多，不能用力咀嚼。其实，儿童通过咀嚼可缓和紧张、焦虑的情绪。

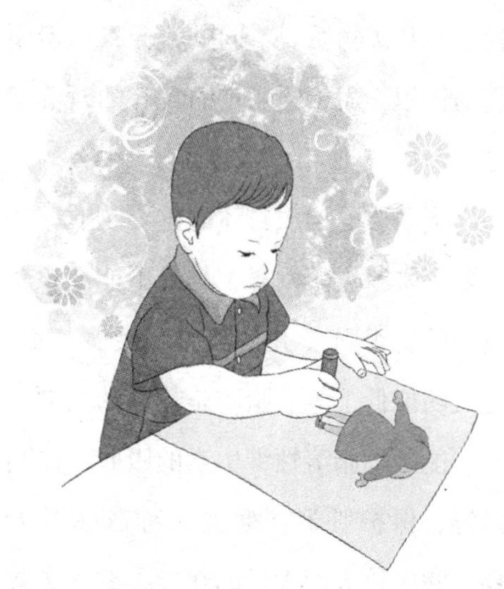

不喜欢吃蔬菜的宝宝，一般无法摄取到足够的钾，由此影响钠的排泄，导致多余的钠残留在体内。而钠在体内过

多也是引发焦虑、情绪不稳定的一个因素。专家向父母们建议，要注意吸引宝宝多吃一些蔬菜，帮助他们的身体摄取足够的钾，排出多余的钠，以减少焦虑情绪，促进生长发育。

单调食品易导致宝宝营养失调

营养在人体的整个生命活动过程中是必不可少的，3 岁以内的小儿处在迅速生长发育阶段，对营养的需求比任何阶段都高。维持人类生存主要有六大类营养物质：蛋白质、脂肪、糖类、维生素、水和矿物质。不同的营养素起着不同的作用，而不同的食品含有的营养素也不一样。

蛋白质是构成身体的重要物质，小儿要正常地生长发育，是绝不能缺少蛋白质的，否则会引起营养不良、贫血、免疫功能低下等。脂肪是热量的主要来源，能帮助脂溶性维生素的吸收，维持体温，保护脏器。糖类又称碳水化合物，它供给人们大量的热能，约占人体总需要热能的 50%。脂肪或糖类摄入过少使体重减轻，摄入过多会引起肥胖。维生素与人体的生命活动密切相关，缺乏不同的维生素会引起不同的疾病。水参与机体的构成（小儿体内水分约占体重的 70%），并参与运转其他营养成分。没有水将和没有空气一样，人是无法生存的。矿物质参与机体水盐代谢，维持体内酸碱平衡，它们的含量基本固定，有些属微量元素，体内含量增多或缺乏都会导致不同的疾病。

不同的食品含有的营养素多少不一，比如含蛋白质较多的有蛋、瘦肉、鸡鸭、鱼虾、奶、黄豆及其制品；含脂肪多的食品有食油、奶油、蛋黄、肉（尤其是肥肉）、肝等；含糖类较多的食物有米、面、薯、糖等；含维生素和矿物质较多的是蔬菜和水果，可见小儿膳食必须丰富多彩才能提供各种营养素，要动物性食物和植物性食物搭配，粗粮和细粮搭配，咸甜搭配，干稀搭配，每天都要吃蔬菜水果。2～3 岁的小儿，每日喝 1～2 杯牛奶也很必要。如果小儿吃单调的食品，势必体内含有的营养素不全面。长期下来，就会出现各种营养失调，如营养不良、单纯性肥胖、贫血、佝偻病、缺锌症、免疫力低下、抗病力减弱等。

如何根据体重调节饮食

绝大多数小儿在2岁半时，乳牙就已出齐（20个），咀嚼的功能已经很好，能吃的食物花样增多。他们的饮食已不再单纯地局限于吃粥和面条汤，食谱中常常会安排一些干的食物如花卷、包子等。有些小儿特别爱吃诸如肉龙、葱油饼、炸馒头片等食品。因为这些食品很香，小儿常会吃得过多，家长看自己的宝宝这么香地吃东西，感到非常高兴，只要宝宝不出现消化不良，从不限制宝宝的食量。岂不知这些都是高热量的食物，摄入过多会使宝宝体重骤增，再不限制则会开始发胖。那么，小儿吃多少才合适呢？不同的小儿食量各不相同，总体说来，小儿吃到成人普通食量的一半就已经足够了。

体重轻的小儿，可以在食谱中多安排一些高热量的食物，配上西红柿蛋汤、酸菜汤或虾皮紫菜汤等，既开胃又有营养，有利于宝宝体重的增加。

已经超重的小儿，食谱中要减少吃高热量食物的次数，多安排一些粥、汤面、蔬菜等占体积的食物。包饺子和包馅饼时要多放菜少放肉，减少脂肪的摄入量，而且要皮薄馅大，减少碳水化合物的摄入量。对吃得太多的小儿要适当限量。

超重的小儿要减少甜食，不吃巧克力，不喝含糖的饮料，冰激凌也要少吃。食谱中下午3点钟的小点心可以减少，或用膨化食品代替以减少热量。

但无论小儿体重过轻还是超重，食谱中的蛋白质一定要保证，包括牛奶、鸡蛋、鱼、瘦肉、鸡肉、豆制品等轮换提供。蔬菜、水果每日也必不可少。

肥胖对儿童成长的危害

小儿患肥胖症首先是外貌不美观，行动笨拙，动作迟缓，走路气喘吁吁。身体超重可引起步态异常，足弓消失而成扁平足，走路易感到腰酸腿疼，脚掌和脚跟痛。有些则形成膝外翻或内翻。走路尚且不便，跑跳等运动就更加困难，上学后常使他们无法参加体育课和课外锻炼，体育不达标。由于皮下脂肪厚，体温散热困难，夏天怕热，出汗多，极易长痱子甚至中暑。

体重增加无疑增加了心肺负担，影

响心肺功能，甚至由于肺炎就可导致心肺功能不全。在取血化验，静脉点滴时都会遇到一些困难，在病情危重时难免影响抢救和治疗。很多肥胖小儿还潜在有高血压、高血脂和动脉硬化的隐患。据统计，肥胖儿约有半数以上到成年时也患肥胖症，且有心血管病早发的趋势，而糖尿病患者中82%属于肥胖症。青少年高血压患者中至少有50%是肥胖儿。有糖尿病基因的肥胖儿常诱发糖尿病。

肥胖儿因为胖而肺活量减少，肺泡换气不足，二氧化碳潴留，很容易感到疲乏、嗜睡，学龄儿童上课精力不集中，学习成绩下降，有时会出现思维迟钝，智力评分偏低。再加上动作笨，相貌不美，常会成为同龄儿童的取笑对象。一般讲这样的孩子心理上常常容易受到伤害，产生怕羞或自卑感，怕见人，怕出门，不仅影响了正常的生活，久而久之会进一步影响身体健康。

所以肥胖不是什么“富态”，恰恰是不健康的表现，对小儿成长危害极大，应从小就引起家长的重视。

2~3岁幼儿主菜制作方法

这个时期的妈妈要在宝宝的食物烹调上下工夫，只有做出色、香、味俱全的美食，就能引起宝宝吃饭的兴趣，这样才不会使宝宝形成挑食或偏食的毛病，对宝宝养成良好的饮食习惯很有帮助。下面就为妈妈们介绍几种幼儿美食的制作方法：

♨ 肉末炒芥兰

所需食材：鲜里脊肉50克，芥兰50克，蒜末、料酒、水淀粉、精盐、植物油各适量。

制作方法：将鲜里脊肉切碎，或用榨汁机绞成肉馅，用水淀粉抓匀；将芥兰洗净，切成1厘米长的小段儿（多取叶子部分）；炒锅烧热，加入植物油，油热后放入少许蒜末及肉末煸炒，同时加入少量料酒（去掉芥兰的苦涩），焖至肉末熟；放入芥兰叶煸炒1~2分钟，加入少许精盐，起锅。

营养点评：小里脊肉为猪瘦肉，富含优质蛋白质；芥兰含有丰富的维生素A、维生素C、钙、蛋白质、脂肪和植物糖类，有润肠、去热气、下虚火、止牙龈出血的功效。

♨ 酸甜小丸子

所需食材：肥瘦猪肉末300克，面包屑50克，鸡蛋1个，植物油、水淀粉、番茄酱、盐、醋、香油、料酒、姜末各适量。

制作方法：先把肉末放入盆里，打入鸡蛋，加入面包屑、番茄酱、料酒、盐、水淀粉和姜末搅匀；将调好的肉末挤成小肉丸，放在温热的油锅里炸成金黄色捞出；炒锅里留少许底油，下入番茄酱炒一下，再放入盐、醋、料酒，放清水烧开，用水淀粉勾芡，倒入炸好的小肉丸，待小肉丸蘸满芡汁后，淋入香油即成。

营养点评：小肉丸酸香适口，一般很合小宝宝的口味。当小宝宝食欲不佳时，可以用这道菜肴吸引宝宝。

♨ 青椒鱼仁

所需食材：鱼肉、青椒、蛋清、葱姜等调味料各适量。

制作方法：鱼肉切绿豆大小的粒状，加精盐、蛋清、淀粉搅拌，青椒也切小粒；加油烧至三成热，滑鱼仁，再滑青椒、沥油；留底油煸葱姜、烹料酒，加上汤和盐调味，再加入鱼仁和青椒，勾芡。

营养点评：青椒中不仅富含维生素C，而且还可作为一种抗氧化营养素在肠道中保全维生素A。青椒与鱼仁搭配在一起，可以增加美味，吸引宝宝的胃口。

♨ 鸡蛋炒西红柿

所需食材：生鸡蛋1个，西红柿1个，葱末、精盐、植物油各适量。

制作方法：将西红柿洗净，去皮，切块儿；生鸡蛋打匀备用；炒锅烧热，加入植物油，油热后加入葱末及西红柿翻炒片刻，随即将打匀的鸡蛋液均匀地撒在西红柿块儿上，上盖焖5分钟，再轻轻翻炒，加少许精盐，起锅。

营养点评：鸡蛋为优质蛋白，含卵磷脂、铁、钙、钾、磷等微量元素；同时还含有丰富的维生素A、维生素D、维生素E、B族维生素。

♨ 美味鱼头汤

所需食材：胖头鱼鱼头1个，香菇、虾仁、鸡肉适量。

制作方法：先将鱼头去鳃、洗净；虾仁、香菇切碎，鸡肉切小丁；将鱼头及各种配料一同放入锅里，用清水小火熬煮，直至熟；然后加香菇、葱、姜、盐、鸡精等调料即成。

营养点评：胖头鱼富含大量的DHA，对宝宝的大脑发育十分有益，还可帮助增强记忆力。

♨ 番茄沙拉

所需食材：新鲜番茄1个，小黄瓜1条，任意水果（如火龙果）1个，适量沙拉酱。

制作方法：先将所有的原料彻底清洗干净，然后均去皮；再将番茄、火龙果切成小碎块，黄瓜切成细丝；将番茄和火龙果的小碎块和黄瓜细丝放在一起，淋上沙拉酱即成。

营养点评：此沙拉可为宝宝补充丰富的维生素C、维生素A。

♨ 清暑优酪乳

所需食材：圣女果10个，小黄瓜1条，胡萝卜半根，原味优酪乳1杯，绿豆芽少许。

制作方法：先将所有的蔬菜清洗干净，然后将小番茄、小黄瓜、胡萝卜切小片，绿豆芽切小段；胡萝卜片、绿豆芽段用开水焯熟、捞出、沥去水分；将所有蔬菜放在一个盘子里，倒入原味优酪乳即成。

营养点评：各种蔬菜既可为宝宝补充丰富的维生素C，又可帮助消热清暑。

♨ 芝麻鱼排

所需食材：白芝麻200克，青鱼中段700克，鸡蛋2只，油500克（耗50克），生粉、盐、麻油、黄酒、生姜各适量。

制作方法：将青鱼中段洗净去皮、去骨，切成鱼片，用鸡蛋清、生粉、味精、酒、生姜汁上浆加麻油搅匀；将鱼片一片一片放入芝麻碗里，两面沾上芝麻，放入五成热的油锅里，小火煎到两面微黄，捞出，装盘即可。

营养点评：本菜鲜香可口，松脆酥软，营养丰富，含蛋白质、热能、钙、铁、锌多种维生素，可以补充宝宝大脑发育所需的营养物质。

♨ 芋头肉糜

所需食材：大芋头1只、肉糜100

克，蒜末、料酒、酱油、盐、高汤少许、精制油100克、糖1匙、味精3克。

制作方法：将大芋头去皮洗净切小方块，烧酥待用；把油锅烧热加油30克，倒入肉糜、蒜末炒一炒，加料酒、酱油、糖，待肉糜烧熟后倒入大芋头，加高汤少许，烧至剩少许汤汁时，加味精炒一炒，装盘。

营养点评：本菜色淡红、香味浓；含蛋白质、脂肪、钙、铁、碘、热能；味甜鲜带咸、质感软，食之味美，适合各年龄段的宝宝。本菜淀粉含量高，耐饥，营养成分高，同时可部分替代主面食。

♨ 水果虾仁

所需食材：糖水菠萝50克，净虾仁20克，胡萝卜10克，豌豆10克，蛋清1只，植物油、盐、糖、味精、水淀粉、生粉各适量。

制作方法：虾仁洗净，干布吸去水分，加少许盐、味精、蛋清拌匀，加生粉上浆待用；糖水菠萝切成小丁留用；锅内放入冷水，投入去皮胡萝卜，用小火煮熟取出，冷水冲洗切成小丁；豌豆放入开水中至熟取出，用冷水漂洗干净待用；锅内放入少许水至沸时，放入上过浆的虾仁，至熟取出沥干水分；锅内放少许油，烧至五成熟时，放入胡萝卜、豌豆煸炒，加入盐、糖、水烧开加味精，放入菠萝丁，倒入虾仁烧开，水淀粉勾芡，翻炒，淋上熟油即可。

营养点评：水果与虾仁都是宝宝所爱，胡萝卜、豌豆煮熟酥软，易咀嚼，菜肴色泽鲜艳、营养丰富，对宝宝独具吸引力；而且菠萝含有丰富的维生素C，能帮助铁质的吸收，胡萝卜富含胡萝卜素，豌豆富含叶绿素，都是宝宝生长所需的营养，虾仁含有丰富的钙，能促进宝宝骨骼、牙齿的生长。

2～3岁幼儿主食制作方法

♨ 小金银花卷

所需食材：标准粉、玉米面。

制作方法：标准粉发酵后和成团，用70℃～80℃的水将玉米面和匀；将标准粉面团摊在案板上擀成片状，约4～5毫米厚，上面铺满已和匀的玉米面；把已铺平的双层面片从一个方向向对侧推卷成卷，用刀将面卷切成约2厘米的花卷，每两个卷放在一起，双手各向反方向卷成花卷状，上蒸锅蒸熟即可。

营养点评：发酵后的面食松软、易咬碎、易咀嚼、易消化。粗、细粮搭配后营养更加丰富，且有利于摄入一定量的食物粗纤维。

♨ 鲜鲜虾丸面

所需食材：虾仁4只，瘦肉馅1勺，儿童面条25克，黄瓜、葱姜、盐、蛋清等。

制作方法：先将虾仁清洗干净，加少许料酒和盐搅拌匀后，用水冲洗；再将虾仁剁碎，与肉馅、蛋清搅拌在一起，加少量盐、淀粉，顺时针方向搅成泥状；锅里清水烧开，在沸水中氽入小虾丸，下入面条一起煮，锅开后加菜料，并用盐调味。

营养点评：虾仁中含有较多的维生素A，做成汤面不仅口味鲜美，还有助于增强呼吸道的抵抗力，防止呼吸道感染。

♨ 玉米排骨粥

所需食材：玉米粒20克，排骨50克，大米粥1碗，各种调味料少许。

制作方法：玉米粒剁碎，排骨剁小块；锅内放粥加水，大火煮开，放入玉米碎、排骨块，加入各种调味料，用小火煮烂即成。

营养点评：排骨不仅可为宝宝补充优质蛋白质，还可补充钙、磷等矿物质。而且，玉米的粗纤维含量比较高，有助于促进肠胃蠕动，防止宝宝发生便秘。

♨ 五色蔬菜粥

所需食材：生鸡蛋1个，黑木耳、西红柿、小白菜、大米、植物油、香油、葱末、精盐各适量。

制作方法：将黑木耳择好，西红柿、小白菜洗净，黑木耳、小白菜切碎，西红柿切丁，大米煮至八分熟；将植物油倒入炒锅，微热后放葱，然后放入黑木耳、小白菜略炒，再加入西红柿丁，加盐炒烂后加入米粥，略煮，最后加入鸡蛋液，成蛋花状，出锅加香油。

♨ 自制豆沙包

所需食材：标准粉、红小豆。

制作方法：将标准粉发酵、揉匀，

揪成数个小面团；取红小豆洗净、煮透，做成泥状（红小豆成泥状后可以放少许红糖）；将小面团擀成约 5 毫米厚的面饼，放入适量的红小豆泥，用面包裹严实后即成自制豆沙包，上锅蒸熟即可食用。外形上可稍加修饰，做成各种造型让宝宝更有食欲。

营养点评：红小豆中含的矿物质及维生素有钙、铁、锌、硒、β－胡萝卜素、核黄素等。

♨ 扬州炒饭

所需食材：熟米饭，炒熟的鸡蛋，瘦鸡肉丁或熟牛肉丁、火腿丁、黄瓜丁、熟豌豆丁、胡萝卜丁、洋葱末，植物油、精盐各适量。

制作方法：炒锅烧热，放入植物油，油热后炒香葱末；放炒熟的鸡蛋、瘦鸡肉丁或熟牛肉丁、胡萝卜丁翻炒入味；加入适量的熟米饭继续翻炒，加入黄瓜丁及熟豌豆丁、洋葱末，炒匀后放入盐，起锅。

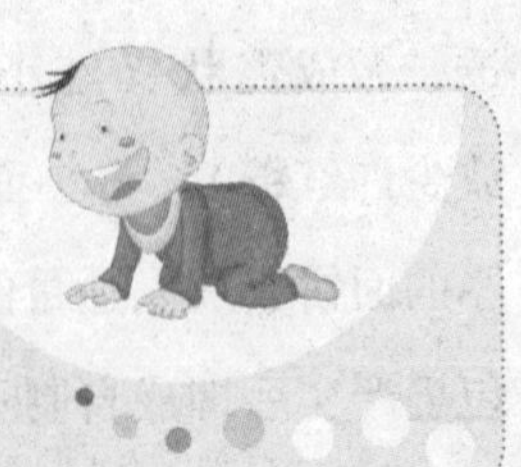

第四章 让宝宝更健康的营养元素

理性对待微量元素的补充

铁剂、锌剂这类微量元素之所以被重视，是因为它们量微却作用大，少了不行，多了也不好。由于媒体宣传的原因，现在许多家长把视线过多地集中在了微量营养素上。其实，婴儿的生长发育需要全面的营养素，碳水化合物、蛋白质、脂肪的摄入同样重要，微量营养素的吸收也要依赖它们的帮助而完成，父母在关注宝宝微量营养素状况的同时一定不要忘记膳食的全面合理。有关微量营养素是否缺乏的判断是一个专业性很强的行为，除了根据化验结果，还要综合婴儿的喂养史、临床症状以及体征来判断，普通家长很难通过感觉做出准确判断，一定要听取专业医生的建议。

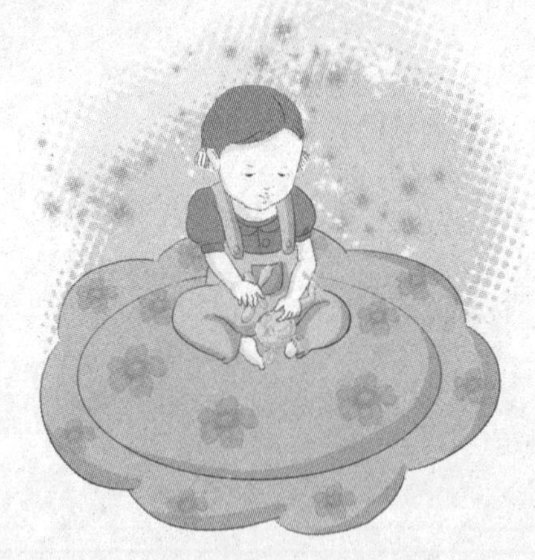

补充多种维生素要慎重

美国国家儿童医疗中心的一项研究

发现，为婴儿随意补充多种维生素，有可能诱发哮喘和食物过敏。特别是3岁左右的幼儿，发生食物过敏症的概率明显偏高。研究专家指出，在美国约有半数刚学走路的婴儿就开始滥补多种维生素，这种补充营养的方式现在也被越来越多的中国父母所接受。特别是有些商家，在经济利益的驱动下大肆宣扬补充维生素制剂的好处，使有些爱子心切的父母盲目选择。研究专家表示，虽然目前还不能完全确定摄取多种维生素就是造成婴幼儿哮喘和过敏性疾病的真正原因，但有些维生素在遭遇某种抗体的情况下确实会使细胞变性，增加变异反应的可能性。因此父母一定要注意，不可随意给婴儿滥补多种维生素。

合理添加蛋白质

组成人体各组织器官最基本的单位是细胞，而细胞的最主要成分是蛋白质。蛋白质与生命的产生、存亡息息相关，蛋白质是生命的物质基础，没有蛋白质就没有生命。

从新生儿成长为成人，无论是身高的增长，体重的增加，还是各种组织的生长发育，衰老组织的更新，损伤后组织的修复，都离不开蛋白质。宝宝需要蛋白质主要用来构成和增长组织，也用来修复细胞以补充丢失，因此需要量较成人多。人体内消化食物和物质代谢过程中，需要的各种酶，体内调节生理活动，有着特殊生物功能的各类激素，它们也都是由蛋白质构成的，当缺少这些物质时，人体正常的生理功能便无法维持。人体要对抗外界细菌或病毒对机体的侵袭，就要产生一种对人体抵抗能力有着重要作用的抗体，它也是由蛋白质构成的，当蛋白质营养缺乏时，可使宝宝免疫功能下降，容易生病，蛋白质还能调节人体渗透压，也是人体热能的来源之一。蛋白质既然对生命这样重要，年轻的父母就应该十分重视宝宝婴幼儿期蛋白质的供给。

一般来说，年龄越小，对蛋白质的需要量就越多。1岁以内的婴儿，人乳喂养每日每千克体重需供给蛋白质2.0~2.5克。牛奶喂养者需供给3~4克。1岁半的幼儿每天大约需要蛋白质35克，其中至少应有一半是动物蛋白。具体地说，1岁半的宝宝每天最好吃250~300毫升牛奶，1~2个鸡蛋，30

克瘦肉，一些豆制品，有条件可吃些肝、鱼，这样就基本能够满足宝宝生长发育所需的蛋白质了。

科研结果表明，构成蛋白质的基本单位是氨基酸，食物蛋白质中含有20多种氨基酸，其中有8种必需氨基酸，它们在人体内不能合成，必须从食物中获得；其余10多种氨基酸可以在体内合成，称为非必需氨基酸。因此每天膳食中必须注意添加含有必需氨基酸的蛋白质食品，例如奶类、蛋类、肉类和豆类食品，它们所含必需氨基酸的种类齐全，数量充足，相互间比例适当，能促进婴幼儿的生长发育。

动物性蛋白与植物性蛋白

众所周知，世界各地的食物种类品种繁多，但他们的主要成分不外乎是人体所需的六大类营养素，只是每种食物中所含的营养素的成分不同而已。能提供人体蛋白质的食物有两类：由动物性食物提供的蛋白质，称为动物性蛋白；由植物性食物提供的蛋白质，称为植物性蛋白。

动物性蛋白质生理价值高，是因为

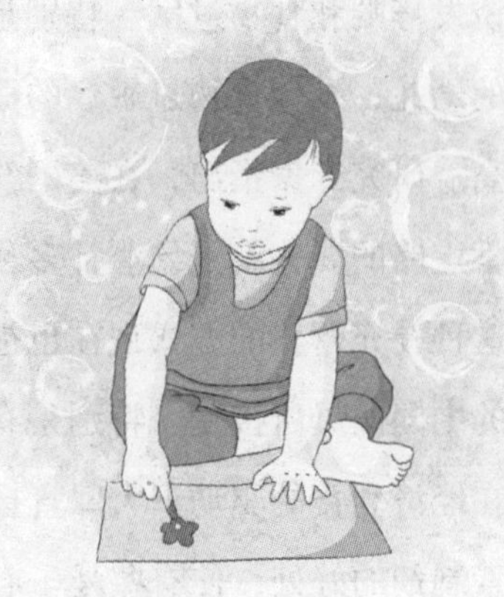

它们含有氨基酸，例如，人乳中的蛋白质最适合人体的需要，因此是婴儿的最好食品；肉类蛋白质中所含的氨基酸组成接近人体蛋白质，用这种动物性蛋白质可以补充各类蛋白质的缺乏，适当地吃些肉类，对人体是有益的；鱼类蛋白质的含量在15%～20%之间，含量不在畜肉之下，它的必需氨基酸的含量，以及相互之间的比值都和人体很相似，所以专家认为鱼肉的蛋白质的质量比其他肉类还要好一些；鸡蛋最突出的特点是它具有优良的蛋白质，鸡蛋的蛋白质是动物蛋白质中质量最好的，它好消化，吸收利用率能达95%以上。

植物性蛋白中谷类在供给蛋白质方面有重要的意义。虽然它含的蛋白质不多，每100克含蛋白质7～10克，但是我们每天吃谷类的数量较多，约250～500克（成人），故可得到25～50克蛋白质，但谷类蛋白质的生理价值并不高；植物性蛋白中如果能够在膳食中适量的添加豆制品，就黄豆类食品含蛋白质较高，它的蛋白质含量高达36.3%，而且质量好，有人把它称为蛋白质仓库。由于黄豆中含有其他谷类中缺乏的必需氨基酸较丰富，可以大大提高谷类蛋白质的生理价值。

如果食物中蛋白质供给不足，婴幼儿就不能正常生长，人体将会丧失应有的生理功能；但如果供应过量，对人体健康也不利，吃蛋肉过多时，多余的蛋白质只能作为热量消耗掉，产生过多的含氮废料如尿素和尿酸，并会增加肾脏的负担。过多的蛋白质会使大肠里的细菌腐败作用加强，产生有毒物质如胺，若积于大肠内，对身体有害。

父母在为宝宝选择食物时，应根据宝宝的咀嚼能力和消化能力而定，做到动、植物食物适当搭配，为宝宝获取均衡的营养提供保证。

碳水化合物是热能的主要来源

碳水化合物是主要供能营养素，又称糖类。婴儿最初3个月是靠乳糖来满足需要的，乳糖为乳类所含的糖，不发酵，味不甚甜，适用于需热量较高的婴儿。食物中的糖大多是淀粉，食入后需要分解成单糖才能被人体吸收、利用。

碳水化合物在体内经过氧化，变成二氧化碳和水而释放出热能，每一克葡萄糖可产生4千卡的热量，除了供热外，还是体内一些重要物质的组成成分，并参与许多生理活动。它与蛋白质组成的糖蛋白，是体内许多酶和激素的基本成分，用以维持正常生理功能；糖蛋白也是某些抗体的基本成分，以提高人体免疫力；核糖与脱氧核糖参与核酸的构成，是人类遗传物质的重要成分；它与脂类形成脂糖，是细胞膜和神经组织的结构成分之一。碳水化合物促进小儿生长发育，提供氨基酸在体内合成蛋白质所需的热能，使氧在体内的潴留量增加；碳水化合物对维持神经系统的机能活动有特殊的作用，神经组织只能依靠碳水化合物供能。

健康不能缺少的物质——无机盐

人体内含有许多种无机盐，虽然需

要的数量不多，每天只有几克、几毫克甚至几微克，但这些盐类在身体的体液中解离出的各种离子都有着各自的特殊功能，是维持人体正常生理机能不可缺少的物质，它不供给热量。人体内的无机盐分为常量元素和微量元素两类，常量元素有钙、磷、钠、钾等；微量元素有铁、锌、铜、碘等，每种元素在调节生理机能方面都有着极其重要的作用，它们的缺乏或者太多都会造成人体功能失调，甚至影响人的生命。其中与婴幼儿关系最大的有钙、铁、钾、碘、锌、钠等。

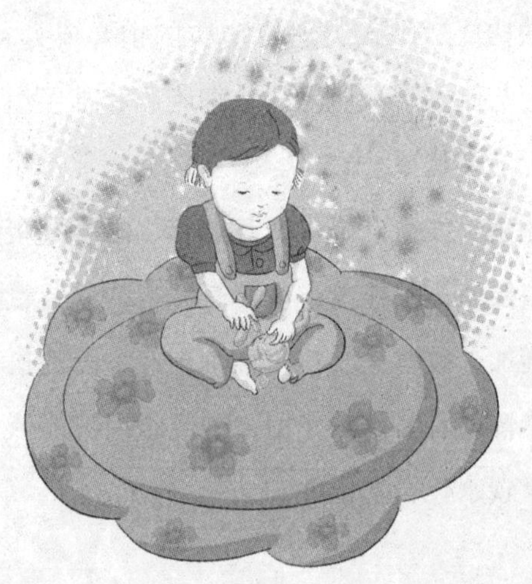

众所周知，食盐的主要成分是钠和氯，体液需要保持比较稳定的渗透压力，钠和氯离子起着决定性作用。渗透压过高或过低都会发生机体功能紊乱甚至影响生命。缺乏钠会造成体液渗透压过低，出现尿多、浮肿、乏力、恶心、心力衰竭等；当钠过高造成体液渗透压升高时，发生口渴、少尿、肌肉发硬、抽风、昏迷甚至死亡。而体内钾离子过多或过少都会发生全身肌肉无力、瘫软、心跳无力、心力衰竭、精神委靡不振、嗜睡、昏迷甚至死亡。婴幼儿时期严重的呕吐、腹泻现象，常导致钠、钾离子的失常。钙是骨骼和牙齿的主要成分，如果供应不足或钙的吸收不良均会发生佝偻病，严重者发生抽风、肌肉震颤或心跳停止。铁是人体血红蛋白和肌红蛋白的重要原料，铁摄入不足，就会发生缺铁性贫血而影响氧气的运输，影响生长发育。锌在人体内可构成 50 多种酶，还构成胰岛素，促进蛋白质合成和生长发育，缺锌会患矮小症、贫血，出现生长停滞、皮肤损伤。碘维持甲状腺的正常生理功能，制造甲状腺素，缺乏时导致甲状腺功能低下。

无机盐是生活的必需品，更是人体健康不能缺少的物质，在婴幼儿的膳食中，家长必须注意适量补充无机盐。

新生儿要不要加服鱼肝油

由于婴儿生长快，户外活动少，再加上母乳中所含的维生素 D 不足，所以从出生后两周起应逐渐添加鱼肝油。鱼肝油中含有维生素 A 和维生素 D，是小儿生长发育中需要的营养物质。如果婴儿体内缺乏维生素 D，可导致体内钙、磷代谢失常，引发小儿佝偻病，使婴儿正在生长的软骨板不能正常钙化，造成骨骼变形、肌肉松弛等病变。同时，维生素 D 的缺乏还可导致神经肌肉兴奋性增高，出现手足抽搐，喉痉挛，甚至全身惊厥等症状。所以父母一定要及时为婴儿补充鱼肝油，以预防婴儿体内维生素 D 的缺乏。

补充维生素 D 要适量，并不是越多越好，如果过量会引起蓄积中毒，维生素 D 中毒主要表现为厌食、恶心、倦怠、烦躁不安、低热、呕吐、顽固性便秘和体重下降，严重时可出现惊厥、血压升高、心律不齐、尿频甚至脱水和酸中毒等症状，这一点应引起父母的重视。

按时添加鱼肝油和钙

1. 添加鱼肝油的正确方法

出生后 10～14 天起加喂鱼肝油，1 日 1 滴。有些父母以为鱼肝油喂得越多越好，这是不对的。一般维生素 D 的补充量每日最好不要超过 800 国际单位，如果老是超量会使婴儿中毒，出现食欲不振、机体组织易钙化、血钙过高或出现氮质血症等。维生素 A 过量时新生儿会有体重不增，易感冒，易患其他呼吸道疾病，全身会有上皮角质化病变，易得干眼病，甚至出现角膜硬化。

2. 添加钙剂的正确方法

妈妈孕期未按规定加钙和鱼肝油的，或因母乳不足添加配方奶粉的新生儿，都应在两次喂奶之间加喂钙剂，使钙磷比例维持在 2:1。

选择钙补充剂主要是根据所含可利用钙元素的多少、溶解度和吸收率的高低等因素来综合判断。不同的钙剂含可利用钙元素的比例有明显的差别：碳酸钙为 40%，磷酸氢钙为 23%，醋酸钙为 22.2%，柠檬酸钙为 21%，乳酸钙为 13%，葡萄糖酸钙为 9%。溶解度好的钙剂相对容易吸收。左旋乳酸钙溶解度最好，接下来依次是氯化钙、葡萄糖酸钙、氨基酸钙、柠檬酸钙、碳酸钙。碳酸钙的含钙量高，但溶解度较低，为了提高溶解度，商家在制造过程中将碳酸钙研成超细粉末，然后加以黏合，使药物能够迅速崩解，克服其溶解度低的缺点。钙补充剂的吸收率一般在25%～50%之间，当体内缺钙时钙的吸收率会增加。另外，为新生儿选用钙剂还需要考虑口感好、对胃刺激小等因素，故选择左旋乳酸钙、碳酸钙等钙剂比较理想。

有些妈妈害怕新生儿吃了钙剂和鱼肝油颅骨太硬，会限制脑的发育。实际上只要头围按月增长1～1.5厘米就不必限制钙和鱼肝油。因为新生儿的颅骨只有点状的成骨中心，其余全是膜状软骨，骨缝闭合和囟门变小也不会妨碍头围正常增大。如果不吃钙剂和维生素D，会使成骨中心不能骨化，出现乒乓头、枕秃、肋外翻等佝偻病体征。

给早产儿补充维生素的要点

妊娠后期是胎儿完成微量元素正常体内储备所必须经历的重要阶段，妊娠后期钙磷蓄积量占其总蓄积量的80%，锌的储存量为250微克/千克·天，铁的再吸收也通常发生在临近足月时。

早产儿过早分娩出来使胎儿不能在妊娠后期从母体中获得足量的体内储备，而早产儿母亲的母乳中钙磷含量少，即使是足够母乳喂养，钙的摄取量也只是胎儿后期的1/3～1/2，加之胆酸分泌不足，脂溶性维生素D的吸收偏低，因此胎龄越小的早产儿越易发生缺钙，而且早产儿生长速度快于足月儿，易发生缺钙性佝偻病。所以，钙剂和维生素D是早产儿最需要补充的物质，每天每千克体重应该补充钙100毫克，而维生素D的补充主要来自于鱼肝油，从出生后第2周起，维生素D的每日供给量为800～1200国际单位，但应注意鱼肝油中还含有维生素A，维生素A的剂量每日不能超过10000国际单位。在补钙之前应该先补足锌，婴儿每日需要锌3毫克，而母乳中除了初乳外，锌的含量都不足，故在出生后4周开始补充。出生后6～8周起，每日补铁2毫克/千克，以利于红细胞的生成。

另外母乳中维生素E、维生素C、

B族维生素及叶酸的含量不足，而早产儿对这些维生素的需求量相对较大，这些营养素是保证早产儿智力体格发育所必需的，如不及时添加就会造成营养素的缺乏，从而不利于早产儿智力的发育。早产儿从出生后10天起，每日可补充维生素E15毫克；出生后2周起，每天补充叶酸20～50微克；另外维生素B、维生素C也要适当补充，一般每日供给量为维生素B65毫克，维生素C50毫克，分2次给予。

早产儿大脑内长链多价不饱和脂肪酸的含量也较正常儿少，而且早产儿神经系统生长发育快，对这种物质的需求量较大，所以母亲应多进食鱼类以保证母乳中长链多价不饱和脂肪的含量。

预防幼儿缺锌

锌是维持人体生命必需的微量元素之一，蛋白酶、脱氢酶等几十种酶的合成离不开它，锌在体内能影响核酸和蛋白质的合成；参与糖、脂类和维生素A的代谢；与机体的生长发育、免疫防御、伤口愈合等机能有关。如果锌缺乏，就会发生一些疾病或引起婴幼儿生长发育障碍。我国的膳食以谷类为主，目前由于绝大多数婴幼儿都是独生子女，普遍存在着父母对子女的溺爱及子女的不良饮食习惯，即偏食、挑食，以及生长发育过快而导致营养物质相对不足，易患消化道疾病，导致锌在肠内吸收减少等因素，因此在婴幼儿时期容易发生慢性缺锌症。与其等到发现锌缺乏后再来服药治疗，不如及早预防缺锌。其实，在一般情况下，如果喂养合理，就不至于造成锌缺乏。

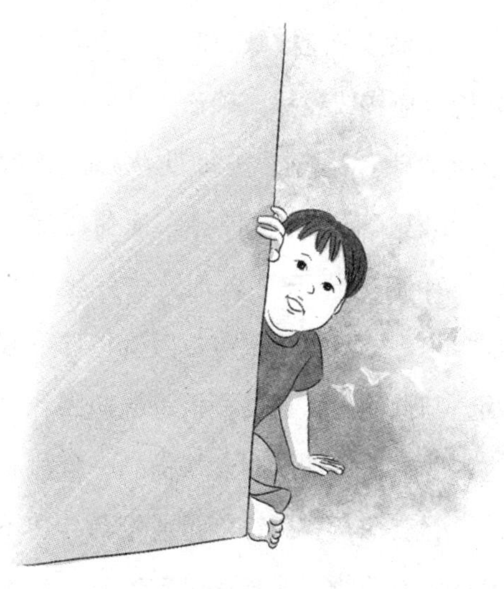

正常人每天需要一定量的锌，5个月以下婴儿大约3毫克/日，5～12个月5毫克/日，1～10岁10毫克/日，成人15毫克/日，孕妇妊娠及哺乳期需要

量略多，大约20～25毫克/日。只要注意经常喂食含锌多的食物，就可以满足婴幼儿机体对锌的需要量。瘦肉、肝、蛋、奶及奶制品和莲子、花生、芝麻、胡桃等食品含锌较多，海带、虾类、海鱼、紫菜等海产品中也富含锌。其他如荔枝、栗子、瓜子、杏仁、芹菜、柿子、红小豆等也含锌较多。科研结果表明，动物性食物含锌一般比植物性食物要多，吸收率高，生物效应大。此外，在宝宝发烧、腹泻时间较长时，更应注意补充含锌食品，以预防锌缺乏症。

如果怀疑宝宝缺锌时，一定要去医院检查血锌或发锌，确诊为缺锌时才可服药治疗。补锌量按每日补充元素锌1～2毫克/千克体重计算。葡萄糖酸锌颗粒冲剂适合于婴幼儿，一个疗程为1～3个月，具体用量应在医生指导下服用，与此同时，还要积极查明病因，改进喂养方法，注意膳食平衡。一旦症状改善，就应调整服锌剂量或停药，切不可把含锌药物当成补品给宝宝吃，也不可把强化锌食品长期给宝宝食用，以防锌中毒。

哪些幼儿容易缺锌

先天储备不良、生长发育迅速、未添加适宜辅食的非母乳喂养幼儿、断母乳不当、爱出汗、饮食偏素、经常吃富含粗纤维的食物都是造成缺锌的因素。胃肠道消化吸收不良、感染性疾病、发热患儿均易缺锌。另外，如果家长在为宝宝烹制辅食的过程中经常添加味精，也可能增加食物中的锌流失。因为味精的主要成分谷氨酸钠易与锌结合，形成不可溶解的谷氨酸锌，影响锌在肠道的吸收。

对缺锌宝宝首先应采取食补的方法，多吃含锌量高的食物。如果需要通过药剂补充锌，应遵照医生指导进行，以免造成微量元素中毒，危害宝宝的健康，比如，大量补锌有可能造成儿童性早熟；当膳食外补锌量每天达到60毫克时将会干扰其他营养素的吸收和代谢；超过150毫克可有恶心、呕吐等现象。

先补锌再补钙

锌还有“生命之花”“智力之源”的美誉，对促进宝宝大脑及智力发育、增强免疫力、改善味觉和食欲至关重要。所以营养专家提出：补钙之前补足锌，宝宝更健康、更聪明。我们知道，生长发育的过程是细胞快速分裂、生长的过程。在此过程中，含锌酶起着重要的催化作用，同时锌还广泛参与核酸、蛋白质以及人体内生长激素的合成与分泌，是身体发育的动力所在。先补锌能促进骨骼细胞的分裂、生长和再生，为钙的利用打下良好的基础，还能加速调节钙质吸收的碱性磷酸酶的合成，更有利于钙的吸收和沉积。如果宝宝缺锌，不仅无法长高，补充的钙也极易流失。

人体内的各种微量元素不仅要充足，而且要平衡，一定要缺什么补什么，不要盲目地同时补充。如果确实需要同时补充几种微量元素，最好分开服用，以免互争受体，抑制吸收，造成受体配比不合理。钙和锌吸收机理相似，同时补充容易产生竞争，互相影响，故不宜同时补充，白天补锌、晚上补钙效果比较好。目前，市场上有不少补充锌的制剂，如葡萄糖酸锌等。宝宝在喝这些制剂时，除了要注意和钙制剂分开来喝以外，也要和富含钙的牛奶和虾皮分开食用。

合理补钙

宝宝缺钙会导致佝偻病，也会影响牙齿的钙化，所以应给宝宝补充适量的钙，但也不能盲目地补充。

一般来说，宝宝在 6 ~ 7 个月时开始出牙，出牙时间的早晚及出牙的顺序，是评价宝宝生长发育情况的一个指标。有的妈妈看到自己的宝宝 8 个多月还没长牙，心里十分着急，认为可能是缺钙所致，就盲目地给宝宝增加鱼肝油和钙片。其实宝宝出牙的早晚主要是由遗传因素决定的，而且还有个体的差异，只要宝宝身体状况好，没有其他毛病，即使1周岁时才长出第一颗牙齿也无妨。仅仅依据出牙时间的早晚，并不能断定宝宝是否缺钙。

只要注意营养，及时而又合理地添加辅食，多抱宝宝去户外活动，牙齿自然会长出来的。如果宝宝一直不出牙，又伴有其他异常，就应当请医生检查治疗了，应在医生的指导下合理地补钙。

补钙吸收是关键

进行母乳喂养的妈妈应该注意补钙，哺乳期间每日应保证摄入1200毫克钙。人工喂养的婴儿，如果每日能喝800毫升的配方奶粉，就能够满足机体对钙的需要。如果婴儿还是缺钙，首先要想到的不是给婴儿吃何种钙剂，钙含量是多少，而是吸收的问题。同样是100毫克的钙，母乳中钙的吸收率为80%，牛奶中钙的吸收率为60%，食物中的钙如果搭配合理吸收率在50%左右，其他钙元素大多在30%左右，只不过数量占优势而已。但钙是矿物质，高单位、密集型摄入是非常不容易消化吸收和沉积的，这就是很多脾胃虚弱的婴儿补钙效果不好的原因，而且非常容易导致婴儿大便干结、消化不良，甚至导致脾胃不合。

排除了宝宝生病的原因，可以考虑添加鱼肝油，同时需要增加晒太阳的时间和宝宝的活动量，促进钙的吸收。最后，才是针对宝宝体质开出适合宝宝肠胃吸收的钙剂。

幼儿壮骨五要素

一提起促进骨骼发育的元素，人们会很自然地想到钙，其实，身体内担当幼儿骨骼发育的不止是钙元素，同时还有“镁、锰、锌、铜”四元素，人们称它们为“壮骨五兄弟”。

钙是构成人体骨骼和牙齿的主要成分，在乳类和蛋类中含量丰富。如果缺乏钙元素，会发生佝偻病。由于钙居于最重要的地位，所以已被人们熟悉并广泛应用。

锌元素能够促进骨细胞的增殖及活性，并可以加速新骨细胞的钙化。幼儿

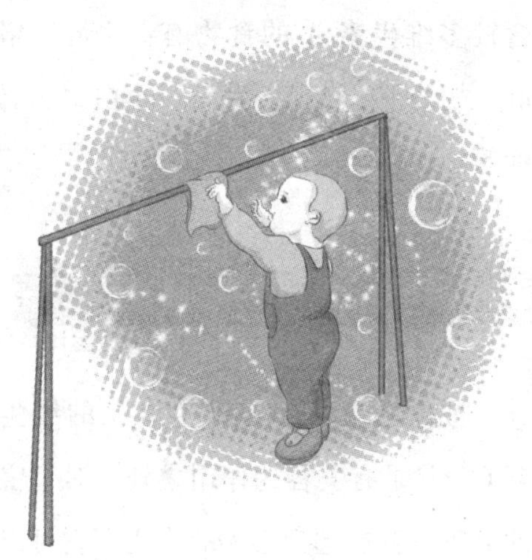

如果缺锌，不仅会出现智能、心理发育的障碍，而且骨骼发育也会变慢，表现为骨细胞成熟迟、密度低，由此而影响到坐、爬、站、走等动作的发育。幼儿对锌元素的需求量虽然不大（大约每天每千克体重需0.3～0.6毫克），但不可缺少。肉类、鱼类以及其他海产品类等食物含锌元素较丰富。

镁也是构成骨骼和牙齿的成分，对所有的细胞代谢过程都有很重要的作用，在骨骼的生长发育中起间接调控作用。镁与钙同时缺乏时可导致手足抽搐症，表现为骨骼过早老化、骨质疏松、软组织钙化等。绿色蔬菜、水果、番茄、海藻、豆类、燕麦、玉米、坚果类等食品含镁比较丰富，可适当选择。

锰是软骨生成中不可缺少的辅助因子，但大多数人对锰元素都很陌生。缺锰可引起硫酸软骨素的合成障碍，从而妨碍软骨生长，造成软骨结构和成分的改变，最终导致骨骼畸形。另外缺锰也可通过影响骨钙调节而引起新骨钙化不足，从而导致骨质疏松。此期的幼儿每天需要锰1.5～3毫克，动物性食品中含锰较少，但吸收率高，而植物性食品中含锰较多但吸收率低，宝宝只要不偏食、择食，即可摄取足量的锰元素。

铜对制造红细胞、合成血红蛋白以及铁的吸收等方面都有很重要的作用，而且与骨的形成也有关系。缺乏铜不仅可引起贫血、心脏病、糖尿病甚至癌症，并且还可累及骨骼，常有骨骼发育异常的现象，表现为骨皮质变薄、骨松质减少、骨骺增宽，最终导致广泛性骨质疏松，以至于骨骼在外力作用下容易变形或折断。缺铜还可影响骨磷脂的合成，致使新骨生成受到抑制，而导致身材矮小。此时的幼儿每天铜的需要量约为1毫克，坚果类、海产品、动物肝、小麦、干豆类、根茎蔬菜、鹅肉、牡蛎等含铜较多，可适当增加这些食物在幼儿三餐中的比例。

维生素A可预防感冒

维生素A不仅对成人是一种不可缺乏的营养，对宝宝的生长也很重要。维生素A如果摄取不足时，宝宝易患感冒和视力减退。因为维生素A除了能抵抗病菌外，还是保护眼睛健康所必需的营养素之一。宝宝对维生素A的需要量是：未满1岁时一天需要1300国际单位。1～5岁时一天需要1500国际单位。

一般人所需要的维生素A，80%都是从绿橙黄色蔬菜中摄取的。而凡是绿橙黄色蔬菜都含有叶红素，叶红素在人体内有1/3会变成维生素A；也就是说，摄取3000国际单位的叶红素，可以变成1000国际单位的维生素A。小孩大都不喜欢吃蔬菜，尤其是像胡萝卜或菠菜之类的蔬菜，因此父母在烹调上就必须花点心思才行，如在粥、米糊中加胡萝卜泥、菜泥，让宝宝喝菜汁、果汁等。如果家长觉得自己的宝宝常常感冒，而且每次感冒都很难治好；或宝宝的视力不好，且有眼睛发红等现象，建议你多给宝宝补充含维生素A的食物。含较多维生素A的食物有：牛肝、猪肝、胡萝卜、菠菜、芹菜、小白菜、奶油等。

维生素C有助于健康健美

被称之为“美容维生素”的维生素C，除了有美容的作用之外，对宝宝的健康发育也起到很大的作用。它可以使细胞的呼吸更活泼，还能使钙质沉淀。钙质在牙齿和骨骼的制造过程中是不可缺少的要素，因此对于成长期的宝宝，维生素C就是健全骨骼和牙齿的重要营养素。一旦缺乏维生素C，宝宝的牙齿和骨骼的形成就会受到阻碍。尤其1周岁以内的宝宝，每个月都要长高几厘米，后期又面临长出牙齿，千万要注意为宝宝提供充足的维生素C。另外，维生素C不足时，人体组织对病菌的抵抗力也比较弱，容易感冒；若身体一旦受伤，伤口也较不容易愈合。一般宝宝对维生素C的需要量是：未满1岁时一天需要35毫克。1～5岁时一天需要40毫克。在新鲜的蔬菜、水果、荷兰芹、辣椒、青椒、菠菜、草莓等食物中都含有很丰富的维生素C。为了不破坏维生素C，必须特别注意烹调的方法。因为维生素C很容易溶于水又不耐热，所以煮过的蔬菜，其中维生素C的含量大约会被破坏50%～60%。因此要保持蔬菜中维生素C含量的烹调法是，用高温而短时间的烹调。

值得注意的是，有些蔬菜和水果用果汁机打碎时，维生素C在一分钟内会全部被破坏，而维生素 B_1 在十分钟内大约会被破坏1/2以上，所以，喝果汁要趁新鲜，不要存放太久。

巧摄维生素C小妙招

1. 对于维生素C特别容易被破坏掉的蔬菜，如胡萝卜、南瓜、青椒等，烹调时可蘸上面粉油炸，这样不仅能保持维生素C的含量，易被肠道吸收，而且味道也容易让宝宝喜欢。

2. 把可生吃的蔬菜，如小黄瓜、胡萝卜，或白菜、花菜用水焯一下捞出，将橘子、苹果、草莓、菠萝等水果切小块，加沙拉酱或酸奶与蔬菜搅拌均匀，做成沙拉给宝宝吃。

3. 年龄较小或肠胃较弱的宝宝生吃蔬菜不易消化吸收，反易伤肠胃，因此适宜吃煮熟的蔬菜。不过，煮菜时最好少加水，吃时连菜带汤一起吃。

4. 萝卜叶中的维生素C含量很高，妈妈做菜时最好不要扔掉，可炒热菜或做汤，也可焯一下凉拌着吃，味道很好。维生素C又称为抗坏血酸，它是人体不可缺少的营养素，对于宝宝的生长发育尤为重要。它能够促使钙质沉积在牙齿和骨骼上，维持它们的正常生长；可促使铁质在肠道吸收，防止发生缺铁性贫血；能够增强宝宝身体的抵抗力，避免经常感冒发烧。因此，妈妈一定要注意让宝宝摄取。

维生素D有助于强壮骨骼

宝宝身高增加、身体硬朗，就表示骨骼在发育；如果骨骼脆弱的话，对宝宝的成长有极为负面的影响。宝宝的行动看起来会显得较软弱，直立时间比别的宝宝晚，行走时间也较晚。而维生素D不足时，除了宝宝的骨骼会变得脆弱外，发育也会受到阻碍，严重者甚至会形成佝偻症、软骨病等。佝偻症的原因是维生素D的不足，造成骨骼脆弱，使之无法承受整个身体的重量，使骨头呈现弯曲的症状。钙质与骨骼的发育息息相关，但人体内的钙质不论怎么充分，也无法单独制造出强健的骨骼，必须要有维生素D和磷的帮助。维生素D可以帮助肠壁吸收钙质或磷，换句话说，只要体内有充分的维生素D，人体摄入食物中的50%～90%的钙质就会被吸收。但是如果维生素D不足，就只能吸收到20%以下。简言之，如果没有磷和维生素D，光凭钙质也不能制造强健的骨骼。除了某些食品中含维生素D以外，太阳光的照射也有助于人身体内自主产生大量的维生素D。因为人的皮肤里有一种物质，在受到紫外线照射时就会转化为维生素D，因此多晒太阳，可以获得维生素D。由于周岁内的宝宝骨骼生长迅速，特别容易缺钙或维生素D，所以父母要经常带他出去晒太阳，尤其是家居城市、室内日光照耀不足的人家。不论婴儿或成人，每天至少要摄取1400（国际单位）的维生素D。

避免宝宝缺乏维生素 B_1 的小妙招

1. 不要经常给宝宝吃精米、精面，因为精米精面加工过细，损失了很多维生素 B_1。

2. 不要让宝宝养成挑食、偏食的不良饮食习惯，饮食也不要过于单调，这样都会造成营养素摄取不均衡。

3. 淘米时水温不要过高，更不要用热水烫洗；采用蒸或煮的烹调方法，会大大减少维生素 B_1 的损失。

4. 煮粥前不要把米在水中浸泡过久，不给宝宝吃丢弃米汤的捞饭。

5. 蛋类最好蒸成蛋羹或煮着吃。

6. 把面粉做成馒头、面包、包子、烙饼时，维生素 B_1 丢失得最少，尽量避免油炸面食，如小油饼等，因为油炸的烹饪方式，几乎会使维生素 B_1 被全部破坏掉。

7. 洗菜时不要过于浸泡蔬菜，做汤时等到水开后再下菜，不要煮得时间过久，在开水中稍烫一下即可。

维生素 B_1 是宝宝生长发育中不可缺少的营养素之一。宝宝缺乏维生素 B_1，就会表现出消化、神经及循环系统的各种症状，特别是出汗多时更容易丢失维生素 B_1。因此，妈妈在喂养宝宝时，要注意在饮食上安排富含维生素 B_1 的食物，同时还要掌握正确的烹调方法，以免宝宝缺乏维生素 B_1。

维生素 B_2 对宝宝的健康作用

人体新陈代谢需要许多酶的参与，维生素 B_2 是这些酶的组成成分。它可与一些特定蛋白质结合，形成黄素蛋白，成为人体必需的一种生长因子，对生长发育起决定性作用，是宝宝生长发育和维持身体健康不可缺少的一种营养素。维生素 B_2 耐热力很强，烹调时不必过分担心含量会损失。不过，维生素 B_2 对光线特别敏感，特别是紫外线。因此，不要把富含维生素 B_2 的食物放在阳光照射的地方。一般来讲，人体对维生素 B_2 的需求量，只要从富含核黄素的食物中摄取也就足够了。如果发生口角炎或舌炎等，则表明长时间没有吃富含维生素 B_2 的食物。

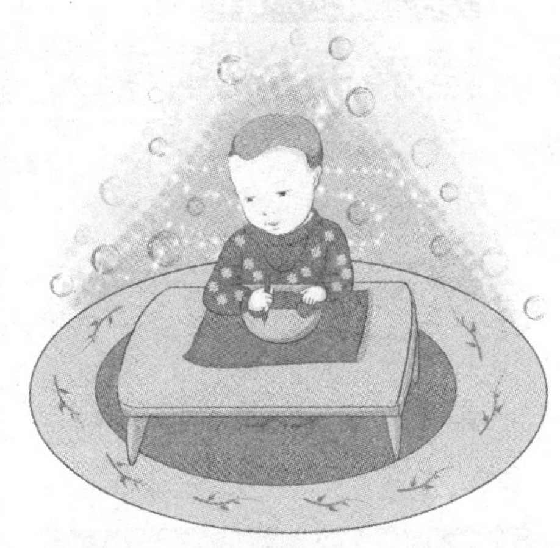

宝宝生长发育得很快，身体容易缺少维生素 B_2，从而引起口角炎、舌炎、脂溢性皮炎、睑缘炎等，因此，妈妈应注意在饮食中让宝宝多补充哟。

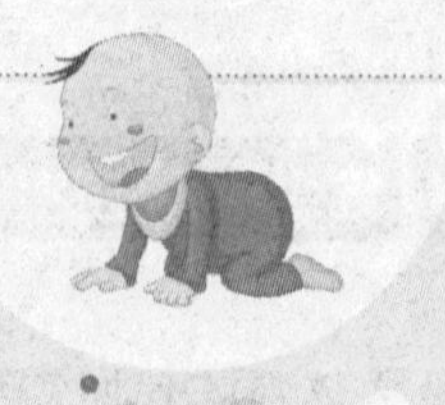

第五章 健康宝宝营养饮食规划

讲究饮食卫生

1. 坚持饭前要洗手的习惯，并且要经常给宝宝剪短指甲，手才易洗净。

2. 幼儿的餐具在使用前，必须烫洗干净，最好单备一套。有传染病（尤其结核病及肝炎）的成人，必须实行严格隔离，不宜和幼儿一起吃饭。

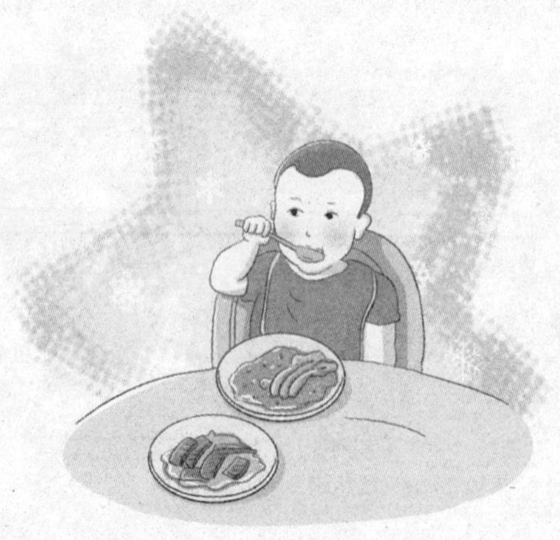

3. 不吃不新鲜的饭菜，不宜吃过于油腻的东西，因为幼儿对脂肪的消化功能尚不强；过酸或过咸的菜也不宜吃，口味要清淡而香甜可口。如偶尔吃一点儿咸菜、腌鱼、肉或咸鸭蛋，在调剂口味上也是需要的，并可激起食欲。

4. 注意口腔清洁卫生，这时期幼儿已长有20颗乳牙，早晚要学会漱口，渐渐地学会正确地刷牙。牙刷要选择适合幼儿使用的，等宝宝学会刷牙后，可以用点牙膏。口腔保持清洁，不但使牙生长坚固，而且有助于消化。

豆浆的功用

有很多父母认为豆浆价值低廉，营养成分不及牛奶，所以从不给宝宝喝豆浆。其实豆浆含丰富的蛋白质、脂肪和铁质，其中豆浆中所含的铁质超过牛奶的4倍以上，对于贫血的抵抗力比牛奶强，经常以牛奶为主要食物的宝宝，如果不及时补充其他合适的食物，有可能患缺铁性贫血。此外豆浆比牛奶容易消化，牛奶进入胃里以后，会结成大而硬的块状，而豆浆在胃里形成小的薄片，且松而不坚韧。有些宝宝对牛奶敏感，常在饮用牛奶后出现腹痛、腹泻等症状，也有的出现鼻炎、哮喘等呼吸道症状或荨麻疹等，而豆浆不会引起过敏现象。但是，豆浆也有一定的缺陷，豆浆中蛋白质所含的必需氨基酸较少，糖和脂肪的含量也不及牛奶的一半，所以2岁以内的宝宝不宜以豆浆作为代乳品，只可作为1岁以后宝宝的调剂饮食，制作时在豆浆中加入糖、米粉、钙等，冲成加料豆浆煮开后给宝宝食用。

婴儿为什么不宜食用蜂蜜

蜂蜜，不但甜美可口，而且含有丰富的维生素、葡萄糖、果糖、多种有机酸和有益人体健康的微量元素，是一种营养丰富的滋补品。因此，不少家长喜欢把蜂蜜加在温开水中给婴儿饮用，为宝宝增加营养并使其大便通畅。但是，蜂蜜中可能存在着肉毒杆菌芽孢，婴儿食用后易引起食物中毒，家长在给婴儿食用蜂蜜时，不能忽视这一点。

蜂蜜在酿造、运输与储存过程中，常受到肉毒杆菌的污染。而肉毒杆菌的芽孢适应能力很强，它在100℃的高温下仍然可以存活。婴儿的抗病能力差，易使食入的肉毒杆菌在肠道中繁殖，并产生毒素，而婴儿肝脏的解毒功能又差，因此引起肉毒杆菌性食物中毒。成人抵抗力强，食用蜂蜜后肉毒杆菌芽孢不会在体内繁殖发育成肉毒杆菌和产生肉毒毒素，因此不会发病。饮用蜂蜜中毒的婴儿可出现迟缓性瘫痪、哭声微弱、吸奶无力、呼吸困难。因此为了婴儿的健康，不要用蜂蜜来喂1岁以内的宝宝，以免引起不良反应。

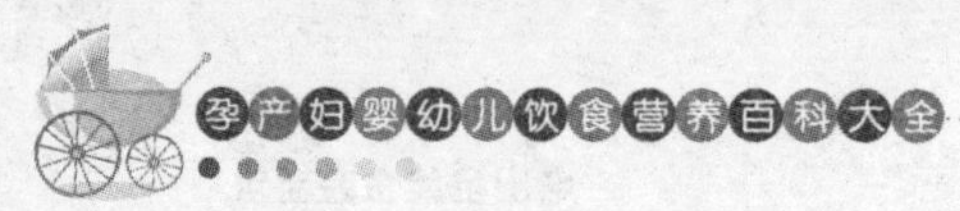

多喝牛奶可补充钙质

钙质是制造牙齿的主要成分。有一种说法是，人的牙齿在母亲的子宫里就已经奠定了基础，然后在4~10岁的期间就会长出恒齿。这些使用一辈子的牙齿是否坚固，就要靠身体有充分的营养摄取和清洁保健习惯了。由于幼儿期宝宝身体生长迅速，一旦钙质不足，将会导致牙齿和骨骼过于脆弱，病态形成之后又难以弥补。

一般而言，人体中的钙质有99%以上是含在骨骼和牙齿中的，其余部分则分布于血液和组织液中，担任帮助血液的凝结、心脏的活动、肌肉的收缩等功能中的润滑作用，一旦缺乏时会造成痉挛或心脏病发作等直接危害生命的疾病。宝宝对钙质的需要量是：未满1~4岁时一天需0~4克。5~7岁时一天需要0~5克。含钙食物中，牛奶是最丰富的一种。牛奶里的钙质比蔬菜、鱼类里的钙质，更容易被人体消化吸收，所以如果宝宝一天能喝两瓶牛奶的话，钙质的需要就满足了。

含铁强化食品的选择

为满足人体中营养素的需要，将一种或几种营养素添加到食品中去，从而补充天然食品中某些营养成分的不足，这种经过添加营养素的食品叫强化食品。

现在强化食品种类繁多，如高碘蛋、维生素AD牛奶、婴儿配方奶、含铁饼干、加钙奶等。由于我国婴幼儿缺铁性贫血的患病率高，铁强化食品的品种也越来越多，从铁强化饼干、铁强化奶粉、代乳粉，到含铁糖果、含铁饮料、含铁面包，以及铁强化酱油、铁强化食盐等。这些食品父母该不该买，又应该怎样选购呢？

1. 提倡给婴幼儿吃大自然提供给人类的各种食物。婴儿的膳食中，要做到食物品种多样化、数量足、质量高、营养全；食物营养素含量比例合适；烹调、制作科学合理。在良好饮食的基础上，婴幼儿能获得全面、合理的营养，通常不会发生营养性贫血。此时，根本不必要吃铁强化食品。

2. 铁强化食品既不是营养药，也不是预防的保健药品，家长不应随意购买，将它当做一般食品给宝宝吃，否则，会引起铁过量。

3. 婴幼儿做健康检查后，家长根据检查结果和饮食情况，在医生指导下，给宝宝适当服用铁强化食品。服用前，家长要了解食品中铁的含量、每日用量，要避免因家长不控制婴幼儿食量，短时间内进食大量铁强化食品而引起的铁中毒。

总之，如宝宝平日获得的营养素很全面，生长发育良好，不吃强化食品也可以。即使缺乏某营养素也应在医生指导下，按照合理的添加量及添加方法给宝宝食用，不要盲目地多吃，以免产生适得其反的结果。

膨化食品多吃有害

因为膨化食品香、酥、脆、甜，不仅是宝宝喜爱的零食，就连家长闻到那诱人的香味也会垂涎欲滴。现在大街上的爆米花、爆酥条及各种膨化小食品很多，而且价格便宜，有的家长经常买来给宝宝吃。其实，这类食品都不宜给宝宝吃，因为膨化食品中含有危害人体健康的毒素铅。

做爆米花时，爆米机的铁罐被烧得很热，铁罐内壁上的铅锡合金，在加热的过程中便以气化的形态进入爆开的米花中，污染了食物。经测定，个体户制作出售的膨化食品中含铅量高达每千克20毫克，超过国家规定铅含量的40倍（我国食品卫生标准规定，糕点类食品含铅量每千克不超过0.5毫克）。科研结果显示，成人在血铅为80～100微克/100毫升时才出现中毒症状；而宝宝只要50～60微克/100毫升即可出现中毒症状；铅在胃肠道的吸收率也因年龄而异，一般成人的铅吸收率为10%，而宝宝可达53%，且小儿软组织里还会含有较多具有高生物活性的“可移动”的铅，这是急性毒性作用在机体上反应强烈的原因。血铅高时，全身各组织器官都受到影响，尤其是神经系统、消化系统、心血管系统和造血系统受损更严重，可表现为精神呆滞、厌食、呕吐、腹痛、腹泻、贫血、中毒性肝炎等。因此，为了宝宝的健康，要避免宝宝吃膨化小食品。

尽管膨化食品中纤维素的含量较高，但与铅的危害相比，利小于弊，小儿少吃或不吃为好。

补充维生素A、维生素D多了会中毒

婴儿自出生后2~3周即开始服用鱼肝油和钙剂直至2岁。浓鱼肝油滴剂含有维生素A和维生素D。有些婴儿没有服鱼肝油而是服“伊可新”或“具特令”，这两种胶囊只含维生素D。无论宝宝服哪一种，都是为了促进钙的吸收和正常代谢，以预防小儿患佝偻病。有些家长认为，既然是维生素类药，吃多了也不要紧，实际上这种想法是不对的。宝宝每日需要维生素D400~800国际单位，每日需要维生素A1500~2000国际单位，长期超量服用会出现中毒症状。

维生素A中毒。如果每天摄入维生素A数万单位（比如有一种鱼肝油所含的维生素A和维生素D的浓度比为10:1，服量在10滴以上则维生素A的量就过大了），经过数月后就可能出现中毒症状。早期表现为烦躁、食欲减退，以后会出现四肢骨疼、头疼、呕吐、前囟门隆起、毛发干枯、口唇破裂、肝脾肿大等。

维生素D中毒。对维生素D敏感的宝宝每天摄入维生素D400国际单位（约服维生素A、维生素D浓度比为10:1的浓鱼肝油滴剂25滴以上），经1~3个月后就可能出现中毒症状。最早出现的症状是食欲减退甚至厌食、烦躁、哭闹、低热，不仔细分析易误诊为维生素D缺乏（欲称“缺钙”）。逐渐宝宝会出现烦渴、尿频、夜尿多，由于骨骼、肾、血管均出现相应的钙化而影响其功能，如肾衰竭、心脏杂音等。

综上所述，为防止维生素A、维生素D过量中毒，在服用维生素A、维生素D时一定要按照医生规定的量服用。“具特令”或“伊可新”每日吃一粒，较易掌握剂量。浓鱼肝油滴剂最好选用A、维生素D浓度比为3:1的（商标“可儿”），每日5滴一般就够了，10滴以内不会中毒。维生素A、维生素D比例10:1的浓鱼肝油滴剂，维生素A的含量较大，如果用来治疗佝偻病，加大用量至维生素D达到治疗量时，维生素A就有可能过量而中毒，当然每日服5~6滴作为生理需要量是不会中毒的。

当宝宝出现佝偻病时，需要医生根据病情的轻重程度决定维生素D的治疗量和服用方法，家长不要自行加大鱼肝油的用量。

对头脑有益的营养素

吃什么食物可使宝宝“头脑发达”是许多为人父母者都很想知道的。当父母的都有“望子成龙，望女成凤”的念头，除了希望宝宝身体健康以外，当然更希望在竞争激烈的社会中，宝宝能够“高人一等”，特别是在“头脑”方面。那么有哪些是对头脑有益的营养素呢？

1. 不饱和脂肪酸

能溶化胆固醇，使脑部血液流畅，对于脑力的改善，非常重要。主要多含在野生动植物中，比较易得到的如鲳鱼、芝麻、花生等。前者对脑细胞的增殖不可或缺，因为它能结合维生素 B_1，达到促进脑细胞的作用；而后二者则是脑部活动的能源，也是促使脑部血液流畅的大功臣，对于周岁内的宝宝，将鱼肉弄成碎末，将熟芝麻、花生研成粉揉在粥糊中、撒在饭菜上是很简便的吃法。

2. 蛋白质

在大脑会发挥支配“兴奋”和“抑制”的作用，借此作用我们才能充分发挥思考和记忆的能力。以对脑部发育有益的观点来看，植物性蛋白质比动物性蛋白质好得多。在日常生活中，含有丰富植物性蛋白质的食品很多，像豆腐、豆类、黄豆制品等，而且这些食物不会因烹饪而失去营养成分，应可轻易配在菜单之中。此外，鱼类食品所含的蛋白质也比肉类好，因为鱼类可提供不饱和脂肪酸和丰富、易被吸收的良性蛋白质。

3. 糖类

糖类也是改善脑力不可缺的营养素，但若是人工甜味品或白糖摄取过多，对宝宝脑部就很不利。因为一般的糖类都是先被分解成葡萄糖后再进入脑部，可是白糖等则会直接进入血液，阻碍血液的顺畅流动。所以，我们要避免摄取直接进入血液的白糖或人工甜味品，而选择含有维生素、矿物质，和先被体内吸收再分解的糖分。红糖和蜂蜜就含有很丰富的维生素和矿物质，能促进肌体的新陈代谢作用，易为体内吸收，从而转变成脑部一切活动所需的能量。宝宝一般喜欢吃糖、吃甜食，大人在给他们吃的同时，要关注糖分的量，也要关注种类。

减少营养素的损失

幼儿的胃容量小，进食量少，但所需要的营养素的量相对比成人多。为了使幼儿得到合理而充分的营养，讲究烹调方法，最大限度地保存食物中的营养素是很重要的。在淘米过程中，维生素 B_1 损失率为29%～60%，维生素 B_2 为25%，矿物质为70%。用容器蒸米饭时维生素 B_1 保存率为62%，维生素 B_2 为100%。如果用捞饭法维生素 B_1 保存率为17%，维生素 B_2 为50%。一般蔬菜与水同煮20分钟，维生素C损失率为30%，如果采用旺火急炒就会减少维生素C的损失。所以说选择合理的烹调方法，就能减少食物中营养素的损失。

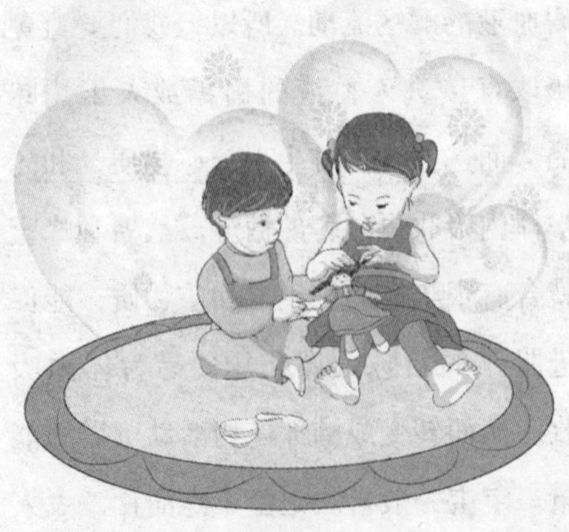

另外，合理使用调料，如醋也可起到保护蔬菜中B族维生素和维生素C的作用。在烧鱼或炖排骨等菜肴时加入适量醋，还可使原料中的钙质溶解，利于人体吸收。在制作各种菜肴时挂糊或上浆、勾芡也可起到保护维生素的作用。

让幼儿爱上奶酪

奶酪又称干酪，是鲜牛奶经过高度浓缩并窖藏后的固形奶制品，大约15升牛奶可制得1千克奶酪。其中蛋白质含量比肉、禽类高，平均达25.7%。由于在窖藏中发生酶促反应致蛋白质降解，因而更易为人体消化，适合儿童、孕妇、哺乳妈妈及老年人食用。奶酪中脂肪含量为23.5%，其中饱和脂肪酸的含量为12.9%，不饱和脂肪酸为9.3%，因而人们不必为其所含饱和脂肪酸过多而担心。重要的是其含钙量很高，是鲜牛奶的7.7倍。由于钙磷比例较为适合骨骼和牙齿的形成和发育，因

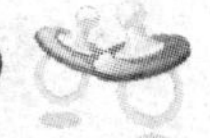

而将奶酪碾成粉末适量添加在婴幼儿辅食中既可调剂口味，又可获得较高的蛋白质及生物源天然钙，是一种较好的配餐方法。

酸味奶≠酸奶

酸奶是一种在鲜牛乳中加入乳酸杆菌在40℃～45℃环境发酵，待其pH值（酸度）达到3.5～5.0时停止发酵制作而成的奶制品，具有口感好、无毒害，且有保健功能的特性。其营养素含量及作用不仅与牛奶相同，而且除含有活体乳酸杆菌外，对于乳糖不耐受或对乳糖短暂消化能力差、胃肠消化功能下降、肠道微生态环境紊乱的儿童及老年人有替代鲜牛奶的较好作用。对轻微肠道感染、腹泻，乃至胃肠道功能不稳定、腹胀、便秘等疾患有促进恢复的作用。作为钙质补充的来源，也是很适合选用的一种食品。但要注意，酸味奶或酸奶饮料虽含有奶，但不是含有活菌的酸奶。

能用水果代替宝宝不爱吃的蔬菜吗

蔬菜和水果，是我们日常生活中两种重要食品，特别是蔬菜在膳食中占有更重要的位置。人体所需的各种维生素和纤维素及无机盐，主要来源于蔬菜。维生素是维持人体组织细胞正常功能的重要物质，无机盐对维持人体内酸碱平衡起重要作用，纤维素虽然不能被人体吸收，但可以促进肠蠕动，有利于粪便的排出。水果也是宝宝不可缺少的食品。水果中含有人体必需的一些营养，还具有生食方便，宝宝爱吃的特点。

蔬菜和水果一比，无论是口感还是口味都远不及水果，因为水果中含有果糖，所以有好吃的甜味，而且果肉细腻又含有汁水，还易于消化吸收。因此，有些妈妈在宝宝不爱吃蔬菜时，就让他多吃点水果，认为这样可以弥补不吃蔬菜而对身体造成的损失。然而，这种水果与蔬菜互代的做法并不科学。

一方面，只有新鲜的水果才富含维生素，而我们平时吃的水果多是经过长时间贮存的，这种水果维生素损失得很多，特别是维生素C损失最多。另一方面，如果经常让宝宝以水果代替蔬菜，水果的摄入量就会增大，因而导致身体摄入过量的果糖，使宝宝的身体缺乏铜元素，影响骨骼的发育导致身材矮小。

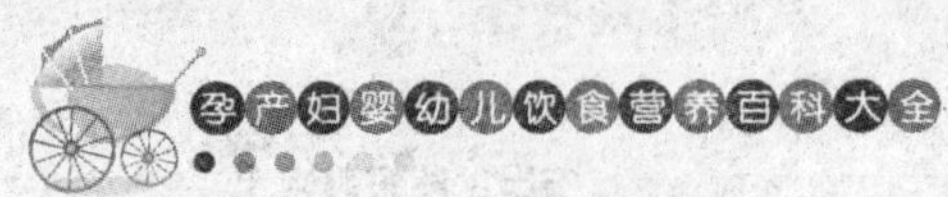

蔬菜来源丰富、品种繁多。儿童在一日三餐中，选用不同的蔬菜，就能得到有利于身体发育的各种营养素。因此，应培养宝宝养成喜欢吃蔬菜的习惯，特别是黄绿色蔬菜更要天天吃。有些蔬菜，如番茄、黄瓜等，在严格消毒下，最好生吃，以减少维生素的损失。任何一种食物都不能满足人体多方面的需要。只有同时吃多种食物才能摄取到各种营养素，因此既要吃水果，又要吃蔬菜。所以当宝宝不爱吃蔬菜时，妈妈最好不要以水果代替。

果汁不能代替水果

家庭从新鲜水果中压榨出来的果汁，具有水果的色、香、味，深受幼儿的喜爱。但果汁并不能代替水果，家长要尽量鼓励幼儿食用整个水果，这不仅可以锻炼和增进幼儿的整个消化系统功能，而且永远是营养学上最好的选择。因为果汁中基本不含纤维素，在压榨水果过程中使其中某些易氧化的维生素遭到破坏。如果是购买的果汁成品，则其中添加的甜味剂、防腐剂、使果汁清亮的凝固剂等随时间加长均对其营养质量产生一定的影响，而且加热的灭菌方法也会使水果的营养成分受到损失。因此，幼儿可以在早餐时或在两餐间少量饮用家庭自制果汁以调剂口味，由于它不能解渴所以还应加饮适量白开水，最好还是养成吃水果的习惯。

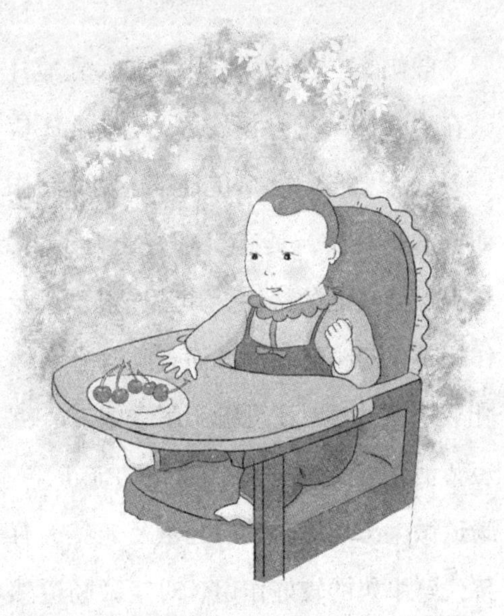

不要用饮料代替白开水

营养学家指出，饮料固然是用水为原料制成的，但它绝不能代替白开水解渴。因为，这些酸酸甜甜的饮料中往往含有甜味剂、色素和香精，而幼儿需要的真正营养却很少。这样，幼儿喝了非但不解渴，反而易有饱腹感，影响正常进食。幼儿最好的解渴饮料莫过于白开水。为了增加口味吸引幼儿，可在白开水里兑一些纯正果汁。

如何科学地对待宝宝的保健食品

目前市场上有许多名目繁多的保健食品，家长爱子心切，往往认为让宝宝吃越多的保健食品就越健康。保健食品对改善食品结构，增强人体健康可以起到一定作用，但必须合理使用，否则，滥食过量反而会破坏体内营养平衡，影响人的健康。对宝宝更应注意，必须按不同年龄，不同需要，有针对性地进行选择，缺什么补什么，并要合理地搭配，对症使用，切不可盲目食用。

保健食品可分为滋补性食品与疗效食品两大类。按生产方法可分为：以天然食品为主要原料的天然保健食品，如沙棘、黑加仑、猕猴桃、椰子等，这些食品安全可靠，对人体无副作用；另一类是对食物进行营养强化，加入一定量的氨基酸、维生素及无机盐等，来提高食品的营养水平，如维生素A、维生素D强化牛奶、强化矿物质、强化维生素、强化氨基酸、赖氨酸饼干、魔芋面食等。这些保健食品中强化了一些健康机体必须具备的营养，对于宝宝来说，可能具有强壮体魄的作用。然而在自然界的一些天然食物中含量尚不丰富的营养物质，处在正常生长发育中的宝宝是否需要加强呢？

对这个问题尚有一些争论。许多专家们认为：正常发育的儿童只要不挑食、不偏食，平衡地摄入各种食物，那么他就可以均衡地获得人体所需要的各种营养物质，而无须再补充什么保健食品。某些保健食品确实对机体某些方面有积极作用，但人体只有处在一个各类物质均衡的状态中才能保持健康，单方面地强化某一方面的功能，势必打破机体的平衡，反而对健康不利。如现代生化研究证实，赖氨酸可以增加人体对蛋白质的利用率，对儿童的生长发育有促进作用。为此，导致近几年来世界上赖氨酸产量直线上升。但大量摄入赖氨酸后，人们会食欲减退，体重不增，生长停滞，生殖能力降低，抗病力差，体内还会出现负量平衡。因此不能一味地依赖保健食品。

如果不考虑宝宝的实际情况与保健品的成分、功能，盲目给宝宝进补，会给宝宝的生长发育带来危害：

1. 性早熟　保健品的成分复杂，部分保健品中含有性激素类物质，儿童服用有引起性早熟的危险。

2. 延缓生长发育　保健品服用过多能干扰宝宝的消化吸收能力。在儿童营养和热量已经充足时额外增加补品，并不能达到补益的效果。过量营养补品还可能干扰宝宝的胃肠功能，降低食欲，有些儿童服保健品的结果是影响了正常的生长和发育。

3. 导致疾病　过量保健品还会引发疾病或危害宝宝健康。如近年曾发生儿童因服用维生素过量而中毒的情况，这是因为家长害怕宝宝缺乏维生素，长期给宝宝大量服用所致。

从广义上讲，平衡摄取的各类食品就是有利于人体健康的保健食品。当然如果一个宝宝因长期患病而食欲低下，那么在他病后可以考虑给予一些相应的保健食品，但时间也不宜过长。食用时必须征求医生意见，不能以保健食品代替药物治疗，健康宝宝不要吃疗效食品，并须注意食品的质量和出厂日期、保质期限。至于含激素类的保健品，对儿童来说，绝非保健品，不可滥用，否则可导致不良后果。

谨慎使用滋补品

人参、蜂王浆或花粉中含有某些性激素，可能在食用后会促使幼儿的个子长得快一些，但同时也会使骨骺提前闭合。这样，不仅造成日后身材矮小，还会引发性早熟，以及牙龈出血、口渴、便秘、血压升高、腹胀等症状。不要随意给幼儿吃滋补品，如果生长发育迟缓及早去看医生，并在医生指导下慎用滋补品。

吃鱼使宝宝更聪明

从5个月开始，可适当给宝宝添加辅食，并可在米糊等辅食中加入鱼肉末，吃鱼对宝宝大脑发育是极有好处的。

民间流传着“多吃鱼会变聪明”的说法，事实上这一点在科学上也获得了验证。鱼类中含有三种营养素：酥氨酸，内含于鱼肉的蛋白质酥氨酸能在大脑内变成两种神经元传导资讯时所需的生化传导物，即度巴氨酸与正肾上腺素。当上述两项充足时，大脑即有敏锐的思考能力和清醒明确的反应。阿琳那酸，内含于鱼脂里，它能使血液在大脑血管中流动顺畅，并能使大脑神经元的细胞膜健全。矿物质包括硫、锌、铜、镁、钙、钠，含于鱼骨、鱼身里，这些具有抗氧化功能的矿物质能保护大脑细胞少受伤害，并能发挥智能提升功能。

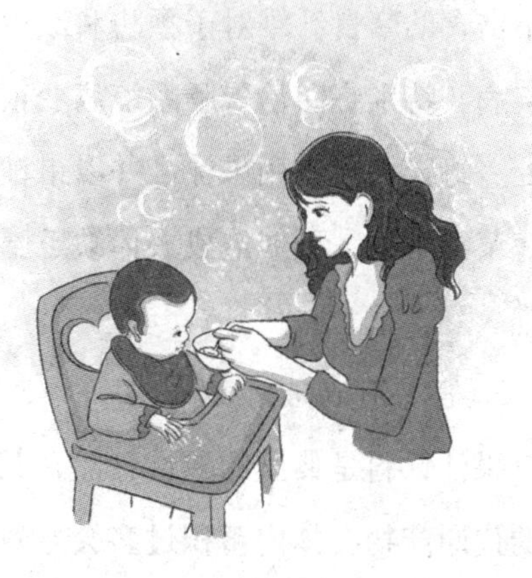

一般说来，大部分的鱼都有相当含量的蛋白质酥氨酸和抗氧化的矿物质，只有阿琳那酸含量个别差异较大。而含阿琳那酸的鱼类大多属于深海鱼类，鱼肉的颜色较深。如鲑鱼肉呈红橙色、鱿鱼肉呈桃色、鲭鱼肉呈浅棕色等。怎样料理才能保存较多的营养素呢？依序如下：吃生鱼最能摄取到全部鱼身上所含的营养素。但是这只是就理论上来说，因为若处理不当，很可能连病菌寄生虫都吞了下去，对幼儿而言，更是不宜了，所以要以熟食为宜。仅添加葱、姜、盐、胡椒等调味料，在微波炉煮熟，或蒸锅内蒸熟即可。蒸的鱼肉保有的营养素比用微波炉料理的稍少，但仍不失为一种不错的烹饪法。水煮的方式来烹调鱼也可以。烘烤鱼也仍差强人意，但这不适宜婴幼儿吃。千万不要油炸，否则鱼的营养素就被破坏光了。

饮料、可乐不宜多喝

打开电视，就不难发现各式各样、五花八门的饮料出现在广告上，看得人眼花缭乱。碳酸饮料、茶饮料、果汁、功能性饮料、奶茶、运动饮料、矿泉水等，还不断地在推陈出新。市面上的饮料种类繁多，销售量也与日俱增，很多成人在不自觉中，一天都会喝上几瓶。例如：早上一杯咖啡，中午来盒果汁，累了来罐可乐，晚上为了提神也少不了茶饮料。这些饮料的味道都不错，但如果饮用过度，实在有碍健康。因为这些饮料的主要成分不外乎是水和糖质，某些饮料更含有咖啡因，至于矿物质和维生素可以说是完全没有了。还因为这些饮料中，含有相当多的糖质，卡路里很高，摄取过多会造成食欲不振或肥胖症。不少家庭内，宝宝四五个月以后就接触这类饮料了，尤其外出时，宝宝一渴，大人就给买了解渴。其实这类的饮料，小孩一天最好不要饮用超过一杯以上；如果还要喝，最好改以牛奶或现榨的果汁代替。还是要让宝宝学会喝白开水，因为它才是机体真正需要的。

饮用果汁饮料要适量

果汁当中含有丰富的维生素（特别是水溶性维生素），以及部分常量和微量元素，且口感好，易于饮用，是老少皆宜的饮品，适量饮用（每周不超过3次，每次不超过150毫升）无可厚非，但若过量饮用就会对健康造成一定的负面影响。

1. 可造成营养流失

饮用果汁过多可能冲淡胃酸，长期大量饮用可能导致部分人群，特别是婴幼儿和老年人，出现胃肠不适的症状，减弱消化和吸收能力。有调查显示，每天饮用200毫升以上果汁的儿童中，许多人的身高、体重不但没有增加，反而比其他同龄人偏低。这是因为果汁饮料中含有过量果糖、山梨酸等难以消化的成分，宝宝长期摄入过多容易造成慢性腹泻，造成营养流失，影响宝宝的生长发育。

2. 影响膳食纤维的摄入

果汁在制备过程中损失了一些营养素，特别是膳食纤维。而水果和部分蔬菜中富含的膳食纤维对于预防和减少多种疾病，特别是防治胃肠系统病变很有好处。每天大量饮用果汁，并以果汁替代蔬菜和水果，可能造成人体缺乏膳食纤维。

3. 容易造成血糖波动

果汁饮料是典型的酸性食品，其酸性的代谢产物在体内蓄积过多会导致所谓的酸性体质。部分果汁中含有较多的糖分，长期大量饮用容易导致能量摄入超标。此外，果汁饮料中的糖分吸收速率要远远快于固体食物中等量的糖分，糖尿病或糖耐量低的人大量饮用后会增加血糖波动的风险。

4. 人工色素影响健康

果汁和果味饮料中的人工色素对人

体有一定负面影响。例如，可引起多种过敏反应，如哮喘、鼻炎、荨麻疹、皮肤瘙痒、神经性头痛等。对于儿童而言，人工色素还易沉淀于未发育成熟的消化道黏膜上，干扰多种酶的功能，造成食欲下降、消化不良。

果子露不能代替鲜果汁

果子露是人工配制而成的饮料，它除了含白糖、枸橼酸以外，还含有一定量的糖精和色素，有的还兑了少量酒精，这些成分对婴幼儿具有一定的刺激性。由于婴幼儿的身体发育还不完善，肝脏的解毒功能和肾脏的排泄功能比较低，致使果子露中的刺激性物质不能尽快排出，蓄积在身体内，影响婴幼儿的新陈代谢，还会妨碍宝宝的体力和智力的正常发育。市面上出售的各类果汁，虽然原料是水果，但在加工的过程中不但要损失一部分营养素，而且还要添加一些食品添加剂，例如食用色素、香精，这些物质对婴幼儿成长不利。

近年来市场上出售的榨汁机，可在家庭中使用。用新鲜水果榨成的果汁中，水果的营养成分没被破坏，未添加色素、香精等物质，适于小儿食用，但制作时要注意清洁卫生。因此，做家长的千万不要给婴幼儿喝果子露或果汁（瓶装），它们都不能代替新鲜果汁。

不要给婴幼儿饮茶

现代中西医药理研究表明，适量饮茶可以消脂减肥、美容健身，具有抗菌解毒、抗辐射、增强微血管的弹性、预防心血管病、兴奋神经系统、加强肌肉收缩力等功效。但对于婴幼儿来说，饮茶是没有好处的。因为茶中的咖啡碱会使人的大脑兴奋性增高，婴幼儿饮茶后不能入睡，烦躁不安，心跳加快，血液循环加快，心脏负担加重；而且，茶水具有利尿作用，而婴幼儿的肾功能尚不完善，所以婴幼儿饮茶后尿量增多，会影响婴幼儿肾脏的功能。

美国科学家与研究人员曾对 122 名儿童进行调查，结果表明饮茶组儿童缺铁性贫血的发生率明显高于非饮茶组儿童，贫血的发生与性别、哺乳时间长短无明显关系，说明儿童饮茶在缺铁性贫血的发生中有重要作用。茶叶中含有的鞣酸、茶碱、咖啡碱等成分，能刺激胃肠道黏膜，阻碍营养物质的吸收，造成营养障碍。因此请家长不要给婴幼儿饮茶。

不要给宝宝多吃甜食

一说起甜食，人人都知道它会损害牙齿。研究证实，过多地吃甜食对宝宝健康的影响不只是损害牙齿。当婴儿出现一些找不到原因的健康问题时，也许就是甜食引起的麻烦。

1. 甜食是营养不良的罪魁祸首

各式糖果、乳类食品、巧克力、饮料等以甜味为主的食品含蔗糖较多，蔗糖是一种简单的碳水化合物，营养学上把它称为“空能量”食物。它只能提供热量，并且很快被人体吸收而升高血糖。甜食吃多了，随着血糖的升高，自然的饥饿感消失，到吃正餐时宝宝自然就不会好好吃饭了。而人体真正的营养均衡只能从正餐的饭菜中获得，不好好吃饭无疑会缺乏各种营养，长期营养不良会影响成长发育。所以，一定不要在正餐前给宝宝吃甜食，可以在加餐时适量吃一些水果或者甜食。

2. 甜食容易造成免疫力下降

人体免疫力受到很多因素的影响，如饮食、睡眠、运动、压力等。其中饮食具有决定性的影响力，因为有些食物的成分能够刺激免疫系统，增强免疫功能，如谷物中的多糖和维生素，番茄、白薯和胡萝卜中的β－胡萝卜素等。如果宝宝因为甜食吃得太多影响了正常的饮食，长期缺乏这些重要营养成分，会严重影响身体的免疫机能。

另外，根据科学家最近的研究发现，甜食与人体免疫力的关系还反映在免疫细胞的能力上。在正常情况下，设定人体血液中一个白血球的平均吞噬病菌能力为14，吃了一个甜面包之后很快变为10，吃了一块甜点心之后就变为5，吃一块浓奶油巧克力之后变为2，喝一杯香蕉甜羹后则变为1。可见，甜食对免疫力的危害更直接。所以，应该少给宝宝吃糖，多让宝宝吃番茄、橘子、橙子、胡萝卜、蘑菇、大蒜、菠菜等具有提高免疫力功能的食物。但给宝宝吃水果也要适量，因为水果中含比较丰富的糖分，如果宝宝吃了太多水果，可能就吃不下蔬菜、肉类或谷类食物了。

3. 甜食可影响视觉发育

一般认为，近视的形成是由某些遗传因素、不注意用眼卫生、长时间眼疲劳造成的，但医学研究发现，吃过多的甜食同样可以诱发近视。近视的形成与人体内所含微量元素有很大关系，过多吃糖会使体内微量元素铬的含量减少，眼内组织的弹性降低，眼轴容易变长。如果体内血糖增加会导致晶状体变形，眼屈光度增加，形成近视眼。另一方面，吃糖过多会导致宝宝体内钙含量减少，缺钙可以使正在发育的眼球外壁巩膜的弹力降低。如果再不注意用眼卫生，眼球就比较容易被拉长，形成儿童轴性近视眼。

富含维生素 B_1 的食物可以帮助预防视力下降，比如奶制品、动物肝肾、蛋黄、鳝鱼、胡萝卜、香菇、紫菜、芹菜、橘子、柑、橙等都富含维生素 B_1。

4. 甜食容易造成骨质疏松

宝宝吃了过多的糖和碳水化合物，代谢过程中就会产生大量的中间产物如丙酮酸，它们会使机体呈酸中毒状态。为了维持人体酸碱平衡，体内的碱性物质钙、镁、钠就要参加中和作用，使宝宝体内的钙质减少，宝宝的骨骼因为脱钙而出现骨质疏松。日本营养学家认为，儿童吃甜食过多是造成骨折率上升的重要原因。此外，如果体内的钙不足，宝宝可能出现肌肉硬化、血管平滑肌收缩、调节血压的机制紊乱等症状。

5. 甜食容易导致肥胖

糖类在体内吸收的速度很快，如果不能被消耗掉，很容易转化成脂肪贮存起来。在婴幼儿期更是如此，如果宝宝很喜欢吃甜食又不喜欢运动的话，可能很快会变成小胖子。

6. 甜食容易造成入睡困难

吃过多甜食对睡眠也有不良影响，其原因包括消化系统和神经系统两方面。甜食造成的消化功能紊乱会让宝宝感觉腹部不适，这种不适感在夜间会放大，进而使宝宝无法放松入睡。

7. 甜食容易引发内分泌疾病

如果宝宝一直过多食用含糖量很高的甜食，就会引发许多潜在的内分泌疾病。比如，糖分摄入过多，血糖浓度提高，会加重胰岛的负担，胰岛长期承受压力，有可能导致糖尿病。摄入大量甜食，导致消化系统功能紊乱，消化道出现炎症、水肿，这时如果十二指肠压力增高，引发胰液排出受阻和逆流，胰酶开始消化胰腺自身组织，会造成急性胰

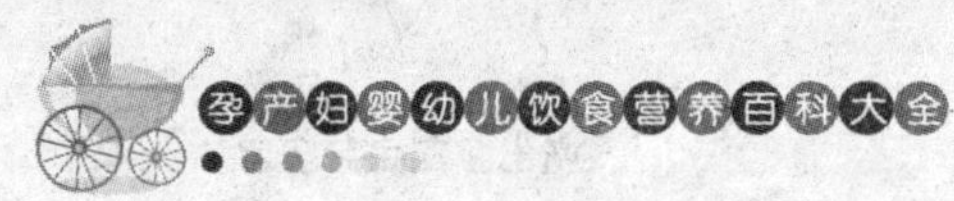

腺炎。

8. 甜食容易造成性格偏激、浮躁

甜食还会导致宝宝容易发脾气，嗜好甜食的宝宝不但变得性格古怪，而且好动，注意力不集中，学习成绩也不好，会影响宝宝的一生。

美国的专家甚至对一些犯罪的少年做调查，发现在这些少年中，嗜好甜食的占了相当比例。而当他们控制甜食一段时间后，明显感觉到情绪和性格趋向好转。从医学角度分析，甜食造成宝宝性格古怪主要是因为体内糖分过多，一些酸性代谢物明显增高，需要消耗大量的维生素 B_1 来加速这些代谢产物的排泄。由于维生素 B_1 在体内不能自然合成，完全要从食物中获得，而嗜好吃糖的儿童却难以摄取更多含有维生素 B_1 的食物，就造成体内维生素 B_1 严重不足。维生素 B_1 缺乏对神经调节功能有很大影响，而糖类代谢物丙酮酸等在脑中大量蓄积会导致不正常的情绪改变，表现为性格异常。

9. 甜食容易引发一些皮肤病

甜食含有大量的蔗糖、果糖等成分，当进食甜食后人体血糖超过一定程度，就有可能促使金黄色葡萄球菌等化脓性细菌生长繁殖，从而引发疔疮、痱子等。而当糖在体内分解产生热量时，会产生大量丙酮酸、乳酸等酸性代谢物，使机体呈酸性体质。这种情况下的皮肤，不仅容易感染发炎，还可引起其他一些儿童期疾病，如软骨病、脚气病等。

点心适可而止

点心和正餐不同，甜甜的糖或好吃的水果，的确很惹宝宝喜爱，可给宝宝带来不少快乐，甜食能滋润宝宝的心情呢。点心称得上是饮食的一部分，和整个饮食的平衡以及饮食的调和都有密切的关系。特别是食量很少、身体内营养不足，或是食欲过旺的宝宝，一般都会把点心当做饮食的重要部分。

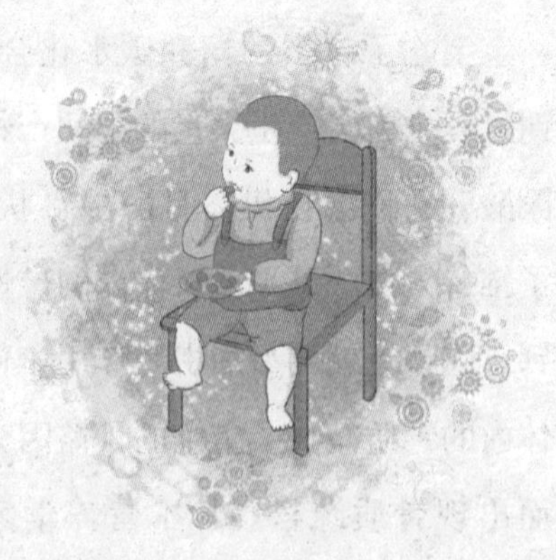

为了补足正餐时卡路里的不足，点心对宝宝是必要的。因为宝宝的胃量都很小，三餐不足以应付一天活动所需的全部热量，因此一天三次正餐外，有必要设定一两次吃点心的时间来补充机能。但一个宝宝每天的卡路里量的一半以上来源若是来自点心，那他的营养就会不均衡。正餐吃得太少，真正所需要的蛋白质、铁质、维生素等就无从摄取；因为这些营养素是点心、零食中所没有的。所以爱吃点心的宝宝，虽然他常觉得肚子已吃得很饱，但却容易造成营养过偏、不良和贫血。宝宝的自制力有限，一看到好吃的点心，常会吃得停不了口，然而也往往因点心吃得过多，而造成卡路里过多，使血液中葡萄糖的量增加。虽然因而不会有饥饿感，但到了正餐时间却都会食欲不振，导致胃口不佳，这样极易造成营养不良，所以多吃零食、点心的宝宝往往易长得苍白、瘦弱或豆芽菜形似的过于瘦高。

吃零食要讲究方法

零食选择不当或吃多了会影响幼儿进食正餐，扰乱幼儿消化系统的正常运转，引起消化系统疾病和营养失衡，影响幼儿的身体健康。因此，吃零食要讲究方法，要适时适量、适当合理地给幼儿吃零食：

1. 适时适量

吃零食的最佳时间是每天午饭、晚饭之间，可以给幼儿一些零食，但量不要过多，约占总热量供给的10%～15%。零食可选择各类水果、全麦饼干、面包等，量要少、质要精、花样要经常变换。

2. 适当合理

可适量选择强化食品：如缺钙的幼儿可选用钙质饼干；缺铁的选择补血酥糖；缺锌、铜的幼儿可选用锌、铜含量高的零食。但对强化食品的选择要慎重，最好在医生的指导下进行，短时间内大量进食某种强化食品可能会引起中毒。不要用零食来逗哄幼儿，更不能幼儿喜欢什么便给买什么，不能让幼儿养成无休止吃零食的坏习惯。

宝宝不宜多吃味精

味精是增加菜肴鲜味的主要调味品，它不仅使菜肴美味鲜香，而且还是人体必需的营养素。它是从含蛋白质、淀粉丰富的大豆、小麦等原料中提取的谷氨酸钠制成的，人体食入后可转变为L－谷氨酸，是蛋白质最后的分解物，能直接被人体吸收利用，并有促进脑细胞、神经细胞发育的作用。但正因为味精的主要成分是谷氨酸钠，所以幼儿不宜多吃味精。医学专家研究发现，大量食入谷氨酸钠能使血液中的锌转变为谷氨酸锌，从尿中过多地排出体外。锌是人体重要的微量元素，具有维持人体正常发育生长的作用，对于婴幼儿来说更是不可缺少。一旦造成急性锌缺乏会导致弱智、暗适应失常、性早熟、成年侏儒症等发育异常。

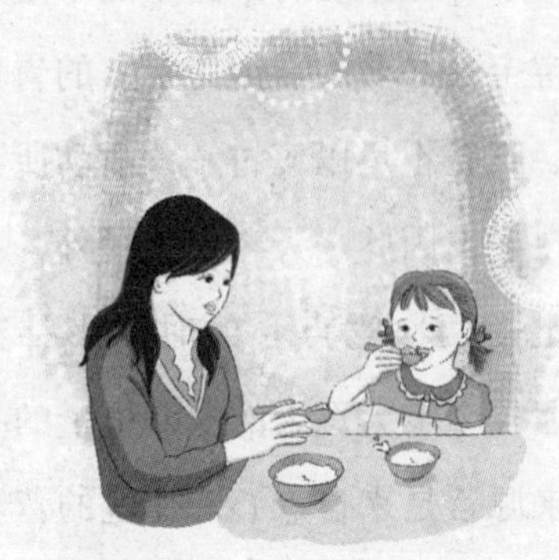

一些父母见幼儿厌食或胃口不好而不愿吃饭，就在菜中多加些味精，以使饭菜味道鲜美来刺激宝宝的食欲，这种做法是不可取的。同时家长应给宝宝多吃些富含锌的食物，含锌丰富的食物有牡蛎、鲱鱼、瘦肉、动物肝脏、豆制品、花生、苹果、茄子、南瓜、萝卜等。

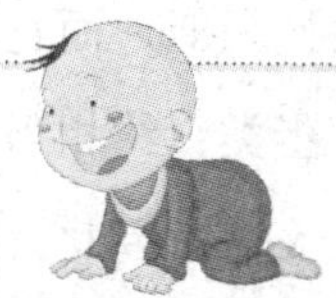

第六章 轻松提高宝宝日常饮食品质

吃菠菜的科学

婴幼儿缺铁性贫血的发生率可高达20%～40%，有些家长甚至医生很容易想到让宝宝多吃些菠菜，以补充铁，防治贫血。其实，这种看法不完全正确，菠菜并非是婴幼儿的补铁佳品。

铁是组成血红蛋白的主要物质，食用含铁量高的蔬菜，对防治缺铁性贫血是有好处的。科研数据表明，每100克绿色蔬菜中含铁量依次为：芹菜8.5毫克，香菜5.6毫克，菠菜1.8毫克，韭菜1.7毫克，油菜1.4毫克，可见菠菜含铁量并不很高，况且，菠菜中还含有大量的草酸，容易与铁结合成难以溶解的草酸铁，使菠菜中铁的吸收率仅为1.3%；草酸还极易与食物中的钙质形成草酸钙，影响人体对钙质的吸收与利用。缺钙会影响婴幼儿的生长发育，造成佝偻病。如果婴幼儿已有缺钙的症状，多吃菠菜会使佝偻病病情加重，所以，吃菠菜能“补血”的说法不科学。

我们强调不能通过多吃菠菜来改善贫血状况，但不是绝对禁食菠菜，因为菠菜中还含有丰富的维生素 B_1、维生素 B_2、维生素A、维生素E和维生素C，还含有钙、磷、钾等矿物质。

黄豆的营养价值

黄豆是含蛋白质最丰富的植物性食

物，它的蛋白质的质量和蛋、奶食物中的蛋白质相似，而它的蛋白质含量超过肉类、蛋类，约相当于牛肉的 2 倍，鸡蛋的 2. 5 倍，因此，科学家把黄豆称为蛋白质的“仓库”。黄豆中的脂肪含量达 18%，以不饱和脂肪酸居多，质量好，熔点低，极易消化吸收；还含有丰富的必需脂肪酸和亚麻油酸，是人体维持健康不可缺少的营养素。黄豆中含有钙、磷、铁、铜、锌、碘以及核黄素、尼克酸、维生素 E，黄豆芽中维生素 C 丰富，因此又是矿物质、微量元素、维生素的良好来源。我们的祖先在几千年以前，就会利用黄豆做营养食品，我国科学工作者已研究出以黄豆为主要原料生产的各种代乳品，因此，黄豆也是宝宝平衡膳食中必不可少的食品。

由于黄豆中存在某些抑制人体消化酶的因素，所以用浸泡加热等方法，将这些抑制酶的因素去除，制作成的豆制品（如豆腐、豆浆）比生黄豆的营养价值更高，更易于婴幼儿食用、消化和吸收。

豆制品是宝宝重要的营养品

我们知道，以黄豆为原料加工制成的各种食品统称为豆制品。黄豆的营养价值早已得到国内外学者的广泛认同，豆制品也早已成为寻常百姓家餐桌上的美味佳肴。黄豆不仅是植物蛋白质的良好来源，而且也是优质脂肪和矿物质、微量元素、维生素的良好来源，它与人体健康有着密切的关系，已经是人人皆知的常识了。由于黄豆中存在着某些抑制人体消化酶的因素，所以黄豆的被吸收率仅为 64%。如果把黄豆进行浸泡，再经过加热处理之后，便可以将它的外层纤维和胃蛋白酶抑制素等物质除掉，其蛋白质的结构也可在钙离子的作用下变得疏松。经过处理以后的黄豆制品，被人体胃肠道的吸收率就可以提高，甚至可达到 90% 以上。这样一来，豆制品的营养价值要比黄豆高，可以成为宝宝重要的营养食品。

豆制品的种类繁多，如豆腐、豆浆、豆腐皮等，不但食用方便，味道鲜美，还能增进宝宝的食欲，而且易于消化；各类豆制品发酵之后制成的豆腐乳、豆豉，会使大豆中的氨基酸游离出来，更提高了吸收率。爸爸妈妈在为宝宝设计食谱的时候，可适当采用豆制品与膳食中的鱼、肉、蛋白合理搭配，分配于各餐，细水长流，既可以改善和提高宝宝的蛋白质营养，又可以改善饮食品种过于单调的状况。这样的搭配还能够使各种必需氨基酸齐备，以利于宝宝的健康生长。

有时人们用豆浆来补充奶类的不足，但有一点一定要注意，未经煮熟的豆浆是不能喝的。因为豆浆中的皂素会对胃黏膜产生强烈的刺激，宝宝喝了生豆浆之后，就会在短时间内出现恶心、呕吐、腹泻、腹痛等症状。所以，在饮用豆浆之前，一定要将它煮沸 5～10 分钟。

吃鸡蛋的学问

鸡蛋最突出的特点是具有优良的蛋白质，无论是蛋黄还是蛋清，它们的营养价值都极高，易于消化、吸收，利用率达95%。科研数据表明，一个约 43 克的鸡蛋，含有蛋白质 6 克，脂肪 5 克，钙 23 毫克，磷 89 毫克，铁 1.2 毫克，胆固醇 300 毫克，尼克酸 0.04 毫克，核黄素 0.13 毫克，硫胺素 0.07 毫克，热量 72 千卡。按照科学的方法给婴幼儿摄入的鸡蛋量，每天 1～2 个就

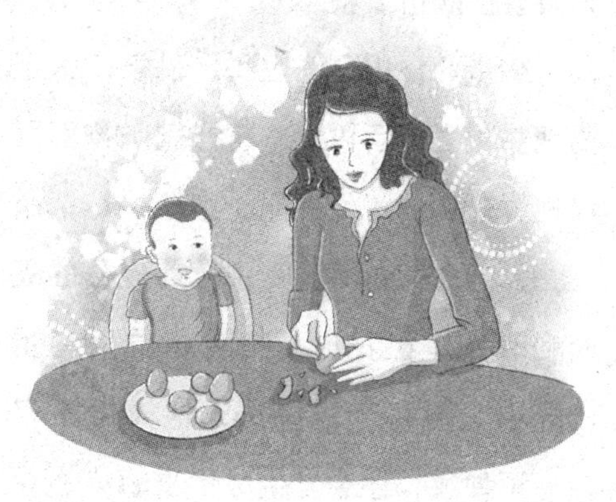

足够了。

由于鸡蛋的营养价值高，大多数人都认为吃鸡蛋越多越好，其实不然。尽管鸡蛋可补益身体，但吃得过多，也是十分有害的，其原因是：过多地食用鸡蛋，增加了消化道的负担，体内蛋白质含量过高，蛋白质在肠道中造成异常分解，产生大量的氨，使血氨增高；未完全消化的蛋白质可在肠道中产生有毒物质，造成腹部胀闷、头晕目眩、四肢无力等蛋白质中毒综合征；鸡蛋的蛋白含有抗生物素蛋白，在肠道中可以直接与生物素结合，从而阻止了生物素的吸收，导致宝宝患生物素缺乏症及消化不良、腹泻、皮疹；由于氮平衡失调，加重肾脏和肝脏的负担，从而导致脂肪肝、蛋白质过剩性肾炎。另外，鸡蛋还具有发酵特性，皮肤生疮化脓的时候吃

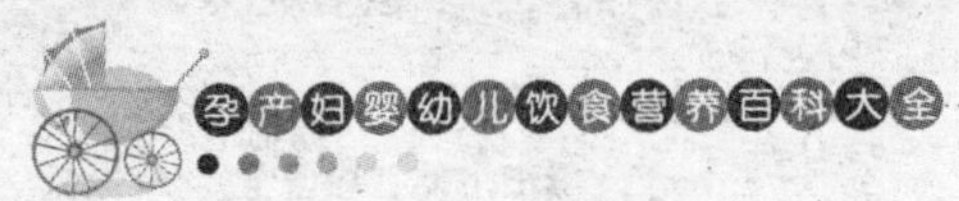

鸡蛋会使病情加剧。

鸡蛋的食用方法也要讲科学，一定要把鸡蛋煮熟后再吃。这样做一方面可以把鲜蛋中的寄生虫卵、细菌、霉菌杀死，另一方面益于鸡蛋中营养成分的吸收和利用。在我国，民间有“生鸡蛋治疗小儿便秘”的说法，这样做不仅治不了便秘，还会发生弓形虫感染，原因是：

（1）生鸡蛋带菌比例高，吃后易导致肠道感染；

（2）生鸡蛋的蛋清内，含有很多抗生物蛋白，对人体不利；

（3）生鸡蛋中含有抗胰蛋白酶，此酶能够破坏人体内的胰蛋白酶，从而妨碍蛋白质的分解。

近年来不少人对鸡蛋中的胆固醇产生忧虑，害怕食后使胆固醇升高而不敢吃鸡蛋，这是不对的。科研验证，胆固醇是人体不可缺少的重要物质之一，并非是一种有害的东西，它是构成细胞的基本材料之一，能合成几种重要的激素，还能在体内转变成维生素 D_3，它对人体的健康是有用的。

婴幼儿从膳食中补充钙最好

钙是宝宝最容易缺乏的宏量元素。其他宏量元素像钠和氯，只要吃一点食盐，食物中有一点咸味就能满足宝宝需要了。一般天然食物中，磷和钾的含量也很丰富，只要宝宝吃饱了就不会缺乏。钙就不一样，虽然它在许多食物中存在，但总量还是较少的，并且，当钙与某些不易吸收的物质结合在一起时，人体吸收很困难。中国人的传统膳食，多为植物性食品，缺乏含钙高的食物，因此钙往往是不足的。补钙的途径和方法很多，对于刚刚进入生长期的婴幼儿来讲，养成良好的饮食习惯，从膳食中摄取钙是最好的方法。

要从膳食中摄取足够的钙，就要坚持进食含钙高、钙容易吸收的食品。在天然食品中，含钙高、吸收较好的食品除了母乳，当数牛奶。宝宝一天只要喝500毫升牛奶（相当于市售牛奶两瓶）就摄入了500毫克的钙，加上其他食物中的钙，基本可以满足生理需求。以膳食中补充钙不会发生补充过多的不良反应。

除了进食含钙高的食品，还要注意多让宝宝到户外去运动，多晒太阳，加强宝宝体内维生素D的合成，促进钙的吸收，保证宝宝每天吸收到足够的钙质。

含钙多的食物

钙是体内含量最丰富的元素之一，是人体必需的重要营养素，婴幼儿时期正处在长骨骼、长牙齿的阶段，所以对钙的需要更显得重要。

因为婴幼儿身体所需的钙只能从食物中摄取，所以要增加钙的摄入量，首先应采用的方法就是要多食含钙丰富的食品。奶类是含钙丰富的食品，母乳中每500毫升含钙170毫克，牛奶含钙600毫克，羊奶含钙700毫克，而且它们所含的钙容易被人体吸收；绿叶蔬菜含钙质较高，如油菜、雪里蕻、空心菜等，食后吸收也比较好，给宝宝食用绿叶菜时，最好洗净后用开水烫一下，这样可以去掉大部分草酸，有利于钙的吸收。海产品、豆类及豆制品含钙也比较丰富，每100克黄豆中含钙360毫克，每100克的豆皮含钙质284毫克。此外，芝麻酱含钙也较多。蛋白质可促进钙的吸收，还应多吃些富含蛋白质的食物，特别是动物性食物。

春季幼儿对钙质的需求量增大，父母要及时给宝宝添加含钙丰富的食品。因为入冬后宝宝很少直接接触日光，维生素D易缺乏，春季晒太阳时，日光中的紫外线能大大促进宝宝体内维生素D的合成，促进骨骼加速钙化，但血钙大量沉积于骨骼，会使血钙下降，此时，如果宝宝从食物中摄取的钙源不足或不能及时补充钙质，易导致低钙惊厥。

怎样给宝宝吃点心

宝宝断奶后，尚不能一次消化许多食物，一天仅吃三餐饭，还不能保证生长发育所需的营养，除吃牛奶外，还应添加一些点心。点心味道香甜，因此大多数宝宝都喜欢吃点心。父母看到宝宝吃点心时高兴的模样，更是喜在眉梢，于是把各种点心都买来，让他吃个够。其实，这种做法是不正确的。

从营养学的角度分析，点心的主要成分是碳水化合物，同粥、米饭、面食

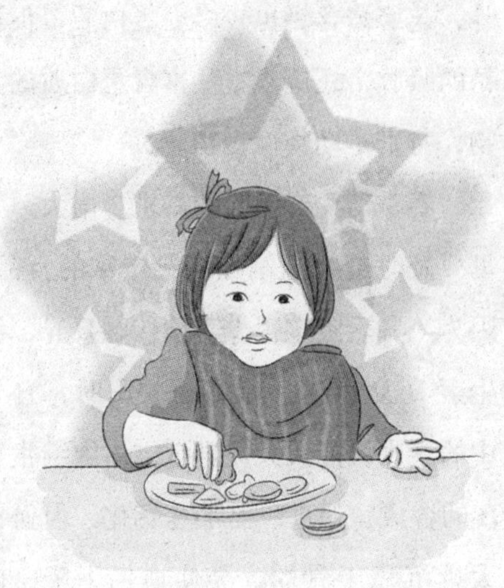

一样，只要宝宝吃米、面食，就没有必要吃点心。但是由于点心好吃，宝宝爱吃，所以可以作为一种增进宝宝生活乐趣的调剂品给他，最好在父母与他亲子互动时喂他。另外，在宝宝长牙后，含糖多的点心往往会导致龋齿；夹心点心中有奶油、果酱、豆沙，有时会造成细菌繁殖，引起腹泻、消化道感染；大量吃点心会影响食欲，不利于良好饮食习惯的形成。因此，宝宝吃点心要因人而异。另外，点心也应该每天定时吃，不能随时都喂。如有些饭量大的宝宝，没吃点心就长得够胖了，因此不要再给他吃点心，可以用水果代替点心，来满足他旺盛的食欲；相反，有些饭量小的宝宝，体重增加不理想，这些婴儿如果喜欢吃点心，在饭后1～2小时适量吃些点心，是有利于宝宝健康的。许多宝宝体重正常，三餐饭菜吃得很好，但还不能满足时，也应添加点心。吃点心也要有规律，比如上午10点，下午3点。不能给耐饥的点心，否则，下餐饭就不想吃了。但是，有些妈妈见宝宝三餐饭菜没好好吃，就想喂点心补充营养。其实，宝宝没有食欲时用不着喂点心。

父母在选购点心时，不要选太甜的点心。还要记住巧克力等糖果不要作为点心给宝宝吃。

给宝宝吃水果要讲究方法

1. 挑选当季水果

现在，水果保存方法越来越先进，我们经常能吃到一些反季节品种，冬天吃到夏天的西瓜已经不是什么稀罕事。但有些水果，例如苹果和梨，营养虽然丰富，可如果储存时间过长，营养成分就会大打折扣。购买水果时应首选当季水果，每次买的数量也不要太多，随吃随买，防止水果霉烂或储存时间过长，降低水果的营养成分。挑选时要选择那些新鲜、表面有光泽、没有霉点的水果。

2. 吃水果的最佳时间

一些妈妈认为饭后吃水果可以促进食物消化，这种想法对于成人来说没错，可对于正在生长发育中的婴幼儿却并不适宜。一些水果中有不少单糖物质，虽然说它们极易被小肠吸收，但若是堵在胃中就很容易形成胃胀气，还可能引起便秘。所以在饱餐之后不要马上给宝宝吃水果。

餐前也不是吃水果的最佳时间。婴幼儿的胃容量还比较小，如果在餐前食用水果就会占据胃的空间，影响正餐的摄入。最好把吃水果的时间安排在两餐之间。

3. 水果要与婴儿的体质相宜

不是所有的水果宝宝都能吃，妈妈要注意挑选与宝宝的体质、身体状况相宜的水果。比如，体质偏热、容易便秘的宝宝最好吃寒凉性水果，如梨、西瓜、香蕉、猕猴桃等，它们可以败火；如果宝宝体内缺乏维生素 A、维生素 C，那么就多吃杏、甜瓜及柑橘，这样能给身体补充大量的维生素 A 和维生素 C。宝宝患感冒、咳嗽时可以用梨加冰糖炖水喝，因为梨性寒、生津润肺，可以清肺热，但如果宝宝腹泻就不宜吃梨。对于一些体重超标的宝宝，妈妈要注意控制水果的摄入量，或者挑选那些含糖量较低的水果。

4. 水果不能代替蔬菜

有些妈妈认为水果营养优于蔬菜，加之水果口感好，宝宝更乐于接受，因此，对一些不爱吃蔬菜的宝宝，妈妈常以水果代替蔬菜，认为这样可以弥补不吃蔬菜造成的营养损失。其实，用水果代替蔬菜的做法并不科学。水果与蔬菜营养差异很大，与蔬菜相比，水果中的无机盐和粗纤维含量较少，不能给肠肌提供足够的动力。不吃蔬菜的宝宝经常会有饱腹感，食欲下降，营养摄入不足，势必影响身体发育。

5. 水果不能随便吃

水果中含糖量很高，吃多了不仅会造成宝宝食欲不振，还会影响宝宝的消化功能和其他必需营养素的摄取。另外，一些水果不能与其他食物一起食用。比如柿子不能与红薯、螃蟹一同吃，否则会在胃内形成不能溶解的硬块儿，轻者造成便秘，严重的话这些硬块儿不能从体内排出，便会停留在胃里，致使宝宝胃部胀痛、呕吐及消化不良。

6. 注意水果的清洗方法

吃水果前应将水果清洗干净，并在清水中浸泡 30 分钟或用淡盐水浸泡 20 分钟，再用流动水冲净后食用。能削皮的尽量削去皮，有些水果在食用前要用毛刷刷干净，而不能因为图方便在水龙头下冲冲了事。

注意吃水果的卫生

生吃水果一定要洗干净，这是人人皆知的。水果皮常常含有不少营养素，水果洗净后连皮一起吃比较合乎科学道理。但近年来营养专家不断呼吁生吃水果一定要洗净削皮，而且皮要削得深些。这是因为近年来无论种水果还是种蔬菜，农民为了防治病虫害，也为了其更好地生长和结果，几乎都给它们喷洒了农药。这些农药会长期残留在果皮和蔬菜上，如果没有洗净或不削皮，食入后对人体是有害的。有些水果如橘子、荔枝等，虽然是剥皮吃，但是一面吃一面剥皮，手上沾的农药和细菌会随同果肉一起吃进体内，所以水果一般应用水冲净再吃为好。有些人买了西瓜怕不熟，让卖者切一个小口看一看，其实这也很不卫生。一方面切瓜的刀子可能不干净，另一方面西瓜皮没有洗，用刀一切，就可能会把西瓜皮上的农药和细菌带到西瓜里面。由于农药是有机化合物，用水冲洗不易冲洗干净，最好先用环保的洗涤灵洗一遍，再用清水冲洗干净。桃子表面有细茸毛，需要用盐水刷掉毛才可能把果皮洗净。葡萄和杨梅、草莓要用洗涤灵浸泡，然后再用清水洗净。菠萝要洗净削皮，切成片用盐水浸泡后才能吃，以免菠萝的蛋白酶伤害人体。

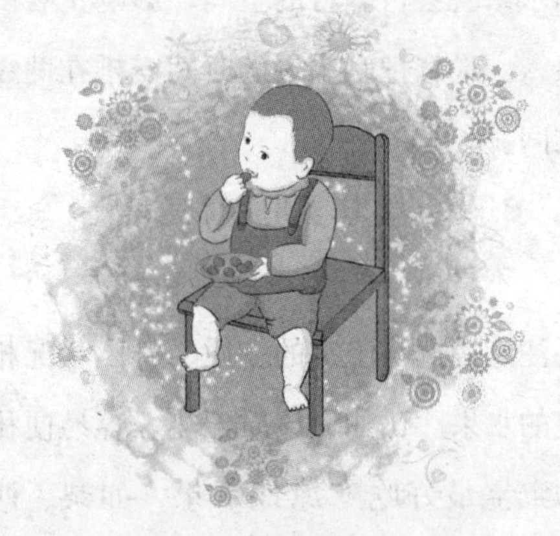

吃水果的学问

不同水果的维生素含量是不一样的，如果想得到大量的维生素 C，吃橘子、红果最合适了。咳嗽有痰吃梨就比较好。小儿腹泻恢复期什么水果都不敢让他吃，但可以吃些苹果，因为苹果含有少量鞣酸对肠道有收敛的作用。吃水果的量要适中，尤其有些水果不能多吃。比如杏，酸甜清香，小儿爱吃，但它强烈的酸性可以分解体内的钙、磷，也会引起消化不良，故小儿不能多吃。橘子吃多了也会“上火”，引起舌头和大便干燥。荔枝吃得过多会使正常饮食量大减，可能会出现低血糖（荔枝病）。不同水果含有的矿物质和维生素的种类和量都不一样，要随着季节变换花样来吃。不能迁就孩子的要求，一年四季总是买他爱吃的一两种水果。

不要空腹吃甜食

不要在进餐前给幼儿吃巧克力等甜食，经常空腹并在饭前吃巧克力，不仅降低幼儿吃正餐的食欲，甚至不愿吃正餐，导致B族维生素缺乏症和营养不均衡，还会造成肾上腺素浪涌现象，即幼儿出现头痛、头晕、乏力等症状。这些甜食仅在饥饿时吃一点是有益的，但这只限于偶尔的情况下，并最好在进餐前2小时食用。

吃糖不宜过多

糖，几乎人人爱吃，特别是儿童。而有些家长疼爱宝宝，怕宝宝热量不够，常把糖当零食给宝宝吃，如糖果、巧克力、甜点心，有的宝宝吃的是甜粥、糖包，喝的是糖水饮料。有的家长做菜喜欢多放糖，以为这样可以增加营养。其实吃糖过多是有害的，主要表现在如下几个方面。

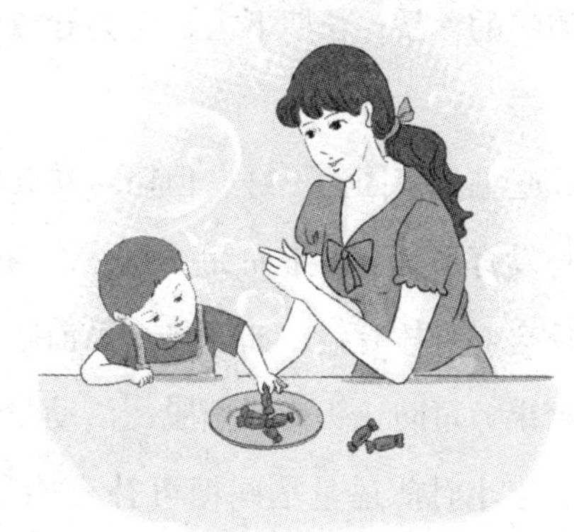

1. 摄入过多的糖在体内可以转化为脂肪从而导致小儿肥胖，成为心血管疾病的潜在诱因。

2. 糖只能供给热量，而无其他营养素。每天吃糖过多，吃其他营养素相对减少，导致体内蛋白质、维生素、矿物质均缺乏，极易造成营养不良。

3. 多吃糖将会给口腔内的乳酸杆菌提供有利的活动条件。糖滞留在口腔内，容易被乳酸杆菌作用而产生酸，使牙齿脱钙，诱发龋齿的形成。

4. 糖吃多了，小儿就不想吃饭；龋齿使咀嚼疼痛，咀嚼无力，也影响食欲，日子长了，由于进食量减少而发生营养缺乏。

5. 吃糖易使胃酸产生过多，使胃受刺激而患胃炎。

6. 吃惯甜食的小儿，往往不喜欢无甜味的食品，长期下去，也会导致食欲不振。

吃糖过多固然不好，但糖对幼儿的生长发育不是有百害而无一利，恰当吃糖反会对身体有益，如洗热水澡前吃一点糖果，可防止头晕或虚脱；活动量大时，半小时前适量吃些糖可补充能量，保持精力充沛，身体灵活；饥饿疲劳时吃糖，会迅速纠正低血糖症状；餐前2小时吃些糖不仅不影响食欲，还可补充能量，利于生长发育。家长可为幼儿选择一些含糖零食，如红枣、葡萄干、果脯、水果、硬果及小包装的奶制品，它们既可满足幼儿喜爱甜食的嗜好，又能补充热量，还可得到身体所需的其他营养素。

高蛋白摄入要适量

幼儿总是发热很可能是高蛋白摄取过多所致。过多食用高蛋白食物，不仅逐渐损害动脉血管壁和肾功能，影响主食摄取而使脑细胞新陈代谢发生能源危机，还会经常引起便秘，使幼儿易上火，引起发热。每日三餐要让幼儿均衡摄取碳水化合物、蛋白质、脂肪等生长发育的必需营养素，不可只注重高蛋白食物。

脂肪摄入要适量

脂肪是体内产生热量最高的热源物质，1克脂肪可产生9卡的热量，比蛋白质或碳水化合物氧化产生的热量大1.25倍。人体摄入热量过多时，可以以脂肪的形式贮存起来，成为体脂，好像是储存能量的燃料库，当人体营养物质供应不足或需要突然增加时，就可以随时动用，以保证机体热量的供给；人体的脂肪还有保暖作用，防止体温的散失，维持体温正常；脂肪还具有保护组织和器官的功能，如心脏的周围，肾脏的周围，肠子之间都有较多脂肪，可以防止这些器官受到外界的震动和损害；脂肪还是一种良好溶剂，帮助人体溶解和吸收脂溶性的维生素，如维生素 A、维生素 D、维生素 E 等。

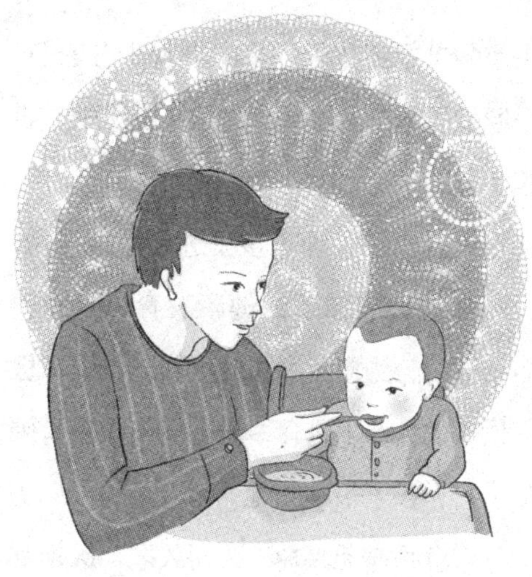

一些类脂质，如磷脂和胆固醇是形成人体细胞的重要物质，尤其在脑和神经组织中最多，是维持神经系统功能不可缺少的物质，其中胆固醇是胆汁的主要成分，缺少胆汁会影响脂肪消化。在膳食中，脂肪能改善食物的感官性状，增加食欲。

膳食中缺乏脂肪，小儿往往食欲不振，体重增长减慢或不增，皮肤干燥脱屑，易患感染性疾病，甚至发生脂溶性维生素缺乏症；脂肪摄入过多，小儿易发生肥胖症。因此，小儿膳食中脂肪摄入要适量。迄今为止脂肪的每日供给量，尚无统一规定，我国儿童营养学专家认为儿童脂肪供给量一般占每日热量供给量的 25% ~ 30% 为宜。婴儿单位体重需要热能高，每千克体重每天约需脂肪 4 克，膳食中的脂肪，包括烹调用油和各种食物本身所含的脂肪。脂肪进入人体后，被分解成脂肪酸。食物中的脂肪酸分为饱和脂肪酸和不饱和脂肪酸两类，后者有些不能在人体内合成，称为必需脂肪酸，母乳和植物油中的不饱和脂肪酸含量高，因此母乳喂养和吃植物油可以摄入较多的必需脂肪酸；婴儿配方食品中加有植物油，它也是脂肪营养价值高的膳食。

宝宝应少吃盐

众所周知，食盐对人体所具有的重要性。但食盐也像其他的元素一样，绝不能多食。

食盐的主要成分是钠和氯，它对人体的作用是维持人体的渗透压。研究资料表明：成人感到咸味时，氯化钠的浓度是0.9%，婴幼儿感到咸味时，其浓度为0.25%。若按成人的口味摄入盐，宝宝体内的钠离子会增多。此时宝宝的肾功能未发育完善，没有能力排出血液中过多的钠，使钠潴留体内，使血量增加，加重心脑负担，引起水肿或充血性心力衰竭。因此，宝宝的饮食应以刚出现咸味为宜。提倡低盐，不是说吃盐越少越好，盐过于少，会造成钠离子在体内的不平衡，同时也会影响菜的味道，从而影响食欲。

医学统计资料表明，吃高盐饮食的成人，高血压、心脏病、中风和肾功能不全的发病率和死亡率比饮食清淡的人要高得多。因此，为了保证宝宝的健康成长，其饮食宜清淡，要少吃盐。

强迫进食害处多

目前在众多的独生子女家庭中，常常是4位老人和两位父母围着一棵“独苗苗”团团转，对孩子十分疼爱。吃饭时，家长总想让孩子吃得多些，但有的孩子一见到饭和菜，不是大哭大闹，就是小脑袋直晃，或者将饭含在嘴里，半天咽不下

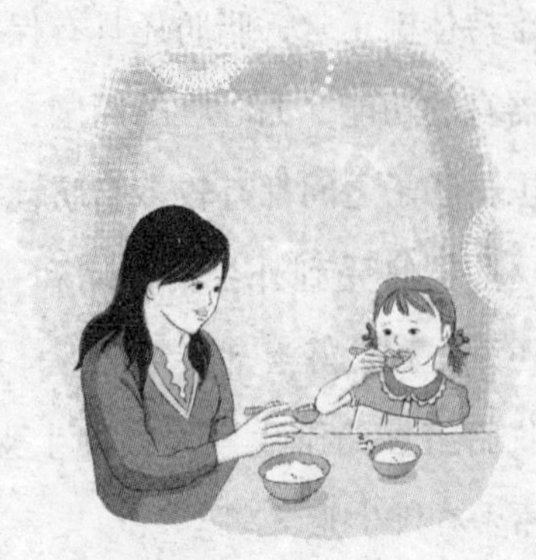

去。父母看到孩子不肯吃饭就十分着急，采取软硬兼施的办法，先是又哄又骗，哄骗不行，一时性急，就对孩子又吼又骂，甚至大打出手，强迫孩子进食。这样做，会严重地影响孩子的健康发育，原因很多：第一，为避免家长的责骂，孩子在极不愉快的情绪下进食，没有仔细咀嚼，硬咽下去，孩子根本感觉不到饭菜的可口香味，对食物毫无兴趣，久而久之，厌烦吃饭。第二，孩子在惊恐、烦恼的情绪下进食，不处于中枢神经系统促进消化液的分泌的状态，即便把饭菜吃进肚子里，又怎能把食物充分消化和吸收呢？长期下去，消化能力减弱，营养吸收障碍，营养不良，更加重拒食，影响正常的生长发育。第三，不利于孩子养成良好的饮食习惯。

一般来说，孩子吃多吃少，要由他们正常的生理和心理状态决定，绝不能

以家长的主观愿望为标准来强迫孩子吃饭。吃饭时，要给孩子一点自由，让孩子保持愉快的心情进餐。

宝宝不能多吃冷饮

盛夏时节，在高温的影响下，宝宝的唾液、胃液分泌减少，胃酸浓度降低，肠液在单位时间内分泌的消化酶也减少，往往食欲不振，适当吃些冷饮，不仅使宝宝感到凉爽，还能调节一下消化道的机能，而且冷饮中的营养物质（奶、糖、蛋、淀粉）可以补给宝宝热量和营养素。所以，适量食入冷饮，对机体是有好处的。但吃得过多，对身体不但无益，反而有害。大量吃冷饮，对消化道是一种很强的冷刺激，胃肠骤然受冷，刺激肠黏膜及胃肠壁内神经末梢，引起胃肠不规则的收缩，从而出现腹痛；由于冷热不均，胃肠血管的正常收缩和舒张受到不良影响，导致胃肠功能失调，肠蠕动加快，发生腹泻；胃肠道在冷刺激下，温度降低，使胃肠道内酶的催化性能和酶的活力机能减弱，从而导致胃痛、停食、呕吐、食欲下降，久而久之，发生营养不良和贫血；冷饮过多，冲淡胃液，减弱了胃液的杀菌能力，可发生胃肠道的细菌感染；冷饮制作过程工序很多，加之包装、运输、出售等各个环节的影响，很容易造成污染，食后也会呕吐、腹泻、肠道感染。冷饮中添加一些非天然色素，如红色或绿色染料及香料，对宝宝健康极为不利，多食用会导致慢性铅和砷中毒。冷饮中含有一定数量的热量和养分，甜食吃得过多，会影响宝宝食欲，影响正餐进食，时间一长，必定出现营养不平衡的问题。此外，夏天宝宝出汗，体内缺乏水分和盐分，冷饮中缺乏盐分，吃冷饮越多越渴。因此，为了宝宝的健康成长，家长必须控制其冷饮量，不能让宝宝随心所欲地大量吃冷饮。另外，还应注意在饭前饭后一小时内不吃冷饮，发生腹泻时禁止吃冷饮等。